Akuter Thoraxschmerz

Springer Nature More Media App

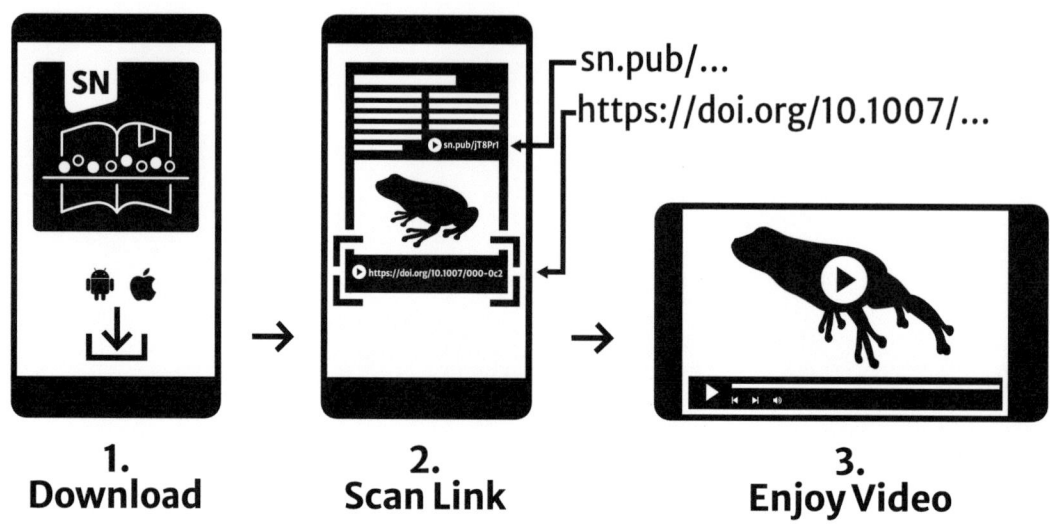

sn.pub/...

https://doi.org/10.1007/...

1.
Download

2.
Scan Link

3.
Enjoy Video

Support: customerservice@springernature.com

Claus Schmitt · Andrea Radzewitz

Akuter Thoraxschmerz

EKGs und Bildgebung in 65 Fallbeispielen

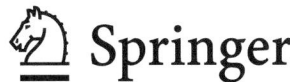 Springer

Claus Schmitt
Medizinische Klinik IV
Städtisches Klinikum Karlsruhe
Karlsruhe, Deutschland

Andrea Radzewitz
Medizinische Klinik IV
Städtisches Klinikum Karlsruhe
Karlsruhe, Deutschland

Die Online-Version des Buches enthält digitales Zusatzmaterial, das durch ein Play-Symbol gekennzeichnet ist. Die Dateien können von Lesern des gedruckten Buches mittels der kostenlosen Springer Nature „More Media" App angesehen werden. Die App ist in den relevanten App-Stores erhältlich und ermöglicht es, das entsprechend gekennzeichnete Zusatzmaterial mit einem mobilen Endgerät zu öffnen.

ISBN 978-3-662-62402-9   ISBN 978-3-662-62403-6   (eBook)
https://doi.org/10.1007/978-3-662-62403-6

Die Deutsche Nationalbibliothek verzeichnet diese Publikation in der DeutschenNationalbibliografie; detaillierte bibliografische Daten sind im Internet über http://dnb.d-nb.de abrufbar.

Fotonachweis Umschlag: © peterschreiber.media/stock.adobe.com, ID: 50138237 //
Umschlaggestaltung: deblik, Berlin

Planung/Lektorat: Hinrich Kuester

Springer ist ein Imprint der eingetragenen Gesellschaft Springer-Verlag GmbH, DE und ist ein Teil von Springer Nature.
Die Anschrift der Gesellschaft ist: Heidelberger Platz 3, 14197 Berlin, Germany

Vorwort

Die Ursachen des akuten Thoraxschmerzes sind vielfältig. Die richtige Einordnung der Beschwerden der Patienten ist häufig eine Herausforderung und erfordert rasches und gezieltes Handeln, um eventuell lebensbedrohliche Situationen zu erkennen.

Unverändert ist das EKG die schnellste und wichtigste Maßnahme, um einen akuten Myokardinfarkt zu diagnostizieren, daher steht das Notfall-EKG im Zentrum dieses fallbasierten Leitfadens. In der Differentialdiagnose des akuten Thoraxschmerzes ist die Bestimmung des kardialen Troponins von herausragender Bedeutung, das auch bei unauffälligem EKG eine myokardiale Schädigung anzeigt. Die Bildgebung, z. B. in Form einer „Bedside"- Echokardiographie ist in der Lage, innerhalb kürzester Zeit wichtige Informationen zu geben ebenso wie die Durchführung eines Notfall-CTs.

Anhand von 65 Fallbeispielen werden exemplarisch typische Szenarien aus dem klinischen Alltag gezeigt und das EKG und die Bildgebung zunächst unkommentiert präsentiert. Sie können die Bilddaten einscannen und die Filmsequenzen auf Ihrem Smartphone abspielen, ähnlich wie Sie dies auf der Konsole ihres Echokardiographiegerätes oder im Herzkatheterlabor sehen könnten. Auf den folgenden Seiten wird die Lösung des Falles besprochen und kommentiert.

Wir möchten nicht nur das EKG beschreiben sondern auch zeigen, was sich *hinter* dem EKG verbirgt, z. B. aufzeigen, wo das Infarktgefäß bei der Herzkatheteruntersuchung zu lokalisieren ist. Sie werden aber auch mit Fällen konfrontiert, in denen das EKG nicht eindeutig ist, die klinischen Angaben irreführend sind und die Bildgebung zur richtigen Diagnose führen kann.

Die Differentialdiagnose des akuten Thoraxschmerzes umfasst neben kardiovaskulären auch pulmonale, gastrointestinale und orthopädische Ursachen. Eine mögliche psychologische Problemkonstellation ist, in der Notfallsituation, schwierig einzuschätzen.

Diese Fallsammlung wendet sich an alle, die mit akutem Brustschmerz konfrontiert werden, vom Allgemeinmediziner/Internisten in der Praxis und auf Hausbesuch über den Notarzt und den diensthabenden Arzt in der Notfallaufnahme, auf der Chest Pain Unit oder der Intensivstation aber durchaus auch an interventionelle Kardiologen, die Tag und Nacht bereitstehen, Patienten mit akuten Thoraxschmerzen zu helfen.

Allen Mitarbeitern der Medizinischen Klinik IV des Klinikums Karlsruhe herzlichen Dank für die langjährige gute Zusammenarbeit, deren geschätzte Arbeit diese Fallsammlung erst möglich gemacht hat. Dank auch an Herrn Oberarzt Dr. Rabe aus dem Institut für diagnostische und interventionelle Radiologie für die Überlassung und Würdigung der radiologischen Befunde und an Herrn Oberarzt Dr. Hörmann unserer Abteilung für das kritische Gegenlesen des Manuskriptes. Ein besonderer Dank geht an Frau Karin Etzold, die für die exzellente graphische Aufarbeitung der EKGs verantwortlich war.

Karlsruhe

September 2021

Claus Schmitt

Andrea Radzewitz

Inhaltsverzeichnis

Autoren

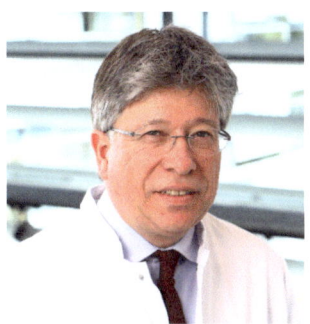

Claus Schmitt Prof. Dr. med. 1974–1981 Medizinstudium in Heidelberg, Freiburg, London und Oxford. 1984–1992 Assistenzarzt in der Medizinischen Universitätsklinik III in Heidelberg. 1986–1987 Forschungsaufenthalt in Philadelphia an der University of Pennsylvania/USA. 1992–1996 Oberarzt in der 1. Medizinischen Klinik rechts der Isar,

1996–2006 Leiter der klinischen und experimentellen Elektrophysiologie am Deutschen Herzzentrum in München.

Seit 2006 Ärztlicher Direktor der IV. Medizinischen Klinik (Kardiologie/Angiologie und Internistische Intensivmedizin) des Städtischen Klinikums Karlsruhe gGmbH.

Klinischer und wissenschaftlicher Schwerpunkt: Herzrhythmusstörungen.

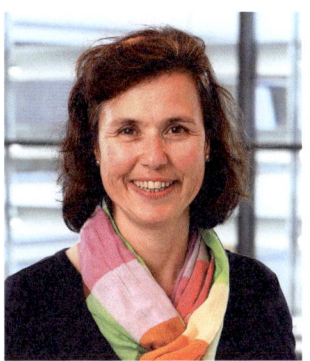

Andrea Radzewitz Dr. phil. 1990–1997 Psychologiestudium in Freiburg.

1998–2011 Diplom Psychologin im MediClin Reha-Zentrum Gernsbach. Leitung der Abteilung Klinische Psychologie, Arbeits- und Organisationsmanagement.

Klinischer Schwerpunkt: Kardiologische Rehabilitation

2003–2004 Promotion an der Universität Heidelberg. 2011 Leitung des Studien- und Prozessmanagements, der Qualitätssicherung und der Psychokardiologie in der IV. Medizinischen Klinik des Städtischen Klinikums Karlsruhe gGmbH.

Klinischer Schwerpunkt: Psychokardiologie.

Grundlagen

Das EKG ist unverändert das schnellste und wichtigste Untersuchungsverfahren beim akuten Thoraxschmerz. Daher steht die Interpretation und Differentialdiagnose des Notfall-EKGs im Mittelpunkt dieses Buches.

Von eminenter Bedeutung in der Differentialdiagnose des akuten Thoraxschmerzes ist die Bestimmung der Biomarker einer myokardialen Schädigung in Form des kardialen Troponin I (cTnI) und T (cTnT), vorzugsweise des high-sensitivity Troponins (hs-cTn).

Eine dritte Säule in der Differentialdiagnose ist die Bildgebung. So erlaubt die notfallmäßig durchgeführte Bedside-Echokardiographie auf der Chest Pain Unit (CPU) in vielen Fällen die Erkennung einer regionalen Kontraktionsstörung beim akuten Koronarsyndrom. Die Domäne des Thorax-CT ist die sichere Diagnostik einer vermuteten Lungenembolie oder einer akuten Aortendissektion. Zunehmend an Bedeutung hat in den letzten Jahren und vielleicht in dieser Fall-Sammlung zu kurz gekommen – die koronare CT-Angiographie (cCTA) erlangt. Eine unauffällige cCTA hat einen hohen negativen Vorhersagewert zum Ausschluss einer koronaren Herzerkrankung. Zum Einsatz kommt die cCTA bei Patienten mit geringer oder intermediärer Vortestwahrscheinlichkeit eines akuten Koronarsyndroms und nicht im Szenario eines vermuteten Myokardinfarktes. Hier ist die invasive Notfall-Koronarangiographie im Herzkatheterlabor nach wie vor die beste Methode in der Erkennung einer kritischen Koronarobstruktion und kann durch eine PCI (perkutane Koronarintervention) der „culprit lesion" rasch und effektiv einen akut aufgetretenen Thoraxschmerz beim Myokardinfarkt beseitigen.

Was ist neu in der Konzeption dieses Buches? Die Autoren möchten anhand von 65 Fallbeispielen dem Notarzt, dem Arzt in der Arztpraxis oder Ambulanz aber auch auf der CPU/Brustschmerzambulanz oder Intensivstation aufzeigen, in welcher Weise das EKG, das Labor und die Bildgebung erlaubt, eine richtige differentialdiagnostische Entscheidung zu treffen. Die Fälle werden zunächst anhand einer kurzen Anamnese des akuten Brustschmerzes (und soweit zu diesem Zeitpunkt schon verfügbar der Labor-

werte) vorgestellt und das EKG und die Bildgebung auf einer Doppelseite unkommentiert präsentiert. Beim Verdacht auf ein akutes Koronarsyndrom ist dies in der Regel die Koronarangiographie, in ausgewählten Fällen wird die Bedside-Echokardiographie vorangestellt. In anderen Fallbeispielen werden ausschließlich die Echokardiographie, der Röntgen-Thorax oder das Thorax-CT bzw. die Kardio-Magnetresonanztomographie des Herzens gezeigt.

Das faszinierende und neue im Design dieses fallbasierten Leitfadens ist, dass Sie nach einem Scan des gezeigten Standbildes mit der Springer Nature More Media App auf die ausgesuchten Filmsequenzen mit Ihrem Smartphone zugreifen.

Die Herausforderung ist nun herauszufinden, wo das Problem liegt, d. h., was lässt die Symptomatik des Patienten und das EKG vermuten und wie kann dies – im Kontext der Laborbefunde, in der Bildgebung verifiziert werden? Auf der nächsten Bildseite findet sich die Auflösung des Falles mit einer stichwortartigen Interpretation des Hauptbefundes des EKGs und der jeweiligen Entsprechung in der Bildgebung. Die didaktische Absicht ist beispielsweise nicht nur auf die typischen EKG-Merkmale eines Myokardinfarktes hinzuweisen, sondern zugleich auf die Koronarläsion (culprit lesion) hinzuweisen, die die entsprechende EKG-Veränderung ausgelöst hat. Nicht selten gibt es hier Überraschungen, wenn das EKG nicht eindeutig ist oder eigentlich nichts Entscheidendes hergibt und trotzdem ein Koronarverschluss vorliegt, wie dies typischerweise bei Läsionen des Ramus circumflexus (RCX) vorkommen kann (Schmitt und Schöls 2000). Das EKG kann aber auch einen Infarkt vorspiegeln und die Koronarangiographie lässt keine oder nur minimale Veränderungen an den Herzkranzgefäßen erkennen – was ist dann in der Differentialdiagnose zu beachten? Was wäre vielleicht schon im Vorfeld zu beachten gewesen?

Um zu einer richtigen Analyse der Bildgebungsbefunde zu gelangen, sind gewisse Grundkenntnisse der Koronaranatomie/-angiographie und Basiskenntnisse der wichtigsten Schnittebenen der Echokardiographie erforderlich. Die unten aufgeführten Bilder und Schemata sollen helfen die gezeigten Befunde richtig einzuordnen (Abb. 1, 2, 3, 4 und 5).

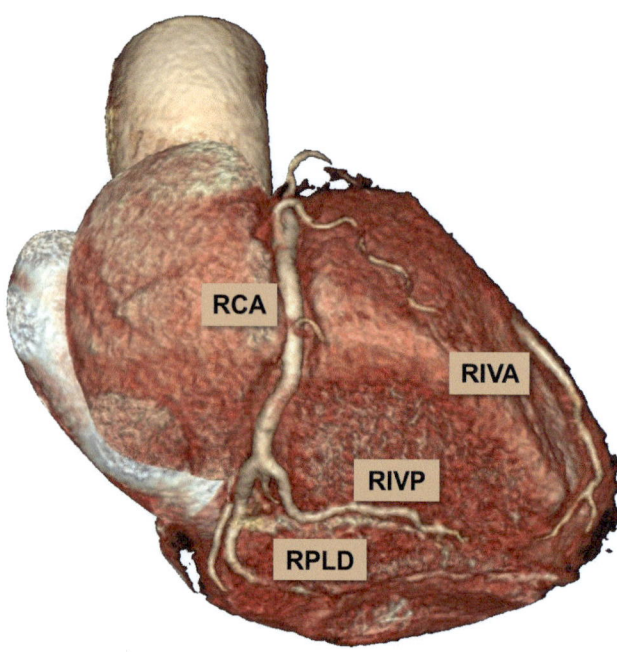

Abb. 1 Koronar-CT in 3D Rekonstruktion (Volume rendering technique, VRT): rechtes Koronarsystem. Bildrechte mit freundlicher Genehmigung des Institutes für diagnostische und interventionelle Radiologie

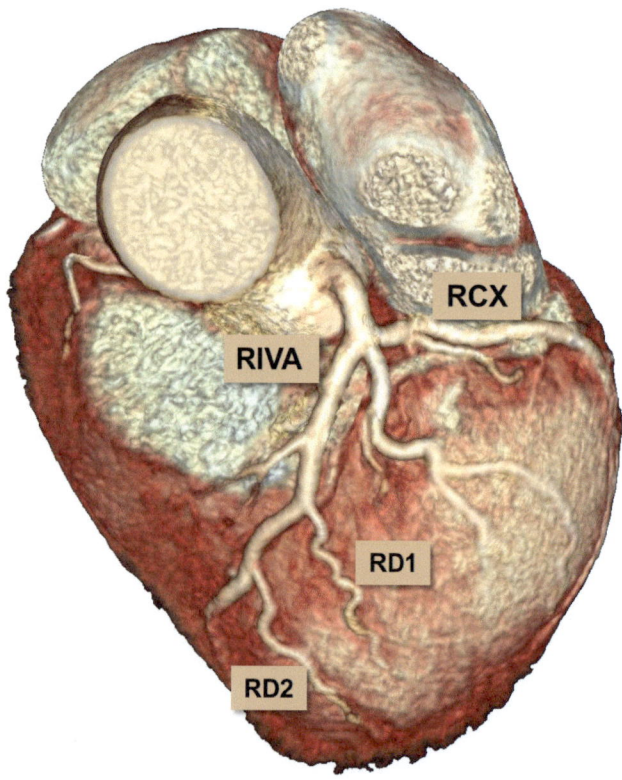

Abb. 2 Koronar-CT in 3D Rekonstruktion (VRT): linkes Koronarsystem. Bildrechte mit freundlicher Genehmigung des Institutes für diagnostische und interventionelle Radiologie

Ursachen des akuten Thoraxschmerzes

Die häufigste Ursache des akuten Thoraxschmerzes ist das akute Koronarsyndrom. Die Definition eines Myokardinfarktes ergibt sich nach den 2020 publizierten ESC Leitlinien des Managements des akuten Koronarsyndroms (ESC Guidelines 2020; Collet et al. 2020) aus dem Nachweis eines Anstiegs und oder Abfalles (mindestens ein Wert über der 99 Percentile) eines kardialen Biomarkers, präferentiell des kardialen Troponins (hs-cTn T oder I) **und** mindestens eines der unten genannten Kriterien:

(1) Symptome einer Myokardischämie
(2) typische Zeichen einer Ischämie im EKG
(3) Entwicklung von pathologischen Q-Zacken im EKG
(4) In der Bildgebung Nachweis einer neuen regionalen Wandbewegungsstörung, vereinbar mit einer ischämischen Ätiologie
(5) Nachweis eines intrakoronaren Thrombus bei der Koronarangiographie (oder einer Autopsie)

Es werden in der „Universal Definition of Myocardial infarction" verschiedene Typen unterschieden:

Der Typ 1 Myokardinfarkt ist charakterisiert durch eine atherosklerotische Plaque/-Ruptur – Fissur, -Ulzeration oder – Erosion mit einem resultierenden Thrombus.

Der Typ 2 Myokardinfarkt resultiert aus einem Ungleichgewicht zwischen myokardialem Sauerstoffangebot und-bedarf und resultiert aus folgenden Mechanismen: Hypotension, Hypertension, Tachy- und Bradyarrhythmien, Anämie, Hypoxämie aber definitionsgemäß auch bei Koronarspasmus, spontaner Koronardissektion, Koronarembolie und mikrovaskulärer Dysfunktion. (siehe Tab. 1, Auszug aus ESC Guidelines 2020; Collet et al. 2020)

Der Typ 3–5 resultiert u. a. durch einen Anstieg der kardialen Biomarker nach PCI oder nach Bypass-Operation.

Es gibt verschiedene Algorithmen des „rapid rule-in" und rapid „rule-out", der in diesem Buch angewandte Algorithmus bei Verdacht auf akutes Koronarsyndrom orientiert sich am hs-cTnI (Boeddinghaus et al. 2019, Abb. 6).

Weiter zurückliegende Fälle dieser Sammlung wurden noch mit Troponin I (Normgrenze <0.04ng/ml) evaluiert.

Ein EKG sollte nach den aktuellen Leitlinien innerhalb von 10 Minuten nach Aufnahme eines Patienten mit akutem Koronarsyndrom aufgezeichnet werden. Ein prähospitales EKG durch den Notarzt verkürzt die Zeit bei der Versorgung eines ST-Hebungsinfarktes (STEMI), eine Notfall-PCI sollte innerhalb von 120 min erfolgen. Es ist wichtig zu betonen, dass das EKG dynamische Veränderungen aufweisen kann, so dass serielle EKGs auf der CPU (oder einer Notaufnahme) mit fixierter Elektrodenposition in 15–30 Minuten-Intervallen innerhalb der ersten 1 bis 2 h registriert werden sollten. Dieses Monitoring ist besonders von Bedeutung, wenn das Aufnahme-EKG nicht aussagekräftig und der Patient er-

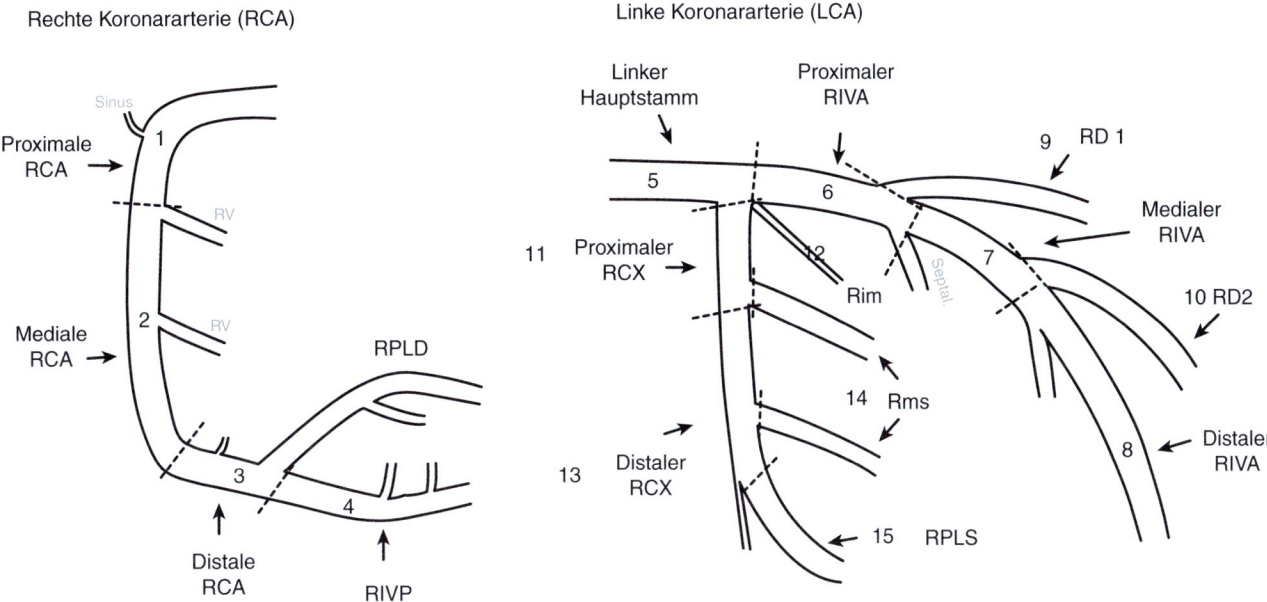

Rechte Koronararterie (RCA)

Linke Koronararterie (LCA)

Abkürzung Name (engl.Abkürzung)
RIVA(RIA) = Ramus interventricularis anterior (LAD)
RD   = Ramus diagonalis
RCX   = Ramus circumflexus (LCX)
RIM   = Ramus intermedius
Rms   = Ramus marginalis (obtuse marginal, OM)
RPLS   = Ramus posterolateralis sinister
RPLD   = Ramus posterolateralis dexter (PLSA)
RIVP(RIP) = Ramus interventricularis posterior (PDA)

Abb. 3 Einteilung der Koronarsegmente (AHA-Klassifikation aus Hamm et al. 2008)

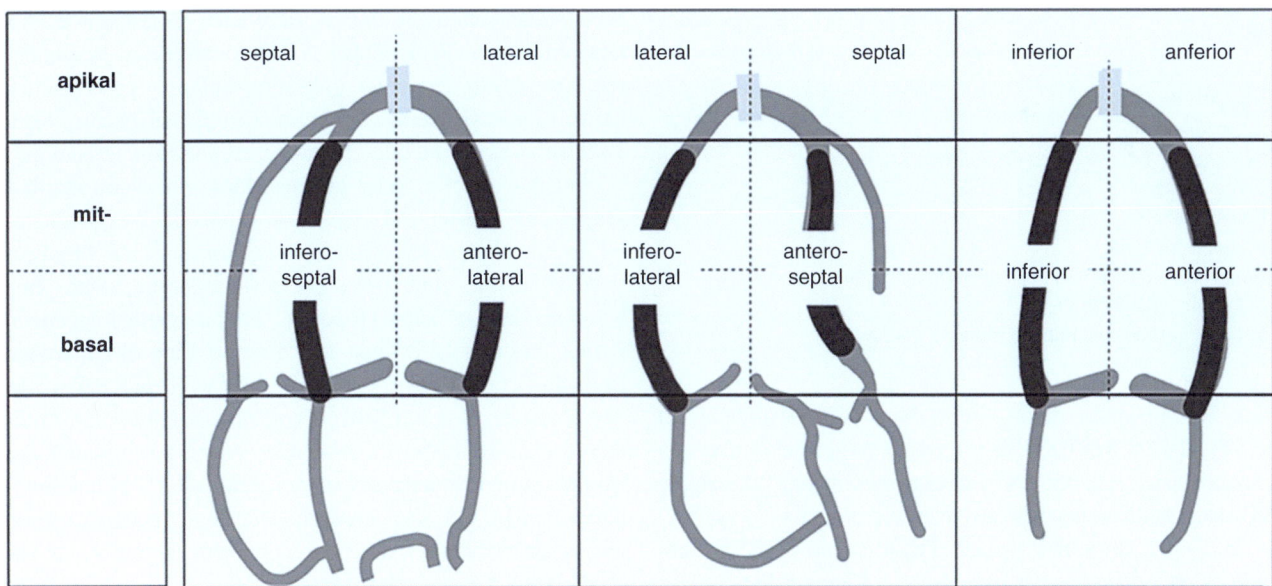

Abb. 4 Aktuelle einheitliche Nomenklatur der linksventrikulären Wandsegmente. *Links* apikaler Vierkammerblick, *mittleres Bild* apikal-lange Achse, *rechts* apikaler Zweikammerblick (Hagendorff et al. 2020)

Abb. 5 Schematische Darstellung zu pathologischen Bewegungsabläufen des Herzens bei Auftreten einer regionalen Wandbewegungsstörung in den entsprechenden Territorien der jeweiligen Koronararterien. Grün: normaler Bewegungsablauf. Rot: pathologischer Bewegungsablauf infolge von Zugkräften durch benachbarte nicht betroffene Wandsegmente. Gelb: evtl. mitbetroffene Wandsegmente bei großen Versorgungsgebieten (Hagendorff et al. 2020)

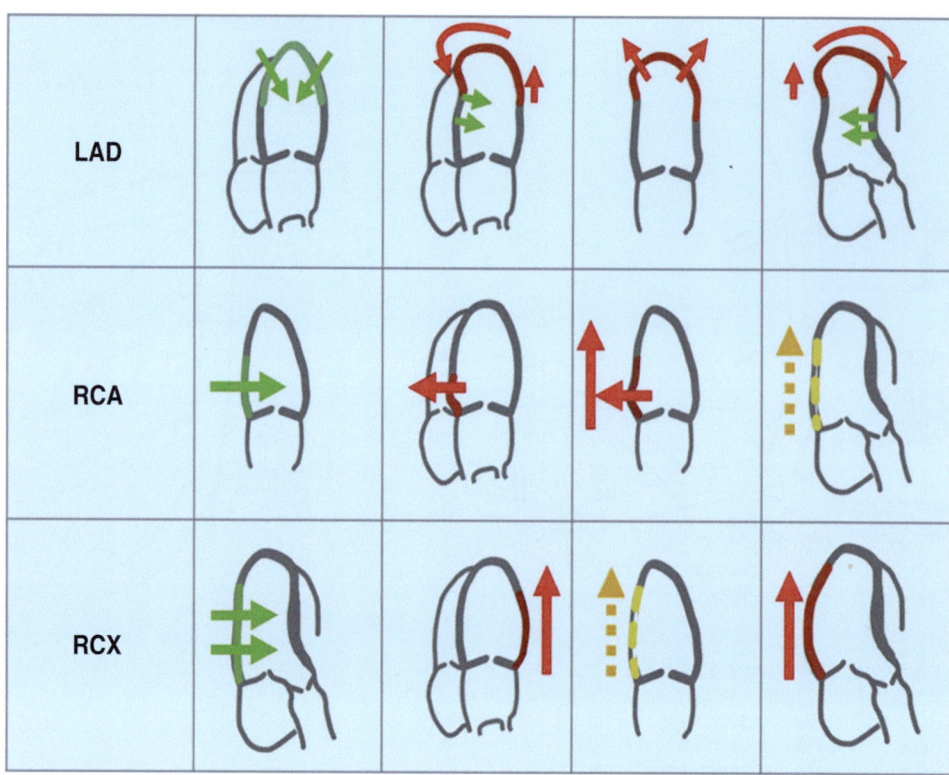

Tab. 1 Mögliche Ursachen kardialer Troponin-Erhöhung bei Typ 2 Myokardinfarkt

Tachy- und Bradyarrhythmien
Herzinsuffizienz
Hypertensive Entgleisung
Myokarditis
Takotsubo-Syndrom
Klappenerkrankungen
Aortendissektion
Systemische Erkrankungen (Trauma, Sepsis, schwere Verbrennungen)
Lungenembolie
Niereninsuffizienz
Akute neurologische Erkrankungen (Schlaganfall, Subarachnoidalblutung)
Extreme körperliche/trainingsbedingte Überlastung

neut Beschwerden nennt. Beim Nicht-ST-Hebungsinfarkt (NSTEMI) ist das EKG in bis zu 30 % normal, ansonsten charakterisiert durch ST-Streckensenkungen, transiente ST-Streckenhebungen oder T-Negativierungen.

In Tab. 2 (modifiziert nach Thygesen et al. 2018) finden sich elektrokardiographische Kennzeichen einer myokardialen Ischämie bei ST-Streckenhebungen sowie ST-Streckensenkungen bzw. T-Inversionen. Bemerkenswert ist die Altersabhängigkeit einer pathologischen ST-Streckenhebung bei < und >40 Jahren sowie geschlechtsspezifische Unterschiede. Bei Männern unter 40 Jahren können ST-Streckenhebungen bis zu 2,5 mm in V2 oder

V3 noch normal sein! Analog zu einer Erhöhung des Troponins sind Auffälligkeiten im EKG nicht spezifisch für einen Infarkt und können nur im Kontext der Symptomatik und der kardialen Bildgebung sicher eingeordnet werden. ST-Streckenhebungen finden sich auch bei einer akuten Perikarditis (meist konkave ST-Streckenhebungen minderen Ausmaßes), bei einer linksventrikulären Hypertrophie, beim Linksschenkelblock, beim Brugada-Syndrom, dem Takotsubo-Syndrom oder einer vorzeitigen Repolarisation.

Auf der anderen Seite gibt es klassische elektrokardiographische Muster mit typischen (meist konvexförmigen) ST-Streckenhebungen und reziproken ST-Streckensenkungen, die ohne weitere Zeitverzögerung, auch ohne Kenntnis des kardialen Troponins, bei einer entsprechenden Klinik zu einer sofortigen PCI führen. Eine orientierende Bedside-Echokardiographie – notfalls auch auf der Trage des Notarztes – kann hilfreich sein, um regionale Wandbewegungsstörungen zu erkennen, bzw. das Ausmaß der Minderung der linksventrikulären Funktion (LV-Funktion?) durch den Infarkt abzuschätzen oder begleitende Probleme wie einen Perikarderguss oder den Schweregrad eines zusätzlichen Vitiums einzuschätzen.

Zusätzliche EKG-Ableitungen mit Erfassung der rechtspräkordialen Ableitungen V3R-V4R können wertvolle Informationen über einen rechtsventrikulären Infarkt bei proximalem RCA-Verschluss geben, was prognostisch Bedeutung hat (cave Nitro-Gabe, ausreichende Volumengabe!). Das inferiore (frühere Nomenklatur posteriore) Versorgungsgebiet

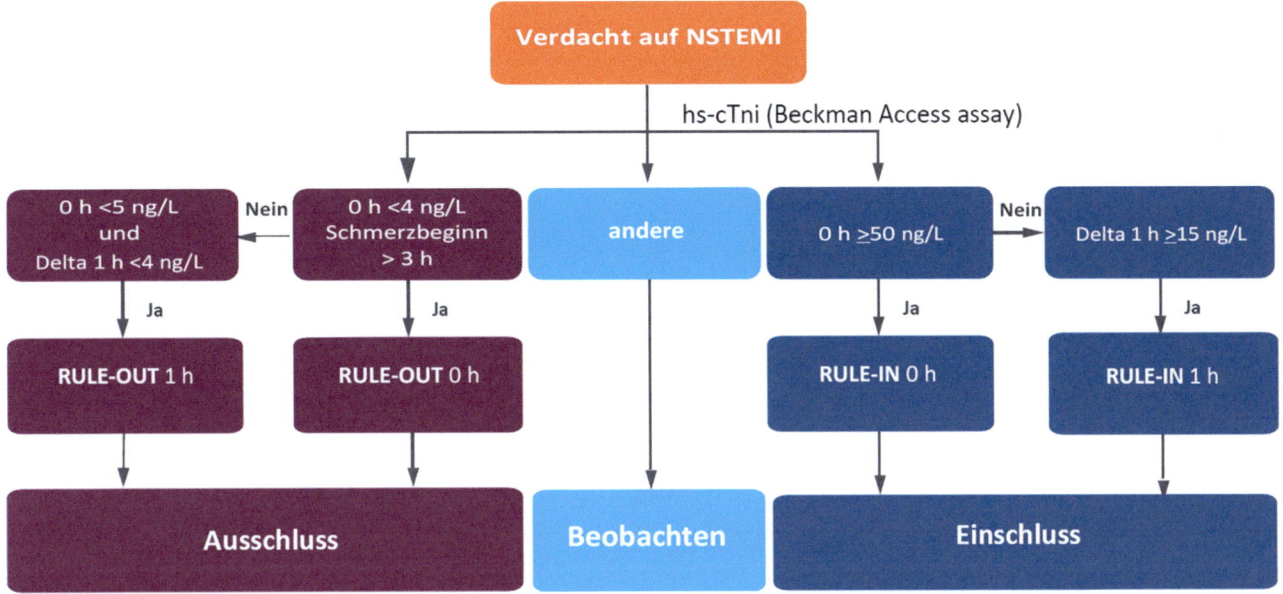

Abb. 6 Algorithmus hs-cTnl nach Boeddinghaus et al. 2019

Tab. 2 EKG Kennzeichen bei myokardialer Ischämie

ST-Streckenhebungen werden definiert:
ST-Streckenhebungen in zwei benachbarten Ableitungen ≥ 1mm in allen Ableitungen außer in den Ableitungen **V2–V3** ≥2 mm bei Männern ≥40 Jahre ≥2,5 mm bei Männern <40 Jahre ≥1,5 mm bei Frauen außer in den Ableitungen **V7–V9 und V3R-V6R** ≥0,5 mm
ST-Streckensenkungen oder Veränderungen der T-Welle werden definiert:
Neue horizontale oder deszendierende ST-Streckensenkungen über ≥0,5 mm in zwei benachbarten Ableitungen und/oder T-Inversion > 1mm in zwei benachbarten Ableitungen mit R/S Verhältnis >1

eines RCX-Infarktes bildet sich am schlechtesten im EKG ab und kann durch die Zusatzableitungen V7–V9 verbessert werden. Hier gelten schon ST-Streckenhebungen über 0,5 mm als pathologisch.

Interessanterweise lassen sich beim Vorderwandinfarkt aufgrund der Amplitude der ST-Streckenhebung Aussagen treffen über die Lokalisation eines RIVA-Verschlusses (Abb. 7).

Eine ST-Streckenhebung > 5mm in den Brustwandableitungen oder ein neu aufgetretener Rechtsschenkelblock sprechen für eine proximale RIVA-Problematik. Auch dies hat prognostische Bedeutung im Hinblick auf maligne Rhythmusstörungen in der Postinfarktphase bei Infarzierung des rechten Reizleitungsschenkels.

Auch eine Differenzierung zwischen den Infarktgefäßen der rechten Koronararterie und des Ramus circumflexus ist annäherungsweise möglich, ist aber eher von akademischem Interesse (Abb. 8).

Nicht zu unterschätzen sind ST-Streckensenkungen. Isolierte ST-Streckensenkungen >0,5 mm in den Ableitungen V2–V3 können auf einen Verschluss des RCX hinweisen. Massive ST-Streckensenkungen mit T-Negativierungen sind mit einer schlechten Prognose verbunden. ST-Streckensenkungen >1mm in über sechs Ableitungen zusammen mit ST-Streckenhebungen in aVR und V1 sind Marker einer schweren Ischämie und treten bei Hauptstammproblemen oder proximalen Koronarobstruktionen bei schwerer koronarer 3-Gefäßerkrankung auf.

Eine besondere Herausforderung ist die elektrokardiographische Infarktdiagnostik bei vorbestehendem oder auf neu aufgetretenem Linksschenkelblock, wobei letzteres eine hohe Mortalität nach sich zieht. Nach den sogenannten Sgarbossa-Kriterien ist eine ausgeprägte ST-Streckenhebung in V1–V3 ein mögliches Infarktzeichen bei einem RIVA-Verschluss (Nestelberger et al. 2019). Klassischerweise liegen beim Linksschenkelblock ohnehin ST-Streckenhebungen in V1–V3 vor, bei einer Überhöhung um >5 mm sind diese bei infarkttypischen Beschwerden suspekt. Deszendierende ST-Streckensenkungen in V5 und V6 sind bei Linksschenkelblock typisch, ein relativ zuverlässiges Infarktzeichen sind konkordante ST-Streckenhebungen um mindestens 1 mm in den genannten Ableitungen. Schlussendlich bleibt die Infarktdiagnostik bei Linksschenkelblock schwierig, entscheidend ist die klinische Symptomatik!

T-Negativierungen finden sich beim NSTEMI, zu weiteren möglichen Ursachen finden sich in Tab. 3 folgende differentialdiagnostische Überlegungen (Schmitt et al. 2013).

Abb. 7 Analyse der
ST-Hebungen in V1 bis V3
zur Lokalisation eines
RIVA-Verschlusses
(modifiziert nach Zimetbaum
und Josephson 2003)

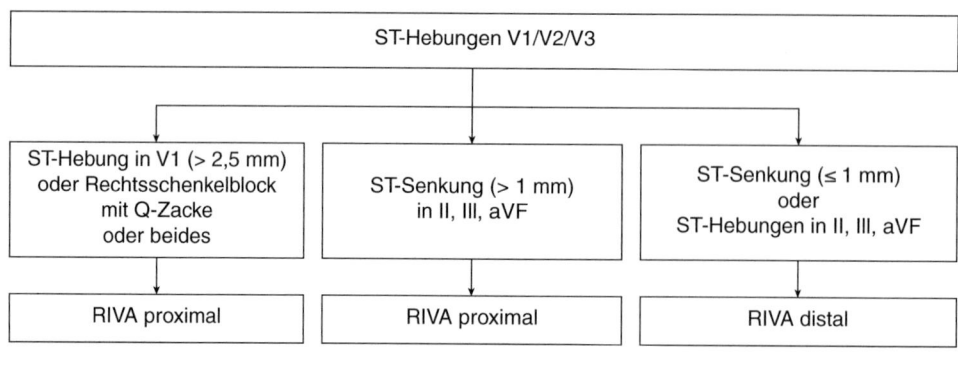

Abb. 8 Differenzierung des
Infarktgefäßes bei ST-
Hebungen in den inferioren
Ableitungen (modifiziert nach
Zimetbaum und Josephson
2003)

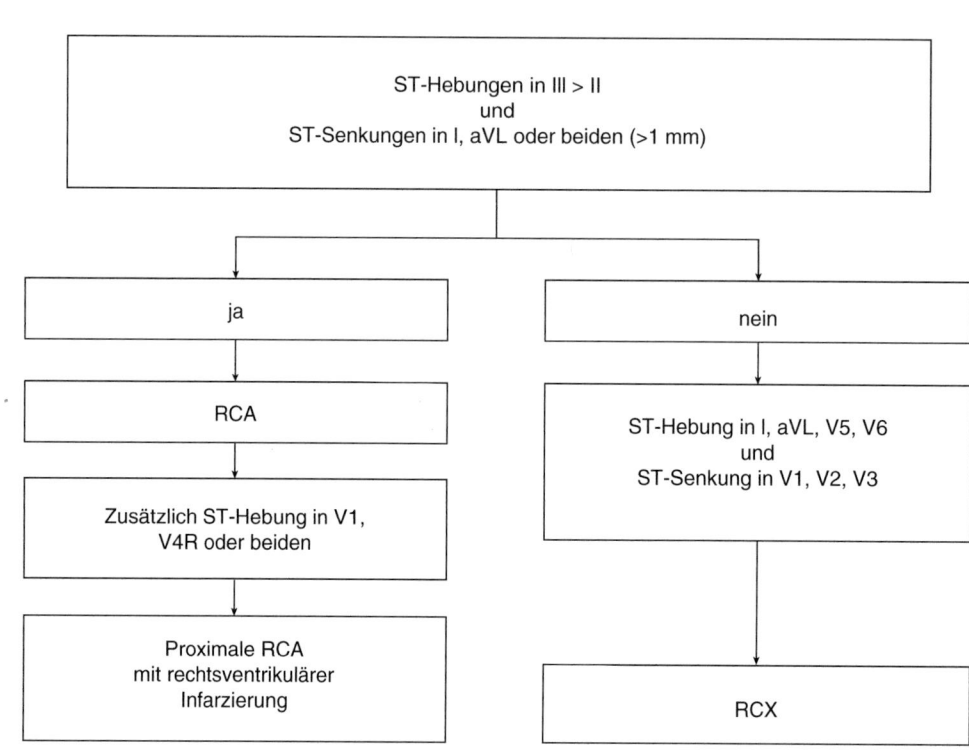

Tab. 3 T-Negativierungen

Nicht-ST-Hebungsinfarkt
Hypertrophe Kardiomyopathie
Intermittierender Linksschenkelblock
Intermittierende Ventrikelstimulation („cardiac memory")
Lungenembolie
Arrhythmogene rechtsventrikuläre Kardiomyopathie (ARVD)
Myokarditis
Intrakranielle Blutung
Langes QT-Syndrom (intermittierend)
Takotsubo-Syndrom
nach Kardioversion
postoperativ (nach kardiochirurgischen Eingriffen)
nach Katheterablation („cardiac memory")

Das Auftreten von Q-Zacken nach Ablauf eines Myokardinfarktes ist ein weiteres wichtiges Infarktzeichen.
Wie andere EKG-Veränderungen sind Q-Zacken nicht
spezifisch für einen Infarkt. Pathologische Q-Zacken sind:

- Q-Zacken (oder QS-Zacken) in V2 oder V3 über 0,02 s
  (entspricht einem kleinen „Kästchen" bei einer Ab-
  leitungsgeschwindigkeit von 50 mm/s)
- Q-Zacken in den Ableitungen I, II, aVL oder V4–V6 über
  0,03 s und einer Tiefe von >0,1 mV (entspricht 1 mm und
  somit ebenfalls einem kleinen „Kästchen") im EKG-
  Papier

Tab. 4 Differentialdiagnose des akuten Thoraxschmerzes

Kardial	Pulmonal	Vaskulär	Gastrointestinal	Orthopädisch	Andere
Myokarditis	**Lungenembolie**	**Aortendissektion**	**Ösophagitis**	**Muskel-Skelett-Erkrankungen**	**Angststörungen**
Kardiomyopathien	Tension-Pneumothorax	Aortenaneurysma	Magengeschwür Gastritis	Brusttrauma	Herpes zoster
Tachyarrhythmien	Bronchitis, Pneumonie	Schlaganfall	Pankreatitis	Muskelverletzung	Anämie
Akute Herzinsuffizienz	Pleuritis		Cholezystitis	Costochondritis/Tietze Syndrom	
Hypertonus				Zervikalsyndrom	
Klappenerkrankungen					
Takotsubo-Syndrom					
Koronarspasmen					
Kardiales Trauma					

Aus reproduktionstechnischen Gründen haben wir in dieser Fallsammlung auf die Hinterlegung des EKG-Papiers verzichtet, um eine präzisere Darstellung der EKG-Stromkurve zu erzielen.

Ältere Definitionen einer pathologischen Q-Zacke bezogen sich auf eine Breite von 0,04 sec und einer Tiefe von einem Viertel des nachfolgenden QRS-Komplexes, was für die klinische Routine einfacher zu handhaben ist. Für einen früheren, bereits abgelaufenen Infarkt sprechen pathologische Q-Zacken in mindestens zwei Ableitungen einer Infarktregion, beispielsweise in II, III, aVF oder I und aVL, bzw. V2–V6.

QS-Komplexe in V1 sind normal. Pathologische Q-Zacken finden sich u. a. auch bei hypertropher Kardiomyopathie, Präexzitationssyndromen und einer Lungenembolie (III, aVF).

Eine besondere Entität stellt ein Myokardinfarkt ohne obstruierende Koronarläsion (< als 50 %ige Stenosierung einer Koronararterie) dar. Hierfür hat sich der Begriff MINOCA (myocardial infarction with non-obstructive coronary arteries) eingebürgert. Diese kommt in 6–8 % der Infarkte vor und ist bei Frauen häufiger als bei Männern, und ist häufiger bei NSTEMI als bei STEMI. In Frage kommen die vasospastische Angina, die koronare Thromboembolie, spontane Koronardissektionen, eine Plaque-Ruptur, mikrovaskuläre Störungen, die dem Nachweis einer Koronarangiographie entgehen. Die Ursache bleibt in bis zu 25 % ungeklärt.

Die Differentialdiagnose eines akuten Koronarsyndroms bei akutem Brustschmerz ist sehr vielfältig, und erstreckt sich auf pulmonale, vaskuläre, gastrointestinale, orthopädische Diagnosen, aber auch psychologische Problemkonstellationen. Immer wieder werden in Notfallambulanzen Patienten mit Brustschmerzen oder Palpitationen behandelt. Diese herzbezogenen Beschwerden sind den Symptomen wie bei organisch bedingten Herzerkrankungen sehr ähnlich, haben jedoch keine somatisch bedingte Ursache. Diese funktionellen oder somatoformen Störungen stellen sowohl in der Diagnostik als auch als Komorbidität der Herzerkrankung eine große Herausforderung für die Betroffenen selbst als auch für die behandelnden Ärzte dar. Häufig gehen Patienten mit funktionellen Herzbeschwerden von organischen Ursachen aus, fordern wiederholt medizinische Abklärung, die jedoch zu einer Überdiagnostik ohne wegweisendes Ergebnis führt. Wichtig ist hier der ganzheitliche Blick von Notfallmedizinern, Internisten und Kardiologen auf die psychischen Faktoren von Patienten. Psychosoziale Risikofaktoren wie Stress, Angst, Depression und mangelnde soziale Unterstützung, beeinflussen einerseits die Entstehung und andererseits den Verlauf von Herz-Kreislauf-Erkrankungen. Sie sollten von Medizinern in der Diagnostik und Behandlung der Patienten als wichtige Behandlungssäulen berücksichtigt werden (Albus et al. 2018).

Tab. 4 gibt einen Überblick über mögliche Szenarien (ESC Guidelines 2020)

Die einzelnen Differentialdiagnosen ST-Streckenhebungen (Fälle 1–32), ST-Streckensenkungen, (Fälle 33–40) Q-Zacken (Fälle 41–45), T-Negativierungen (Fälle 46–58) und keine oder minimale EKG-Veränderungen (Fälle 59–65) werden anhand typischer Fallbeispiele besprochen.

Literatur

Albus C, Waller C, Fritzsche K, Gunold H, Haass M, Hamann B, Kindermann I, Köllner V, Leithäuser B, Marx N, Meesmann M, Michal M, Ronel J, Scherer M, Schrader·V, Schwaab B, Weber CS Herrmann-Lingen C (2018) Bedeutung von psychosozialen Faktoren in der Kardiologie – Update 2018 Positionspapier der Deutschen Gesellschaft für Kardiologie. Kardiologe 12:312–331. https://doi.org/10.1007/s12181-018-0271-4

Boeddinghaus J, Nestelberger Th, Twerenbold R, Koechlin L, Meier M, Troester V, Wussler D, Badertscher P, Wildi K, Puelacher Ch, du Fay de Lavallaz J, Rubini Giménez M, Zimmermann T, Hafner B, Potlukova E, Miró Ò, Martin-Sanchez FJ, Keller DI, Reichlin T, Mueller C (2019) High-sensitivity cardiac troponin I assay for early diagnosis of acute myocardial infarction. Clin Chem 65(7):893–904. https://doi.org/10.1373/clinchem.2018.300061. Epub 2019 Apr 15. PMID: 30988172

Collet J-P, Thiele H, Barbato E, Barthélémy O, Bauersachs J, Bhatt D L, Dendale P, Dorobantu M, Edvardsen T, Folliguet T, Gale C P, Gilard M, Jobs A, Jüni P, Lambrinou E, Lewis B S, Mehilli J, Meliga E, Merkely B, Mueller C, Roffi M, Rutten F H, Sibbing D, Siontis G C M, ESC Scientific Document Group (2020) 2020 ESC guidelines for the management of acute coronary syndromes in patients presenting without persistent ST-segment elevation: The Task Force for the management of acute coronary syndromes in patients presenting without persistent ST-segment elevation of the European Society of Cardiology (ESC). European Heart J ehaa575. https://doi.org/10.1093/eurheartj/ehaa575

Hagendorff A, Fehske W, Flachskampf FA, Helfen A, Kreidel F, Kruck S, La Rosée K, Tiemann K, Voigt J-U, von Bardeleben S, Zahn R, Knebel F (2020) Manual zur Indikation und Durchführung der Echokardiographie – Update 2020 der Deutschen Gesellschaft für Kardiologie. Kardiologe 14:396–431. https://doi.org/10.1007/s12181-020-00402-3

Hamm CW, Albrecht A, Bonzel T, Kelm M, Lange H, Schächinger V, Terres W, Voelker W (2008) Diagnostische Herzkatheteruntersuchung. Clin Res Cardiol 97:475–512. https://doi.org/10.1007/s00392-008-0686-1

Nestelberger T, Cullen L, Lindahl B on behalf of the APACE, ADAPT and TRAPID-AMI Investigators (2019) Diagnosis of acute myocardial infarction in the presence of left bundle branch block. Heart 105:1559–1567. https://doi.org/10.1136/heartjnl-2018-314673

Schmitt C, Schöls W (2000) Vom EKG zur Diagnose, 3. Aufl. Springer, Berlin/Heidelberg

Schmitt C, Radzewitz A, Luik A (2013) Typisches und atypisches Infarkt-EKG und das Pseudo-Infarkt-EKG. Innere Med up2date 01(02):121–136. https://doi.org/10.1055/s-0033-1344334

Thygesen K, Alpert JS, Jaffe AS, Chaitman BR, Bax JJ, Morrow DA, White HD (2018) Fourth Universal Definition of Myocardial Infarction (2018). JACC 72(18):2231–2264. https://doi.org/10.1016/j.jacc.2018.08.1038

Zimetbaum P, Josephson M (2003) Use of the electrocardiogram in acute myocardial infarction. N Engl J Med 348(10):933–940. https://doi.org/10.1056/NEJMra022700

Fall 1: 71-jähriger Mann mit Synkope

Anamnese:

Ein 71 Jahre alter Patient beschreibt Schmerzen mit einem Engegefühl in der Brust und Schwindel beim Treppensteigen.

Umgehend setzt er sich auf die Stufen und findet sich nach Bewusstlosigkeit unklarer Dauer liegend auf der Treppe wieder. Er selbst verständigt den Rettungsdienst.

Notfall – EKG:

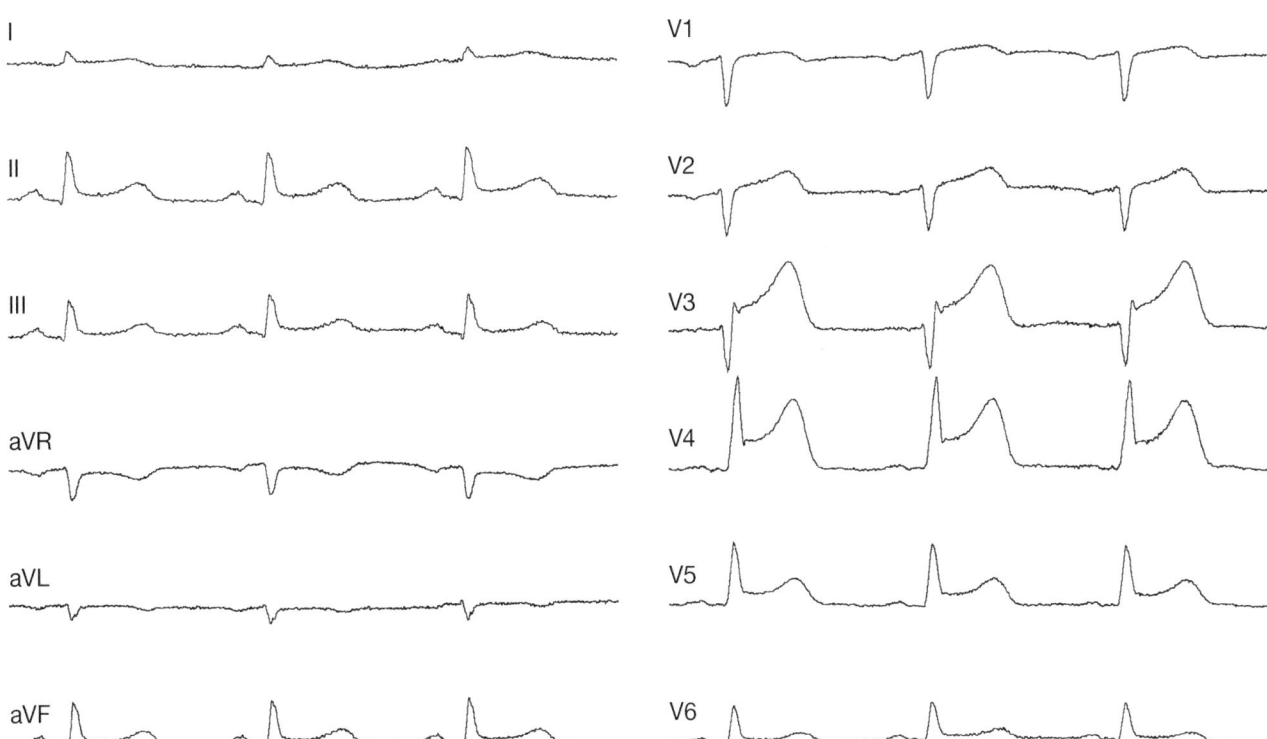

Abb. 1 Der Notarzt führt ein 12-Kanal-EKG zur Identifizierung der Thoraxschmerzen durch

---

Ergänzende Information Die elektronische Version dieses Kapitels enthält Zusatzmaterial, auf das über folgenden Link zugegriffen werden kann [https://doi.org/10.1007/978-3-662-62403-6_2]. Die Videos lassen sich durch Anklicken des DOI Links in der Legende einer entsprechenden Abbildung abspielen, oder indem Sie diesen Link mit der SN More Media App scannen.

Notfallmäßig durchgeführte Bedside-

Echokardiographie und Koronarangiographie

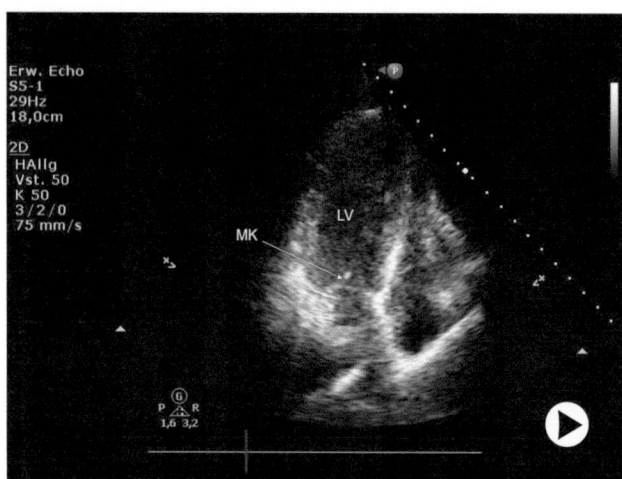

Abb. 2 Echokardiographie: modifizierter Vierkammerblick (▶ https://doi.org/10.1007/000-54r)

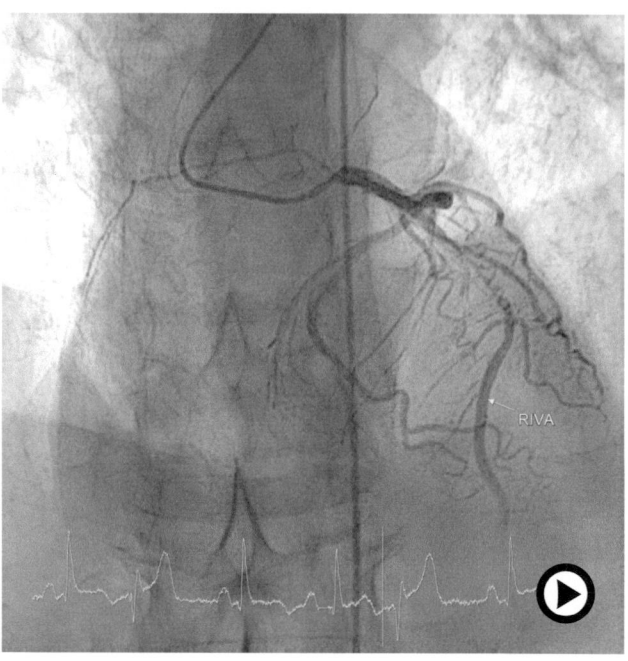

Abb. 4 Darstellung der linken Koronararterie (RAO-Projektionsebene 3°, cranial 38°) (▶ https://doi.org/10.1007/000-54s)

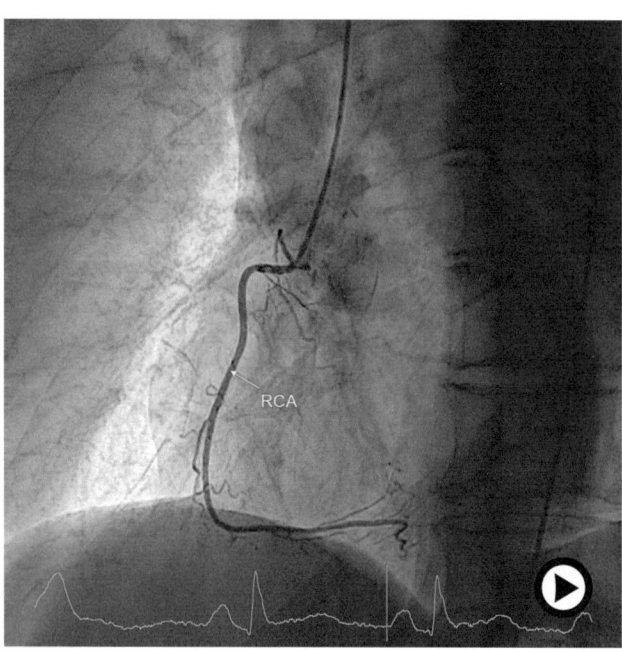

Abb. 3 Darstellung der rechten Koronararterie (LAO-Projektionsebene 33°, cranial 1°) (▶ https://doi.org/10.1007/000-54q)

Fall 1: Auflösung

EKG-Befundung

EKG-Gesamtbeurteilung

Sinusrhythmus. Deutliche ST-Streckenhebungen in den Ableitungen V3–V5 (Pfeile) und diskrete ST-Streckenhebungen in II, III und aVF.

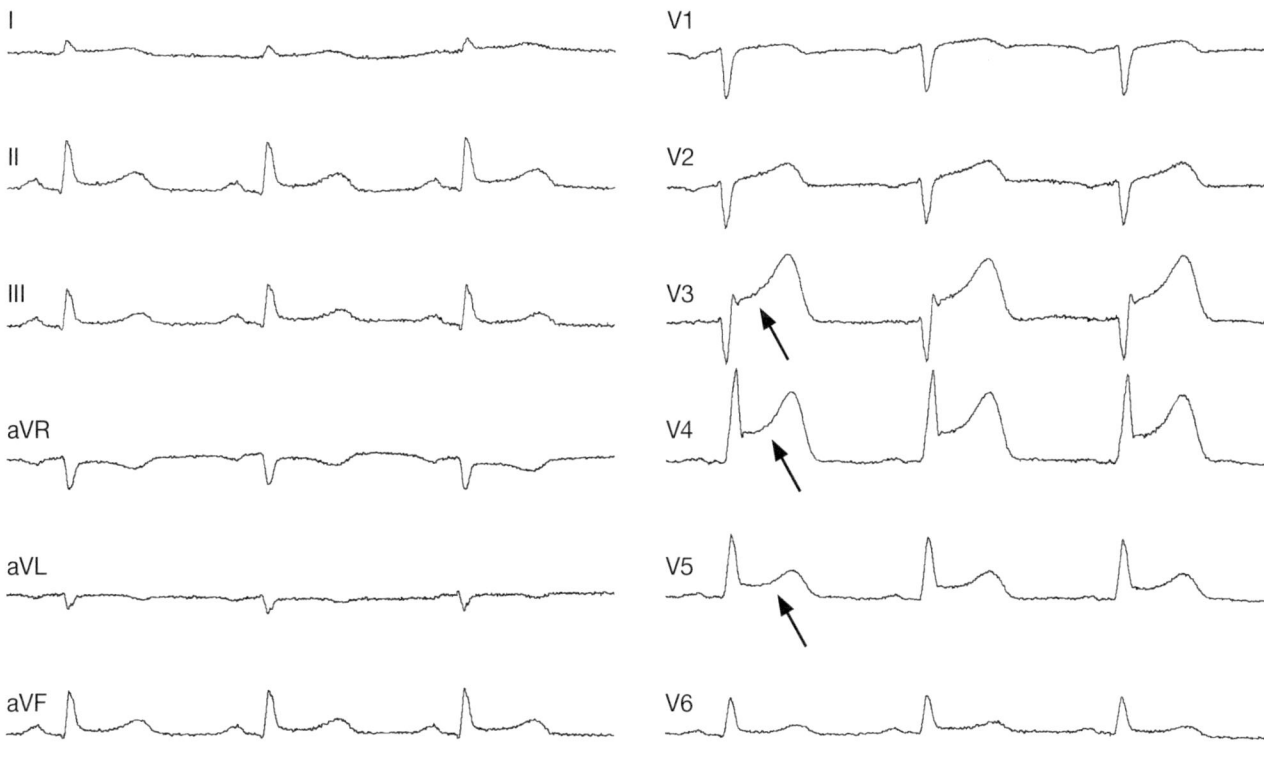

Abb. 1 EKG

Ergänzende Information Die elektronische Version dieses Kapitels enthält Zusatzmaterial, auf das über folgenden Link zugegriffen werden kann [https://doi.org/10.1007/978-3-662-62403-6_3]. Die Videos lassen sich durch Anklicken des DOI Links in der Legende einer entsprechenden Abbildung abspielen, oder indem Sie diesen Link mit der SN More Media App scannen.

Herzkatheter-Befund

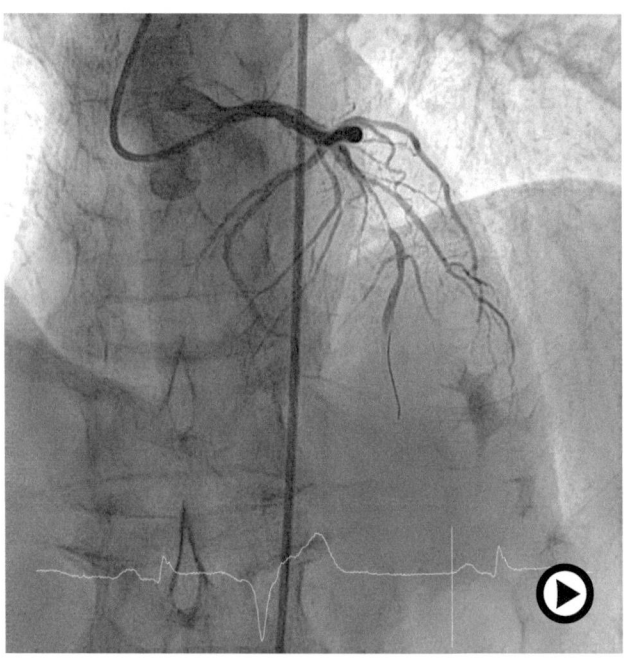

Abb. 2 Drahtpassage durch den RIVA
(▶ https://doi.org/10.1007/000-54v)

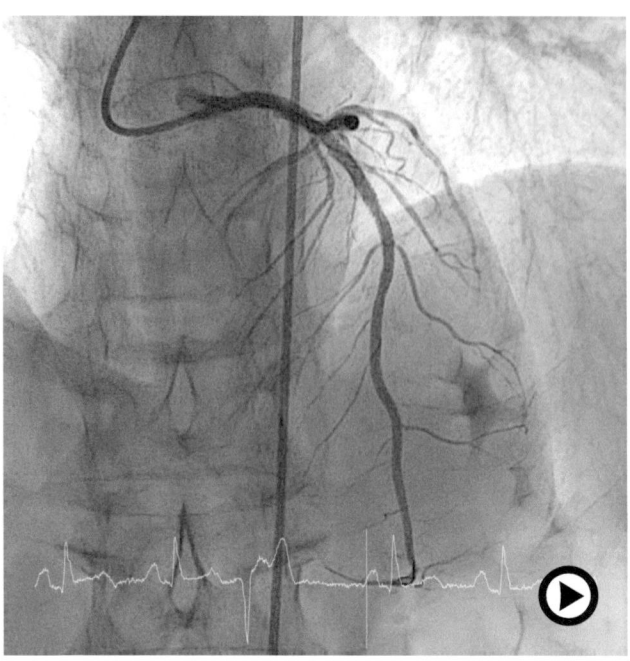

Abb. 4 Ergebnis nach Stentimplantation RIVA
(▶ https://doi.org/10.1007/000-54t)

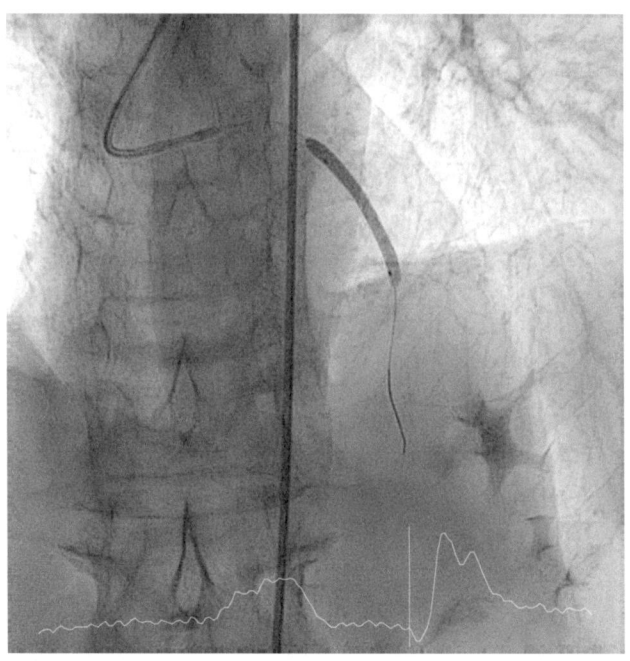

Abb. 3 Ballondilatation des RIVA

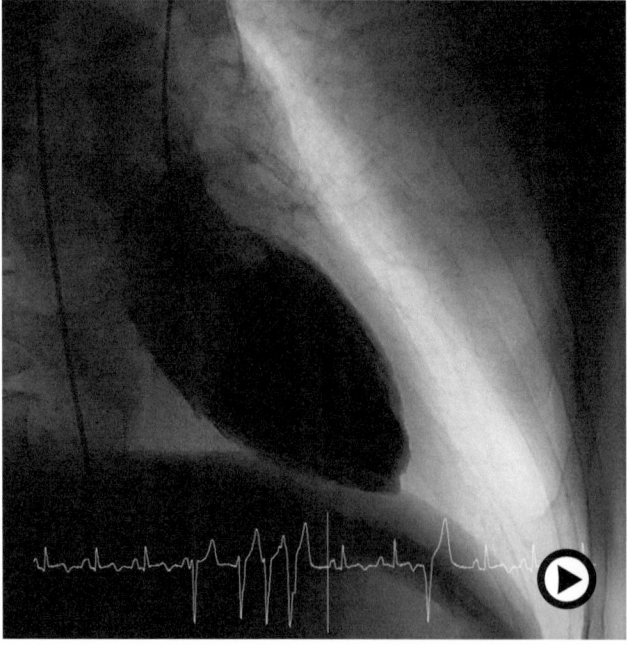

Abb. 5 Ventrikulographie des LV. Ausgeprägte Hypo- bis Akinesie der
apikalen Wandabschnitte (▶ https://doi.org/10.1007/000-54w)

Diagnose und Intervention

Koronare 1-Gefäßerkrankung bei akutem ST-Hebungs-Vorderwandinfarkt (STEMI) mit hochgradig eingeschränkter LV-Funktion der apikalen Wandabschnitte. Erfolgreiche Drug eluting (DE) Stentimplantation des RIVA.

Beachte: Typische ST-Streckenhebungen in den präkordialen Ableitungen V2–V5 und diskrete ST-Streckenhebungen der inferioren Ableitungen II, III und aVF. Letztere sind durch die Mitversorgung der inferioren Wandabschnitte durch den Ramus interventricularis anterior (RIVA) erklärbar (wrap-around-LAD).

Fall 2: 73-jähriger männlicher Patient mit drückendem und brennendem Gefühl im Thorax

Anamnese

Der 73 Jahre alte Patient verspürt am Morgen ein plötzlich aufgetretenes thorakales Druckgefühl und ein Brennen in der Oberbauchgegend. Bei Belastungen im Alltag berichtet er, keine Schmerzen in der Brust zu haben. Vom Notarzt wird der Patient mit Verdacht auf akutes Koronarsyndrom direkt in das Herzkatheterlabor verbracht.

Notfall – EKG

12-Kanal-EKG im Notarztwagen (Abb. 1)

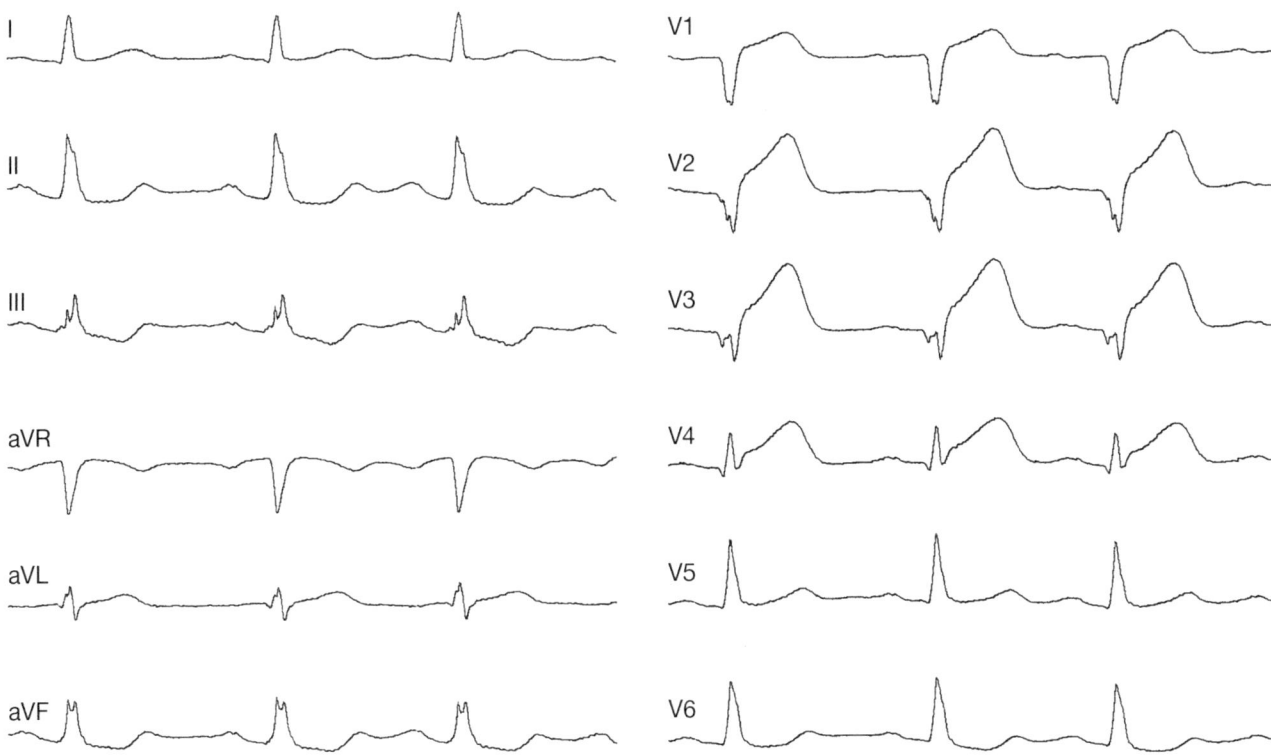

Abb. 1 Notfall-EKG

Ergänzende Information Die elektronische Version dieses Kapitels enthält Zusatzmaterial, auf das über folgenden Link zugegriffen werden kann [https://doi.org/10.1007/978-3-662-62403-6_4]. Die Videos lassen sich durch Anklicken des DOI Links in der Legende einer entsprechenden Abbildung abspielen, oder indem Sie diesen Link mit der SN More Media App scannen.

Notfallmäßig durchgeführte Koronarangiographie

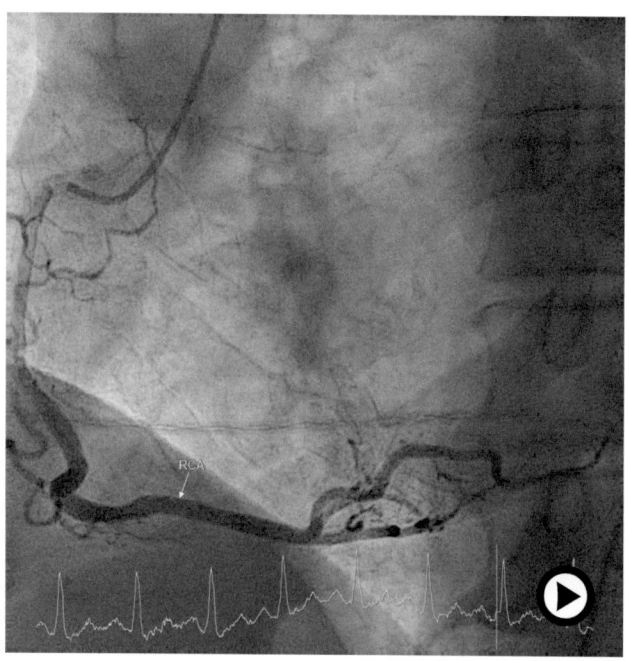

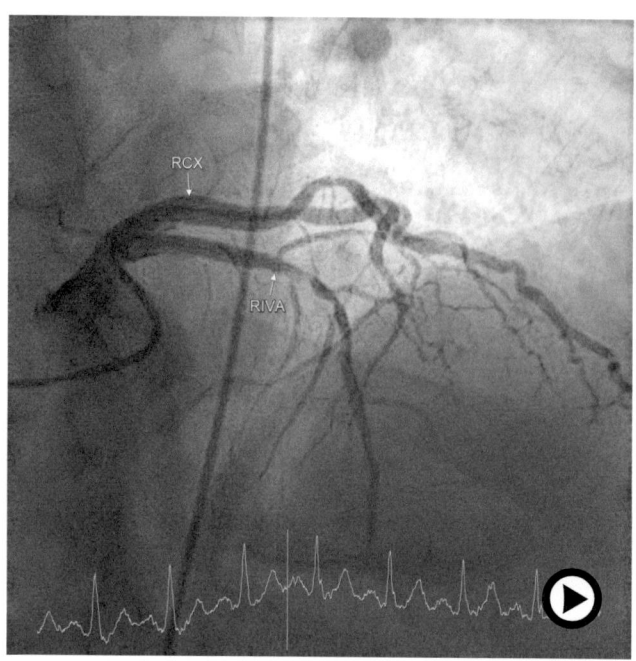

Abb. 2 Darstellung der rechten Koronararterie (LAO-Projektionsebene 39°) (▶ https://doi.org/10.1007/000-54y)

Abb. 3 Darstellung der linken Koronararterie (cranial 34°) (▶ https://doi.org/10.1007/000-54x)

EKG-Befundung

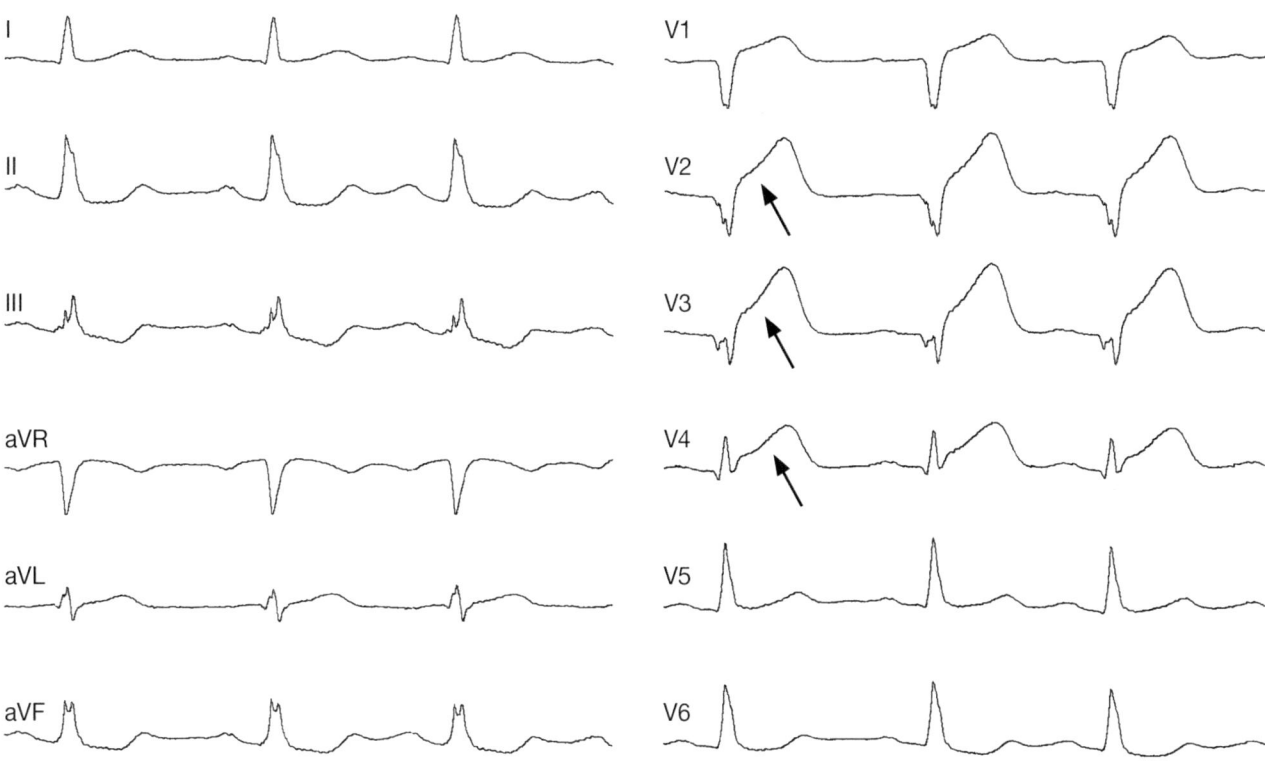

Abb. 1 EKG-Befund

Ergänzende Information Die elektronische Version dieses Kapitels enthält Zusatzmaterial, auf das über folgenden Link zugegriffen werden kann [https://doi.org/10.1007/978-3-662-62403-6_5]. Die Videos lassen sich durch Anklicken des DOI Links in der Legende einer entsprechenden Abbildung abspielen, oder indem Sie diesen Link mit der SN More Media App scannen.

EKG-Gesamtbeurteilung

ST-Streckenhebungen in V1–V4 mit bereits eingetretenem R-Verlust in V2 und V3. Gegensinnige ST-Streckensenkungen in II, III, aVF, (V6). Aufsplitterung des QRS-Komplexes in III und aVF.

Herzkatheter-Befund

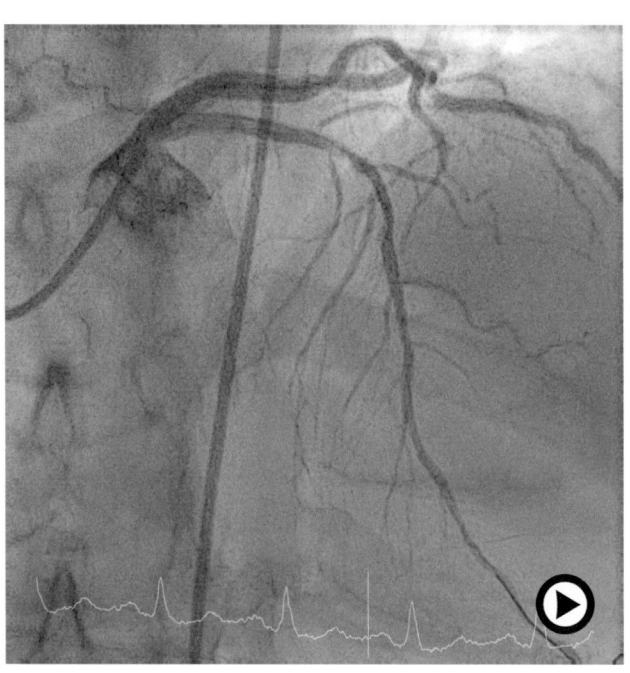

Abb. 2　Drahtpassage durch den RIVA
(▶ https://doi.org/10.1007/000-550)

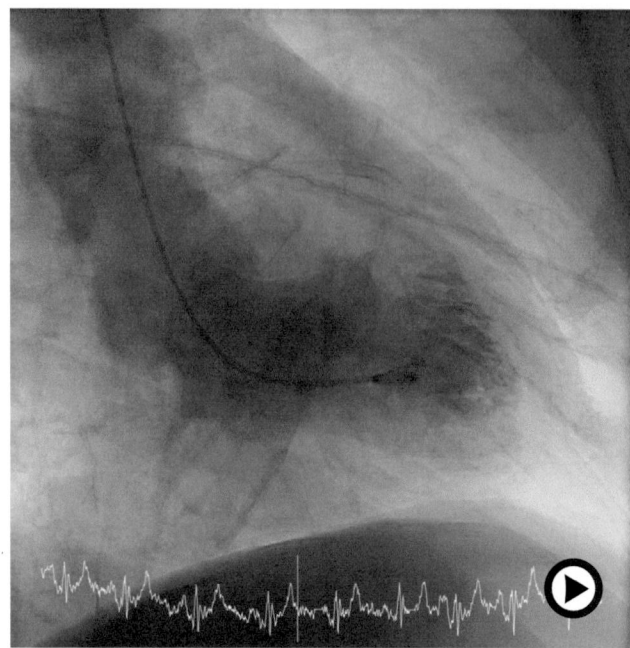

Abb. 4　Ventrikulographie LV. Umschriebene Akinesie des linksventrikulären Apex　(▶ https://doi.org/10.1007/000-551)

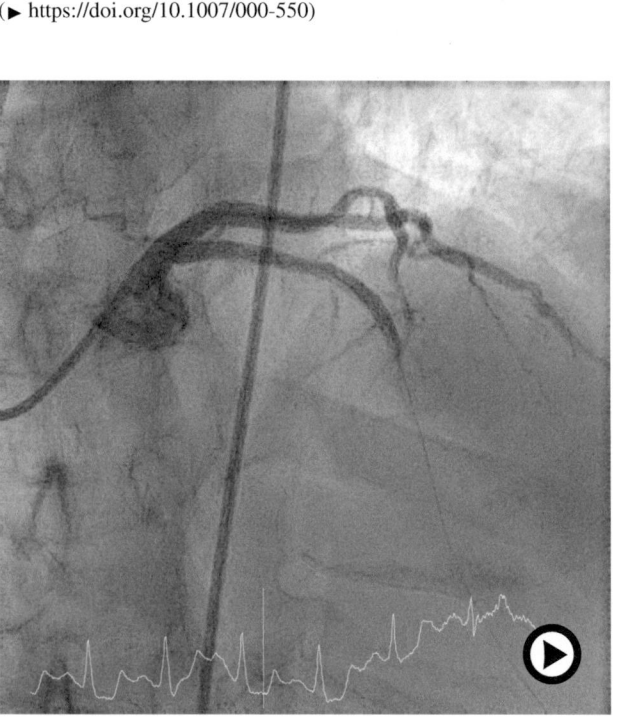

Abb. 3　Koronarergebnis　(▶ https://doi.org/10.1007/000-54z)

Diagnose und Intervention

Koronare 2-Gefäßerkrankung mit subtotalem Verschluss des RIVA und 75 %ige Stenose des RCX (nicht in der Abbildung gezeigt). Eingeschränkte LV-Funktion bei Hypokinesie der Vorderwand.

Erfolgreiche 2-fach Stentimplantation des RIVA bei akutem ST-Hebungsinfarkt der Vorderwand.

Kommentar: Der R-Verlust in V2 und V3 ist als Zeichen, eines bereits eingetretenen Myokardinfarkts zu bewerten. Laborchemisch zeigt sich ein positives hs-Troponin I mit 6946 ng/l bereits bei Aufnahme (Normwert < 2,00 ng/l).

Fall 3: 58 Jahre alter männlicher Patient mit akutem Brustschmerz bei körperlicher Arbeit

Anamnese

Der Patient erleidet beim Arbeiten auf der Baustelle stärkste thorakale Schmerzen sowie Übelkeit und Dyspnoe. Mit dem Notarzt wird er auf die internistische Intensivstation gebracht.

Notfall – EKG

Bereits im Notarztwagen erfolgt ein 12-Kanal-EKG (Abb. 1).

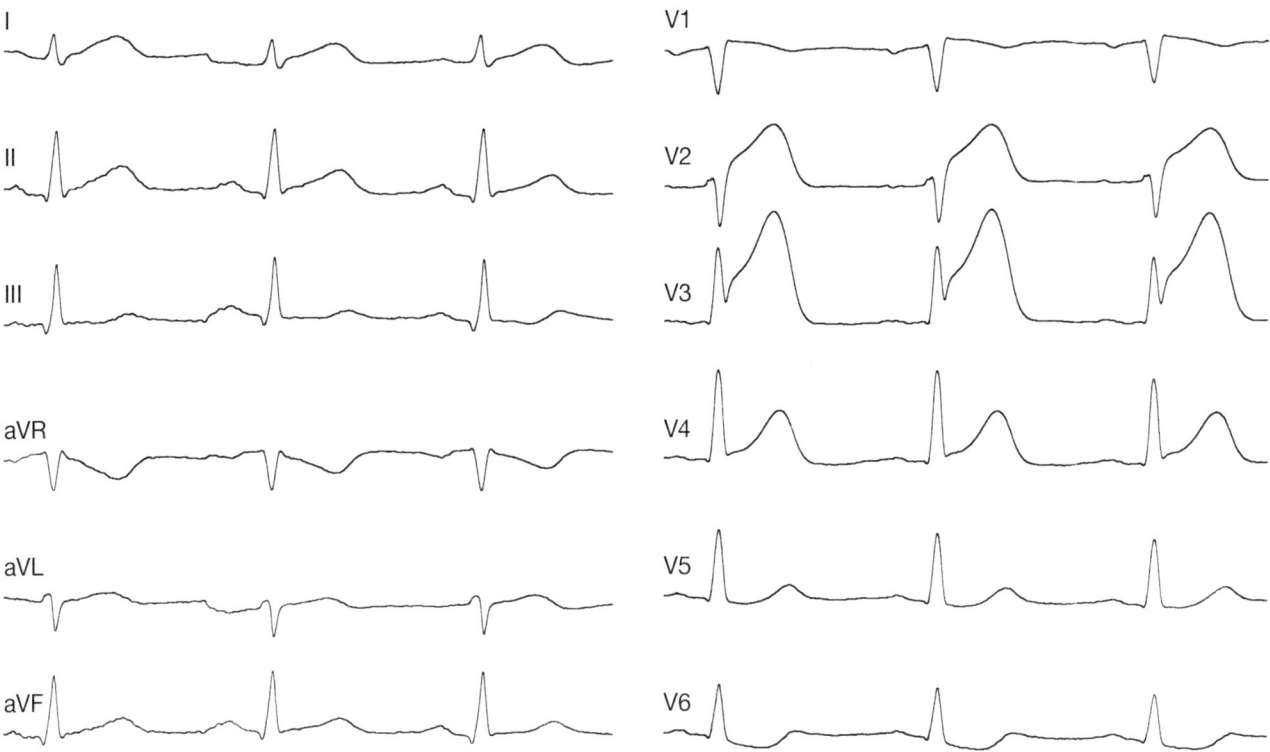

Abb. 1 EKG bei Aufnahme

Ergänzende Information Die elektronische Version dieses Kapitels enthält Zusatzmaterial, auf das über folgenden Link zugegriffen werden kann [https://doi.org/10.1007/978-3-662-62403-6_6]. Die Videos lassen sich durch Anklicken des DOI Links in der Legende einer entsprechenden Abbildung abspielen, oder indem Sie diesen Link mit der SN More Media App scannen.

Notfallmäßig durchgeführte Koronarangiographie

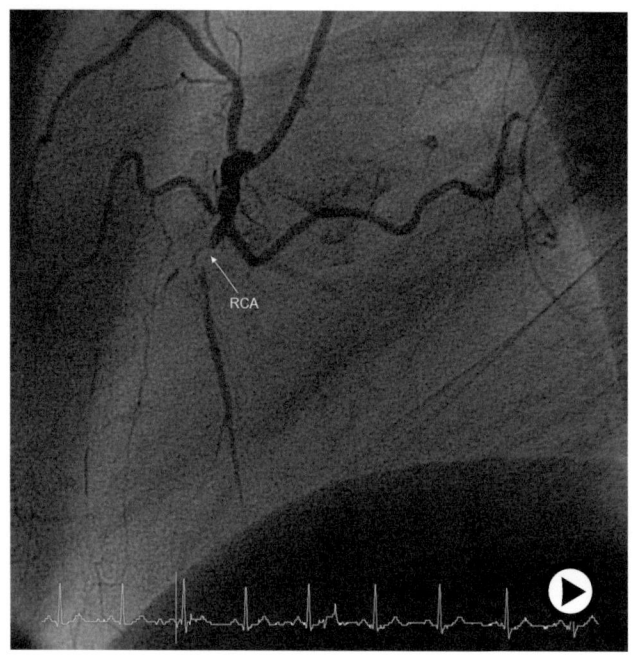 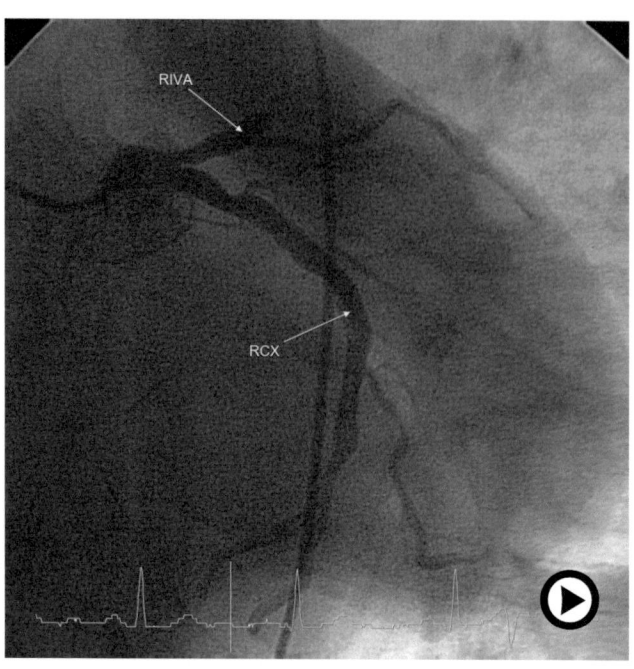

Abb. 2 Rechte Koronararterie in LAO-Projektion 90°, caudal 3°
(▶ https://doi.org/10.1007/000-553)

Abb. 3 Darstellung der linken Koronararterie (caudal 33°)
(▶ https://doi.org/10.1007/000-552)

Fall 3: Auflösung

EKG-Befundung

EKG-Gesamtbeurteilung

Sinusrhythmus, Herzfrequenz (HF) 67/min. Klassische Erstickungs-T (siehe Pfeile) mit breiten und hohen T-Wellen, Anhebung des J-Punktes und konvexförmigen ST-Streckenhebungen. Gegensinnige reziproke ST-Streckensenkungen in V5, V6 und Ableitung III. Angedeutete ST-Streckenhebungen in Ableitung I und aVL (Abb. 1).

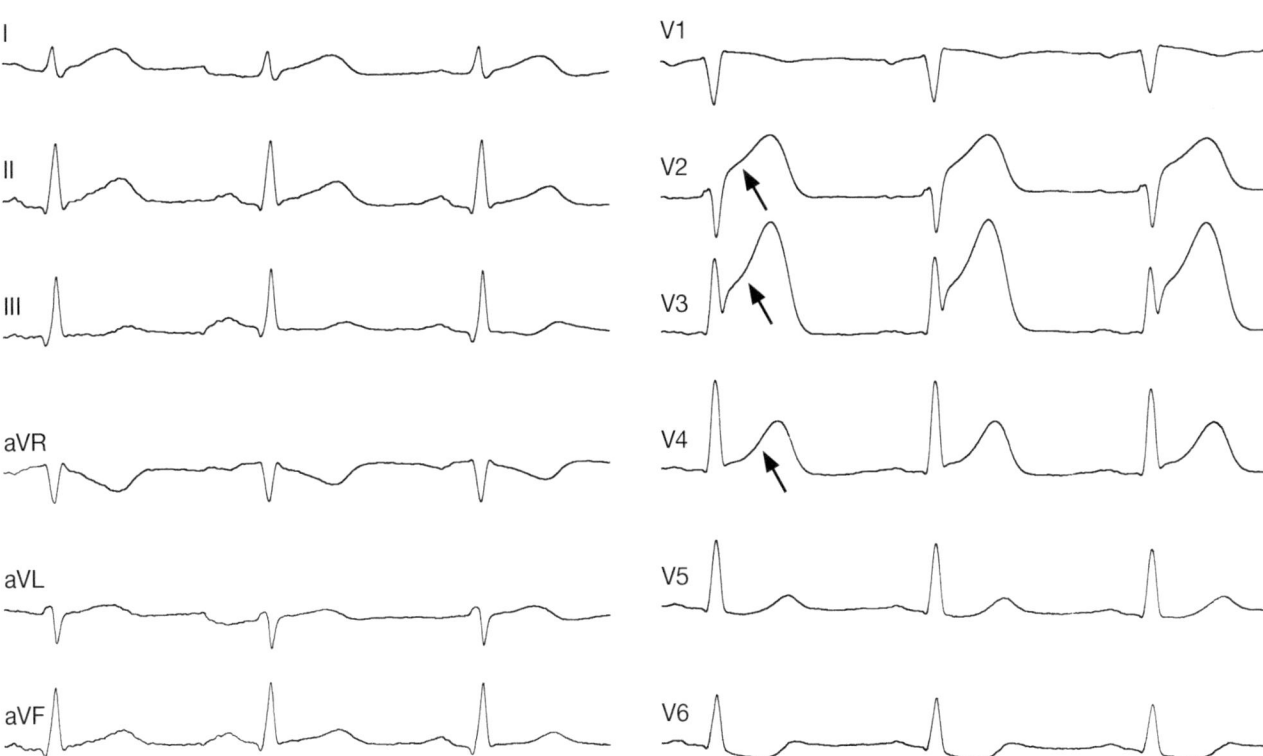

Abb. 1 EKG mit Befund

Ergänzende Information Die elektronische Version dieses Kapitels enthält Zusatzmaterial, auf das über folgenden Link zugegriffen werden kann [https://doi.org/10.1007/978-3-662-62403-6_7]. Die Videos lassen sich durch Anklicken des DOI Links in der Legende einer entsprechenden Abbildung abspielen, oder indem Sie diesen Link mit der SN More Media App scannen.

Herzkatheter-Befund

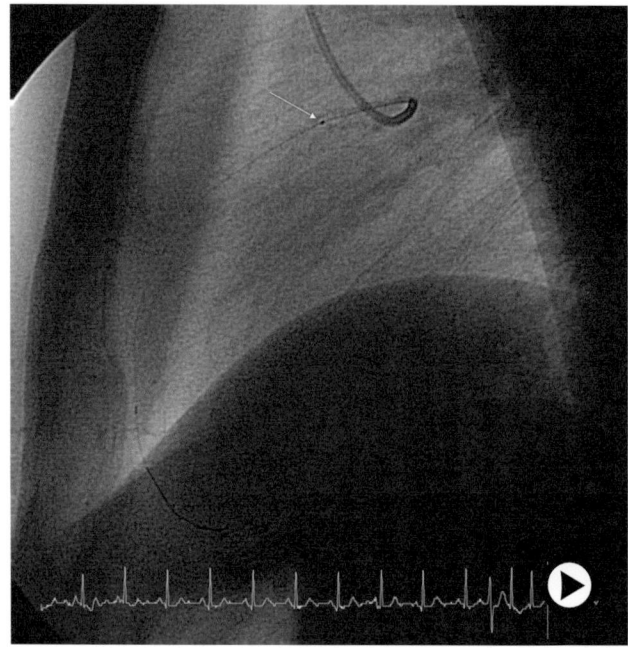

Abb. 2 Drahtpassage durch den verschlossenen RIVA, mit Einsatz eines Aspirationskatheters (mit schwarzem Punkt markiert) (► https://doi.org/10.1007/000-556)

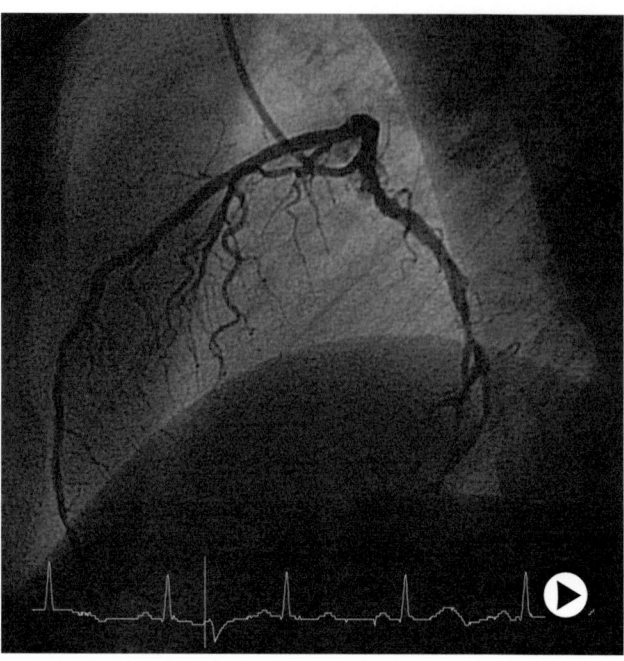

Abb. 4 Erfolgreiche Stentimplantation (► https://doi.org/10.1007/000-554)

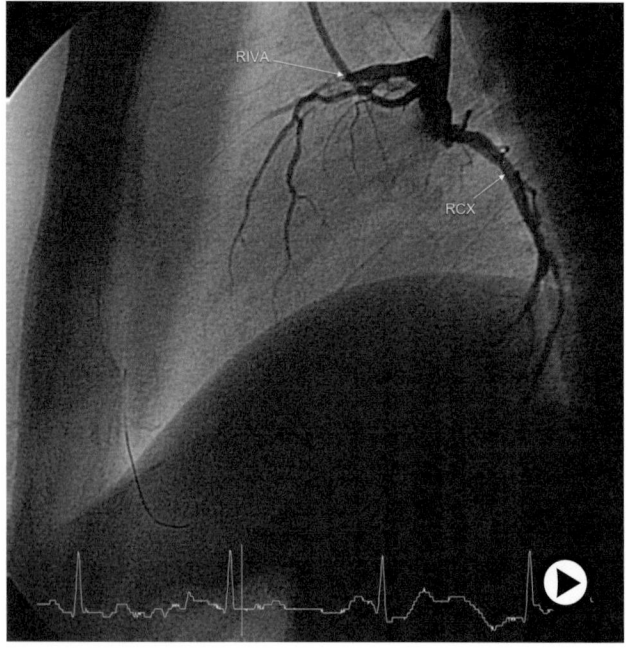

Abb. 3 Nach Thrombusaspiration lässt sich der RIVA darstellen. Hochgradige Stenose im Segment 6 (► https://doi.org/10.1007/000-555)

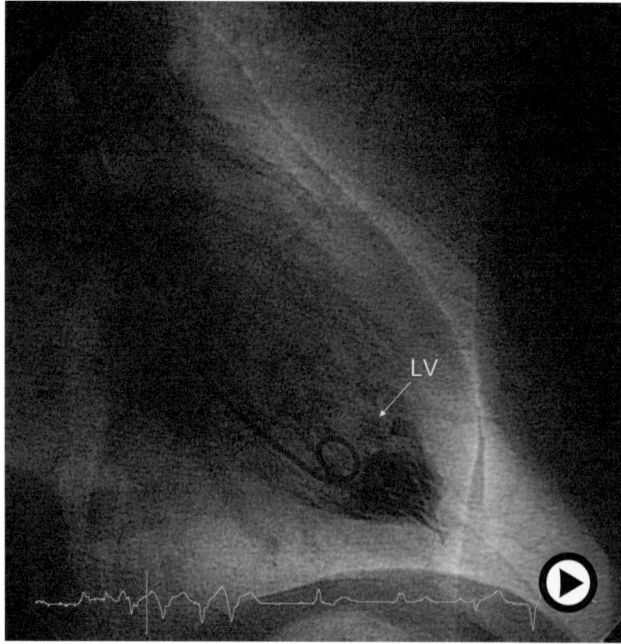

Abb. 5 Ventrikulographie des linken Ventrikels. Hypokinesie der apikalen Wandabschnitte (► https://doi.org/10.1007/000-557)

Diagnose und Intervention

Koronare 3-Gefäßerkrankung mit subtotalem Verschluss der RCA (siehe Pfeil in Abb. 2). Akuter ST-Hebungsvorderwandinfarkt mit erfolgreicher Rekanalisation des RIVA mit Stentimplantation in Segment 6 und 7. Erfolgreiche PCI der RCA noch während des stationären Aufenthaltes (nicht gezeigt).

Kommentar: Klassisches EKG bei akutem Vorderwandinfarkt („Erstickungs-T").

Fall 4: 48-jähriger männlicher Patient nach Synkope

Anamnese

Der Patient berichtet, dass er am Morgen auf der Toilette synkopiert sei. Im Tagesverlauf sei ihm häufig schwindelig gewesen. Auf Nachfrage verneint er, Angina pectoris oder Luftnot zu haben. Seit einer Woche hat er immer wieder Schüttelfrost.

Notfall-EKG

Der Patient wird vom Notarzt mit schweren Herzrhythmusstörungen, Pausen und rezidivierend aufgetretenen Tachykardien auf die Intensivstation gebracht (Abb. 1, 2 und 3).

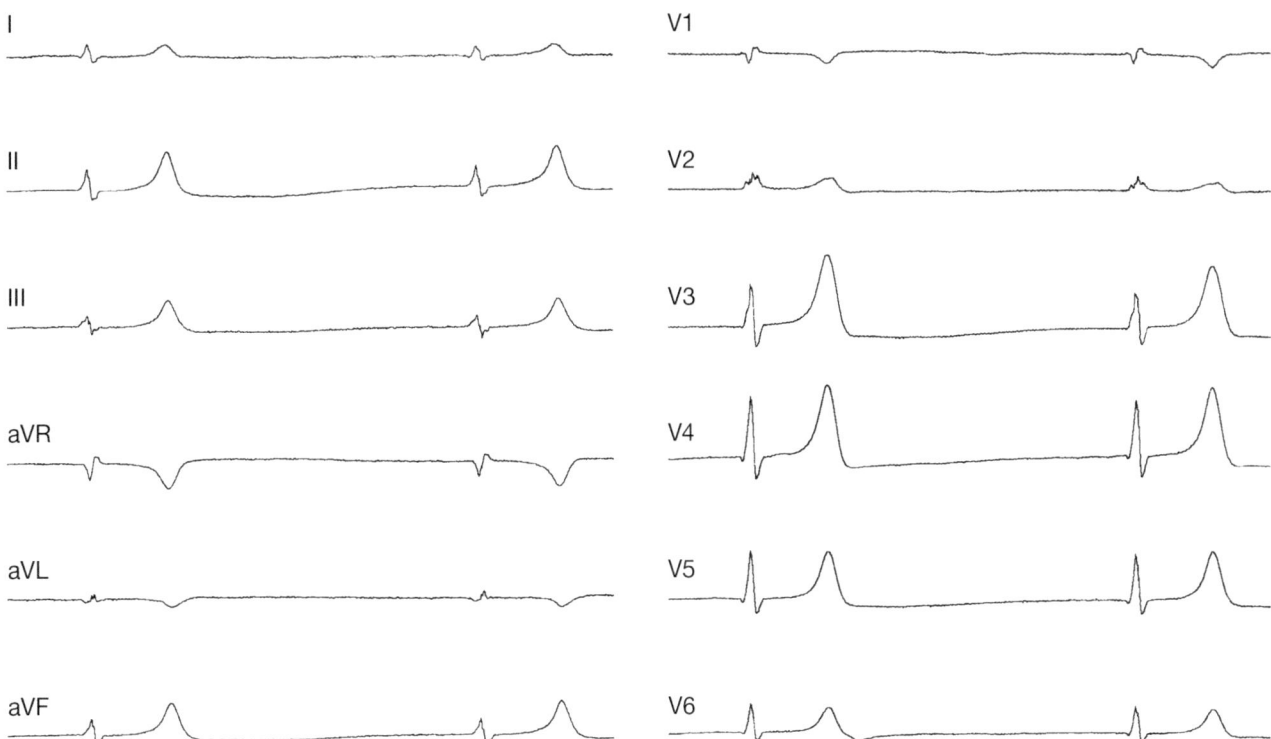

Abb. 1 Im Notarztwagen erstelltes 12-Kanal-EKG

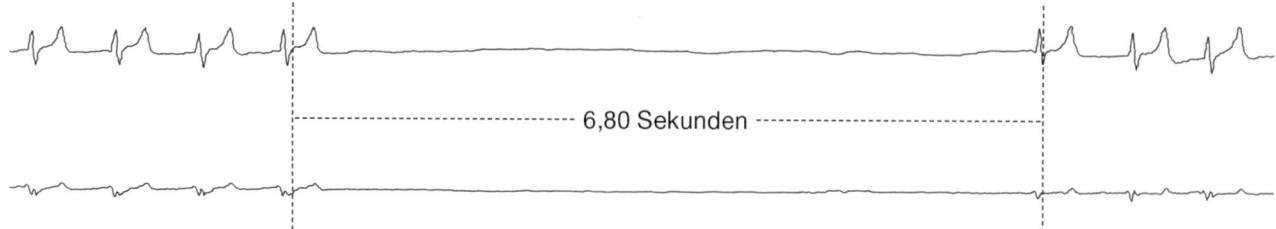

Abb. 2 Siehe Rhythmusstreifen: aufgezeichnete Asystolie von 6,8 sec

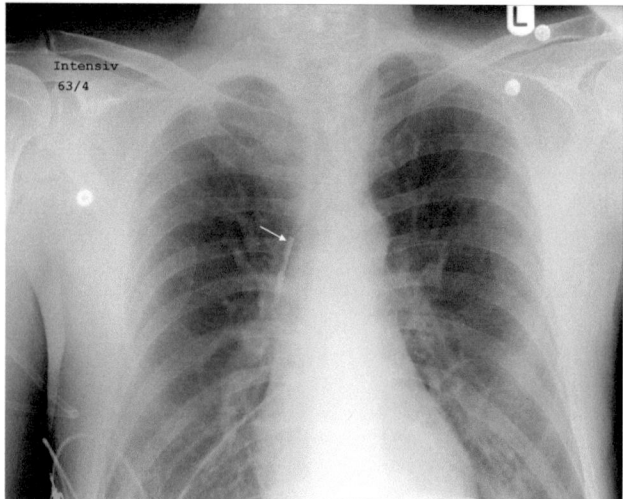

Abb. 3 Röntgenthorax Behelfsaufnahme liegend. Bildrechte mit freundlicher Genehmigung des Institutes für diagnostische und interventionelle Radiologie

Fall 4: Auflösung

EKG-Befundung

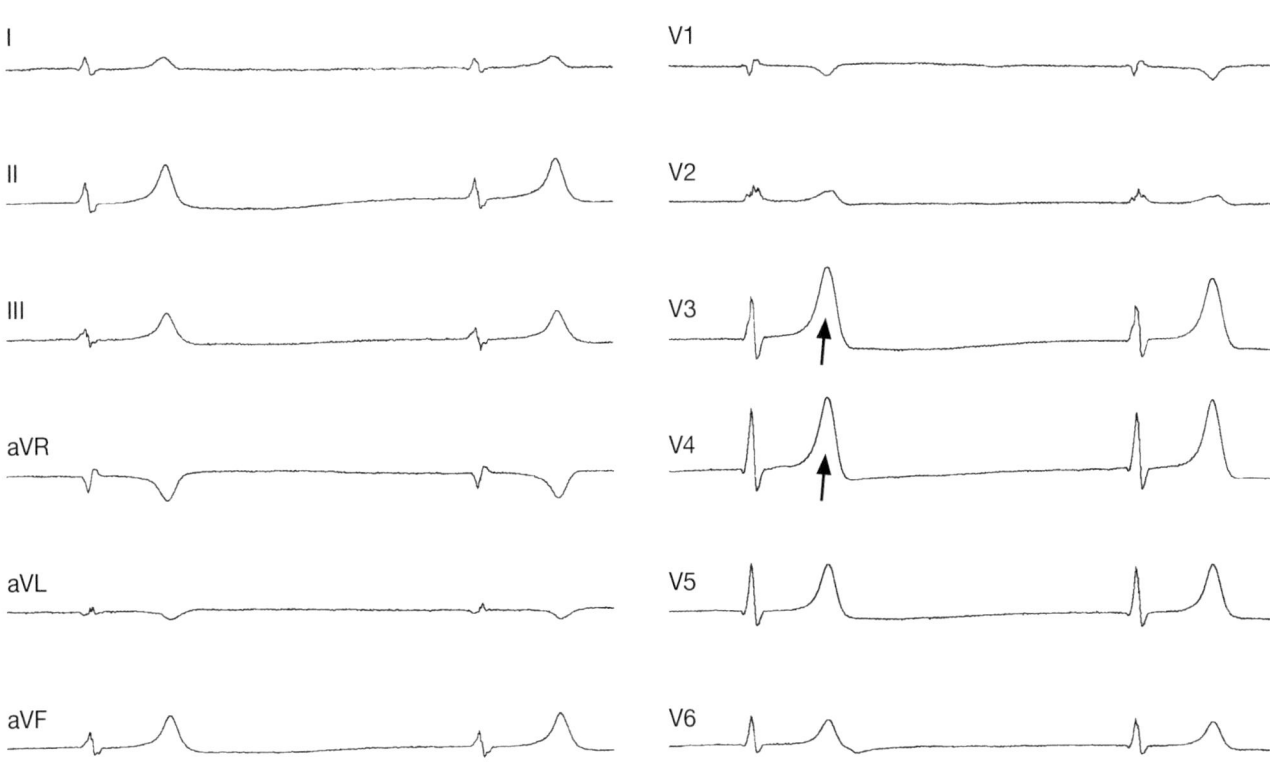

Abb. 1 EKG-Beurteilung

C. Schmitt, A. Radzewitz, *Akuter Thoraxschmerz*, https://doi.org/10.1007/978-3-662-62403-6_9

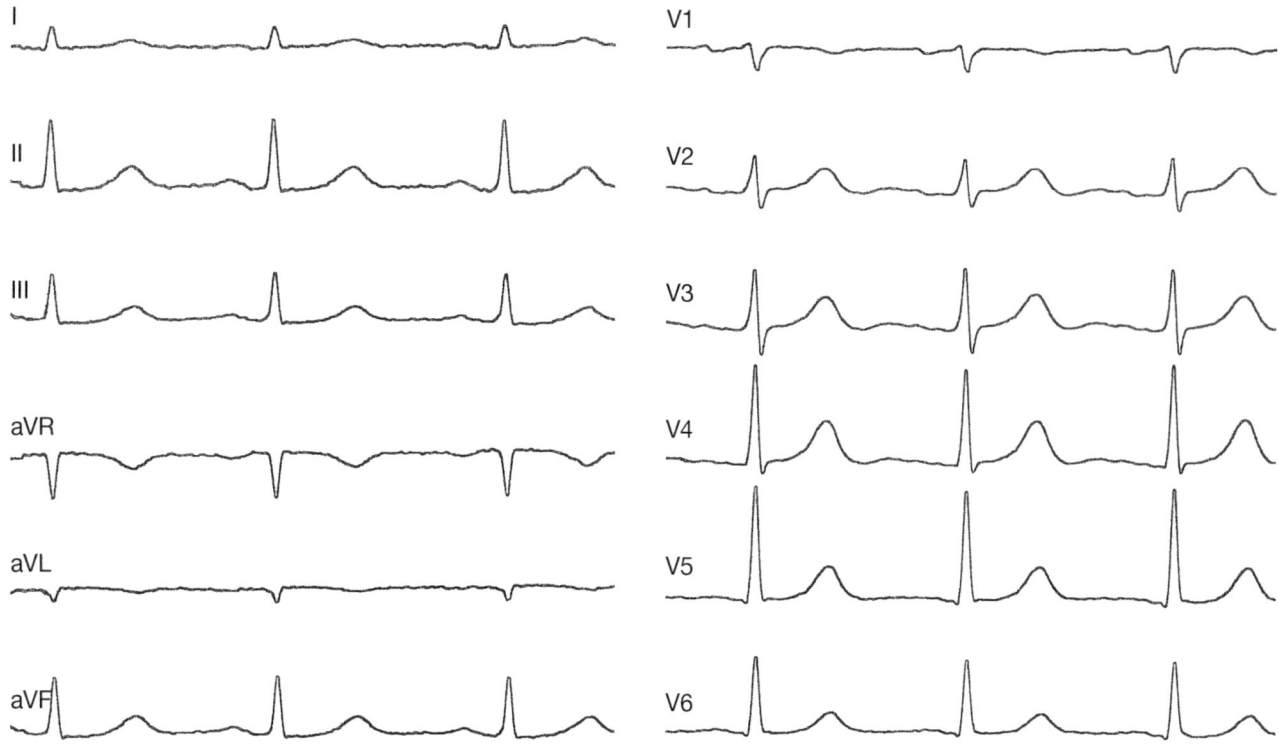

Abb. 2 EKG nach Dialyse

EKG-Gesamtbeurteilung

Junktionaler Ersatzrhythmus ohne erkennbare P-Wellen. Typische spitze, hohe T-Wellen (Kirchturm-T-Wellen) in Ableitung V3-V5 und in Ableitung II und aVF als Zeichen einer Hyperkaliämie (Kalium 8,9 mmol/l).

Nach Dialyse normofrequenter Sinusrhythmus mit normaler AV-Überleitung; Rückbildung der überhöhten T-Wellen (Abb. 2).

Diagnose und Intervention

Akut auf chronisches Nierenversagen (Kreatinin 2,5 mg/dl) unter einer Kombination (!) von Sartan, ACE-Hemmer und Spironolacton.

Synkope bei Bradykardie mit Pausen bis 7 Sekunden unter Hyperkaliämie von 8,9 mmol/l.

Notfallmäßige Dialyse, erkennbarer Shaldon-Katheter (Abb. 3, siehe Pfeil) über die Vena jugularis links mit Lage der Katheterspitze in der Vena cava superior im Röntgenthorax.

Kommentar: Hohe, spitze symmetrische T-Wellen („Kirchturm-T-Wellen") sind Hinweise für eine Hyperkaliämie. Bei bedrohlich hohen Kaliumwerten kann es zu einer zunehmenden Verbreiterung des QRS-Komplexes kommen und zum Auftreten von schweren Herzrhythmusstörungen mit Sinusstillstand, Ersatzrhythmen und Pausen, wie bei dem vorliegenden Fall. Lebensbedrohliche ventrikuläre Herzrhythmusstörungen, insbesondere bei eingeschränkter LV-Funktion!

Die gleichzeitige Gabe von Sartanen und Angiotensin-Converting-Enzym-Hemmer ist eine Kontraindikation!

Fall 5: 52-jähriger männlicher Patient im kardiogenen Schock

Anamnese

Der Patient alarmiert bei Kopfschmerzen und thorakalem Druck den Rettungsdienst. Er weist ein hohes kardiovaskuläres Risikoprofil mit Ex-Nikotinabusus, arterieller Hypertonie, Diabetes mellitus Typ 2a, Adipositas Grad I und Hyperlipidämie auf.

Notfall-EKG

Übernahme des Patienten aus der zentralen Notaufnahme zur notfallmäßigen Koronarangiographie nach Aufzeichnung des vorliegenden EKGs (Abb. 1).

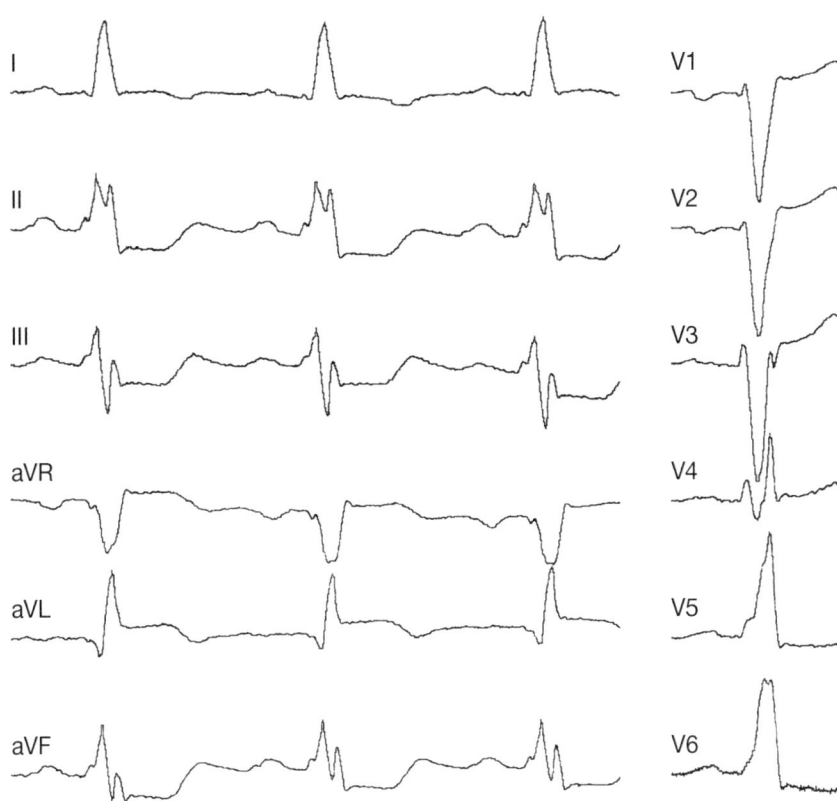
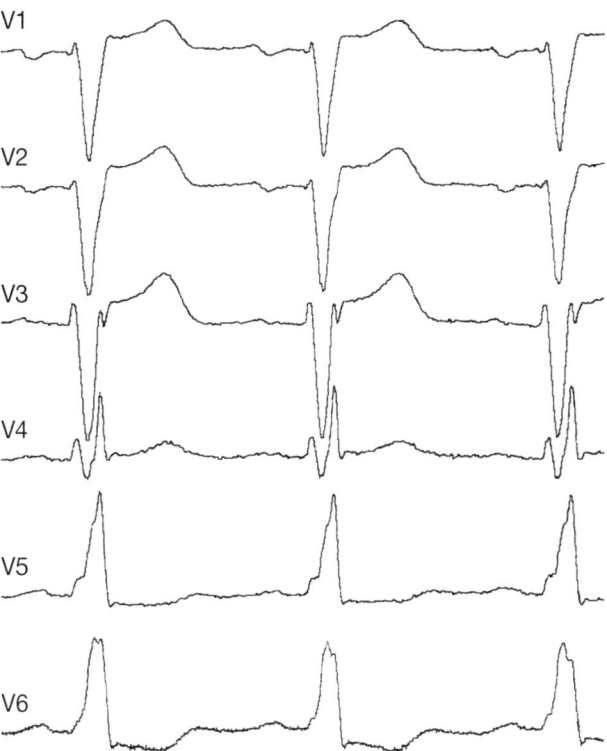

Abb. 1 Notfall-EKG

Ergänzende Information Die elektronische Version dieses Kapitels enthält Zusatzmaterial, auf das über folgenden Link zugegriffen werden kann [https://doi.org/10.1007/978-3-662-62403-6_10]. Die Videos lassen sich durch Anklicken des DOI Links in der Legende einer entsprechenden Abbildung abspielen, oder indem Sie diesen Link mit der SN More Media App scannen.

Notfallmäßig durchgeführte Koronarangiographie
Während des Eingriffs Auftreten eines Lungenödems im kardiogenen Schock. Nach vorübergehender Suprarenin-

Perfusion und forcierter Diurese stabilisiert sich der Patient (Abb. 2, 3 und 4).

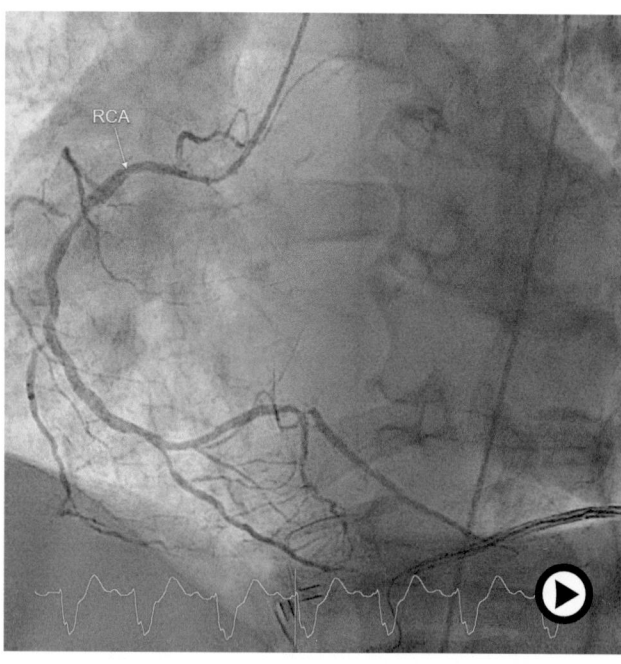

Abb. 2 Darstellung der RCA in LAO-Projektion 21°, cranial 12° (▶ https://doi.org/10.1007/000-559)

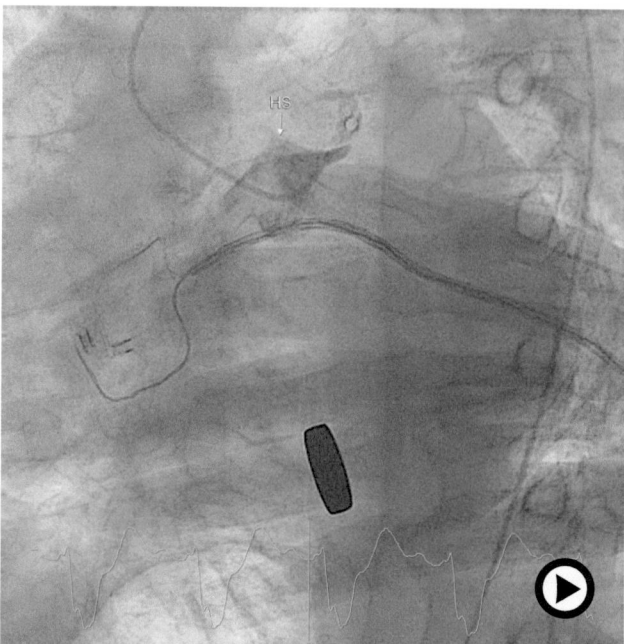

Abb. 4 Darstellung der linken Koronararterie in LAO-Projektion 35°, caudal 15° (▶ https://doi.org/10.1007/000-55a)

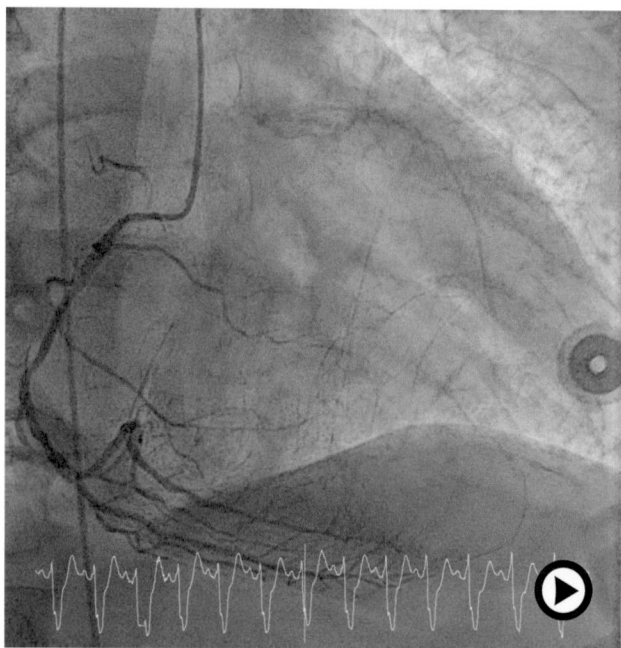

Abb. 3 Darstellung der RCA in RAO-Projektion 30°, cranial 12° (▶ https://doi.org/10.1007/000-558)

Fall 5: Auflösung

EKG-Befundung

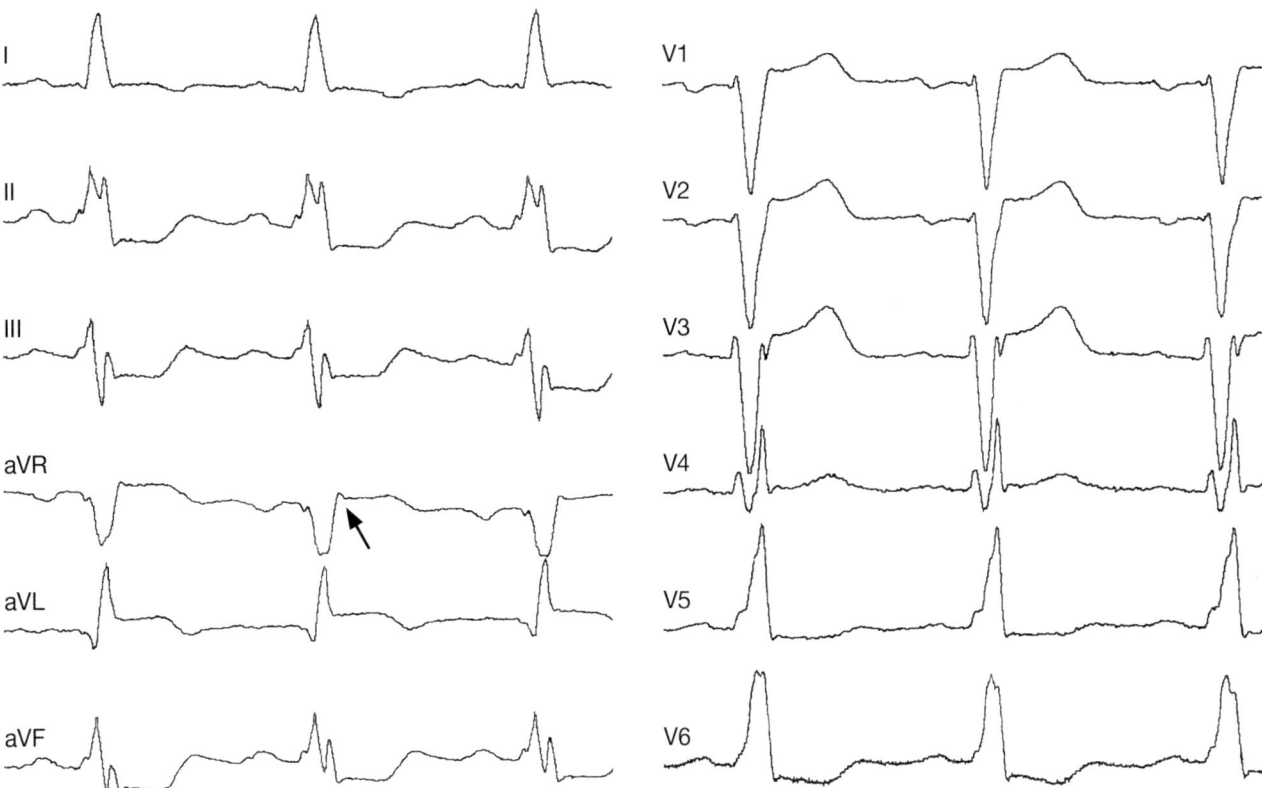

Abb. 1 EKG mit Befund

Ergänzende Information Die elektronische Version dieses Kapitels enthält Zusatzmaterial, auf das über folgenden Link zugegriffen werden kann [https://doi.org/10.1007/978-3-662-62403-6_11]. Die Videos lassen sich durch Anklicken des DOI Links in der Legende einer entsprechenden Abbildung abspielen, oder indem Sie diesen Link mit der SN More Media App scannen.

EKG-Gesamtbeurteilung

Tachykarder Sinusrhythmus, HF 104 /min. ST-Streckenhebungen in V1–V3, sowie in aVR (siehe Pfeil) und
aVL. Gegensinnige ST-Streckensenkungen in II, III, aVF,
sowie V5 und V6. Aufgesplitterter QRS-Komplex in II,
III, aVF und V4 grenzwertig verbreitert mit 110 ms.

Koronarbefund

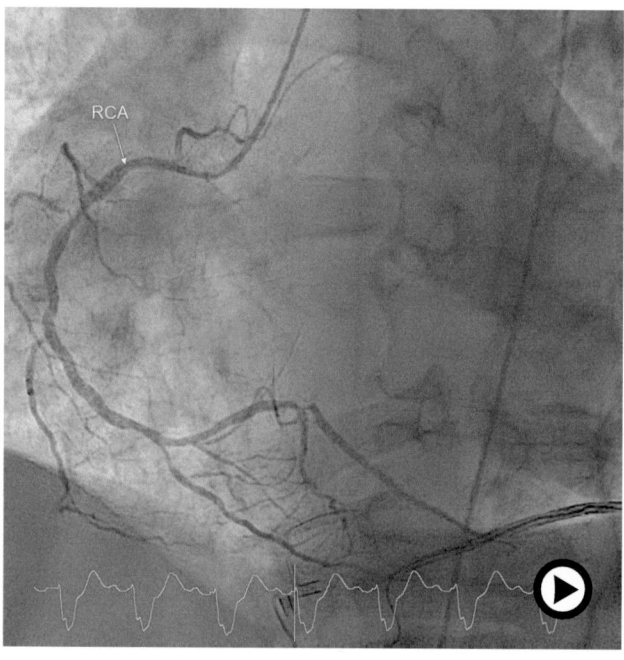 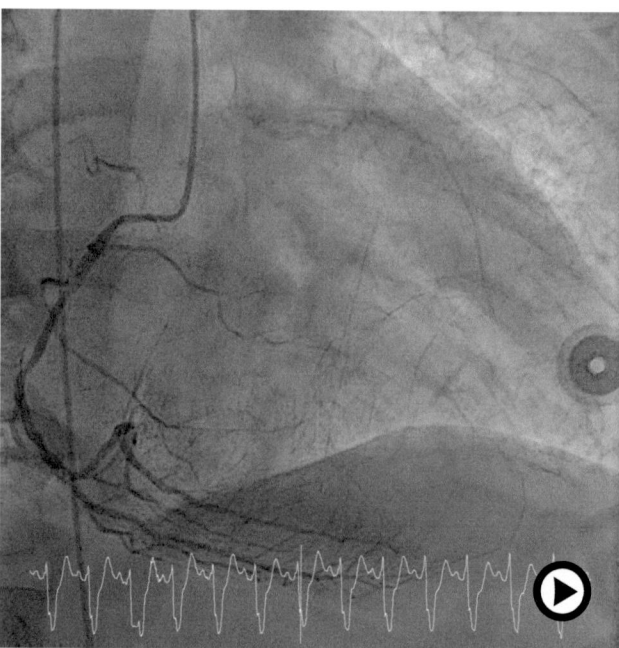

Abb. 2 Rechte Koronararterie mit multiplen mittelgradigen Stenosen in den proximalen Gefäßabschnitten sowie zwei hochgradigen Stenosen in den peripheren Gefäßabschnitten (▶ https://doi.org/10.1007/000-55d)

Abb. 3 Die rechte Koronararterie zeigt Abgabe zahlreicher feiner Kollateralgefäße zum linken Koronarsystem (▶ https://doi.org/10.1007/000-55c)

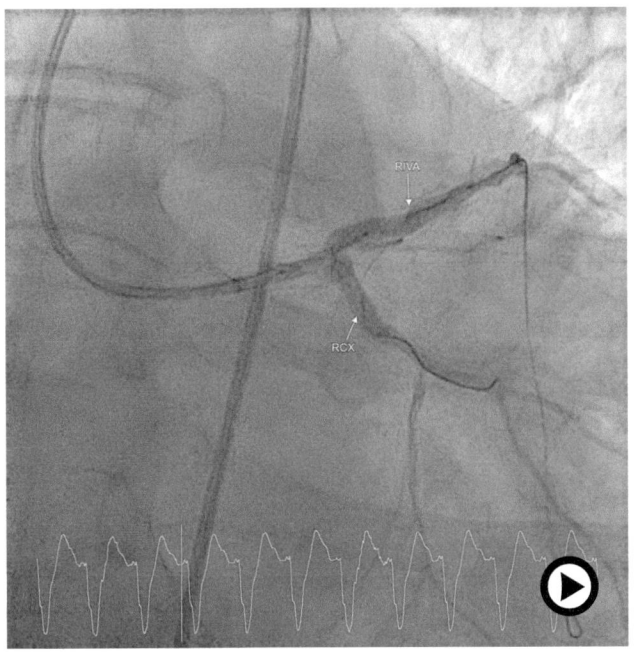

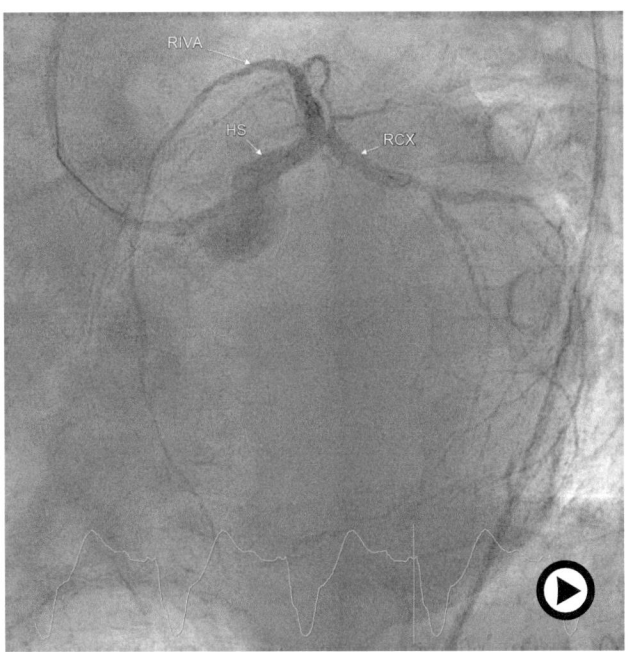

Abb. 4 Erfolgreiche Rekanalisation des Hauptstammes (HS) mit Führungsdrähten in RIVA und RCX. Erkennbarer Ballon mit Stent (noch nicht entfaltet) im Hauptstamm Richtung RIVA (▶ https://doi.org/10.1007/000-55b)

Abb. 5 „Spinnenprojektion" mit rekanalisiertem HS und Darstellung von RIVA und RCX (▶ https://doi.org/10.1007/000-55e)

Diagnose und Intervention

Hauptstammverschluss und schwere koronare 3-Gefäßerkrankung. Kardiogener Schock. Erfolgreiche Rekanalisation des Hauptstammes, des proximalen RIVA und RCX.

Außergewöhnlicher Befund: Bei akutem Hauptstammverschluss in der Regel letaler Verlauf.

Kommentar: ST-Streckenhebungen in aVR (und V1) deuten auf eine Hauptstammstenose oder eine schwere koronare 3-Gefäßerkrankung hin.

Fall 6: 34 Jahre junger männlicher Patient mit nächtlichem Brustschmerz

Anamnese

Der sehr junge Patient berichtet, gegen Mitternacht Brustschmerz bekommen zu haben. Er selbst habe den Rettungsdienst gerufen. Bekannter Nikotinabusus, in der Familie seien bereits mehrere Herzinfarkte aufgetreten.

Notfall-EKG

Der Patient wird vom Notarzt mit Angina pectoris Symptomatik auf der Intensivstation aufgenommen (Abb. 1).

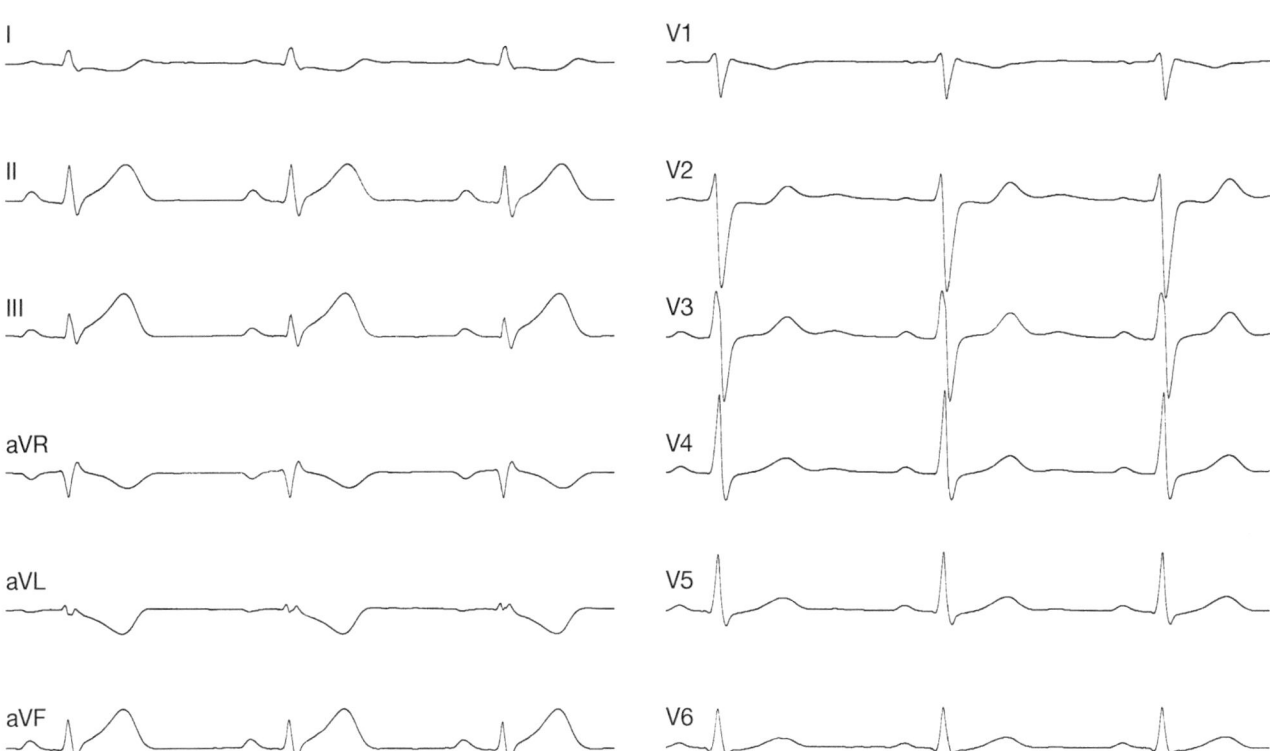

Abb. 1 12-Kanal-EKG bereits im Notarztwagen erfolgt

Ergänzende Information Die elektronische Version dieses Kapitels enthält Zusatzmaterial, auf das über folgenden Link zugegriffen werden kann [https://doi.org/10.1007/978-3-662-62403-6_12]. Die Videos lassen sich durch Anklicken des DOI Links in der Legende einer entsprechenden Abbildung abspielen, oder indem Sie diesen Link mit der SN More Media App scannen.

Notfallmäßig durchgeführte Koronarangiographie

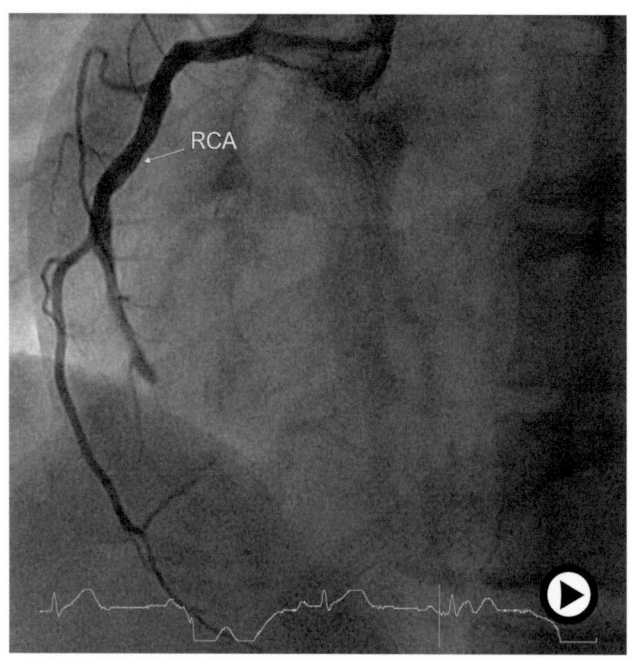

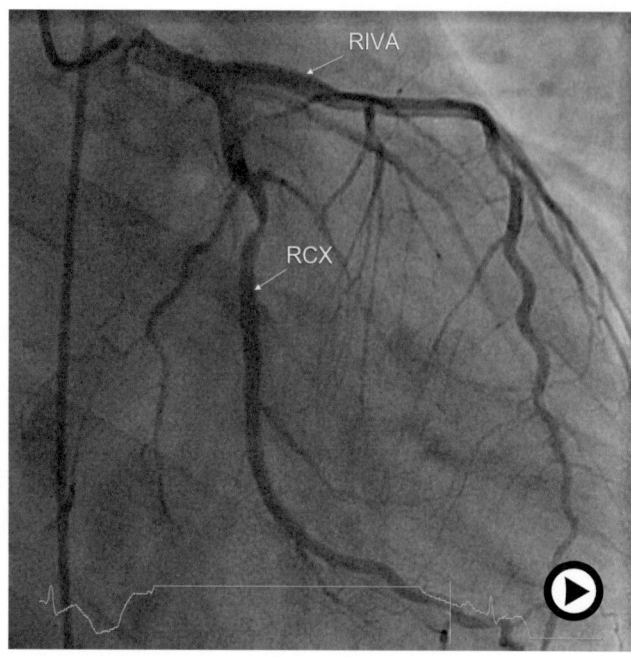

Abb. 2 Darstellung der rechten Koronararterie in der LAO-Projektionsebene 42° (► https://doi.org/10.1007/000-55g)

Abb. 3 Darstellung der linken Koronararterie in der RAO-Projektionsebene 29°, caudal 18° (► https://doi.org/10.1007/000-55f)

Fall 6: Auflösung

EKG-Befundung

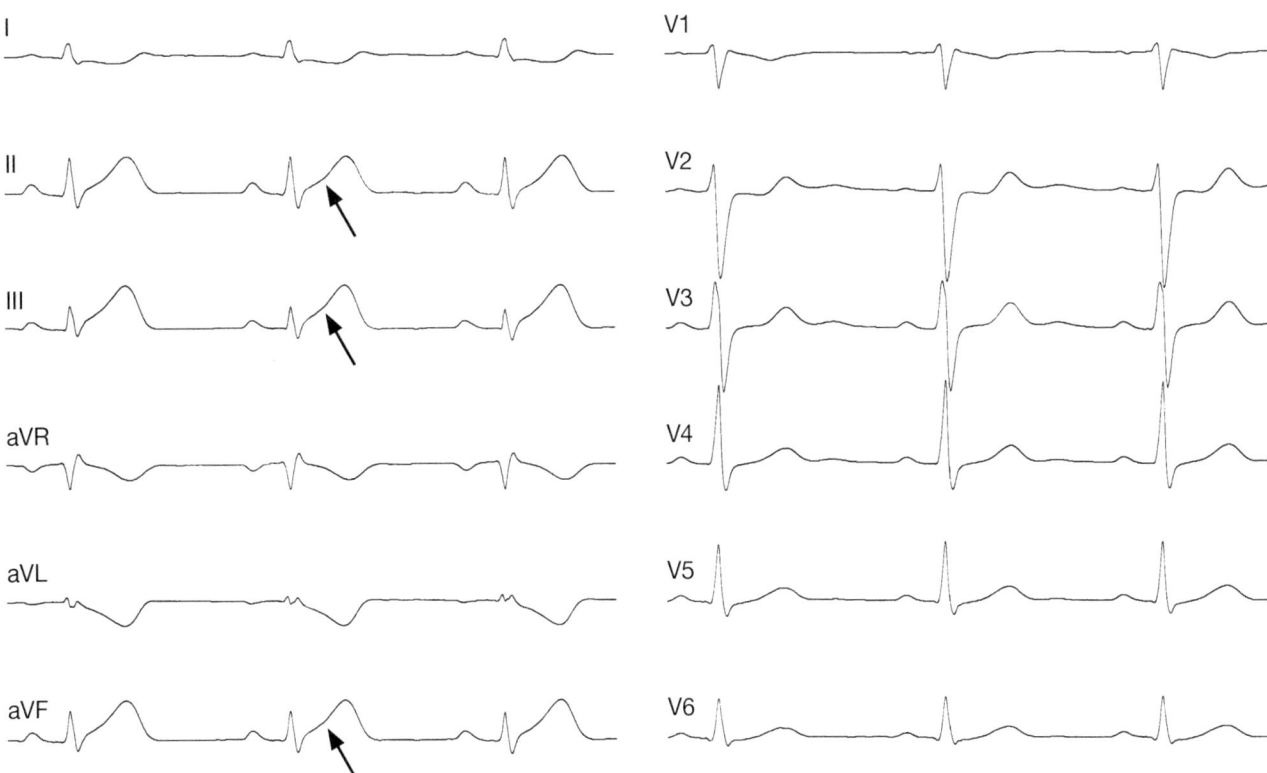

Abb. 1 EKG mit Befund

Ergänzende Information Die elektronische Version dieses Kapitels enthält Zusatzmaterial, auf das über folgenden Link zugegriffen werden kann [https://doi.org/10.1007/978-3-662-62403-6_13]. Die Videos lassen sich durch Anklicken des DOI Links in der Legende einer entsprechenden Abbildung abspielen, oder indem Sie diesen Link mit der SN More Media App scannen.

EKG-Gesamtbeurteilung

Sinusrhythmus, Herzfrequenz 67 /min, auffallend plumpe und hohe T-Welle („Erstickungs-T) mit ST-Elevation in den Ableitungen II, III und aVF (siehe Pfeile). Reziproke ST-Streckensenkungen in Ableitung I und aVL. Deszendierende bzw. horizontale ST-Streckensenkung in Ableitung V2-V4.

Koronarbefund

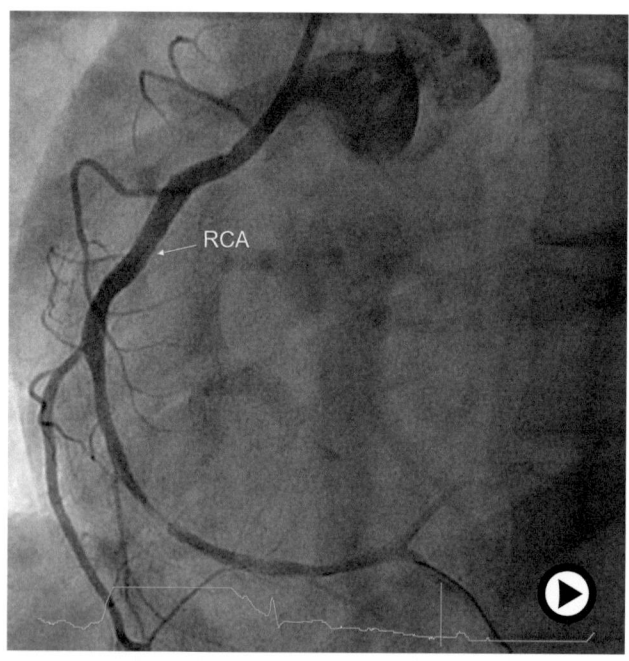

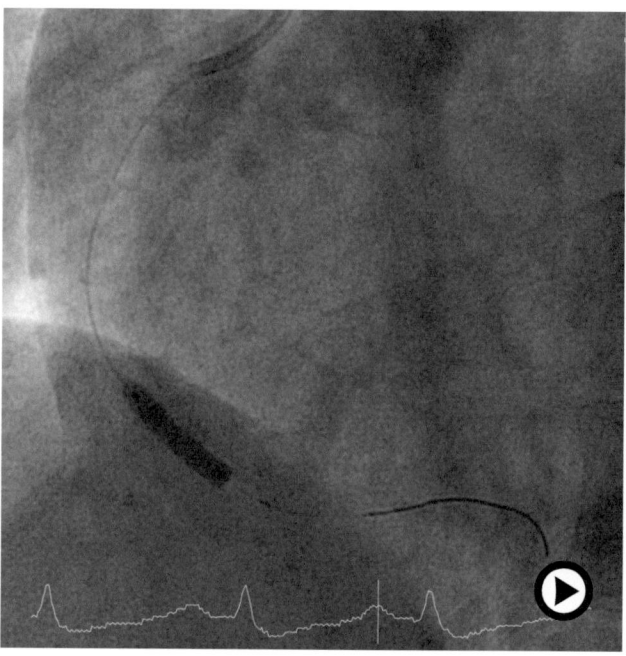

Abb. 2 Drahtpassage der verschlossenen RCA mit Rekanalisation des Gefäßes und jetzt erkennbarer hochgradiger Stenose in Segment 3 (▶ https://doi.org/10.1007/000-55k)

Abb. 3 Stentimplantation der RCA (▶ https://doi.org/10.1007/000-55j)

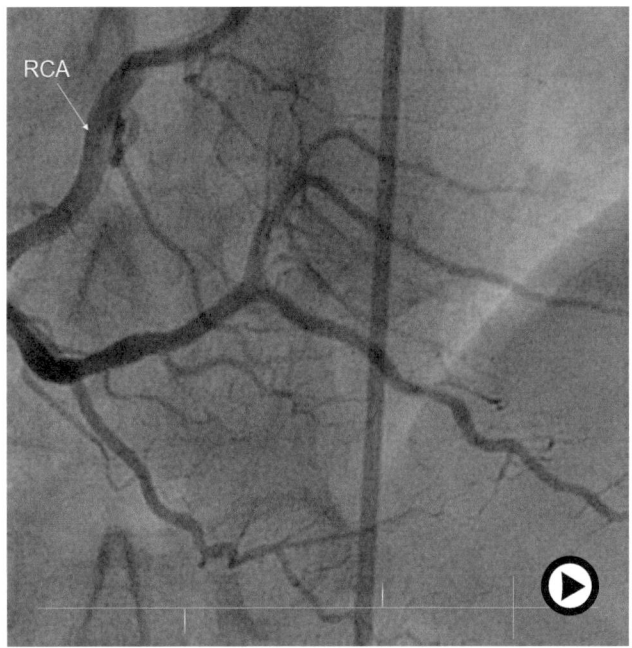

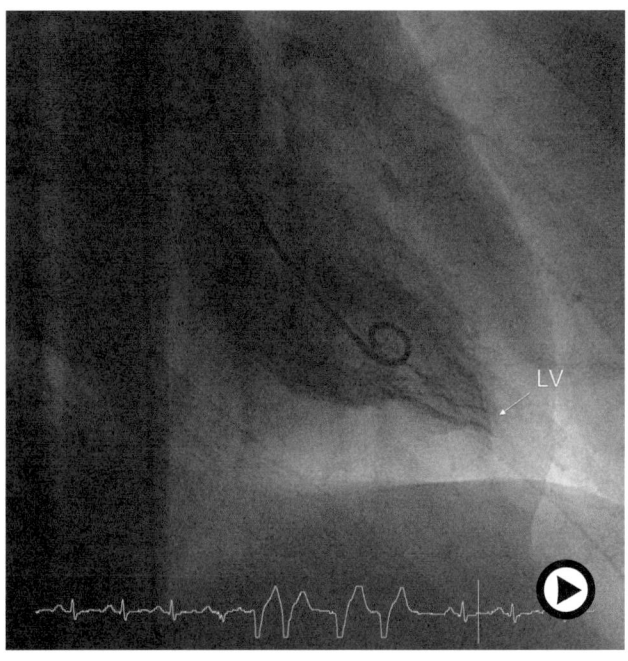

Abb. 4 Rekanalisierte RCA mit gutem Primärergebnis (▶ https://doi.org/10.1007/000-55h)

Abb. 5 Ventrikulographie LV mit erkennbarer Akinesie der inferioren Wandabschnitte (▶ https://doi.org/10.1007/000-55m)

Diagnose und Intervention

Koronare 2-Gefäßerkrankung und eingeschränkter LV-Funktion bei akutem ST-Hebungs-Hinterwandinfarkt. Zirka 50–75 %ige RCX-Stenose, PCI nach Ischämienachweis.

Erfolgreiche Rekanalisation der RCA mit 3,0/15 mm-Stentimplantation in Segment 3.

Fall 7: 51-jähriger männlicher Patient mit starkem thorakalem Druckschmerz und Ausstrahlung in beide Arme

Anamnese

Der Patient berichtet seit zirka einer Stunde über massive thorakale Beschwerden, brennendes Gefühl mit Ausstrahlung in beide Arme und starke Schweißausbrüche.

Notfall – EKG

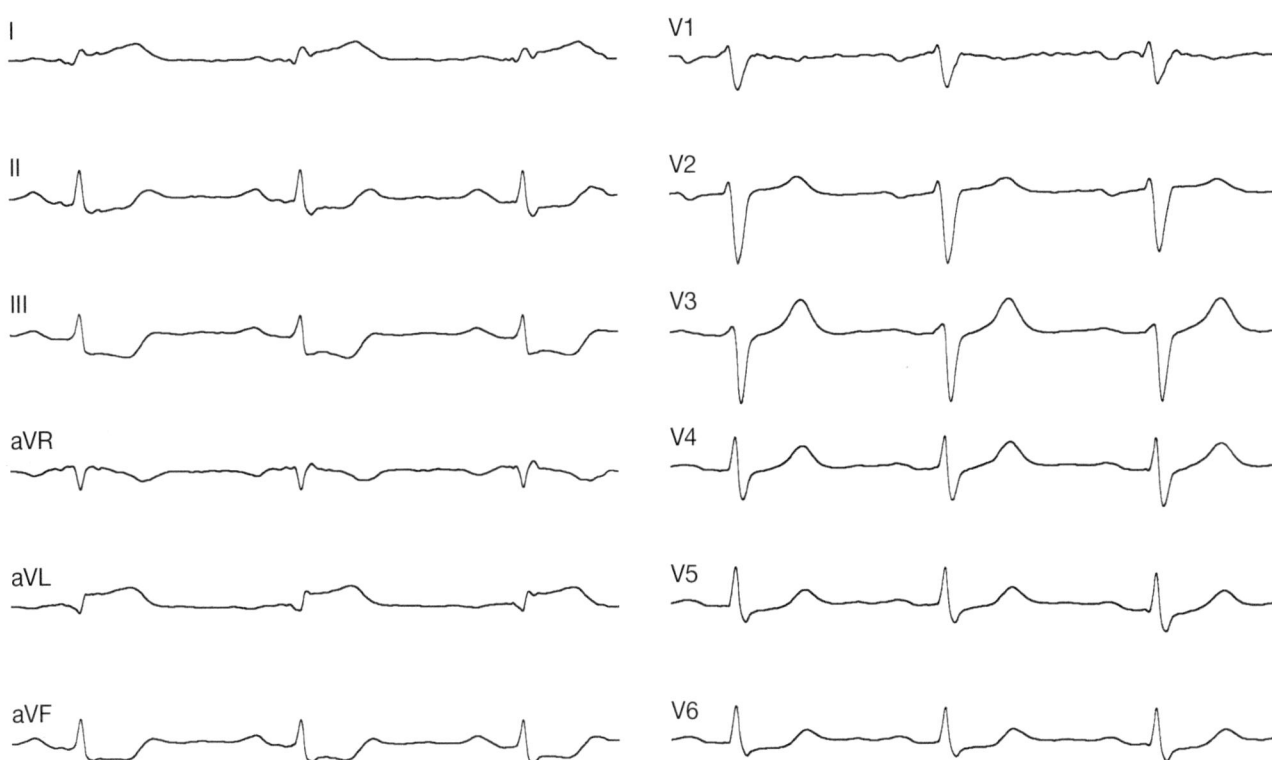

Abb. 1 EKG aus Notarztwagen

Ergänzende Information Die elektronische Version dieses Kapitels enthält Zusatzmaterial, auf das über folgenden Link zugegriffen werden kann [https://doi.org/10.1007/978-3-662-62403-6_14]. Die Videos lassen sich durch Anklicken des DOI Links in der Legende einer entsprechenden Abbildung abspielen, oder indem Sie diesen Link mit der SN More Media App scannen.

Notfallmäßig durchgeführte Echokardiographie und Koronarangiographie

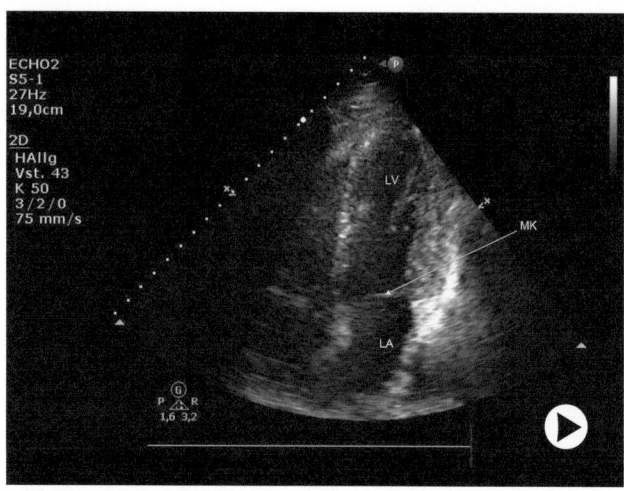

Abb. 2 Echokardiographie des linken Ventrikels im Zweikammerblick
(► https://doi.org/10.1007/000-55q)

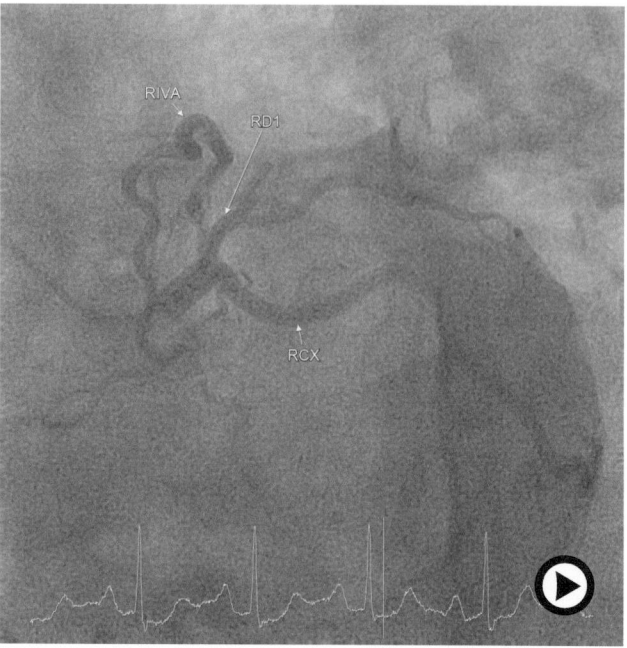

Abb. 4 Linke Koronararterie („Spinnenschuss", LAO-Projektion 51°,
caudal 25°) (► https://doi.org/10.1007/000-55n)

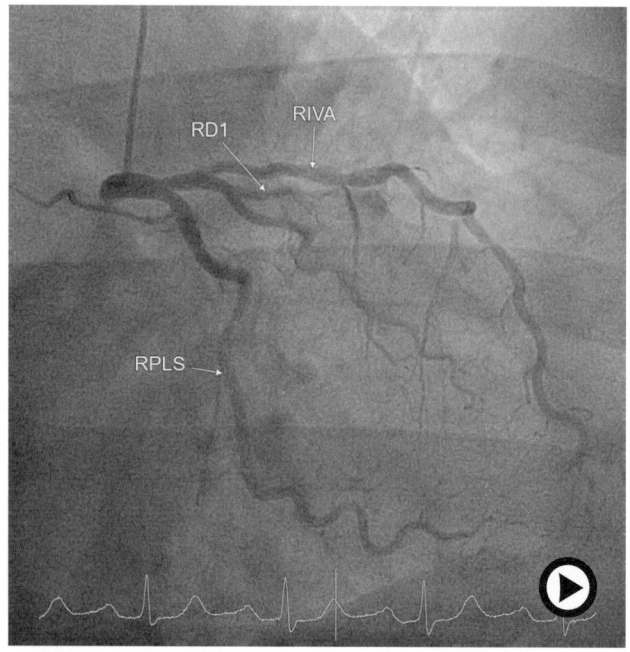

Abb. 3 Linke Koronararterie in RAO-Projektion 35°, caudal 21°
(► https://doi.org/10.1007/000-55p)

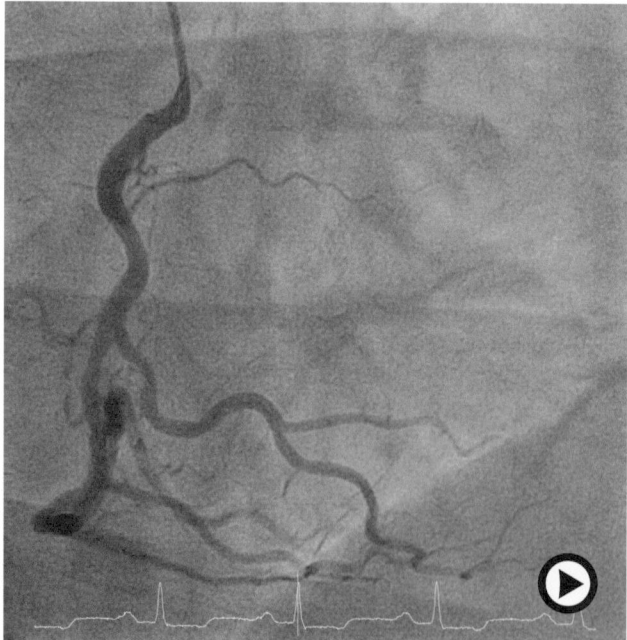

Abb. 5 Rechte Koronararterie in RAO-Projektion 34°, caudal 7°
(► https://doi.org/10.1007/000-55r)

Fall 7: Auflösung

EKG-Befundung

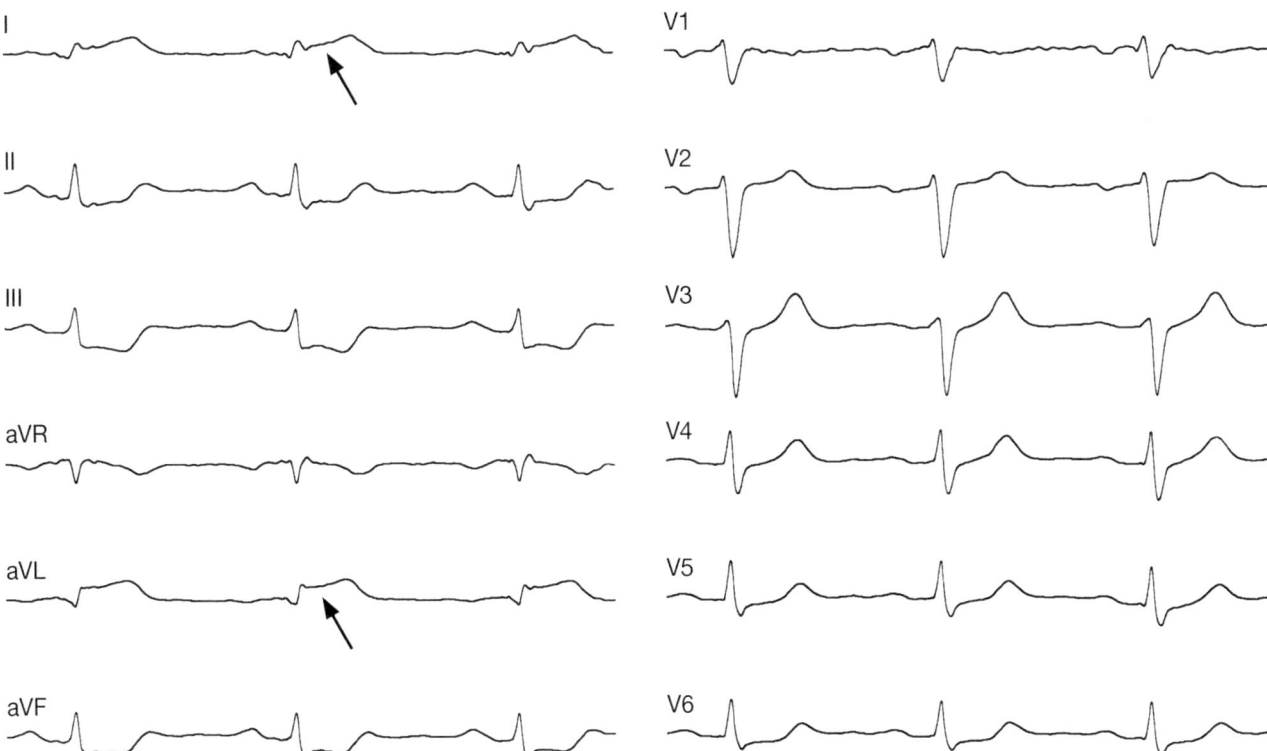

Abb. 1 EKG mit deutlich erkennbaren Infarktzeichen

Ergänzende Information Die elektronische Version dieses Kapitels enthält Zusatzmaterial, auf das über folgenden Link zugegriffen werden kann [https://doi.org/10.1007/978-3-662-62403-6_15]. Die Videos lassen sich durch Anklicken des DOI Links in der Legende einer entsprechenden Abbildung abspielen, oder indem Sie diesen Link mit der SN More Media App scannen.

EKG-Gesamtbeurteilung

Sinusrhythmus, Herzfrequenz 77/min. Deutlich erkennbare ST-Streckenhebungen in I und aVL (siehe Pfeile), reziproke ST-Streckensenkungen in den inferioren Ableitungen II, III und aVF.

ST-Streckensenkungen in V5 und V6.

Echokardiographie- und Koronarbefund

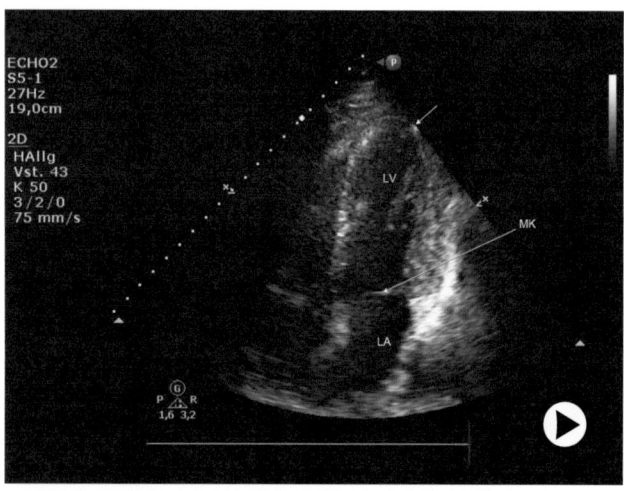

Abb. 2 Echokardiographie: Hypo- bis Akinesie im apikalen anterioren Segment (siehe Pfeil) (▶ https://doi.org/10.1007/000-55v)

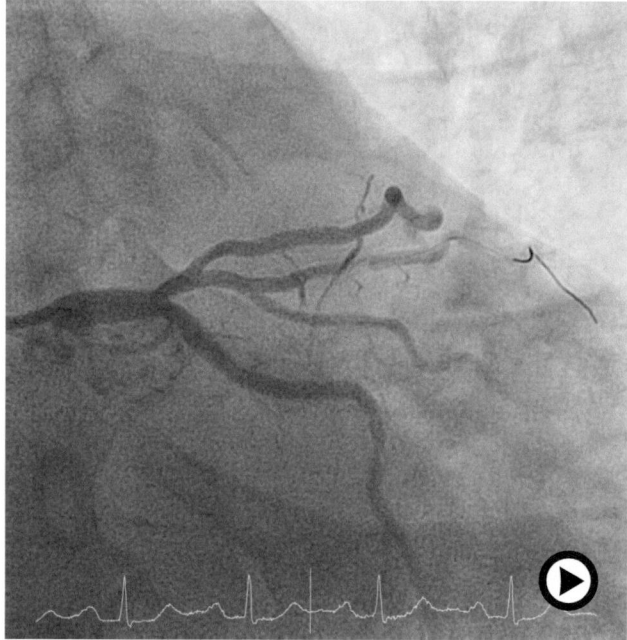

Abb. 3 Drahtpassage durch den verschlossenen Ramus diagonalis (RD1) (▶ https://doi.org/10.1007/000-55t)

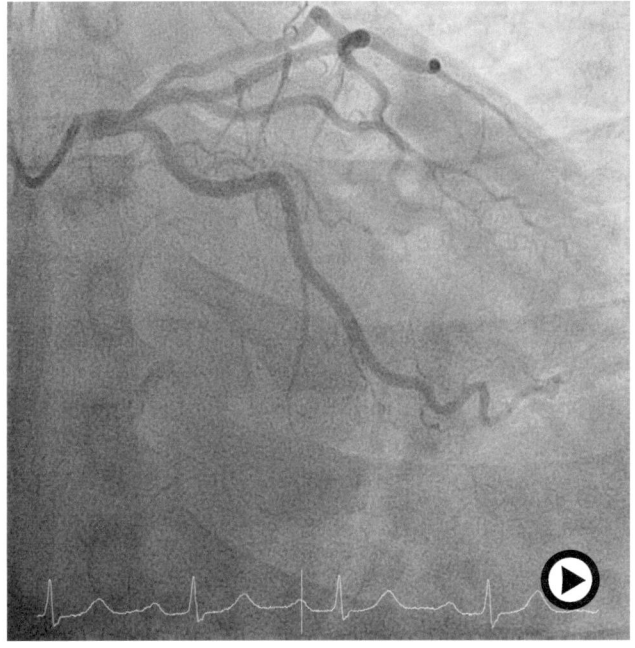

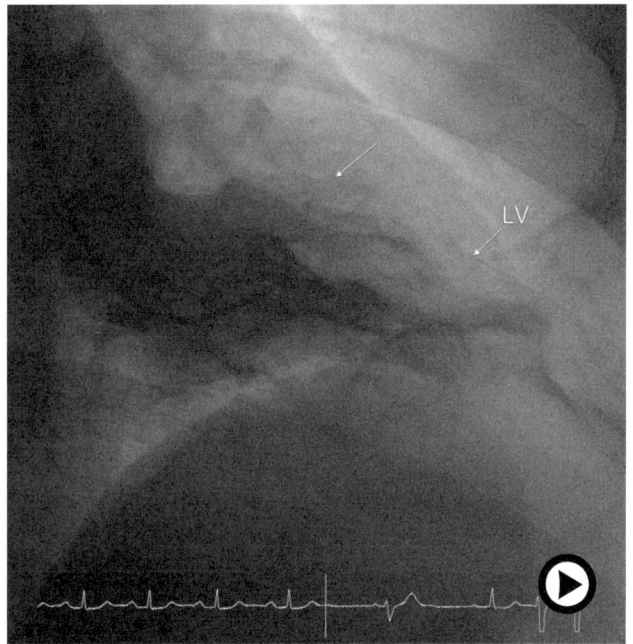

Abb. 4 Zusätzlich erfolgreiche PCI des RCX (▶ https://doi.org/10.1007/000-55s)

Abb. 5 Ventrikulographie des LV mit Hypo- und Akinesie der anterioren Wandabschnitte (Pfeil) (▶ https://doi.org/10.1007/000-55w)

Diagnose und Intervention

Koronare 2-Gefäßerkrankung mit leicht eingeschränkter LV-Funktion bei Lateralinfarkt. Erfolgreiche Rekanalisation RD1 mit Stentimplantation in Segment 9, sowie PCI des RCX unter Prasugrel-Therapie.

Fall 8: Blasse, kaltschweißige Patientin mit starkem retrosternalem Druckgefühl

Anamnese

Patientin wird morgens gegen fünf Uhr mit Brustschmerzen und Ausstrahlung in den linken Arm vom Notarzt auf die Intensivstation übernommen. Die Patientin ist sehr blass, kaltschweißig, RR 90 mmHg systolisch. Vom Notarzt ASS (Aspirin) und Heparin erhalten, rezidivierend bradykard mit HF bis 35/min. Bekannter Bluthochdruck und Nikotinabusus.

Ergänzende Information Die elektronische Version dieses Kapitels enthält Zusatzmaterial, auf das über folgenden Link zugegriffen werden kann [https://doi.org/10.1007/978-3-662-62403-6_16]. Die Videos lassen sich durch Anklicken des DOI Links in der Legende einer entsprechenden Abbildung abspielen, oder indem Sie diesen Link mit der SN More Media App scannen.

Notfall – EKG

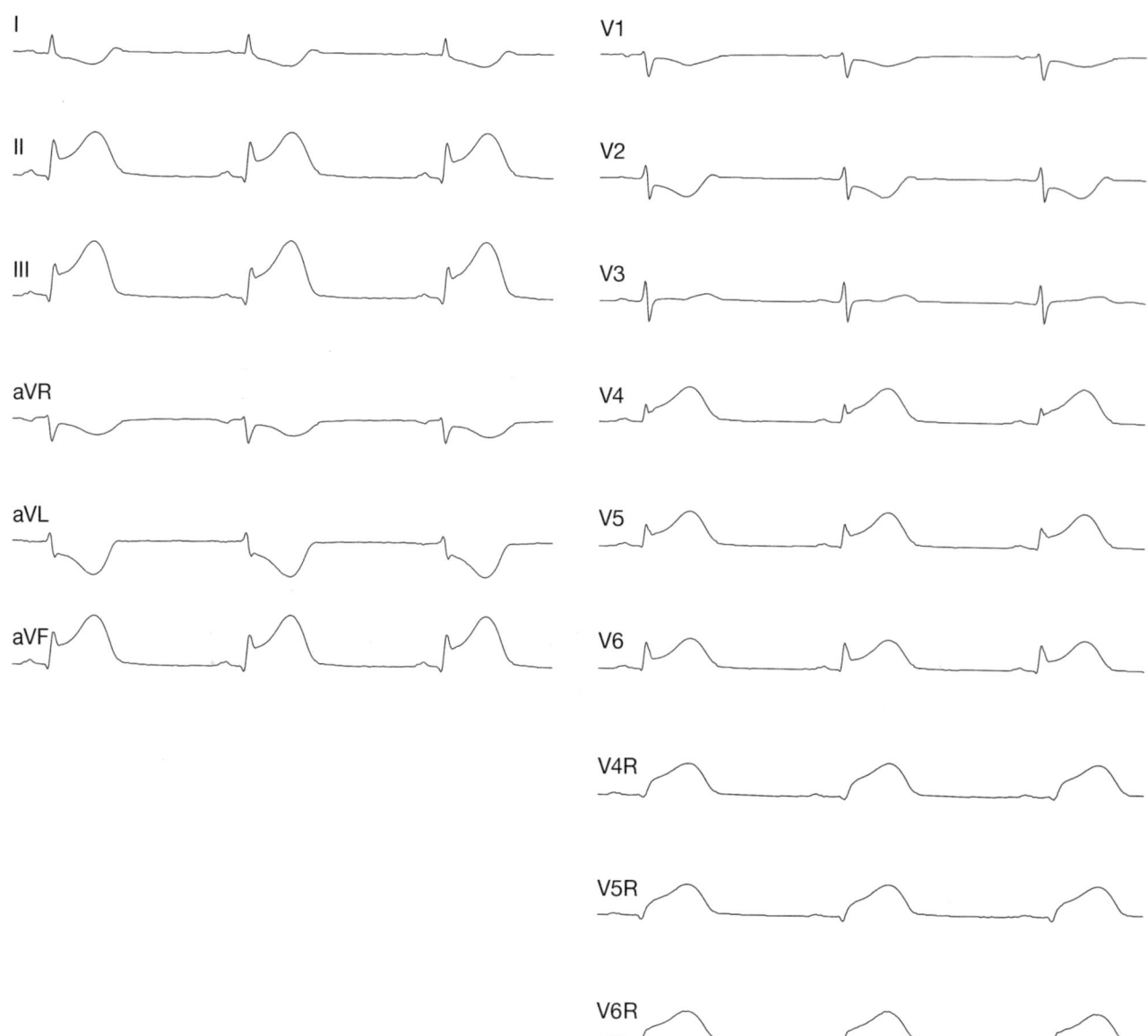

Abb. 1   12-Kanal-EKG bei Aufnahme mit rechtspräkordialer Zusatzableitung

Notfallmäßig durchgeführte Echokardiographie und Koronarangiographie

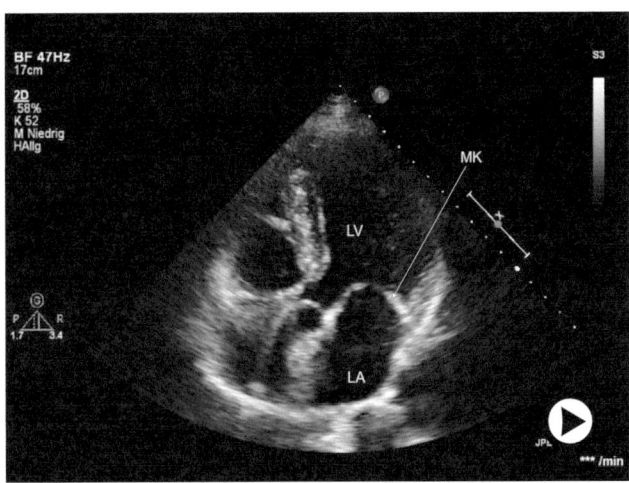

Abb. 2 Bedside-Echokardiographie: Vierkammerblick (▶ https://doi.org/10.1007/000-55z)

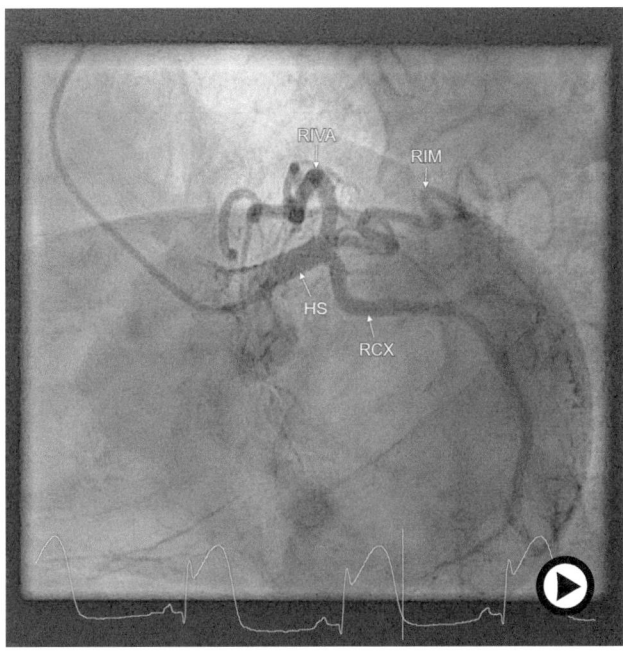

Abb. 4 Darstellung der linken Koronararterie in LAO-Projektion („Spinnenschuss"). 9. LAO 46°, caudal 25° (▶ https://doi.org/10.1007/000-55x)

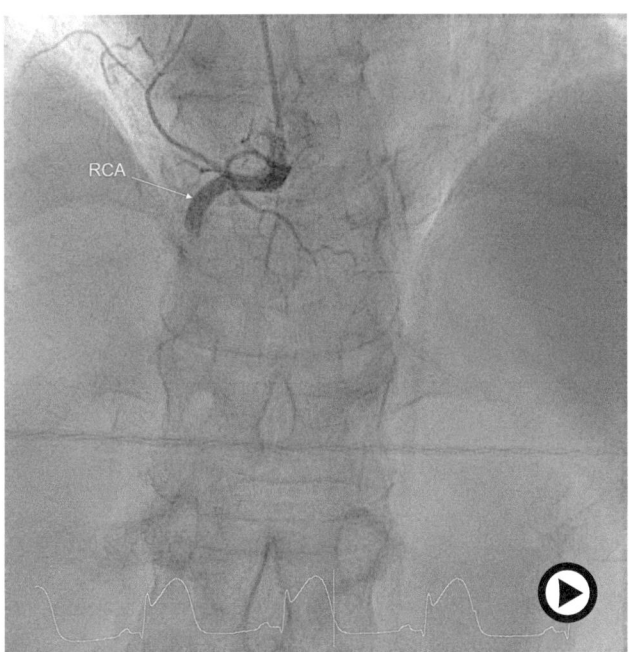

Abb. 3 Darstellung rechte Koronararterie (LAO-Projektion 4°, cranial 32°) (▶ https://doi.org/10.1007/000-55y)

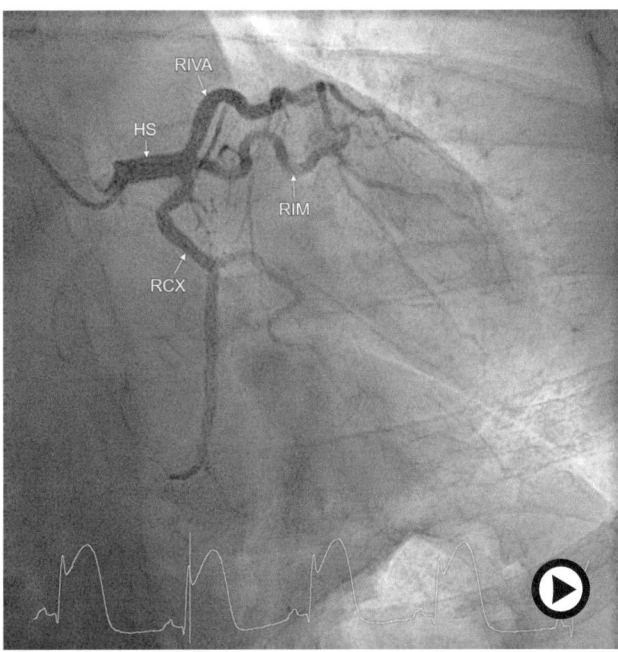

Abb. 5 Linke Koronararterie in der Projektionsebene caudal 36° (▶ https://doi.org/10.1007/000-560)

Fall 8: Auflösung

EKG-Befundung

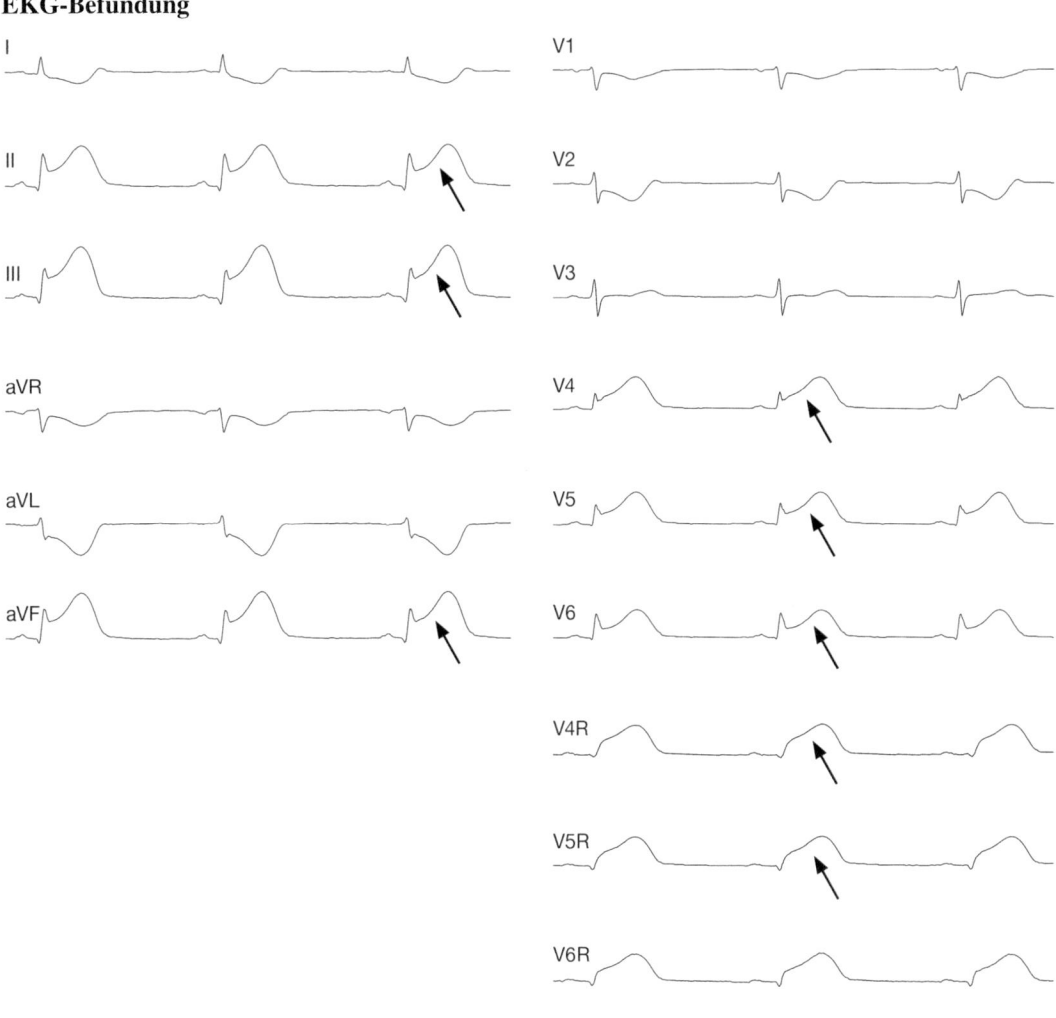

Abb. 1 EKG-Befund mit rechtspräkordialen Ableitungen

Ergänzende Information Die elektronische Version dieses Kapitels enthält Zusatzmaterial, auf das über folgenden Link zugegriffen werden kann [https://doi.org/10.1007/978-3-662-62403-6_17]. Die Videos lassen sich durch Anklicken des DOI Links in der Legende einer entsprechenden Abbildung abspielen, oder indem Sie diesen Link mit der SN More Media App scannen.

EKG-Gesamtbeurteilung

Sinusrhythmus, HF 47/min, monophasische ST-Streckenhebungen in II, III und aVF, sowie in V4–V6. Reziproke ST-Streckensenkungen in I, aVR und aVL. ST-Streckenhebungen in den rechtspräkordialen Ableitungen in V4R–V6R.

Koronarbefundung

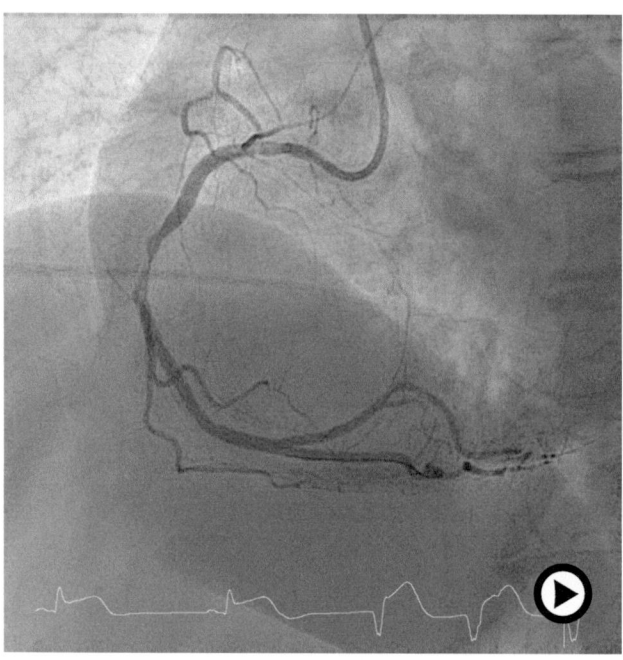

Abb. 2 Nach Drahtpassage: Rekanalisation der RCA mit filiformer Stenose in Segment 2 (LAO-Projektionsebene 43°) (▶ https://doi.org/10.1007/000-563)

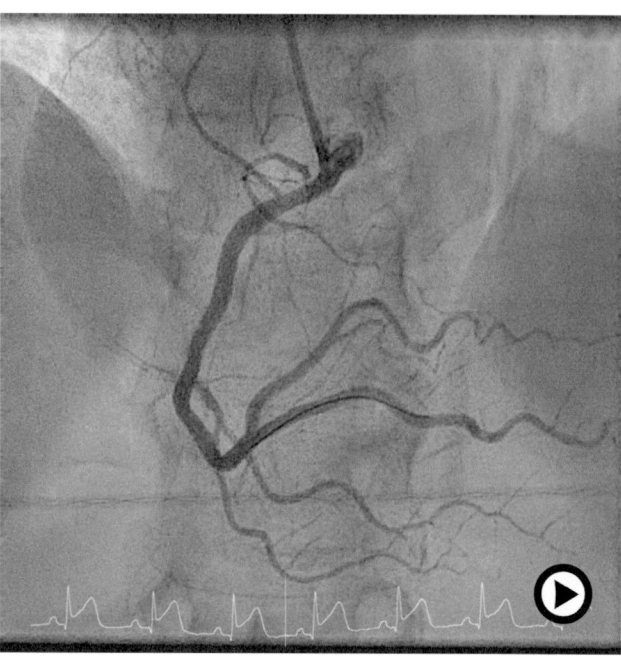

Abb. 4 Gutes primäres Endergebnis nach Stentimplantation der RCA (▶ https://doi.org/10.1007/000-561)

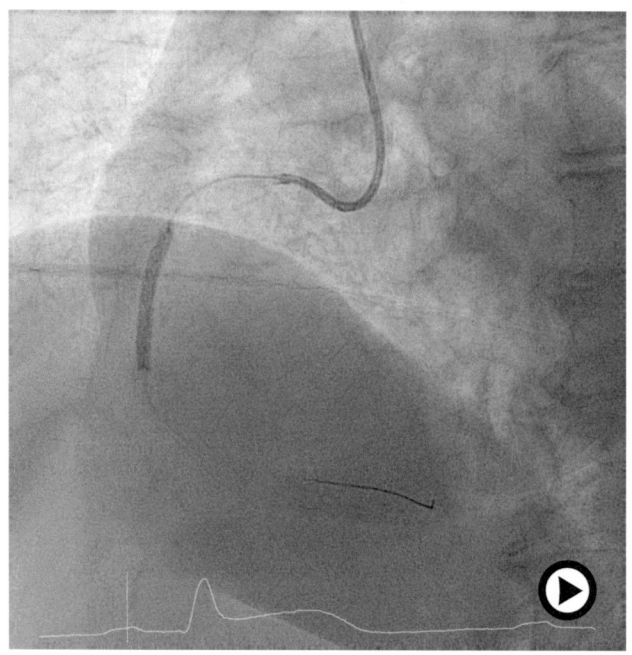

Abb. 3 Ballondilatation (▶ https://doi.org/10.1007/000-562)

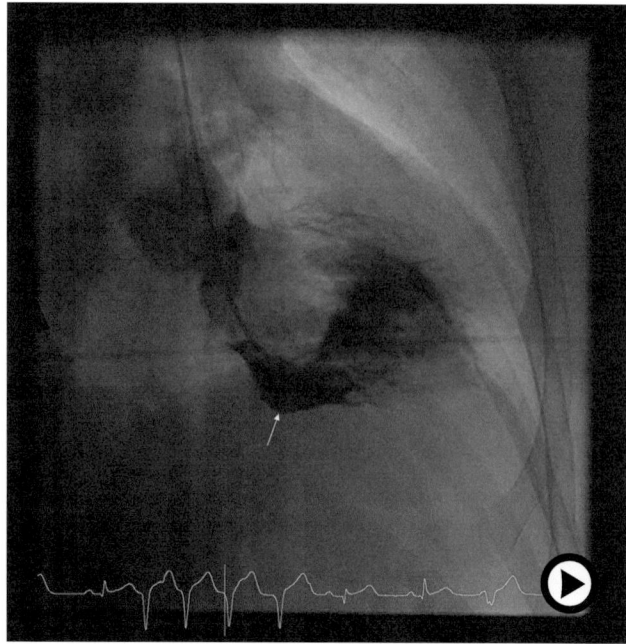

Abb. 5 Ventrikulographie des LV. Lokalisierte Hypo- bis Akinesie inferior. In der Echokardiographie nicht sicher abgrenzbar (▶ https://doi.org/10.1007/000-564)

Diagnose und Intervention

Koronare 1-Gefäßerkrankung mit Rekanalisation der RCA bei inferiorem Infarkt.

Kommentar: Hebungen in den rechtspräkordialen Ableitungen sind ein Zeichen der Infarzierung des rechten Ventrikels. Proximaler RCA-Verschluss mit Beteiligung des Ramus ventricularis dexter.

Fall 9: 31-jähriger Patient mit Thoraxschmerz beim Einatmen

Anamnese

Patient sei am Morgen mit thorakalen Schmerzen erwacht. Bei deutlicher Verschlechterung der Symptomatik mit Schwindel, Schweißausbrüchen und Übelkeit habe er den Notarzt informiert. Beim Einatmen verschlimmern sich die Beschwerden. Vom Notarzt empirisch auf akutes Koronarsyndrom behandelt (ASS + Heparin). Kumulativ 8 mg Morphin erhalten. Immer noch keine Beschwerdefreiheit.

Notfall – EKG

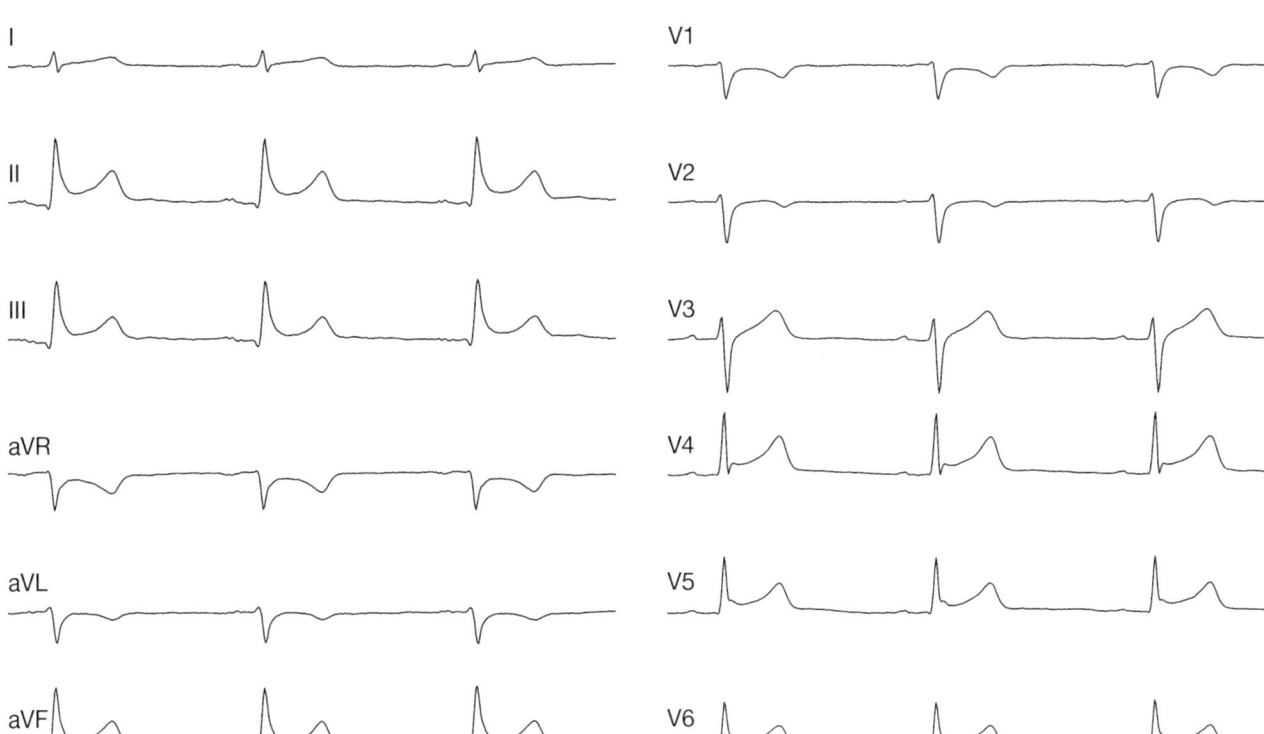

Abb. 1 EKG auf Intensivstation

Ergänzende Information Die elektronische Version dieses Kapitels enthält Zusatzmaterial, auf das über folgenden Link zugegriffen werden kann [https://doi.org/10.1007/978-3-662-62403-6_18]. Die Videos lassen sich durch Anklicken des DOI Links in der Legende einer entsprechenden Abbildung abspielen, oder indem Sie diesen Link mit der SN More Media App scannen.

C. Schmitt, A. Radzewitz, *Akuter Thoraxschmerz*, https://doi.org/10.1007/978-3-662-62403-6_18

Bedside-Echokardiographie

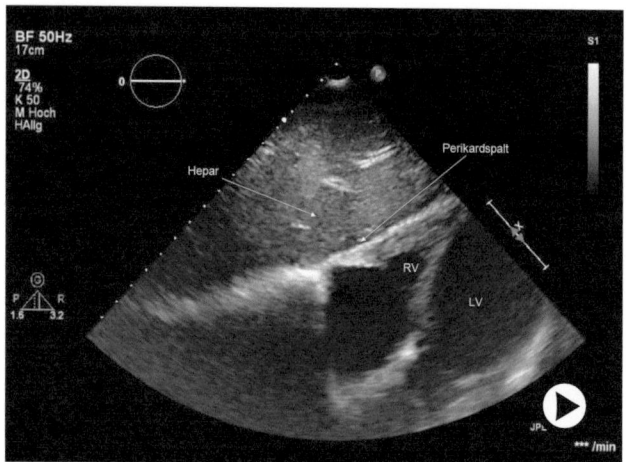
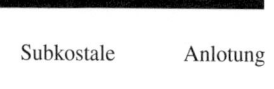

Abb.   2 Echokardiographie: Subkostale   Anlotung
(▶ https://doi.org/10.1007/000-565)

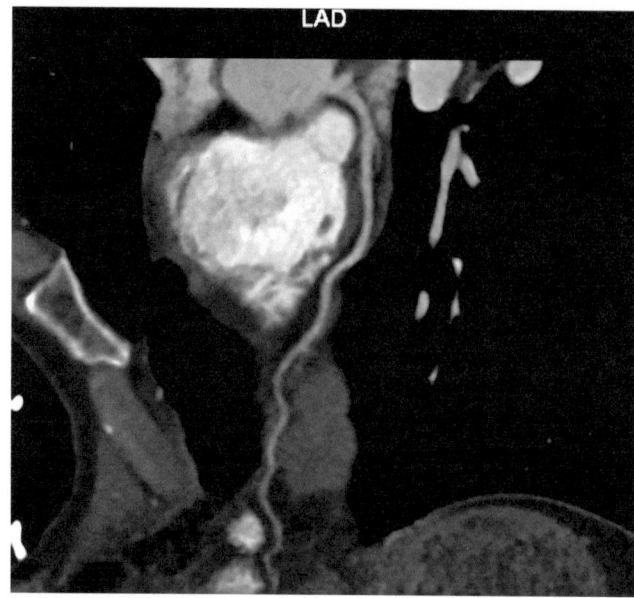

Abb. 4 Herz CT LAD (RIVA)

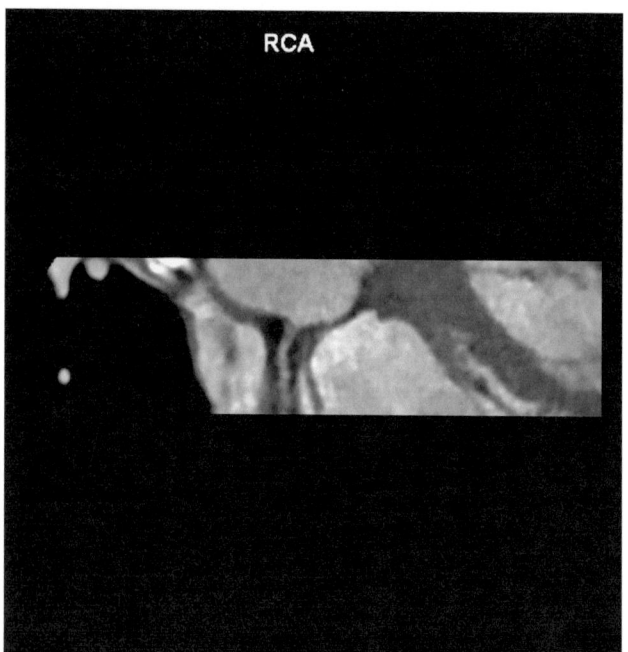

Abb. 3 Herz CT RCA

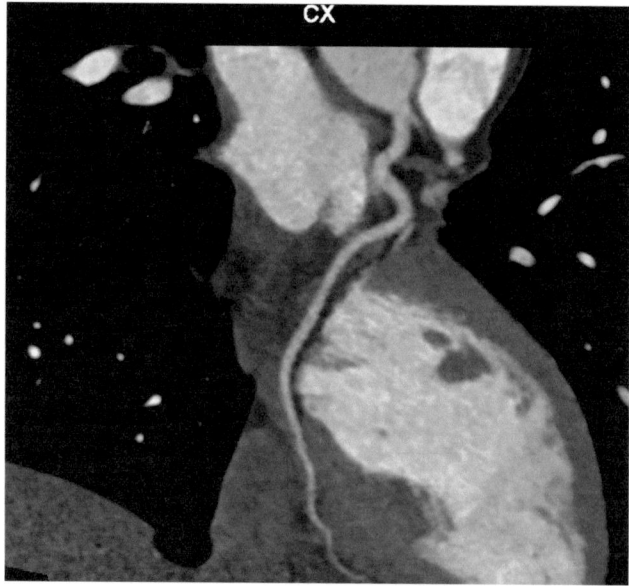

Abb. 5 Herz CT RCX Bildrechte mit freundlicher Genehmigung des Institutes für diagnostische und interventionelle Radiologie (Abb. 3, 4, 5)

EKG-Befundung

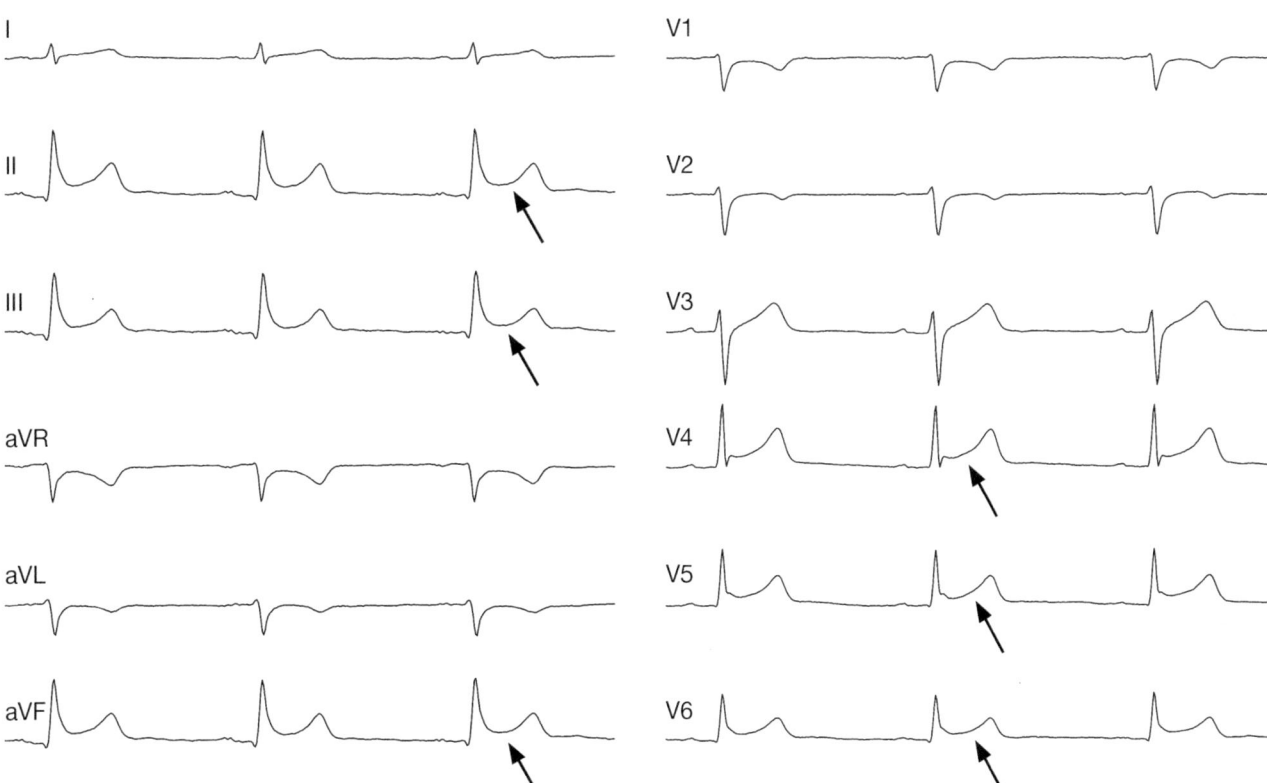

Abb. 1 EKG mit auffälligem Befund

EKG-Gesamtbeurteilung

Sinusrhythmus, HF 64/min. Konkavförmige ST-Streckenhebungen in den Ableitungen II, III und aVF, V4–V6 (siehe Pfeile). Angedeutete ST-Streckenhebung in Ableitung I.

ST-Streckensenkungen in den Ableitungen aVR und V1.

Kernspinbefund

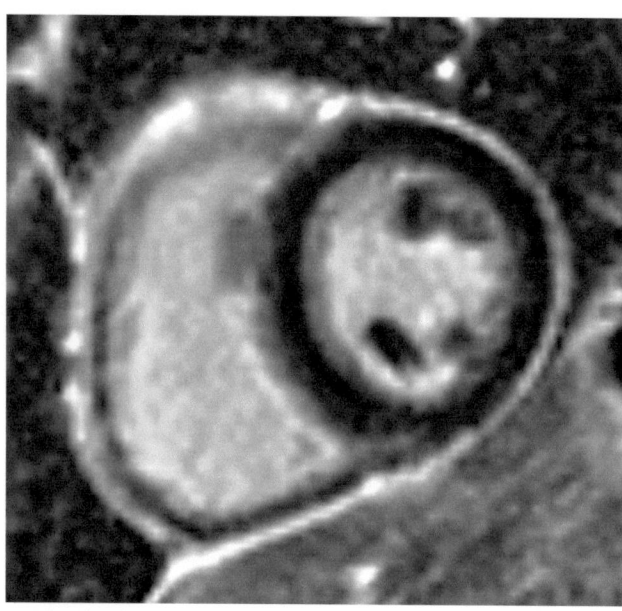

Abb. 2 MRT-Herz: Zirkuläres perikardiales Enhancement Bildrechte mit freundlicher Genehmigung des Institutes für diagnostische und interventionelle Radiologie (Abb. 2)

Diagnose und Intervention

Akute Perikarditis.

Laborchemisch Ausschluss eines akuten Koronarsyndroms (hs TnI 4 ng/l, hs TnI nach 60 Minuten 3 ng/l, Normwert <2,00 ng/l). In der Echokardiographie keine regionalen Wandbewegungsstörungen, kein Perikarderguss. Perikarditischer Schmerz bei tiefer Inspiration. Aufgrund der Raucher-Anamnese und der ausgeprägten EKG-Veränderungen wurde notfallmäßig ein Koronar-CT durchgeführt, das keinen Hinweis auf eine koronare Herzerkrankung ergab (bei schmächtiger RCA). In der kardialen MRT-Untersuchung zeigt sich ein zirkuläres perikardiales Enhancement (zirkuläres Aufleuchten des Perikards) als Zeichen für eine Perikarditis, kein Hinweis für Myokarditis.

Kommentar: Klassische EKG-Zeichen einer akuten Perikarditis mit allerdings außergewöhnlich ausgeprägten konkavförmigen ST-Streckenhebungen. Typisch sind ubiquitäre ST-Streckenhebungen in fast allen Ableitungen mit Ausnahme von aVR und V1. Charakteristisch ist die Anhebung der S-Zacke, besonders gut erkennbar in Ableitung V4.

Fall 10: 34-jähriger männlicher Patient mit thorakalem Schmerz und Taubheitsgefühlen im Arm beim Sport

Anamnese

Der junge Patient berichtet, dass er beim Fußballspielen plötzlich thorakale Schmerzen bekommen habe, die mit Taubheit des ganzen linken Armes einhergegangen seien. Bei Aufnahme besteht keine Dyspnoe. In den letzten Wochen sei er wegen einer Fußverletzung immobilisiert gewesen, habe jedoch Heparin gespritzt.

Notfall–EKG:

Die Aufnahme des Patienten erfolgt über den Rettungsdienst auf die Zentrale Notaufnahme (ZNA), (Abb. 1).

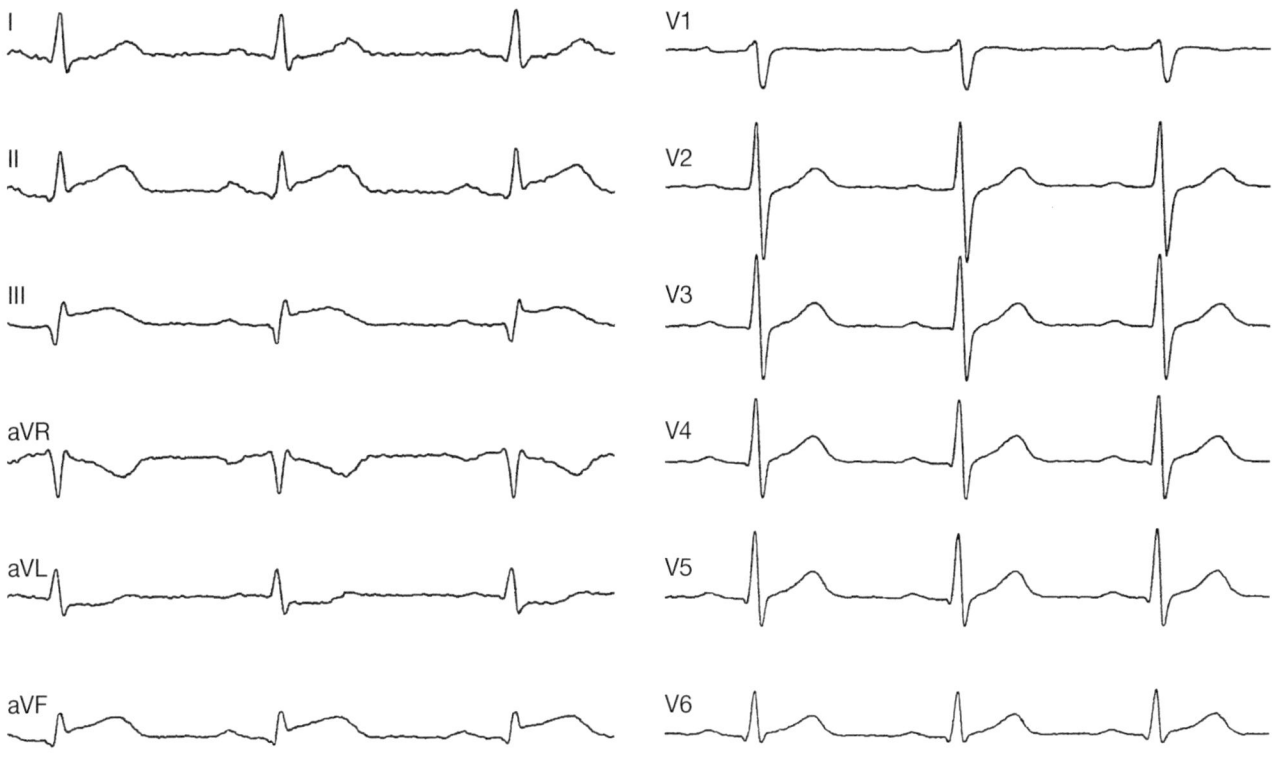

Abb. 1 EKG ZNA

Ergänzende Information Die elektronische Version dieses Kapitels enthält Zusatzmaterial, auf das über folgenden Link zugegriffen werden kann [https://doi.org/10.1007/978-3-662-62403-6_20]. Die Videos lassen sich durch Anklicken des DOI Links in der Legende einer entsprechenden Abbildung abspielen, oder indem Sie diesen Link mit der SN More Media App scannen.

Notfallmäßig durchgeführte Koronarangiographie

Der Patient kommt auf die Intensivstation und dort wird die Indikation zur Akut-Koronarangiographie gestellt (Abb. 2 und 3).

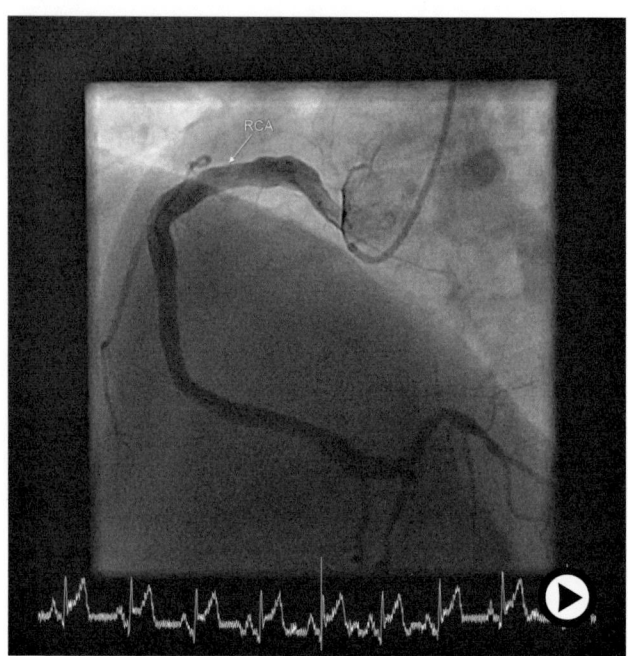

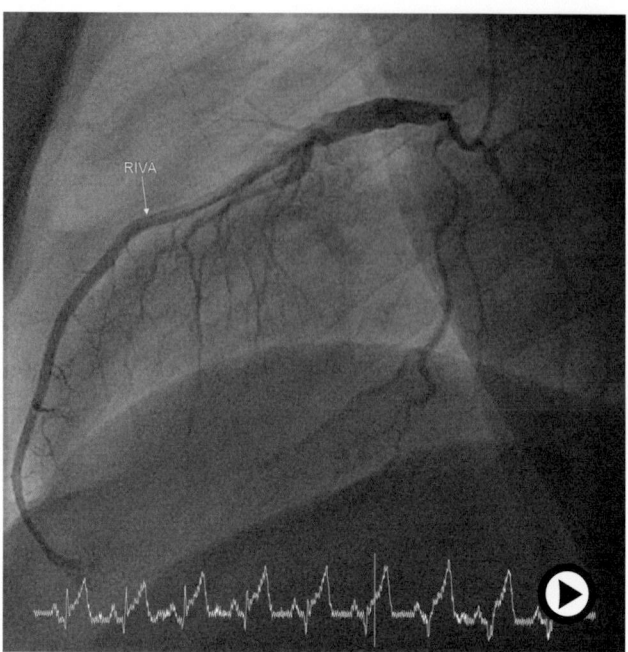

Abb. 2 Darstellung der rechten Koronararterie in LAO-Projektionsebene 47°, cranial 21° (▶ https://doi.org/10.1007/000-567)

Abb. 3 Darstellung der linken Koronararterie LAO-Projektionsebene 91°, cranial 3° (▶ https://doi.org/10.1007/000-566)

EKG-Befundung

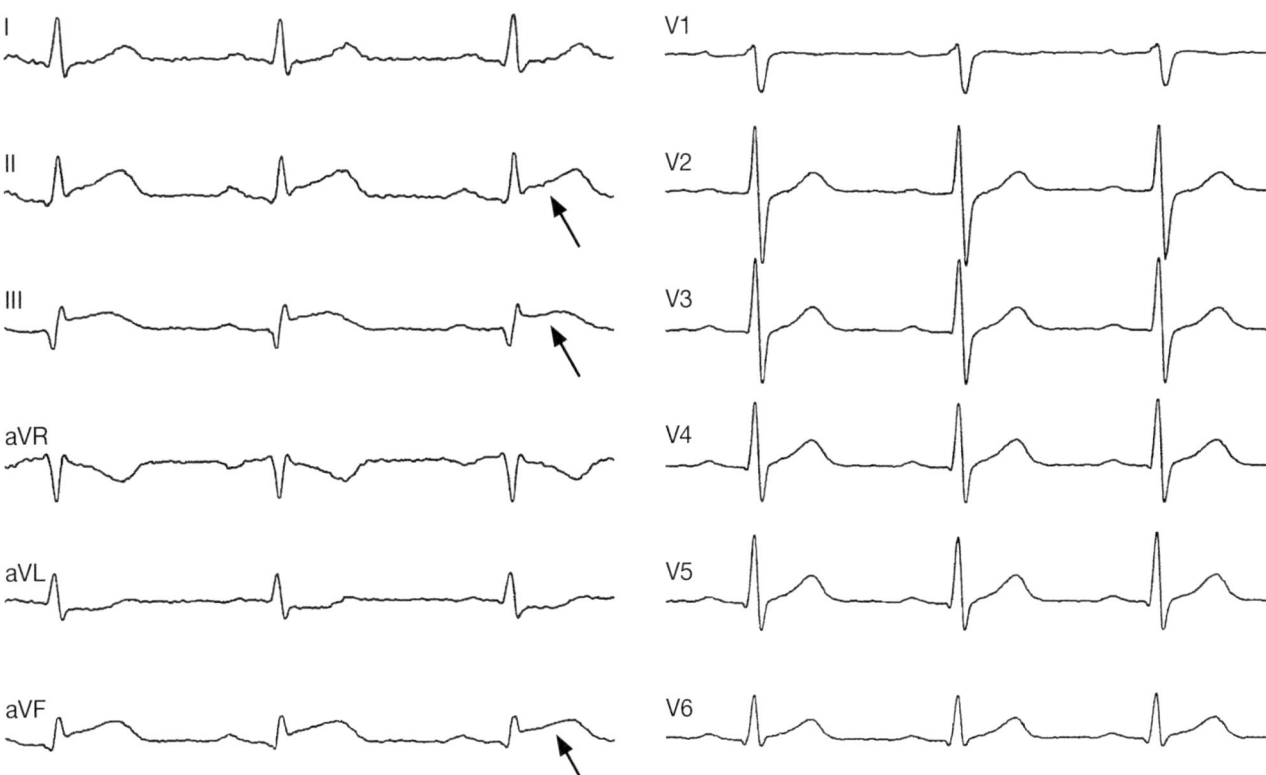

Abb. 1 EKG mit Befund

Ergänzende Information Die elektronische Version dieses Kapitels enthält Zusatzmaterial, auf das über folgenden Link zugegriffen werden kann [https://doi.org/10.1007/978-3-662-62403-6_21]. Die Videos lassen sich durch Anklicken des DOI Links in der Legende einer entsprechenden Abbildung abspielen, oder indem Sie diesen Link mit der SN More Media App scannen.

EKG-Gesamtbeurteilung

Sinusrhythmus, HF 80 pro Minute. Linkslagetyp. ST-Streckenhebungen in II, III und aVF (Pfeile links). Gegensinnige ST-Streckensenkungen in aVL und angedeutet in I. Isolierte Q-Zacken in III.

Keine signifikanten Endstreckenveränderungen über der Vorderwand.

Koronarbefund

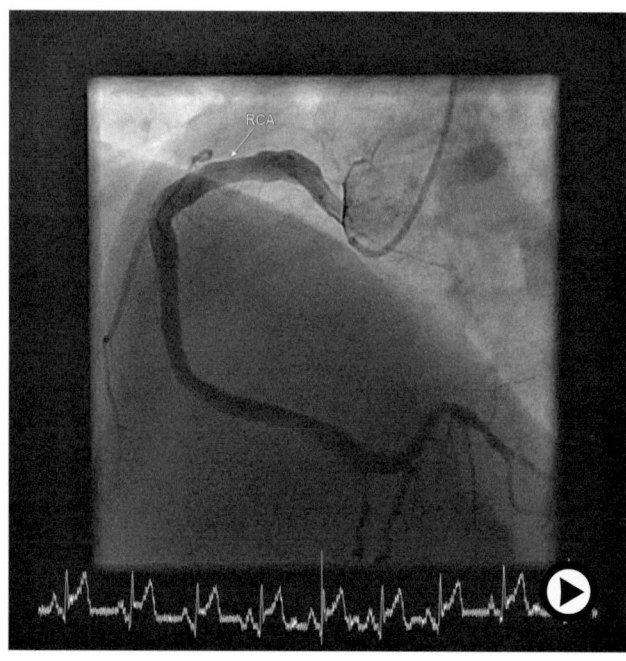

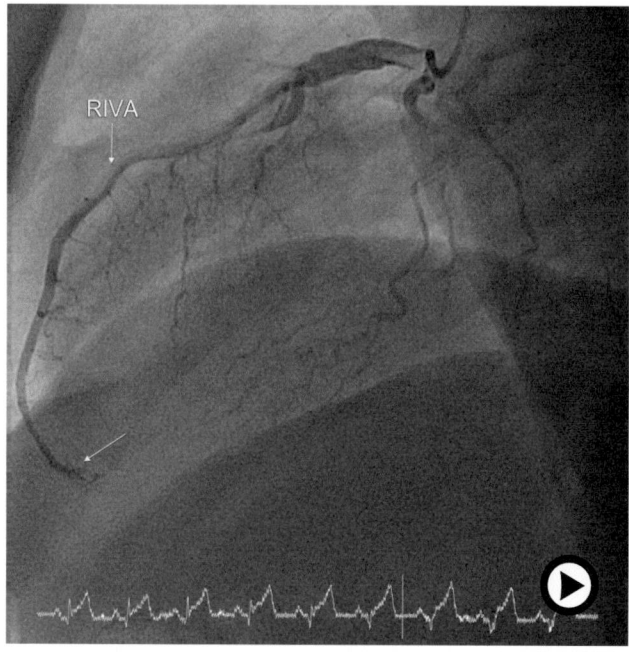

Abb. 2 Geringgradige ca. 25%ige Stenosierung der RCA
(▶ https://doi.org/10.1007/000-56a)

Abb. 3 Distaler, wahrscheinlich thrombotischer RIVA-Verschluss. Laterale Aufnahme in LAO 91°, caudal 3°. RCX unauffällig
(▶ https://doi.org/10.1007/000-569)

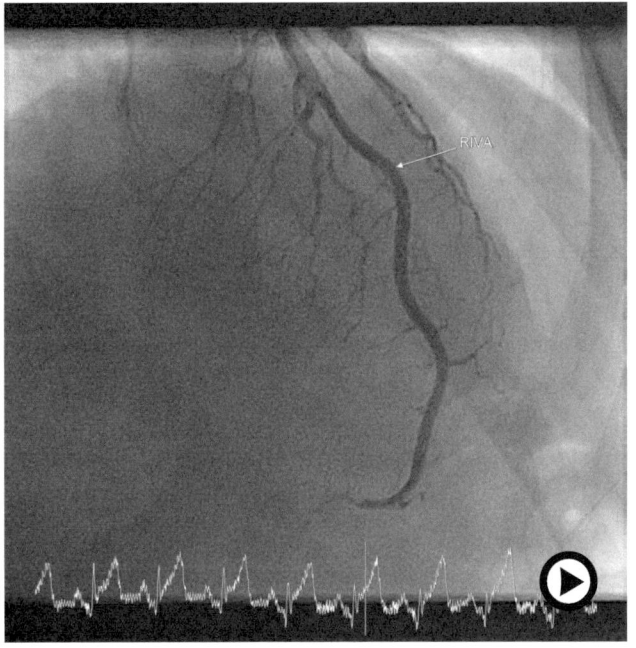

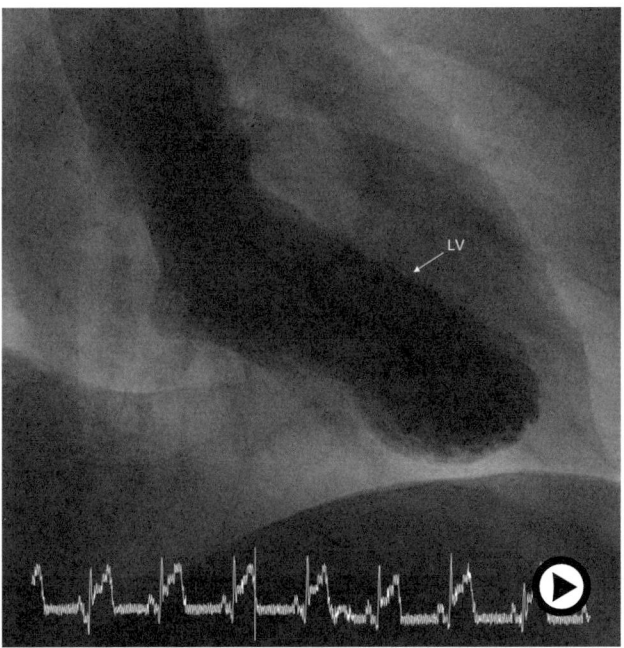

Abb. 4 Darstellung des RIVA in RAO-Projektion 34°, cranial 31° (▶ https://doi.org/10.1007/000-568)

Abb. 5 Ventrikulographie des LV mit infero-apikaler Akinesie (▶ https://doi.org/10.1007/000-56b)

Diagnose und Intervention

Akuter ST-Hebungs-Infarkt bei koronarer 1-Gefäßerkrankung mit distalem thrombotischen RIVA-Verschluss. Genese unklar.

Beachte: RIVA Verschluss trotz elektrokardiographischer Kennzeichen eines inferioren Infarktes.

Die RIVA verläuft um die Herzspitze nach inferior, was die ST-Hebungen inferior erklärt („wrap-around LAD", siehe Abb. 1 EKG mit Befund Pfeil, siehe auch Fall 1).

Fall 11: 53-jährige weibliche Patientin mit drückendem Schmerz auf der Brust in den frühen Morgenstunden

Anamnese

In den frühen Morgenstunden verspürt die Patientin Druckschmerz auf der Brust. Sie habe früher schon ähnliche Episoden gehabt, allerdings seien da die Symptome jeweils wieder rückläufig gewesen. Als der Schmerz diesmal jedoch nicht verschwindet, sucht sie die ZNA auf. Bekannte terminale Niereninsuffizienz mit Hämodialyse. COPD (Chronisch obstruktive Lungenerkrankung) Gold 2 bei Nikotinabusus.

Notfall – EKG

EKG aus der Zentralen Notaufnahme (Abb. 1).

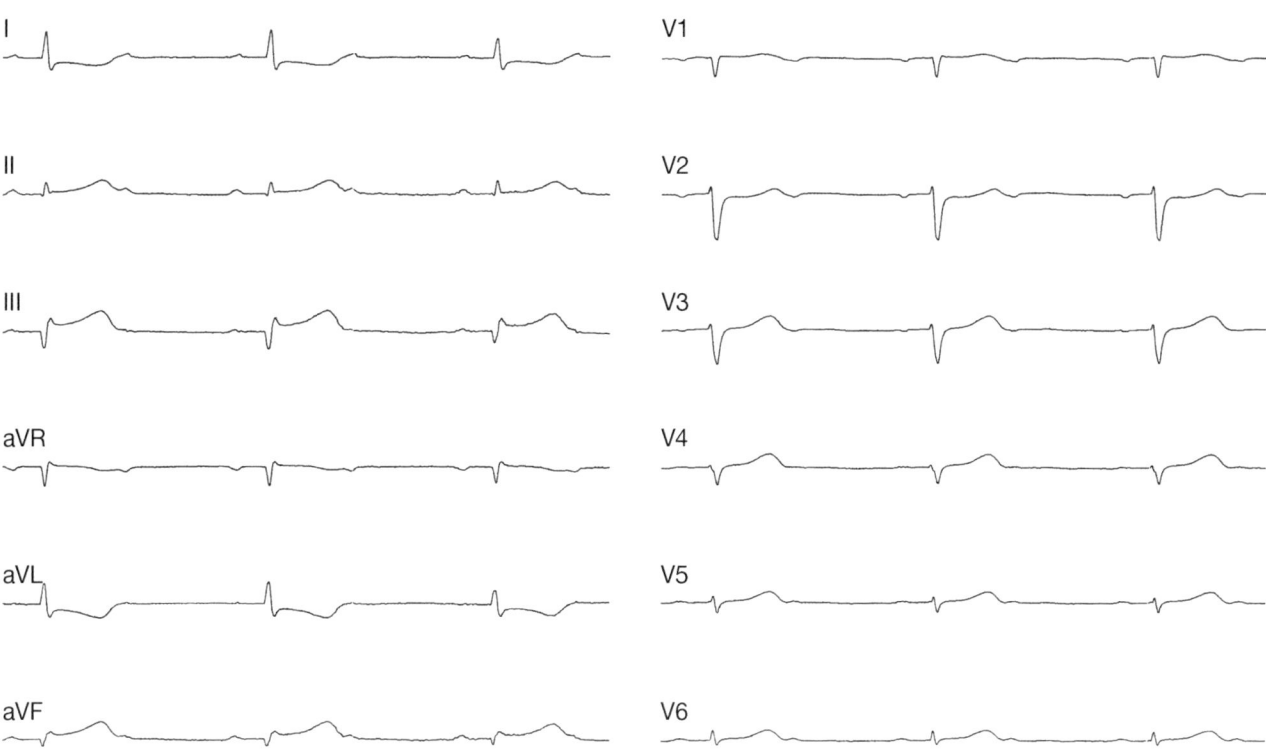

Abb. 1 Notfall-EKG

Ergänzende Information Die elektronische Version dieses Kapitels enthält Zusatzmaterial, auf das über folgenden Link zugegriffen werden kann [https://doi.org/10.1007/978-3-662-62403-6_22]. Die Videos lassen sich durch Anklicken des DOI Links in der Legende einer entsprechenden Abbildung abspielen, oder indem Sie diesen Link mit der SN More Media App scannen.

Notfallmäßig durchgeführte Koronarangiographie

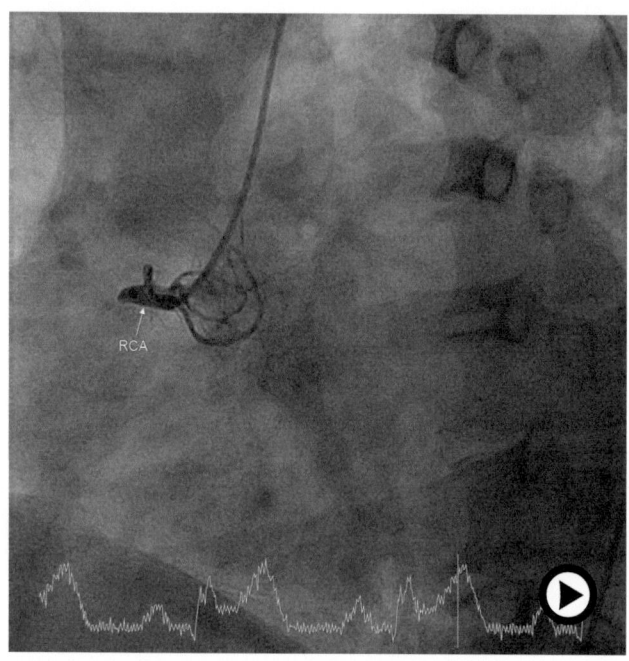 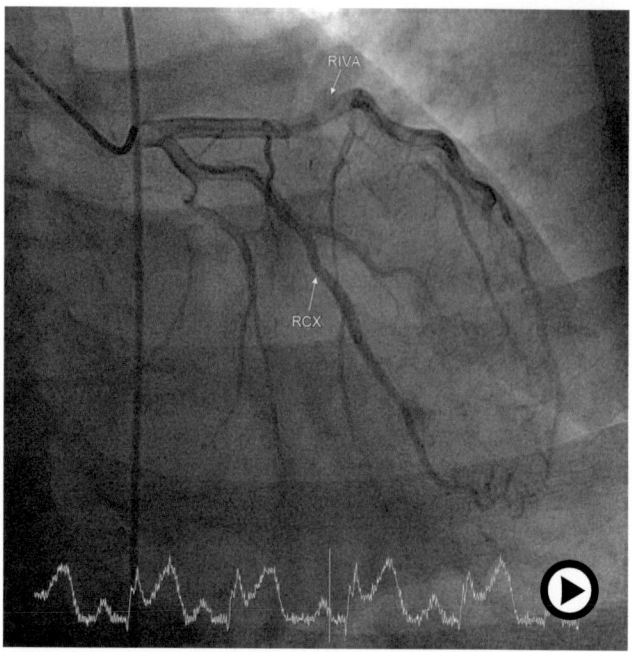

Abb. 2 Darstellung der rechten Koronararterie in LAO-Projektionsebene 42°, cranial 1° (▶ https://doi.org/10.1007/000-56d)

Abb. 3 Darstellung der linken Koronararterie in RAO-Projektionsebene 4°, cranial 26° (▶ https://doi.org/10.1007/000-56c)

Fall 11: Auflösung

EKG-Befundung

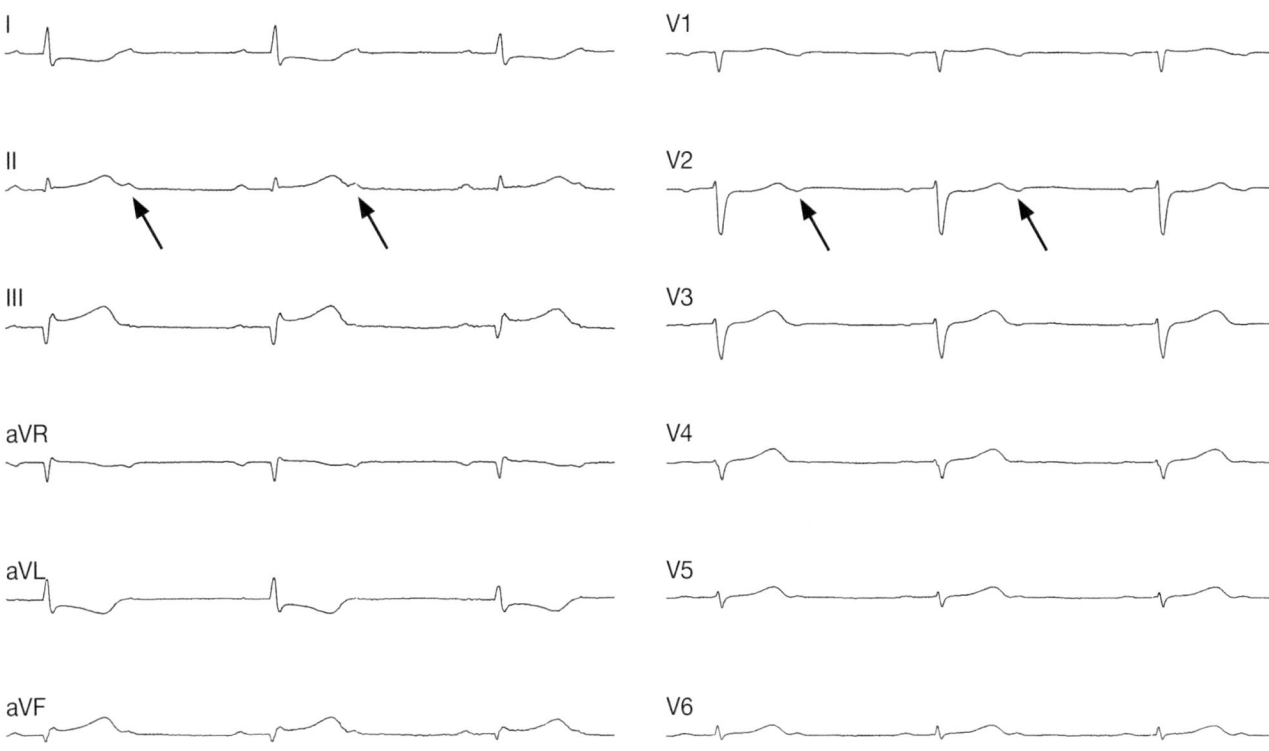

Abb. 1 EKG mit Befund

Ergänzende Information Die elektronische Version dieses Kapitels enthält Zusatzmaterial, auf das über folgenden Link zugegriffen werden kann [https://doi.org/10.1007/978-3-662-62403-6_23]. Die Videos lassen sich durch Anklicken des DOI Links in der Legende einer entsprechenden Abbildung abspielen, oder indem Sie diesen Link mit der SN More Media App scannen.

EKG-Gesamtbeurteilung

Sinusrhythmus, 49 HF/min. ST-Streckenhebungen in II (diskret), III und aVF. Bereits Ausbildung von pathologischen Q-Zacken in III und aVF. 2:1 AV-Überleitung bei AV-Block 2. Grades. Nicht-übergeleitete P-Welle jeweils am Ende der T-Welle (siehe Pfeile).

Diskrete ST-Streckensenkung in V2, gut erkennbare 2:1 Überleitung der P-Wellen in V5 und V6.

Koronarbefund

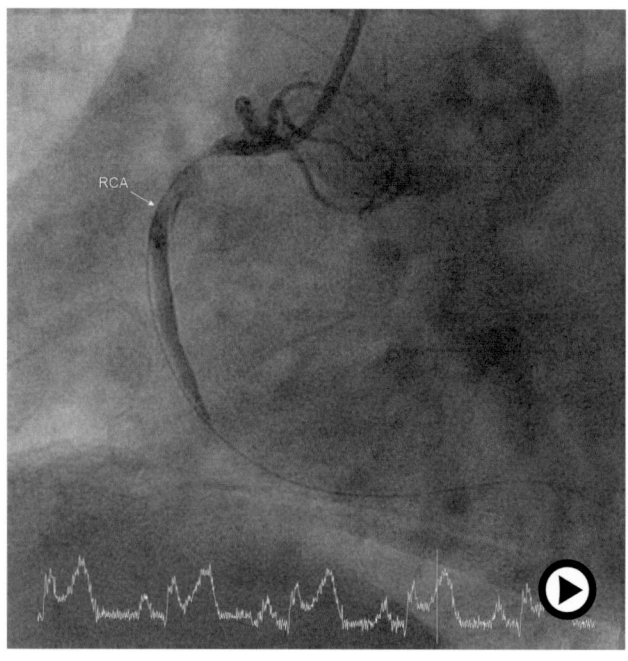 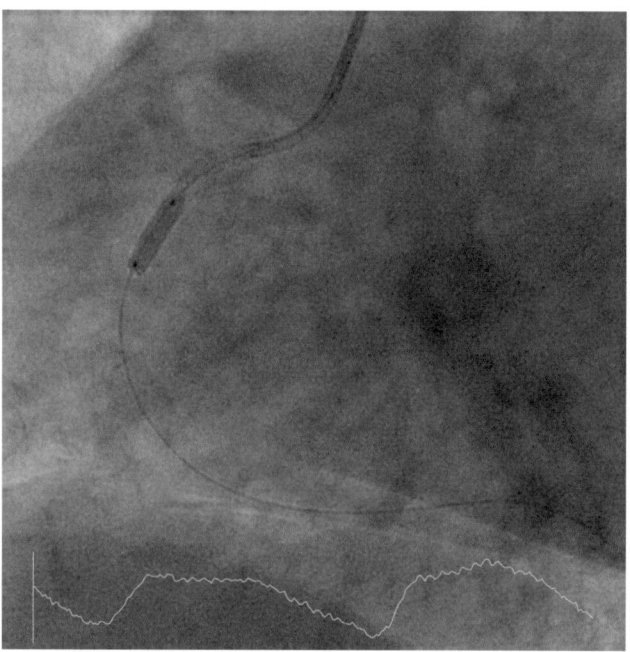

Abb. 2 Drahtpassage in der verschlossenen RCA (LAO-Projektionsebene 44°, cranial 6°) (▶ https://doi.org/10.1007/000-56f)

Abb. 3 Ballondilatation und Stentimplantation der proximalen RCA (LAO-Projektionsebene 44°, cranial 6°)

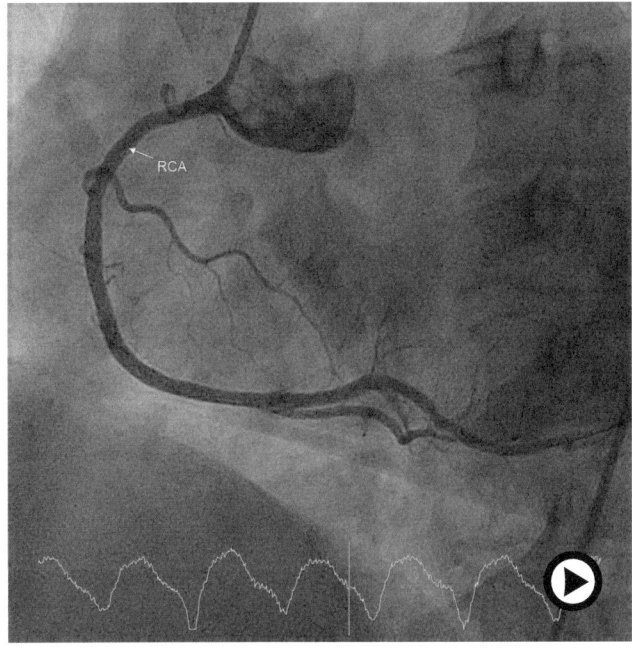
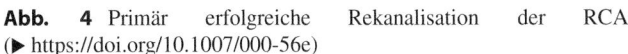

Abb. 4 Primär erfolgreiche Rekanalisation der RCA (▶ https://doi.org/10.1007/000-56e)

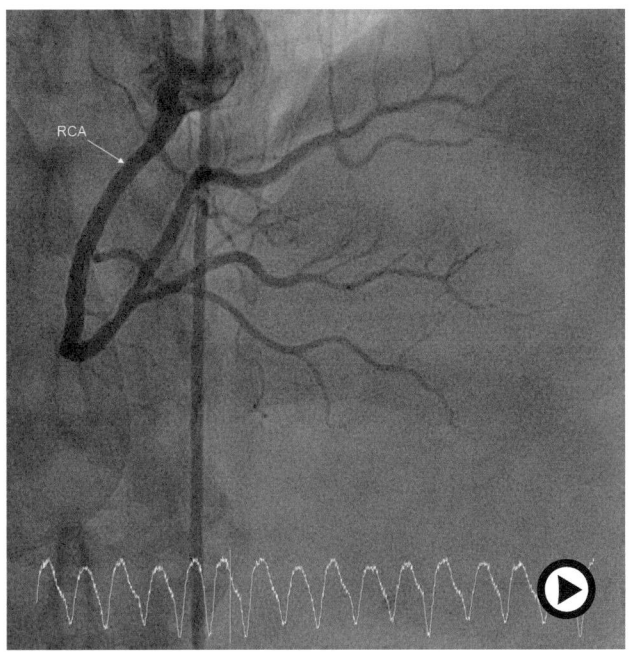

Abb. 5 Darstellung der RCA in cranialer Angulation. Auftreten einer schnellen hämodynamisch wirksamen ventrikulären Tachykardie (Defibrillation und kardiopulmonale Reanimation) (▶ https://doi.org/10.1007/000-56g)

Diagnose und Intervention

Akuter ST-Hebungs-Hinterwandinfarkt bei koronarer 1-Gefäßerkrankung bei proximalem Verschluss der RCA. Während der Intervention fünfmaliges Auftreten von Kammertachykardien mit kurzzeitiger kardiopulmonaler Reanimation.

Kommentar: Bei proximalem RCA-Verschluss kommt es zu einer Ischämie des AV-Knotens (Versorgung der AV-Knoten-Arterie aus der RCA). Dies erklärt die vorliegende intermittierende AV-Blockierung.

Fall 12: 50-jährige Patientin mit Übelkeit und Synkope

Anamnese

Seit fünf bis sechs Tagen thorakale Beschwerden. Heute am Tisch Unwohlsein, Wärmegefühl, Hitzewallungen.

Bei Eintreffen des Notarztes auf dem Boden liegend. Bradykard mit 35 Schlägen pro Minute. Anamnestisch Nikotinabusus.

Notfall – EKG

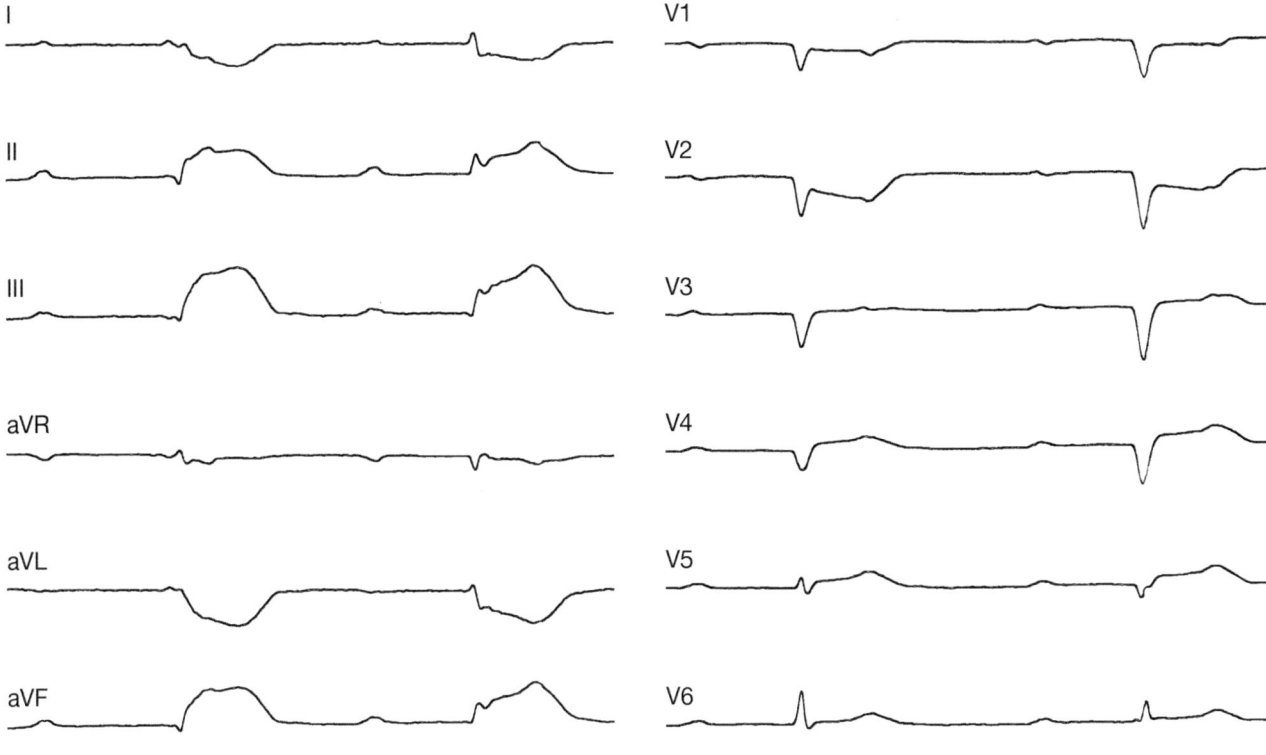

Abb. 1 Notfall-EKG

Ergänzende Information Die elektronische Version dieses Kapitels enthält Zusatzmaterial, auf das über folgenden Link zugegriffen werden kann [https://doi.org/10.1007/978-3-662-62403-6_24]. Die Videos lassen sich durch Anklicken des DOI Links in der Legende einer entsprechenden Abbildung abspielen, oder indem Sie diesen Link mit der SN More Media App scannen.

Notfallmäßig durchgeführte Koronarangiographie

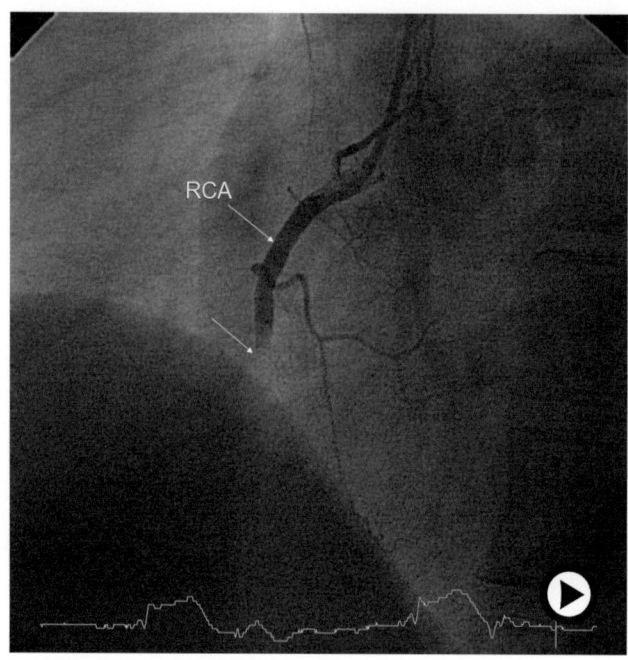

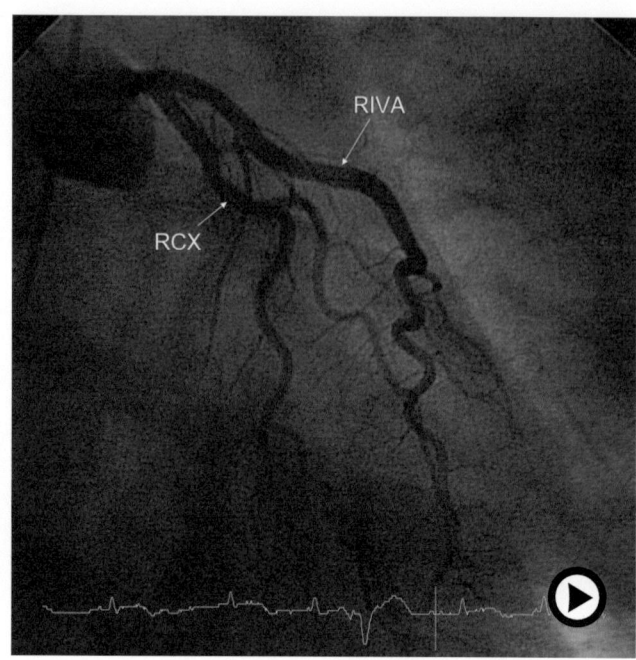

Abb. 2 Darstellung der rechten Koronararterie (LAO-Projektionsebene 44°, cranial 3°) (▶ https://doi.org/10.1007/000-56j)

Abb. 3 Darstellung der linken Koronararterie (RAO-Projektionsebene 11°, caudal 31°) (▶ https://doi.org/10.1007/000-56h)

Fall 12: Auflösung

EKG-Befundung

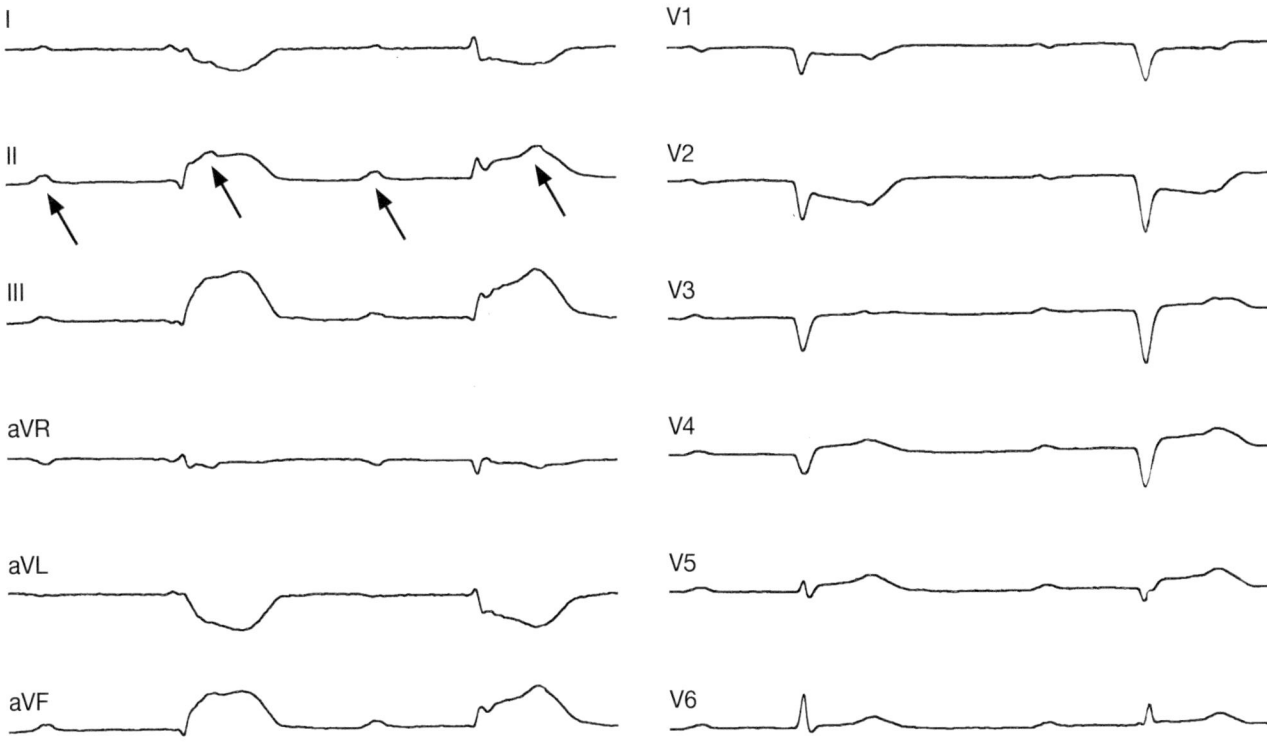

Abb. 1 EKG mit Befund

Ergänzende Information Die elektronische Version dieses Kapitels enthält Zusatzmaterial, auf das über folgenden Link zugegriffen werden kann [https://doi.org/10.1007/978-3-662-62403-6_25]. Die Videos lassen sich durch Anklicken des DOI Links in der Legende einer entsprechenden Abbildung abspielen, oder indem Sie diesen Link mit der SN More Media App scannen.

EKG-Gesamtbeurteilung

Ausgeprägte ST-Streckenhebungen in II, III und aVF. Gegensinnige ST-Streckensenkungen in I und aVL. Tachykarder Sinusrhythmus mit AV-Dissoziation bei AV-Block 3. Grades (siehe Pfeile deuten auf P-Wellen).

ST-Streckensenkungen in V1 und V2, diskrete ST-Streckenhebungen in V4–V6. Keine erkennbare R-Progression bis V5.

Koronarbefundung

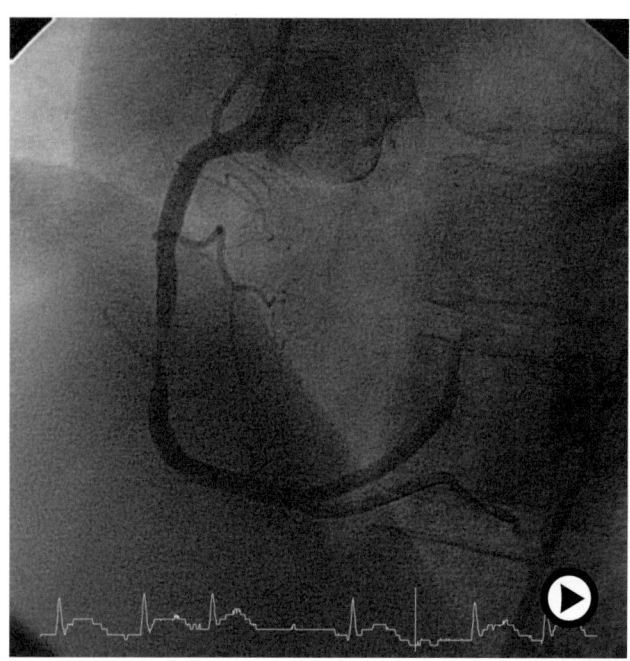

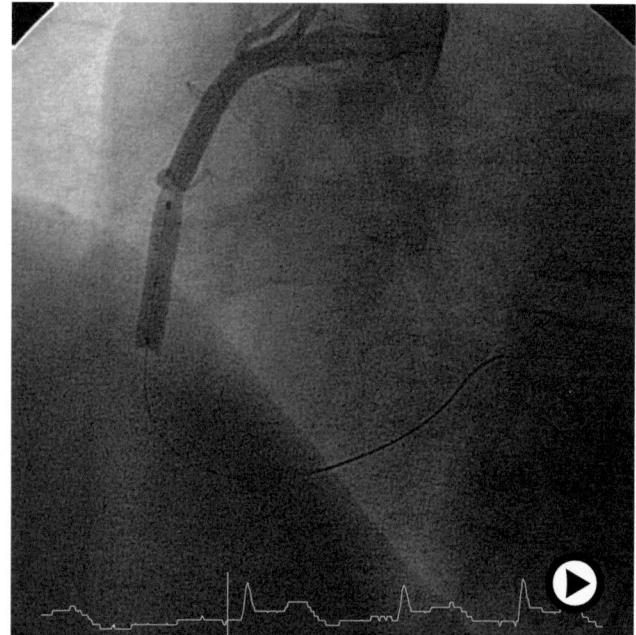

Abb. 2 Drahtpassage der verschlossenen RCA mit jetzt hochgradiger Stenose im Segment 2 (▶ https://doi.org/10.1007/000-56n)

Abb. 3 Ballondilatation und Stentimplantation: erkennbare Stent-Struts zwischen den schwarzen Markierungen (▶ https://doi.org/10.1007/000-56m)

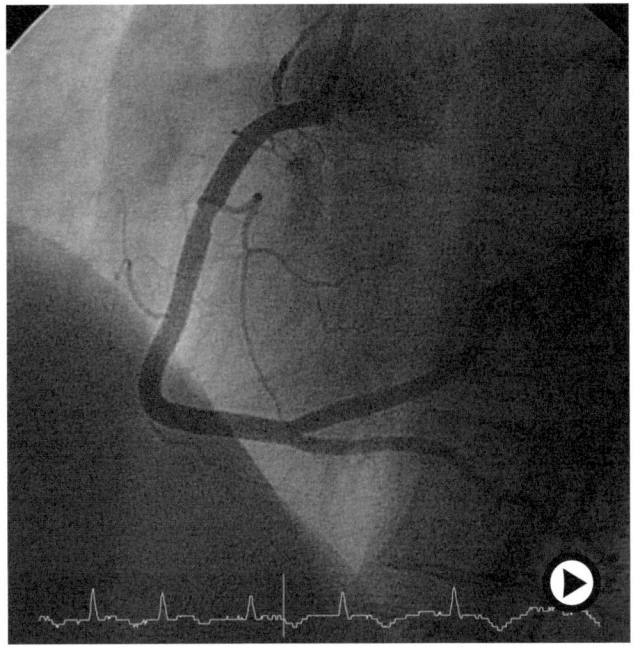

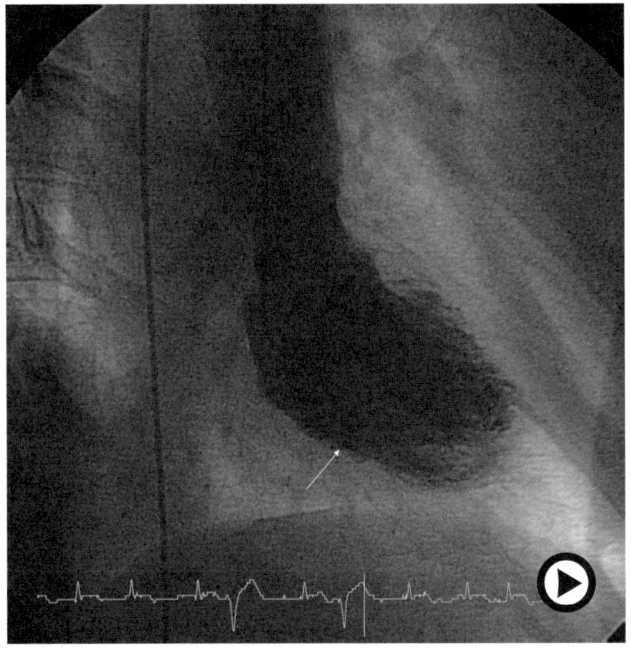

Abb. 4 Gutes Primärergebnis nach Stentimplantation (▶ https://doi.org/10.1007/000-56k)

Abb. 5 Ventrikulographie des LV mit Hypo- bis Akinesie der inferioren Wandabschnitte (▶ https://doi.org/10.1007/000-56p)

Diagnose und Intervention

Akuter ST-Hebungsinfarkt der Hinterwand bei koronarer 1-Gefäßerkrankung mit peri-ischämischem AV-Block 3. Grades. Erfolgreiche Rekanalisation der RCA.

Kommentar: In der Regel spontane Rückbildung der AV-Blockierungen nach Rekanalisation der verschlossenen rechten Koronararterie. Komplette Wiederherstellung der AV-Überleitung mitunter erst nach mehreren Tagen. In der Regel keine Schrittmacherindikation.

Fall 13: 84-jähriger männlicher Patient mit anhaltender Angina pectoris

Anamnese

Seit einer Stunde pectanginöse Beschwerden. Bei Aufnahme starke, anhaltende Angina pectoris Beschwerden.

Einweisung über Notarzt. Vollantikoagulation mit Rivaroxaban anamnestisch bei Z.n. tiefer Beinvenenthrombose und paroxysmalem Vorhofflimmern. Aspirin und Heparin im Notarztwagen erhalten.

Ergänzende Information Die elektronische Version dieses Kapitels enthält Zusatzmaterial, auf das über folgenden Link zugegriffen werden kann [https://doi.org/10.1007/978-3-662-62403-6_26]. Die Videos lassen sich durch Anklicken des DOI Links in der Legende einer entsprechenden Abbildung abspielen, oder indem Sie diesen Link mit der SN More Media App scannen.

Notfall – EKG

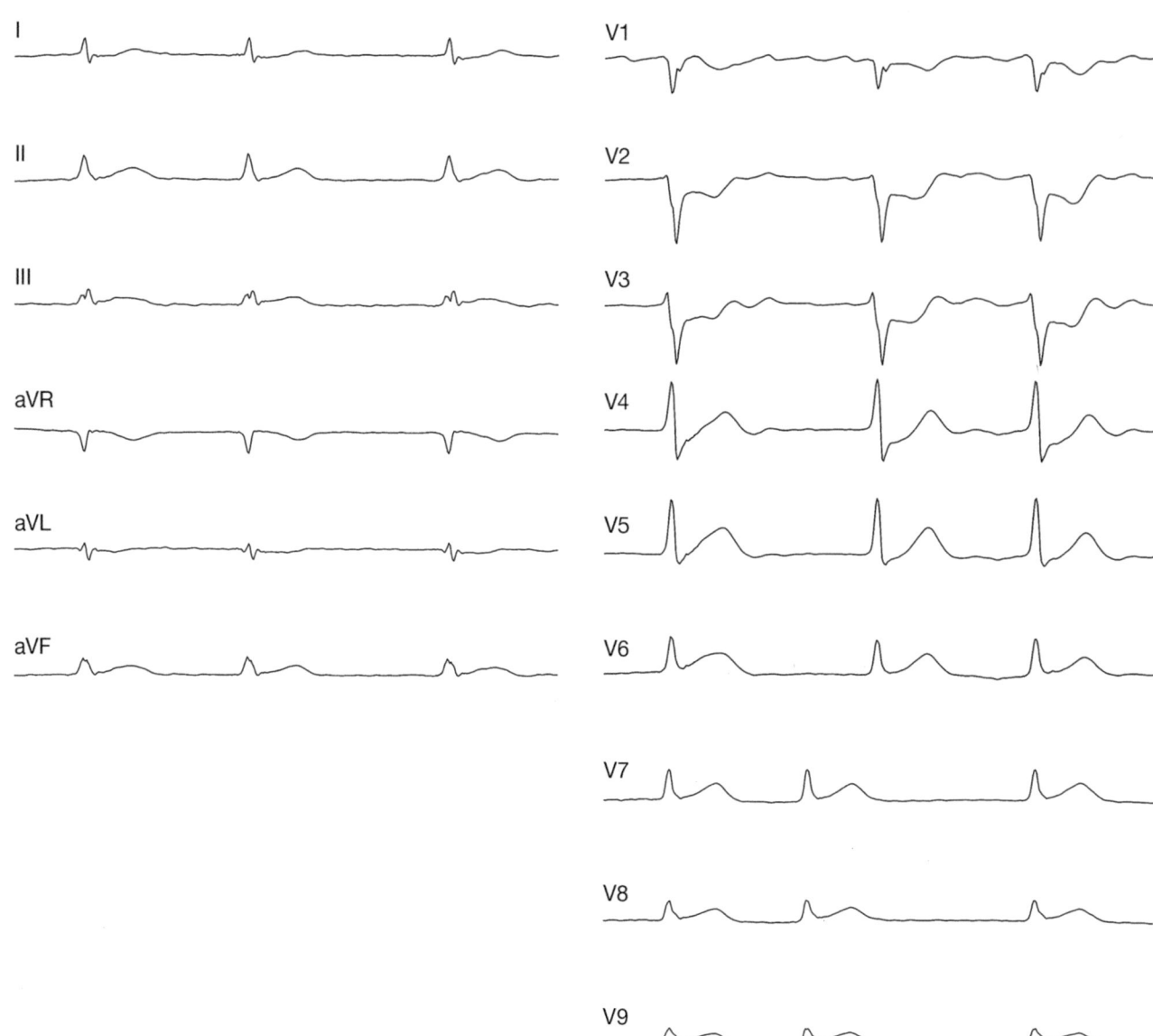

Abb. 1 Notfall-EKG mit V7-V9

Notfallmäßig durchgeführte Echokardiographie und Koronarangiographie

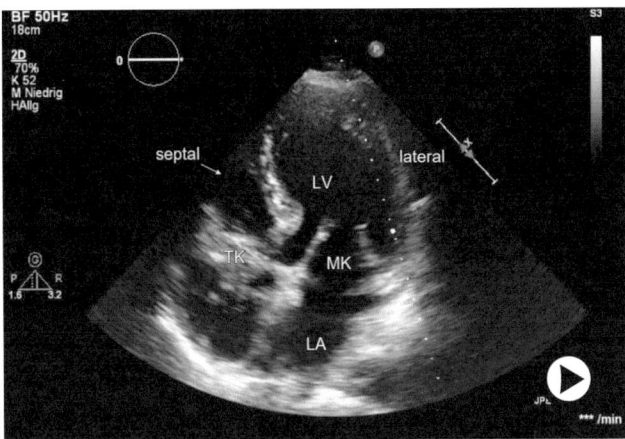

Abb. 2 Bedside-Untersuchung: Echokardiogramm im Vierkammer-blick (▶ https://doi.org/10.1007/000-56r)

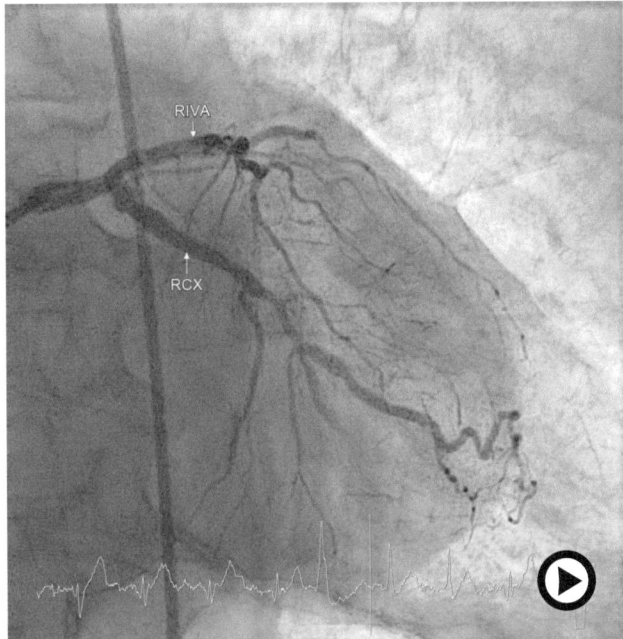

Abb. 4 Darstellung der linken Koronararterie in RAO-Projektion 3°, caudal 17° (▶ https://doi.org/10.1007/000-56s)

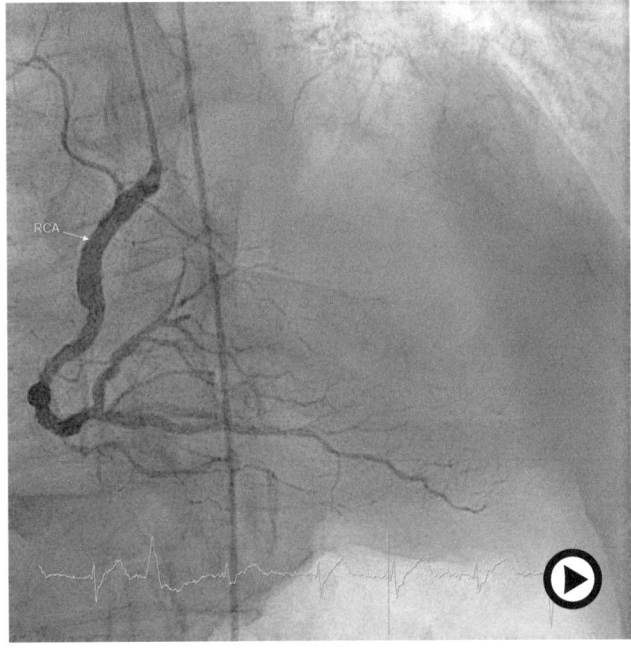

Abb. 3 Darstellung der rechten Koronararterie in RAO-Projektion 17°, cranial 21° (▶ https://doi.org/10.1007/000-56q)

EKG-Befundung

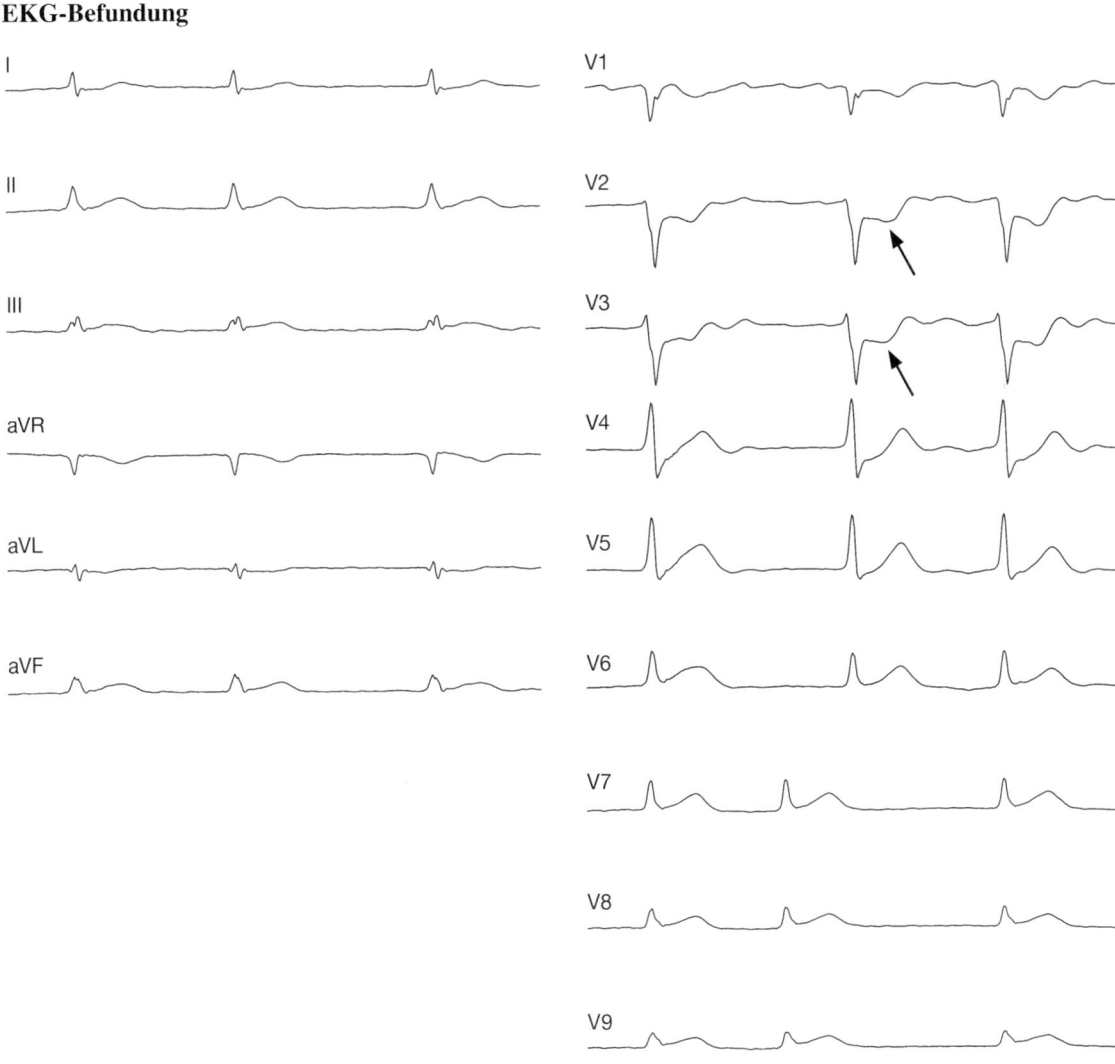

Abb. 1 EKG mit Befund

Ergänzende Information Die elektronische Version dieses Kapitels enthält Zusatzmaterial, auf das über folgenden Link zugegriffen werden kann [https://doi.org/10.1007/978-3-662-62403-6_27]. Die Videos lassen sich durch Anklicken des DOI Links in der Legende einer entsprechenden Abbildung abspielen, oder indem Sie diesen Link mit der SN More Media App scannen.

EKG-Gesamtbeurteilung

Keine erkennbaren P-Wellen bei Vorhofflimmern. Diskrete ST-Streckenhebungen in III und aVF. Gegensinnige geringfügige ST-Streckensenkungen in Ableitung I und aVL.

Gut erkennbare Vorhofflimmerwellen in V1. Deszendierende ST-Streckensenkungen, besonders ausgeprägt in V2 und V3 (siehe Pfeile).

ST-Streckenhebungen in den Zusatzableitungen V7–V9, separat abgeleitet. Auch in V6, sind schon diskrete ST-Streckenhebungen zu erkennen.

Echokardiographie- und Koronarbefundung

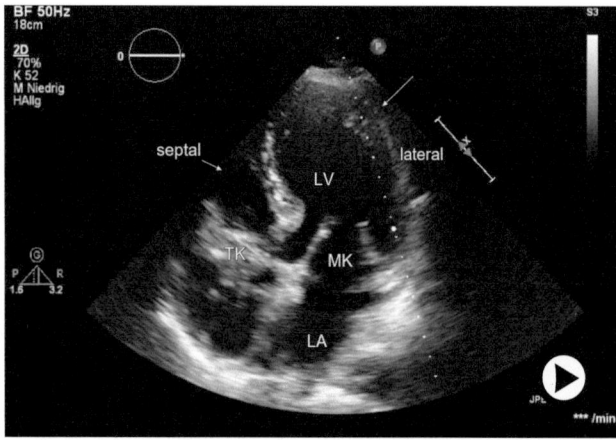

Abb. 2 Echokardiographie im Vierkammerblick. Hypo- und Akinesie der lateralen Wandsegmente (siehe Pfeil) (▶ https://doi.org/10.1007/000-56w)

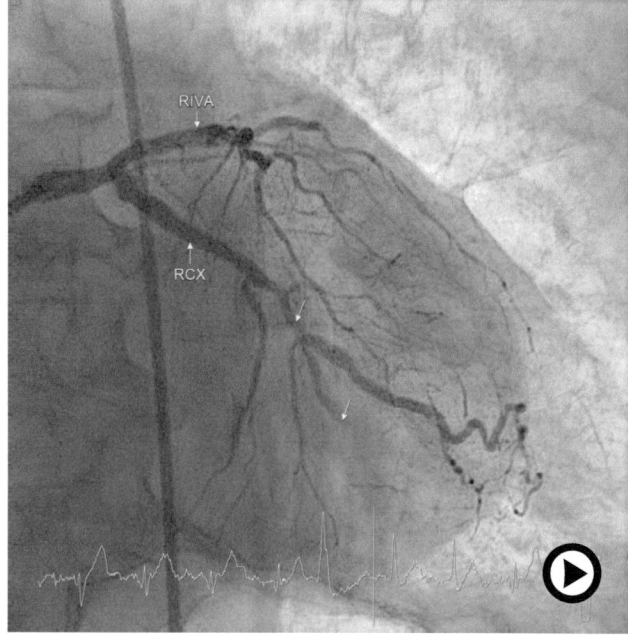

Abb. 4 Distaler Verschluss der RCX mit 75 % Stenose der RCX im Segment 13 (oberer Pfeil) und distaler Verschluss im Segment 14b (unterer Pfeil) (▶ https://doi.org/10.1007/000-56t)

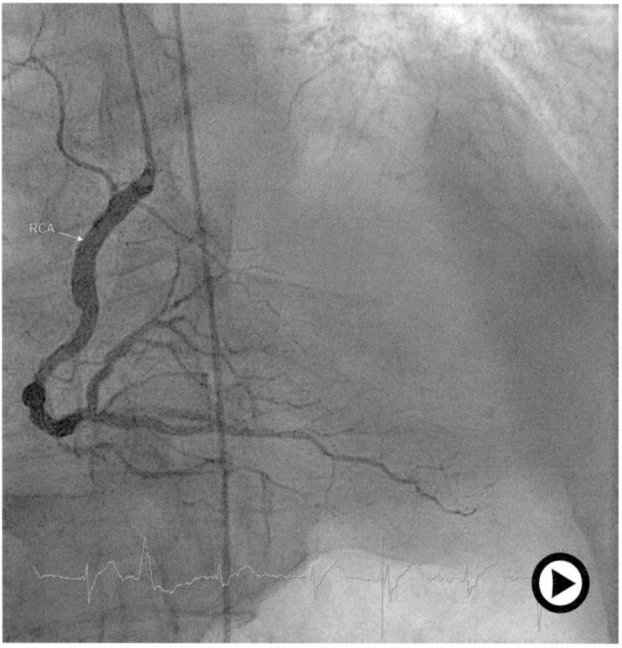

Abb. 3 Rechte Koronararterie 25–50 % Stenosierung in den mittleren Segmenten 2 und 3 (▶ https://doi.org/10.1007/000-56v)

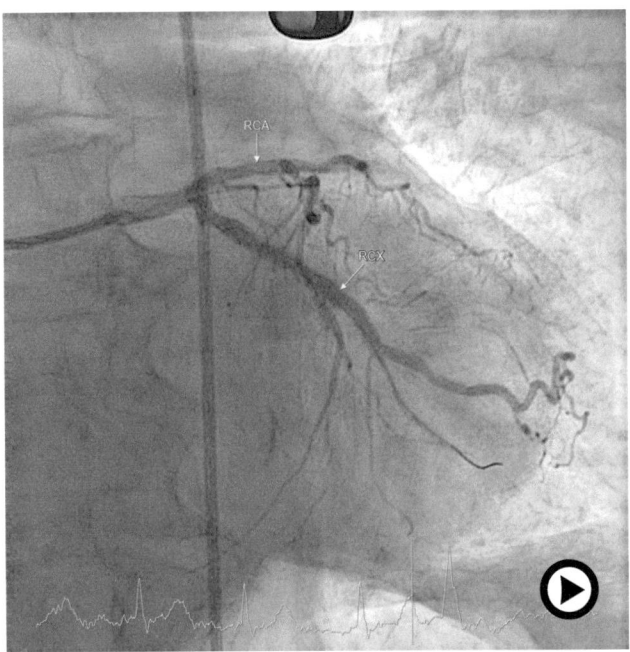

Abb. 5 Erfolgreiche Stentimplantation in Segment 13 der RCX, erfolgloser Rekanalisationsversuch des kleinen Segmentes 14b (▶ https://doi.org/10.1007/000-56x)

Diagnose und Intervention

Akuter ST-Hebungs-Posterolateralinfarkt, erfolgreiche PCI des RCX.

Kommentar: Bei vorbestehendem Vorhofflimmern und Therapie mit Rivaroxaban kurzfristige Triple-Therapie mit ASS und Clopidogrel während des stationären Aufenthaltes. Nach Entlassung Absetzen von ASS zur Vermeidung von Blutungsrisiken.

Fall 14: 41-jähriger männlicher Patient mit Brustschmerzen und Kammerflimmern

Anamnese

Seit drei Tagen rezidivierende Angina pectoris Beschwerden. Gegen Abend stärkste thorakale Beschwerden mit Ausstrahlung in beide Arme. Kurz nach der Übernahme vom Notarzt entwickelt der Patient mehrfach Kammerflimmern, so dass er im Verlauf sechsmal defibrilliert werden muss.

Notfall – EKG

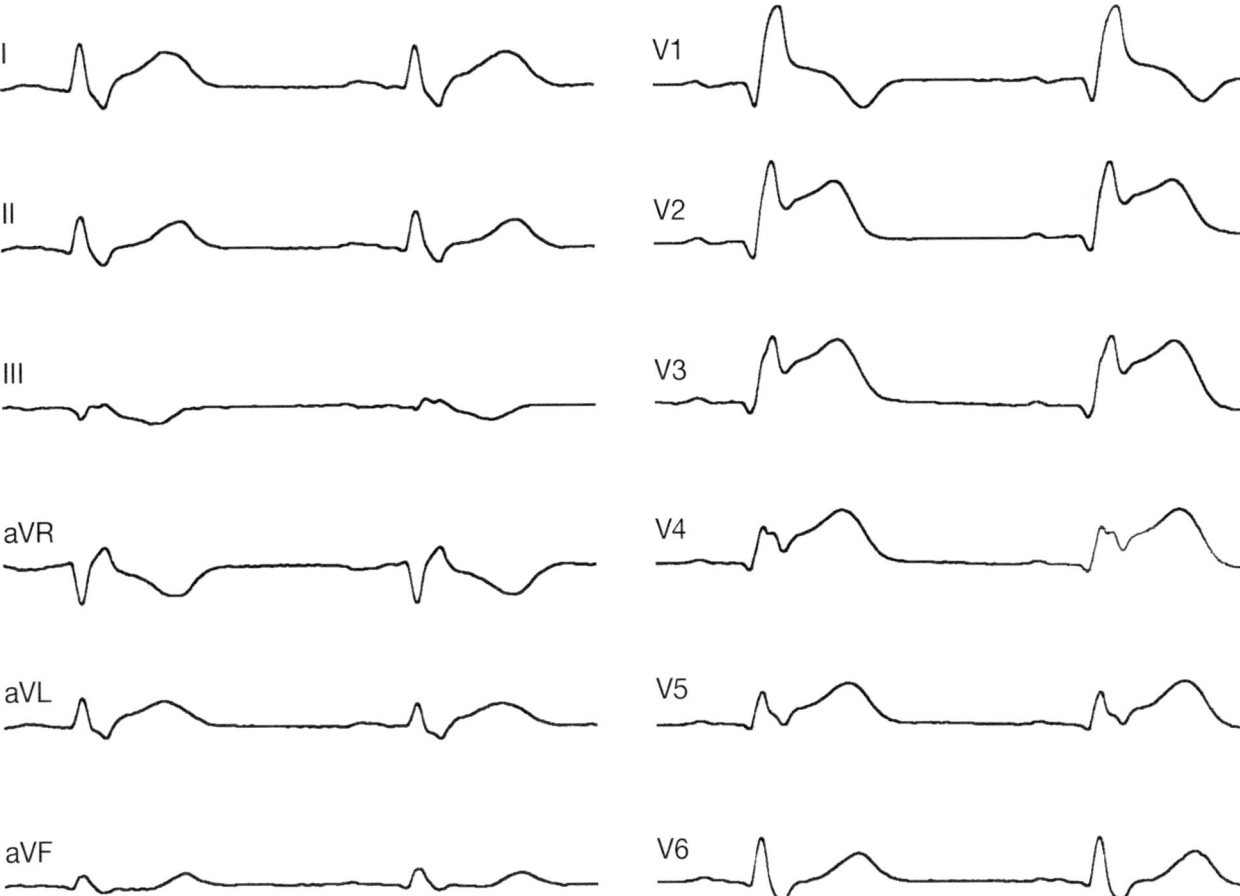

Abb. 1 Aufnahme EKG Intensivstation

Ergänzende Information Die elektronische Version dieses Kapitels enthält Zusatzmaterial, auf das über folgenden Link zugegriffen werden kann [https://doi.org/10.1007/978-3-662-62403-6_28]. Die Videos lassen sich durch Anklicken des DOI Links in der Legende einer entsprechenden Abbildung abspielen, oder indem Sie diesen Link mit der SN More Media App scannen.

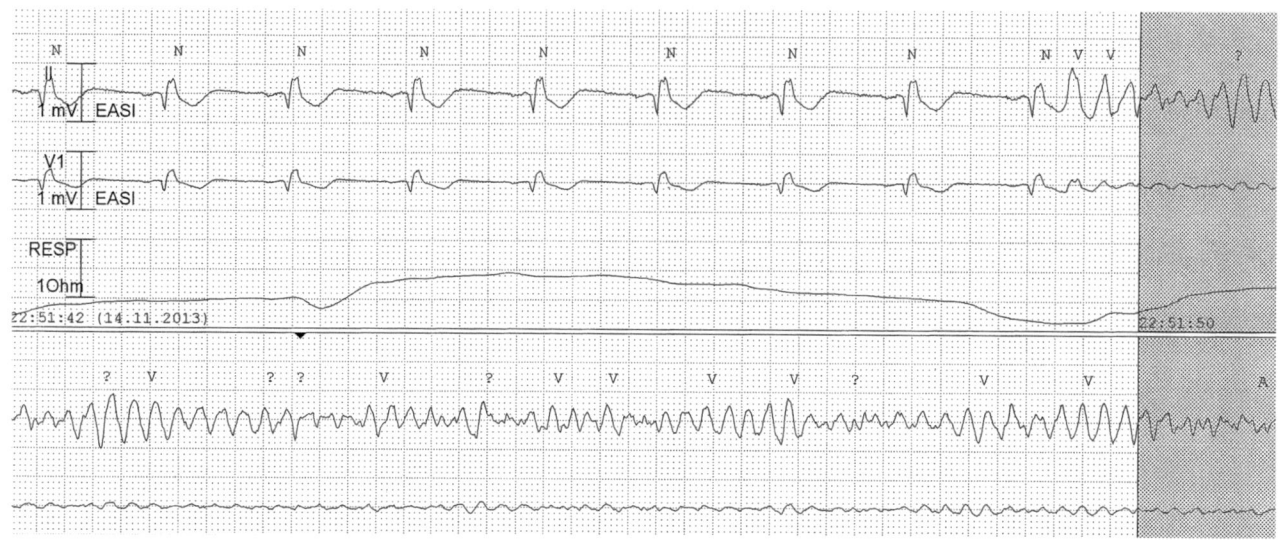

Abb. 2 Monitorstreifen

Notfallmäßig durchgeführte Koronarangiographie

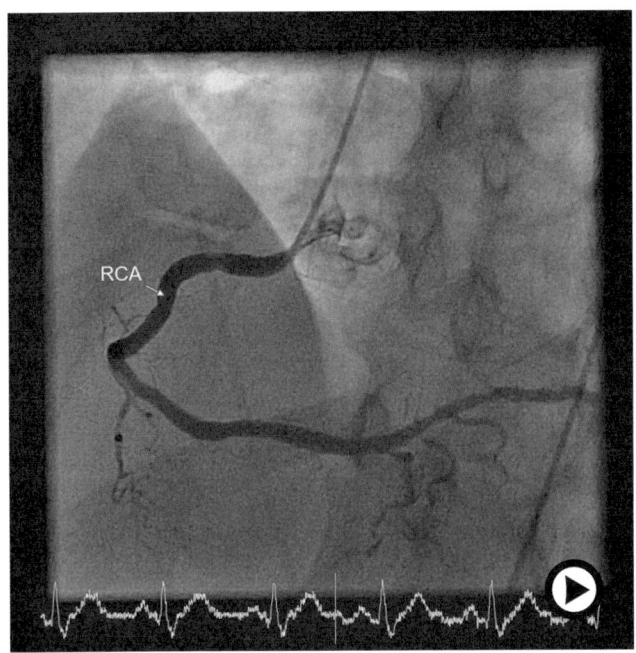

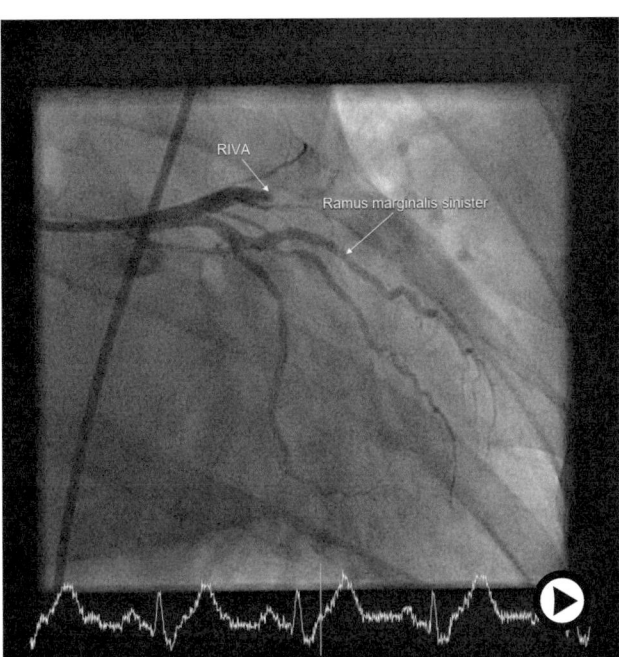

Abb. 3 Rechte Koronararterie in der LAO-Projektionsebene 33°, cranial 23° (▶ https://doi.org/10.1007/000-56z)

Abb. 4 Linke Koronararterie in der RAO-Projektionsebene 12°, caudal 27° (▶ https://doi.org/10.1007/000-56y)

EKG-Befundung

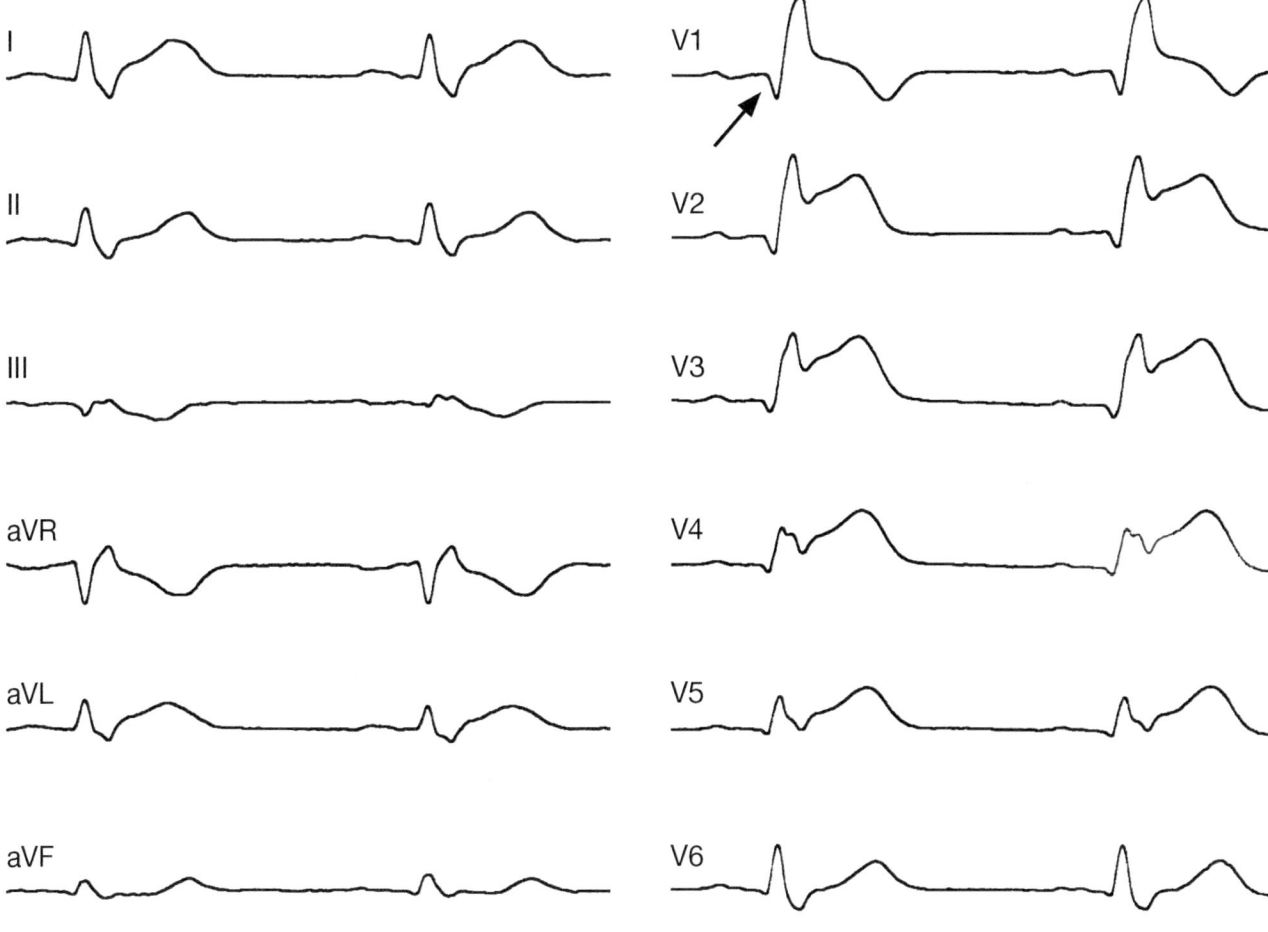

Abb. 1 EKG-Befundung

Ergänzende Information Die elektronische Version dieses Kapitels enthält Zusatzmaterial, auf das über folgenden Link zugegriffen werden kann [https://doi.org/10.1007/978-3-662-62403-6_29]. Die Videos lassen sich durch Anklicken des DOI Links in der Legende einer entsprechenden Abbildung abspielen, oder indem Sie diesen Link mit der SN More Media App scannen.

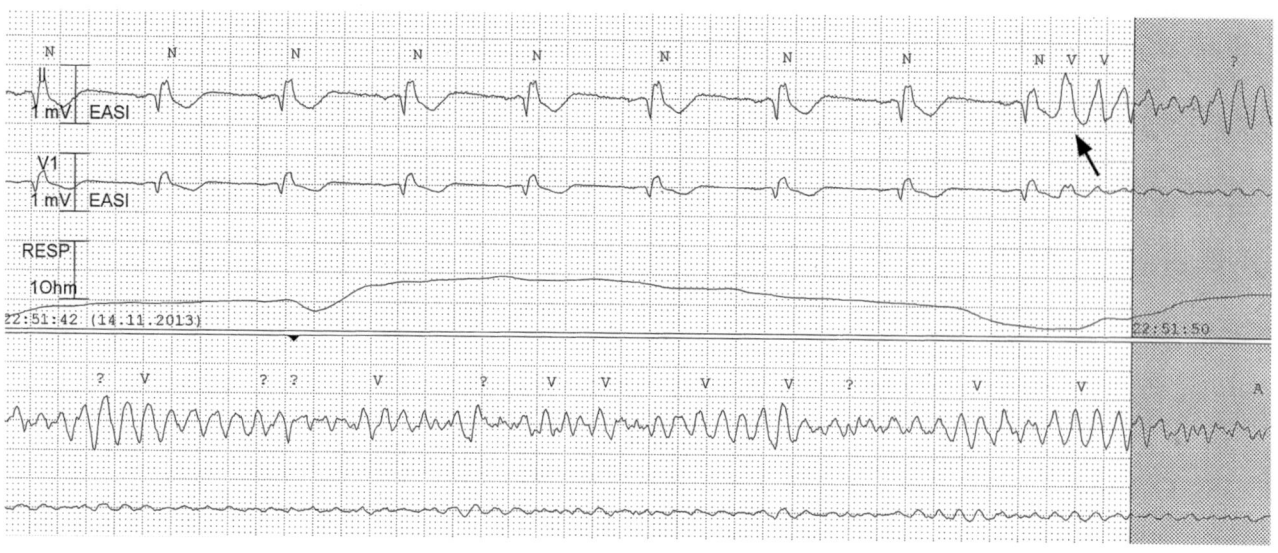

Abb. 2 Monitorstreifen

EKG-Gesamtbeurteilung

Sinusrhythmus, 69 HF/min. Rechtsschenkelblock-Konfiguration in V1 (siehe Pfeil), dennoch gut erkennbare ST-Streckenhebungen in V2–V5 (siehe EKG-Befundung in Abb. 1).

Im Monitorstreifen Dokumentation von Kammerflimmern (siehe Pfeil in Abb. 2).

Koronarbefundung

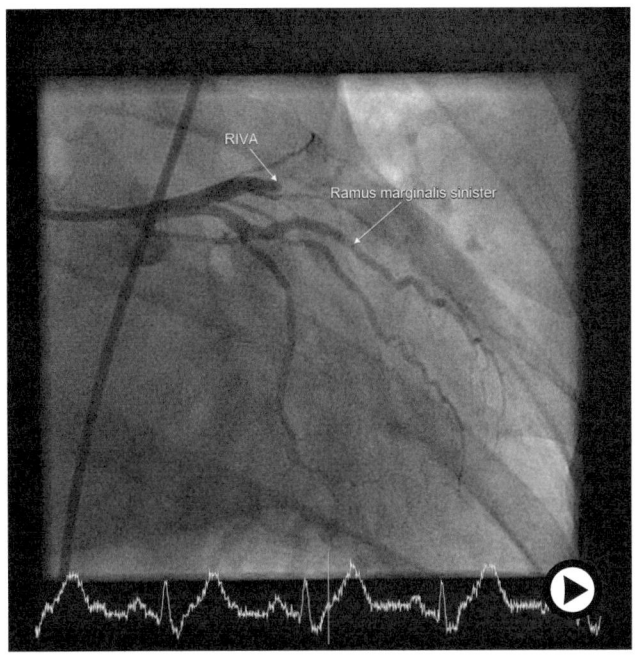

Abb. 3 Proximaler RIVA-Verschluss (linker Pfeil)
(▶ https://doi.org/10.1007/000-572)

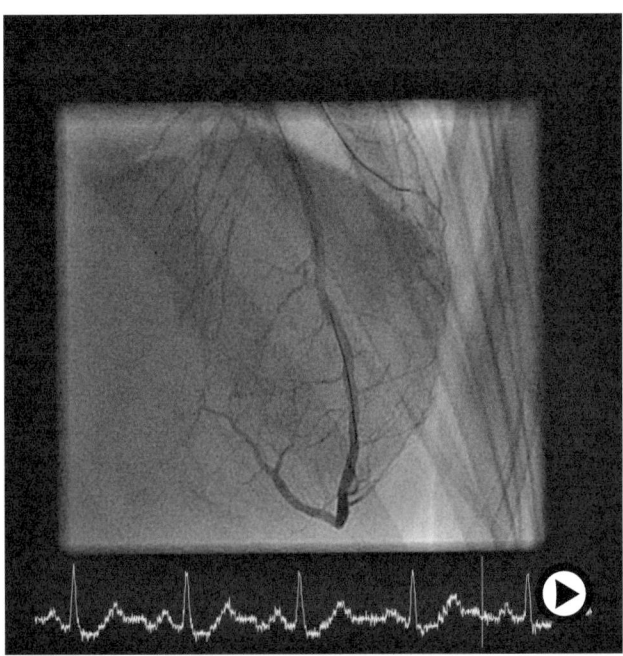

Abb. 5 Erfolgreiche Rekanalisation des RIVA. Abgangsstenose des Ramus diagonalis, der ebenfalls mit einem Führungsdraht sondiert wurde (▶ https://doi.org/10.1007/000-570)

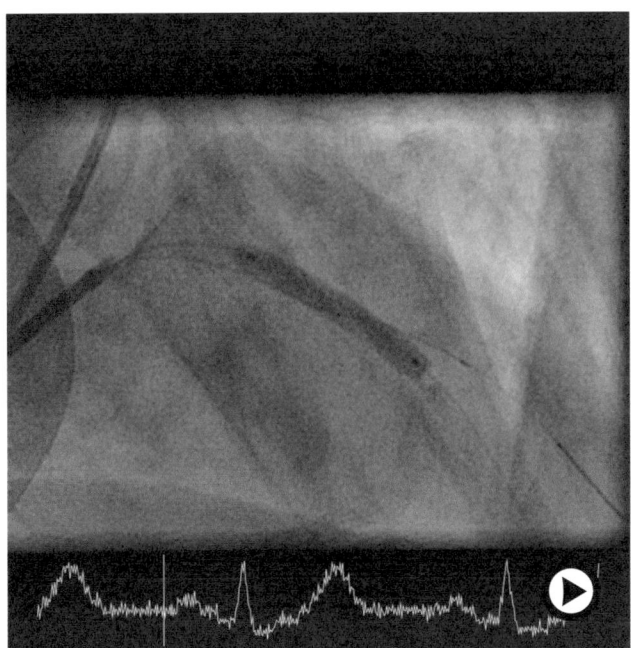

Abb. 4 Ballondilatation und Stentimplantation im proximalen RIVA
(▶ https://doi.org/10.1007/000-571)

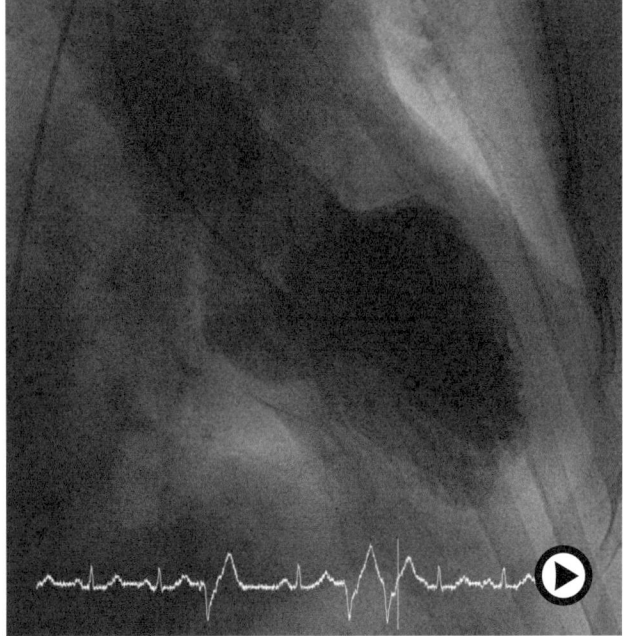

Abb. 6 Ventrikulographie des LV. Ausgeprägte Vorderwandakinesie
(▶ https://doi.org/10.1007/000-573)

Diagnose und Intervention

ST-Hebungs-Vorderwandinfarkt mit Rechtsschenkelblock. Mehrfache Defibrillation bei Kammerflimmern und erfolgreiche Rekanalisation des proximalen RIVA.

Kommentar: Bei Ausbildung eines Rechtschenkelblockes liegt meistens ein proximaler RIVA-Verschluss mit Infarzierung des Reizleitungssystems vor. Auch in der Post-Infarktphase deutlich erhöhtes Risiko für maligne Herzrhythmusstörungen (prolongiertes Monitoring erforderlich).

Fall 15: 60-jährige Patientin nach Erkältung mit Atemnot und Brennen hinter dem Brustbein

Anamnese

In der vergangenen Woche hatte die Patientin eine Erkältung ohne Fieber, jedoch mit Atemnot. Sie wurde mit Antibiotika und Cortison behandelt. Nun hat sie sich hausärztlich vorgestellt, weil sie seit Beginn der Erkältung ein Brennen hinter dem Brustbein bemerke. Kardiovaskuläre Risikofaktoren: Nikotinabusus und Hyperlipidämie. Der Hausarzt überweist sie in die Klinik mit folgendem EKG.

Notfall – EKG

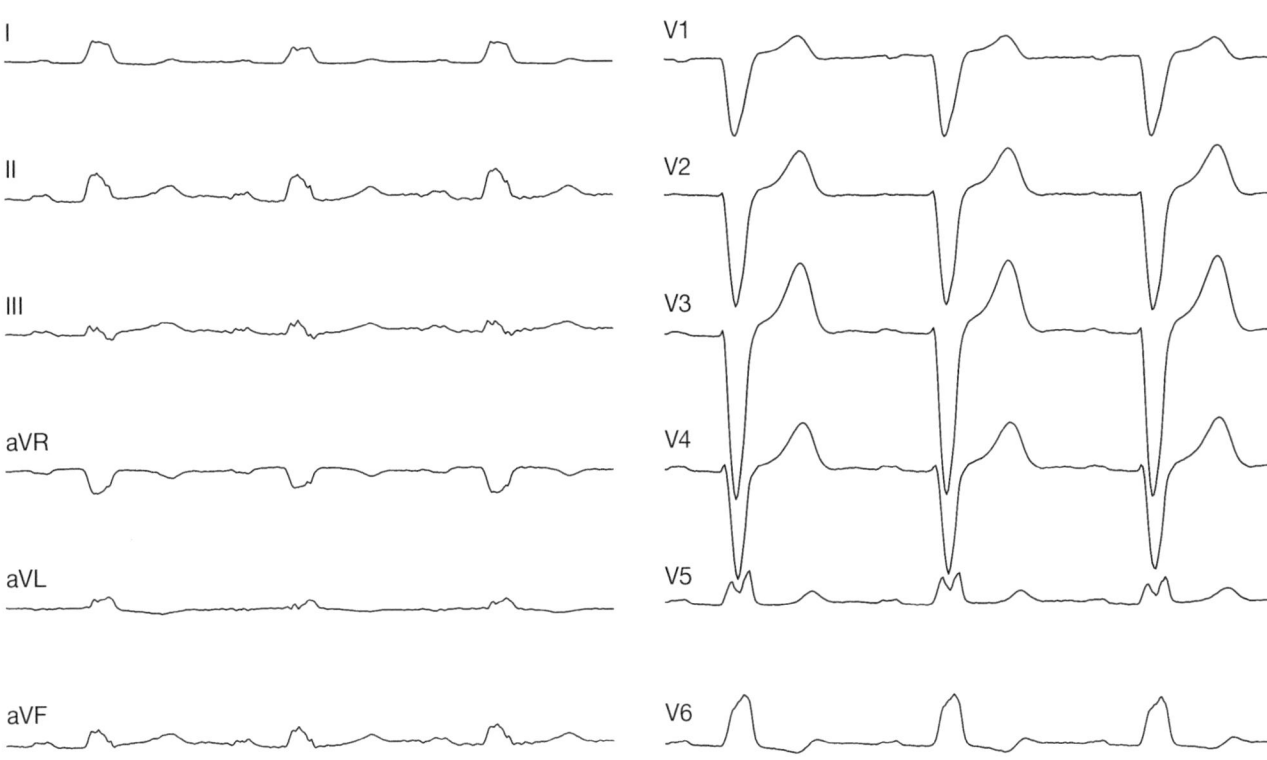

Abb. 1 EKG bei Aufnahme

Ergänzende Information Die elektronische Version dieses Kapitels enthält Zusatzmaterial, auf das über folgenden Link zugegriffen werden kann [https://doi.org/10.1007/978-3-662-62403-6_30]. Die Videos lassen sich durch Anklicken des DOI Links in der Legende einer entsprechenden Abbildung abspielen, oder indem Sie diesen Link mit der SN More Media App scannen.

Bedside-Echokardiographie und notfallmäßig durchgeführte Koronarangiographie

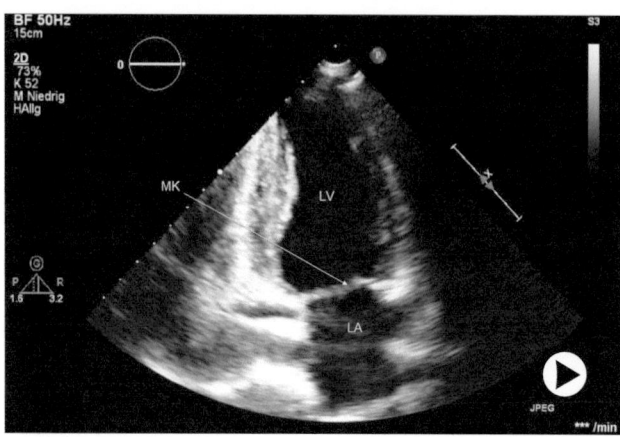

Abb. 2 Ultraschall bei Aufnahme: modifizierter Vierkammerblick (▶ https://doi.org/10.1007/000-575)

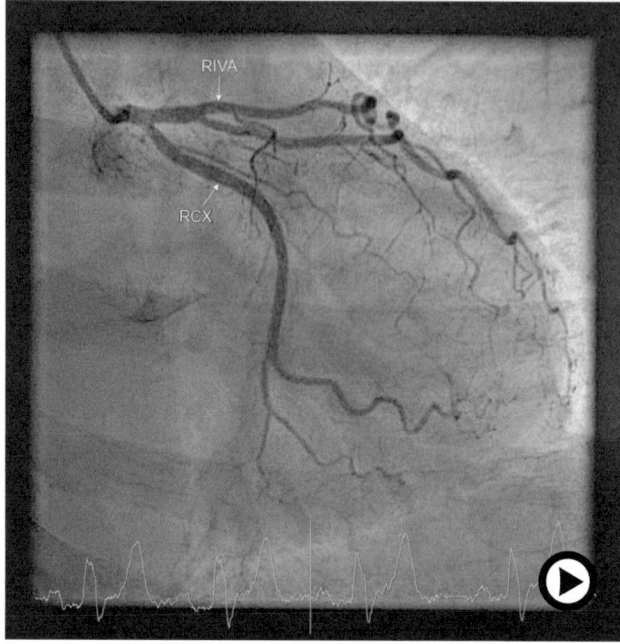

Abb. 4 Linke Koronararterie in der RAO-Projektionsebene 4°, caudal 40° (▶ https://doi.org/10.1007/000-576)

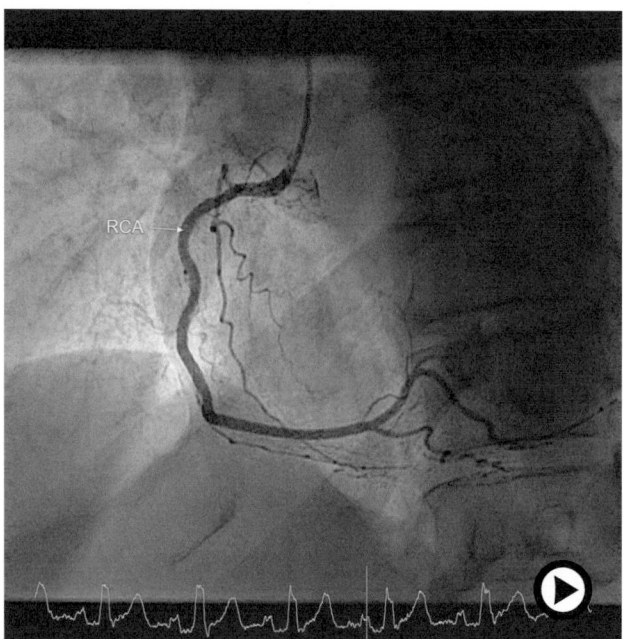

Abb. 3 Rechte Koronararterie in der LAO-Projektionsebene 40° (▶ https://doi.org/10.1007/000-574)

Fall 15: Auflösung

EKG-Befundung

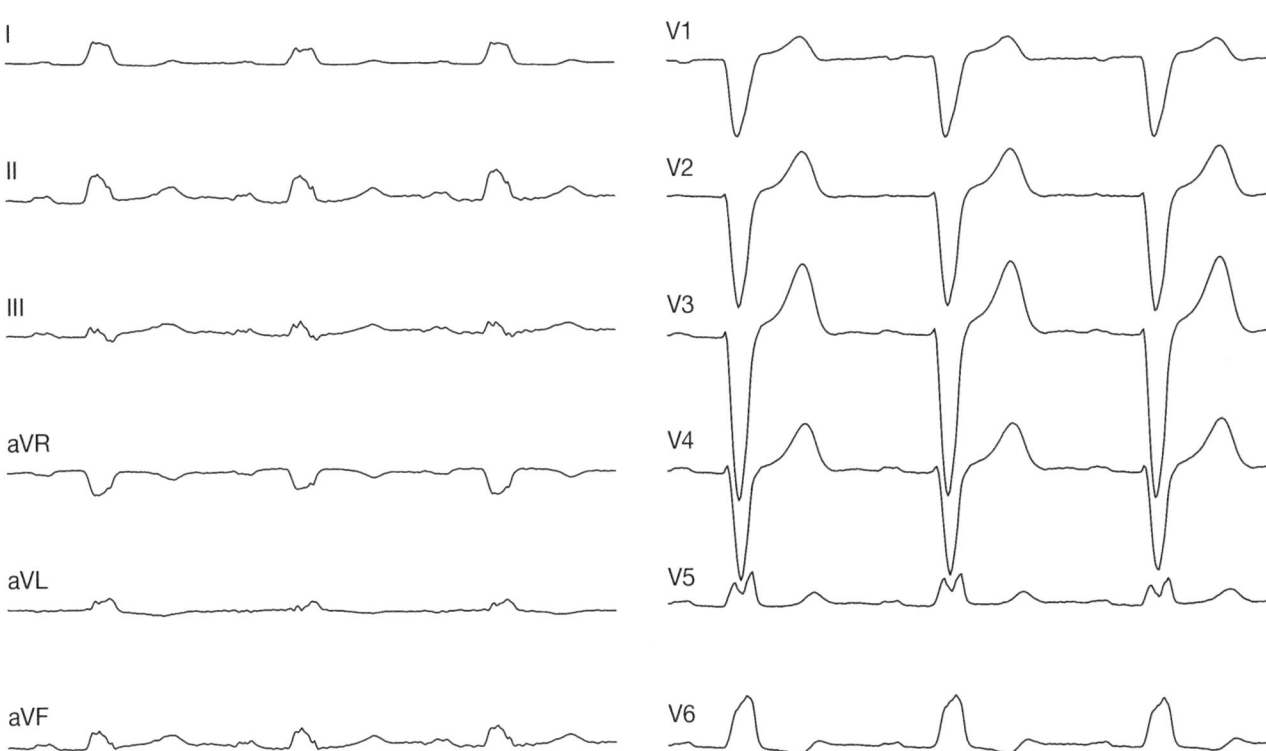

Abb. 1 EKG mit Befund

Ergänzende Information Die elektronische Version dieses Kapitels enthält Zusatzmaterial, auf das über folgenden Link zugegriffen werden kann [https://doi.org/10.1007/978-3-662-62403-6_31]. Die Videos lassen sich durch Anklicken des DOI Links in der Legende einer entsprechenden Abbildung abspielen, oder indem Sie diesen Link mit der SN More Media App scannen.

EKG-Gesamtbeurteilung

Sinusrhythmus, 76 HF/min. Linksschenkelblock! Fehlende R-Progression und erkennbare ST-Streckenhebungen in V2–V4. Keine Infarktzeichen, sondern typische Merkmale eines Linksschenkelblockes! Klassische M-Konfiguration in Ableitung V5 und V6 mit deszendierenden ST-Streckensenkungen (Diskordanz, entgegengesetzte Ausrichtung der QRS-Komplexe und des ST-Strecken-Verlaufs).

Echokardiographiebefundung

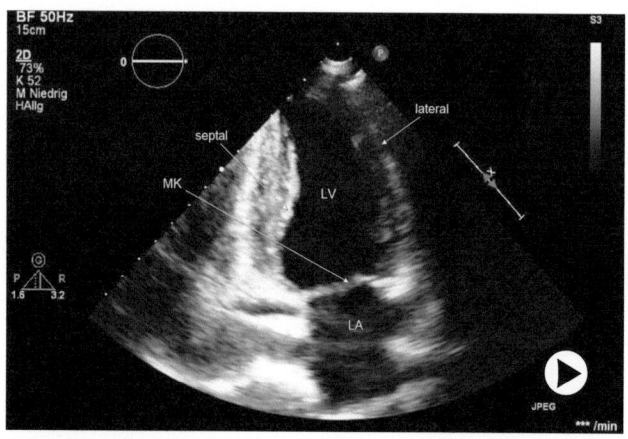

Abb. 2 Hypertrophierter linker Ventrikel mit guter systolischer Pumpfunktion. Asynchroner Bewegungsablauf von Septum und lateraler Wand bei Linkschenkelblock (▶ https://doi.org/10.1007/000-578)

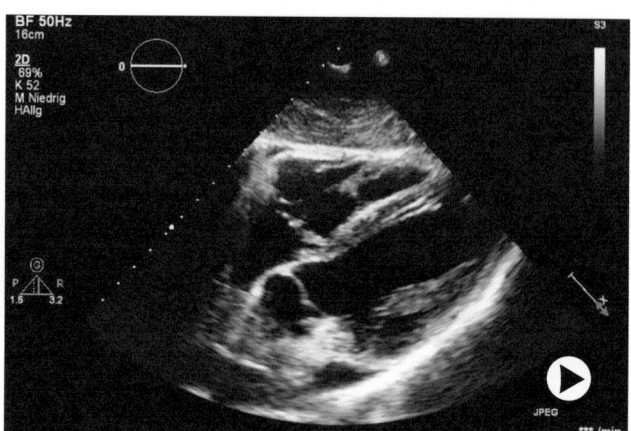

Abb. 4 Ultraschall: Subkostaler Längsschnitt (▶ https://doi.org/10.1007/000-579)

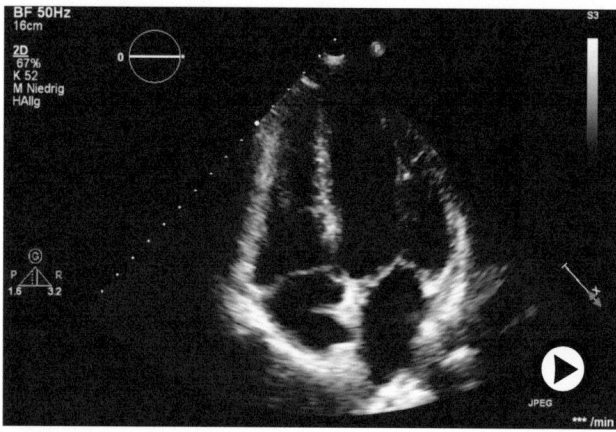

Abb. 3 Ultraschall im Vierkammerblick (▶ https://doi.org/10.1007/000-577)

Diagnose und Intervention

Atypische Angina pectoris bei Linksschenkelblock, unauffällige Koronararterien.

Kommentar: Schwierige Infarktdiagnostik bei Linksschenkelblock. Aufgrund der Risikofaktoren wurde eine Koronarangiografie durchgeführt. Störungen der Mikrozirkulation können dadurch nicht erfasst werden.

CAVE: Fehlinterpretation des EKGs bei ST-Streckenhebungen. Typisches diskordantes Muster von Depolarisation und Repolarisation (QRS-Ausbreitungsrichtung versus des ST-Strecken-Verlaufs).

Anamnese

76-jähriger Patient mit bekanntem Diabetes mellitus, schwer einstellbarem arteriellen Hypertonus und einem obstruktivem Schlafapnoesyndrom (OSAS), im EKG zeigt sich folgendes Bild (Abb. 1).

Notfall – EKG

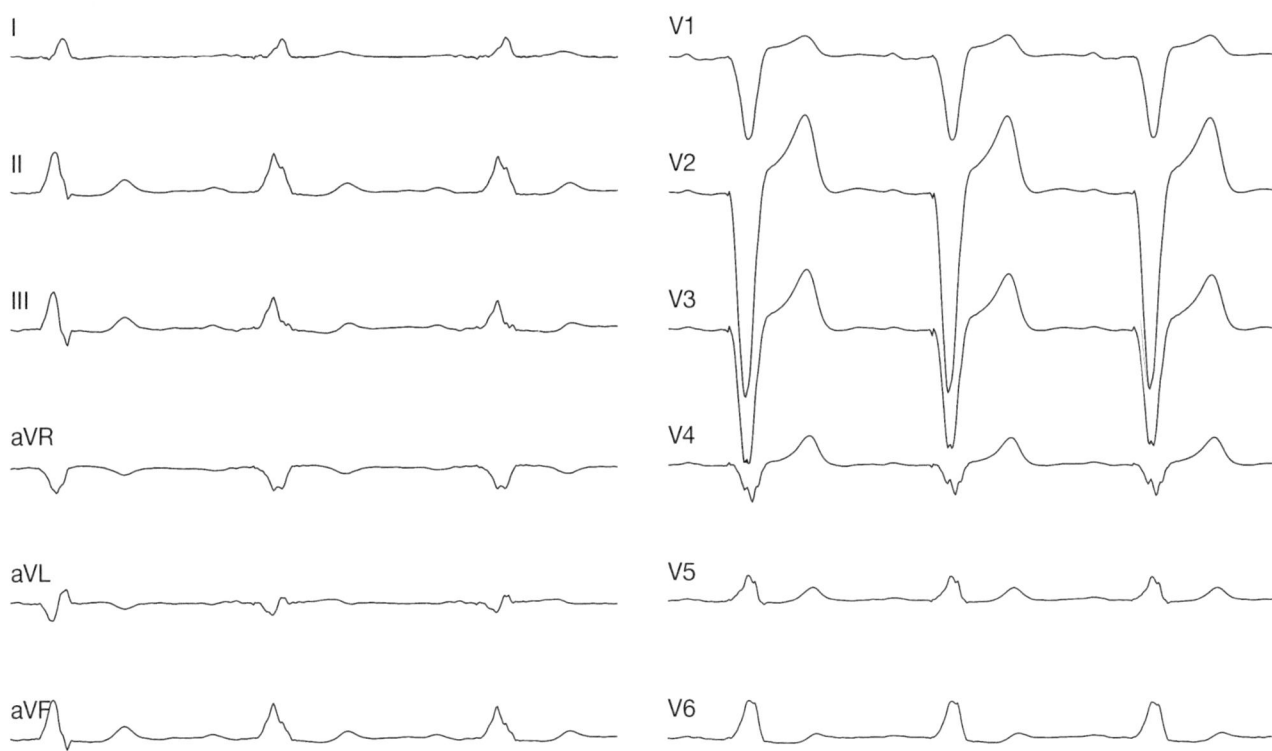

Abb. 1 12-Kanal-EKG bei Routinevorstellung

Ergänzende Information Die elektronische Version dieses Kapitels enthält Zusatzmaterial, auf das über folgenden Link zugegriffen werden kann [https://doi.org/10.1007/978-3-662-62403-6_32]. Die Videos lassen sich durch Anklicken des DOI Links in der Legende einer entsprechenden Abbildung abspielen, oder indem Sie diesen Link mit der SN More Media App scannen.

Röntgenthorax

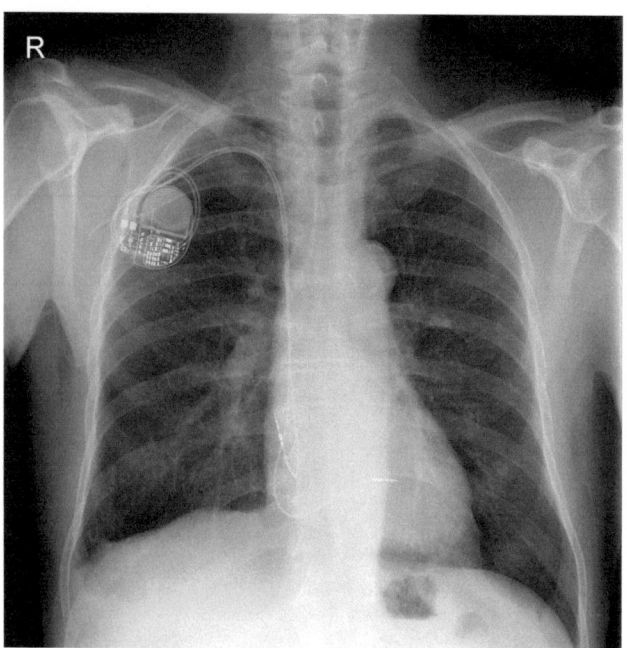

Abb. 2 Röntgenthorax p.a.

Ultraschall

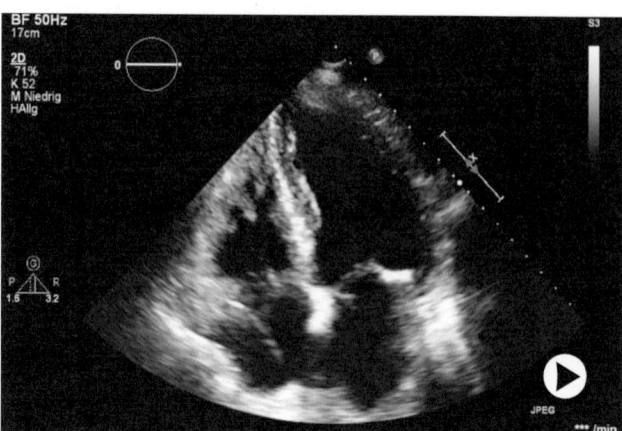

Abb. 4 Ultraschall: Vierkammerblick
(▶ https://doi.org/10.1007/000-57a)

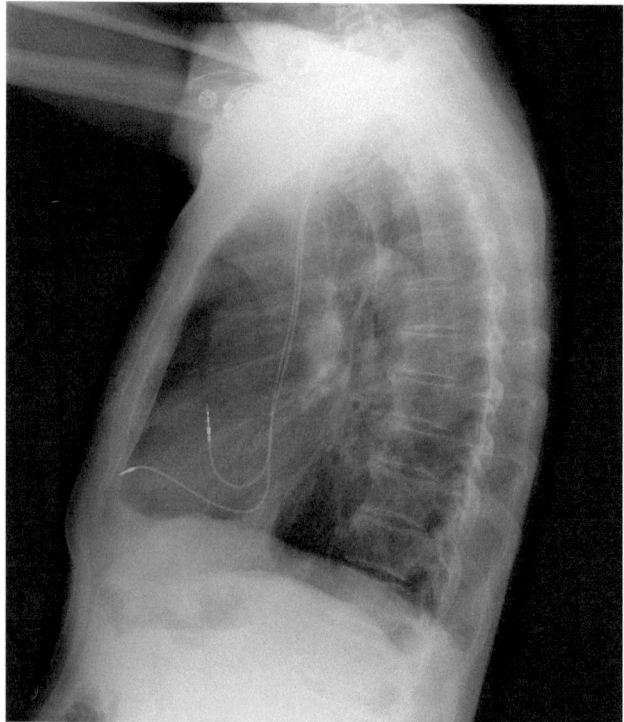

Abb. 3 Röntgenthorax lateral. Bildrechte mit freundlicher Genehmigung des Institutes für diagnostische und interventionelle Radiologie (Abb. 2 und 3)

Fall 16: Auflösung

EKG-Gesamtbeurteilung

Sinusrhythmus mit HF 65/min mit linksschenkelblockarti-gem verbreitertem QRS-Komplex. Bei genauer Analyse des EKGs fallen Schrittmacherspikes am Beginn des QRS-Komplexes auf (siehe Pfeile). ST-Streckenhebungen in V1–V3 sind durch die Schrittmacherstimulation erklärt. Regelrechte Arbeitsweise des DDD-Schrittmachers im VAT-Modus (vorhofgetriggerte Ventrikelstimulation).

EKG-Befundung

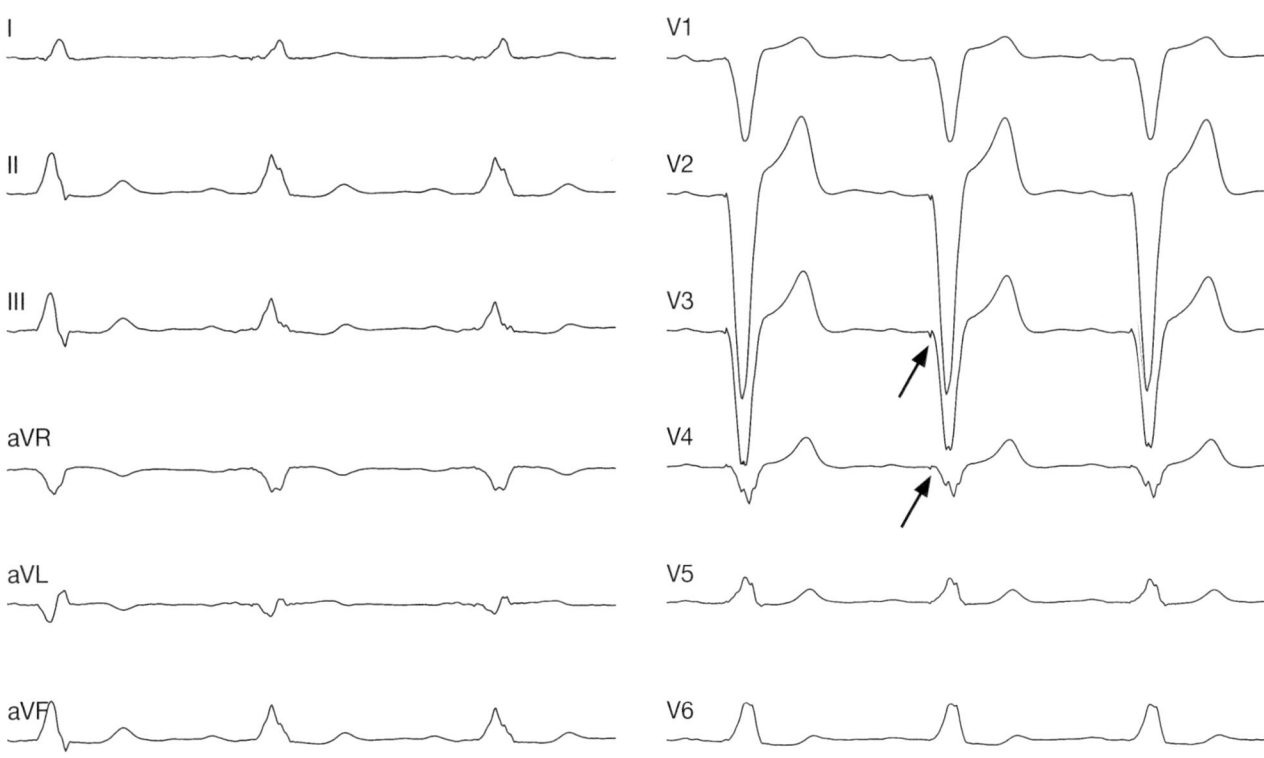

Abb. 1 Schrittmacher-EKG

Ergänzende Information Die elektronische Version dieses Kapitels enthält Zusatzmaterial, auf das über folgenden Link zugegriffen werden kann [https://doi.org/10.1007/978-3-662-62403-6_33]. Die Videos lassen sich durch Anklicken des DOI Links in der Legende einer entsprechenden Abbildung abspielen, oder indem Sie diesen Link mit der SN More Media App scannen.

Röntgenthorax

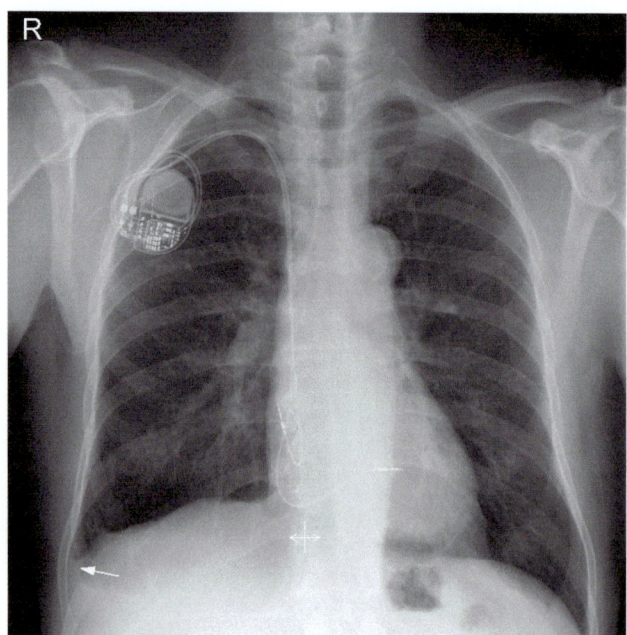

Abb. 2 Regelrechte Lage der Schrittmachersonden. Randwinkelerguss rechts (siehe Pfeil). Bildrechte mit freundlicher Genehmigung des Institutes für diagnostische und interventionelle Radiologie

Herzultraschall

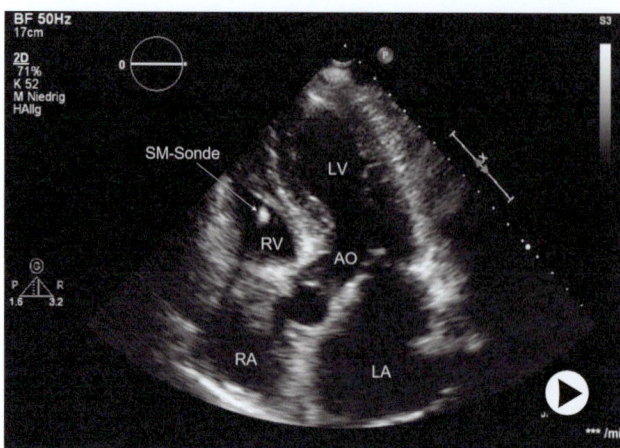

Abb. 3 Schrittmacher-Sonde (▶ https://doi.org/10.1007/000-57b)

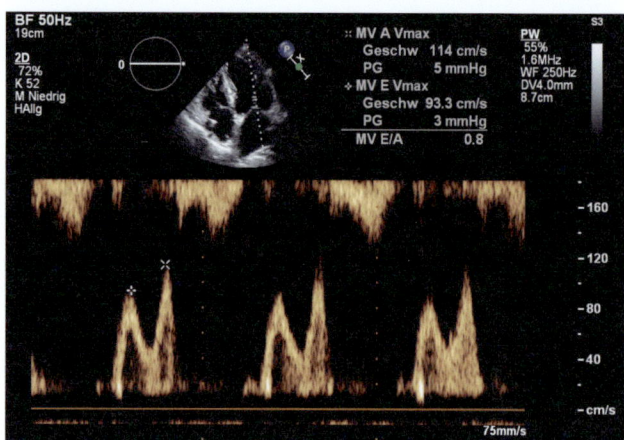

Abb. 4 Hypertrophierter linker Ventrikel mit diastolischer Funktionsstörung (siehe Einstromprofil über die Mitralklappe). Erkennbare Schrittmacherkabel im rechten Vorhof und rechten Ventrikel

Diagnose und Intervention

Zustand nach DDD-Schrittmacherimplantation bei AV-Block 3. Grades. Diastolische Funktionsstörung bei hypertensiver Herzerkrankung.

Bei dem vorliegenden EKG mit ST-Streckenhebungen in V1–V3 war zunächst nicht bekannt, dass ein DDD-Schrittmacher implantiert worden war. Es findet sich eine regelrechte Funktionsweise im VAT-Modus.

Fall 17: Betagte Patientin mit crescendo Angina pectoris und Dyspnoe

Anamnese

87-jährige Patientin mit Zustand nach Schlaganfall vor zwei Jahren und jetzt instabiler Angina pectoris und Atemnot. Bei Aufnahme zeigt sich folgendes EKG.

Notfall – EKG

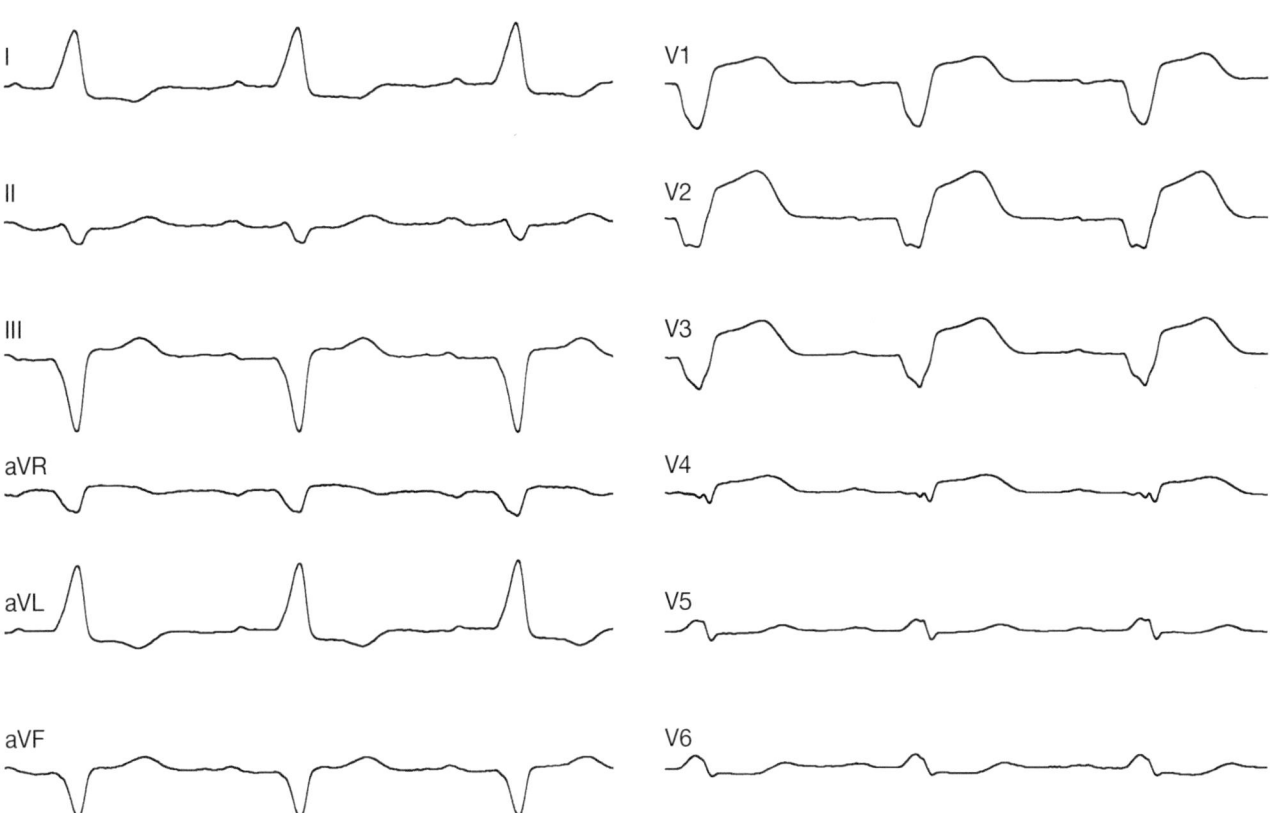

Abb. 1 12-Kanal-EKG bei Aufnahme

Ergänzende Information Die elektronische Version dieses Kapitels enthält Zusatzmaterial, auf das über folgenden Link zugegriffen werden kann [https://doi.org/10.1007/978-3-662-62403-6_34]. Die Videos lassen sich durch Anklicken des DOI Links in der Legende einer entsprechenden Abbildung abspielen, oder indem Sie diesen Link mit der SN More Media App scannen.

C. Schmitt, A. Radzewitz, *Akuter Thoraxschmerz*, https://doi.org/10.1007/978-3-662-62403-6_34

Bedside-Echokardiographie und notfallmäßig   **durchgeführte Koronarangiographie**

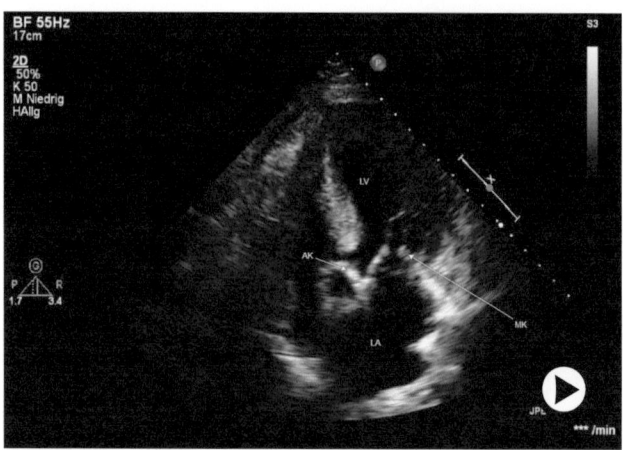

Abb. 2 Vierkammerblick: Hypertrophierter Ventrikel mit asynchronem Kontraktionsablauf. Distales Septum hypokinetisch (► https://doi.org/10.1007/000-57e)

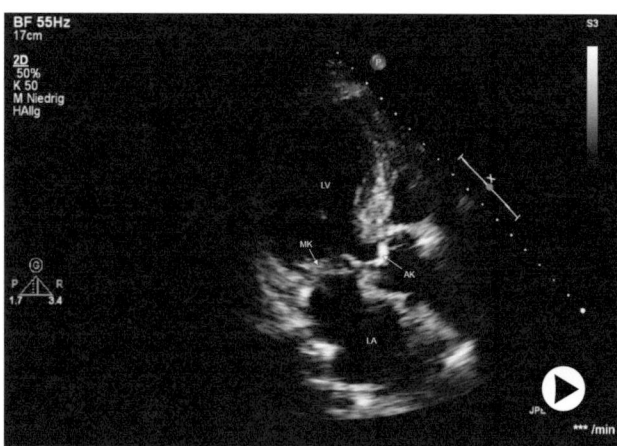

Abb. 3 Dreikammerblick: Sklerosierte Aorten- und Mitralsegel (► https://doi.org/10.1007/000-57d)

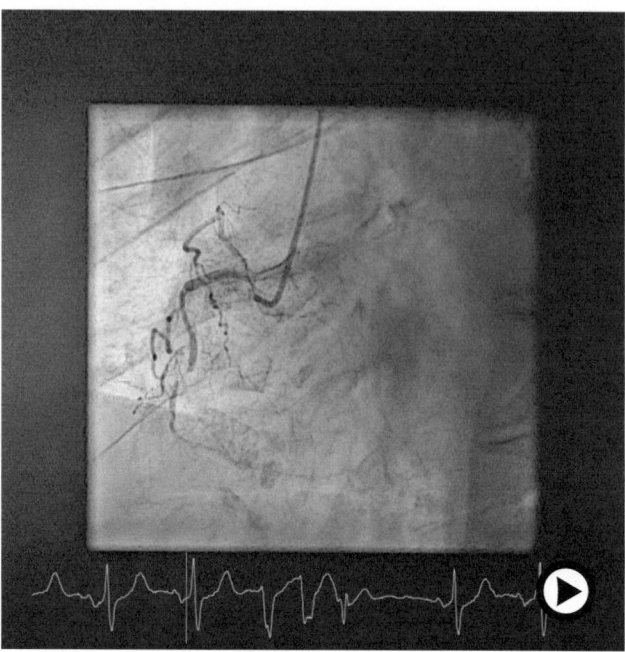

Abb. 4 Darstellung der rechten Koronararterie in LAO-Projektion 40° (► https://doi.org/10.1007/000-57c)

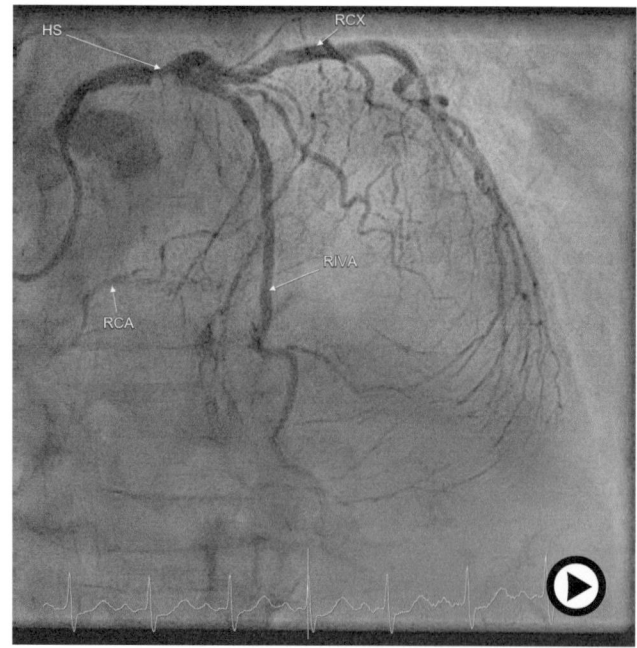

Abb. 5 Darstellung der linken Koronararterie in LAO-Projektion 1°, cranial 36° (► https://doi.org/10.1007/000-57f)

Fall 17: Auflösung

EKG-Befundung

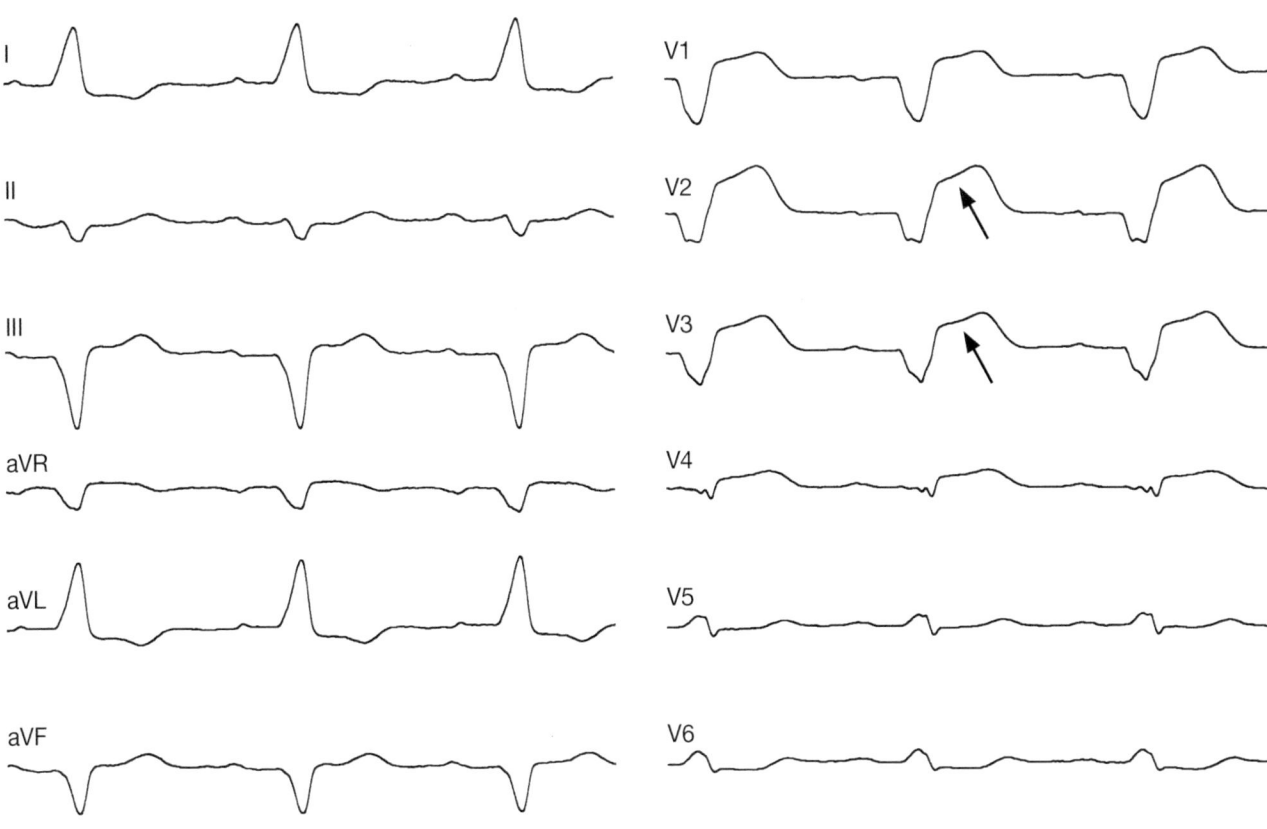

Abb. 1 EKG-Befund

Ergänzende Information Die elektronische Version dieses Kapitels enthält Zusatzmaterial, auf das über folgenden Link zugegriffen werden kann [https://doi.org/10.1007/978-3-662-62403-6_35]. Die Videos lassen sich durch Anklicken des DOI Links in der Legende einer entsprechenden Abbildung abspielen, oder indem Sie diesen Link mit der SN More Media App scannen.

EKG-Gesamtbeurteilung

Sinusrhythmus mit einer HF von 77/min. Verbreiteter QRS-Komplex (140 ms) im Sinne eines Linksschenkelblockes mit konsekutiven Endstreckenveränderungen in I und aVL sowie in V6. Tiefes Q in V1–V3 und für einen Linksschenkelblock auffällig erhöhtem ST-Strecken-Abgang (siehe Pfeile).

Koronarbefundung

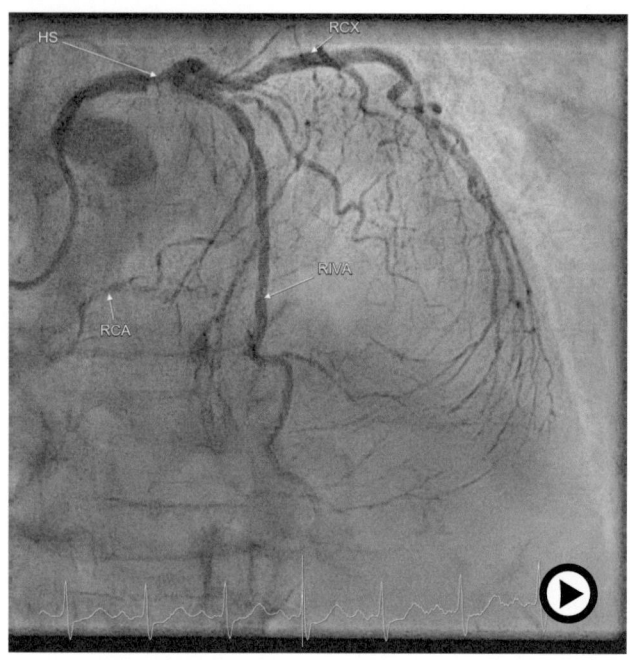 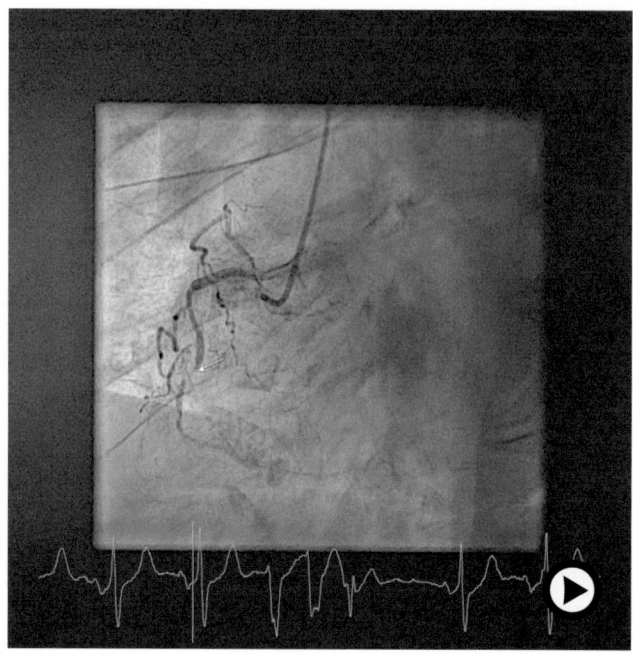

Abb. 2 Hochgradige Hauptstammstenose sowie höhergradige proximale RIVA-Stenose und RCX Stenose. Retrograde Anfärbung der distalen RCA über septale Kollateralen des RIVA (▶ https://doi.org/10.1007/000-57j)

Abb. 3 Verschluss der RCA im Segment 2 (siehe Pfeil) (▶ https://doi.org/10.1007/000-57h)

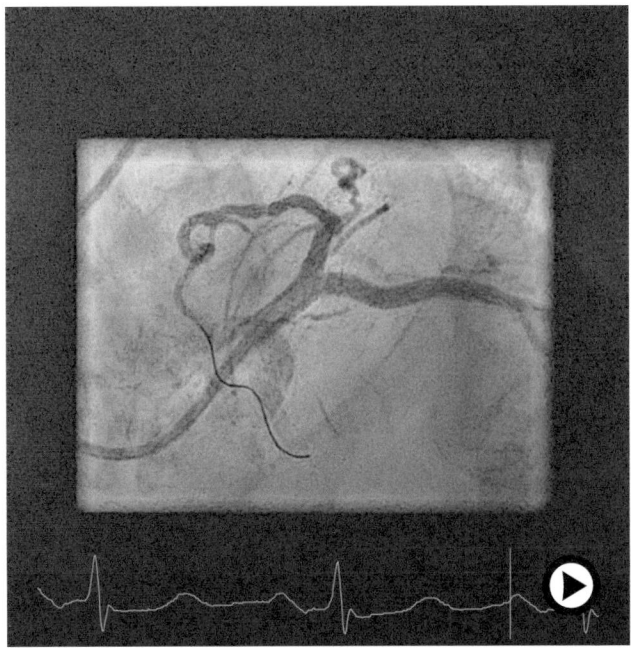

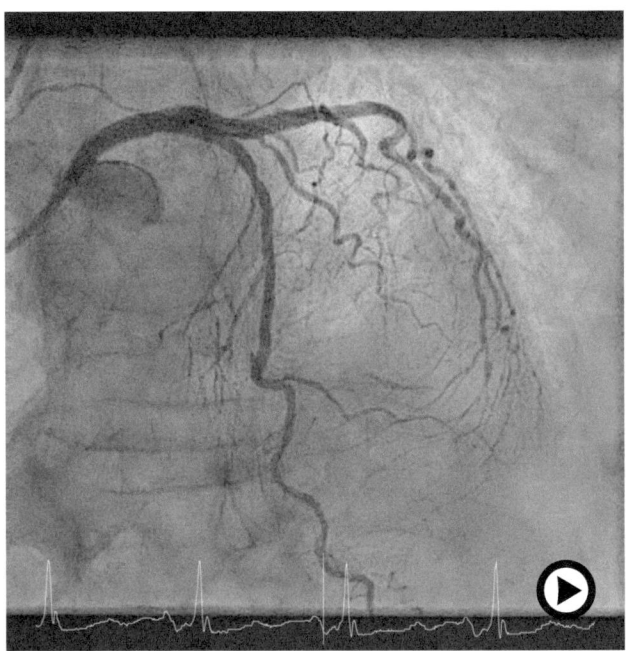

Abb. 4 Erfolgreiche PCI des ungeschützten Hauptstammes sowie des proximalen RIVA und RCX („Spinnenschuss", LAO 38°, caudal 27°) (▶ https://doi.org/10.1007/000-57g)

Abb. 5 Craniale Darstellung (32°) nach erfolgreicher Hauptstammintervention (▶ https://doi.org/10.1007/000-57k)

Diagnose und Intervention

Akuter ST-Hebungs-Vorderwandinfarkt. Erfolgreiche PTCA des ungeschützten Hauptstammes sowie des RIVA und des RCX mit 3-fach Stentimplantation. Neuaufgetretener kompletter Linksschenkelblock.

Kommentar: Eine diskordante exzessive ST-Streckenhebung über 5 mm in den rechtspräkordialen Ableitungen V1–V3 stellt nach den Sgarbossa Kriterien bei Linksschenkelblock ein mögliches Infarktgeschehen dar.

Fall 18: Junger Patient mit auffälligem EKG

Anamnese

Vorstellung beim Kardiologen bei auffälligem EKG. Asymptomatischer Patient.

Notfall – EKG

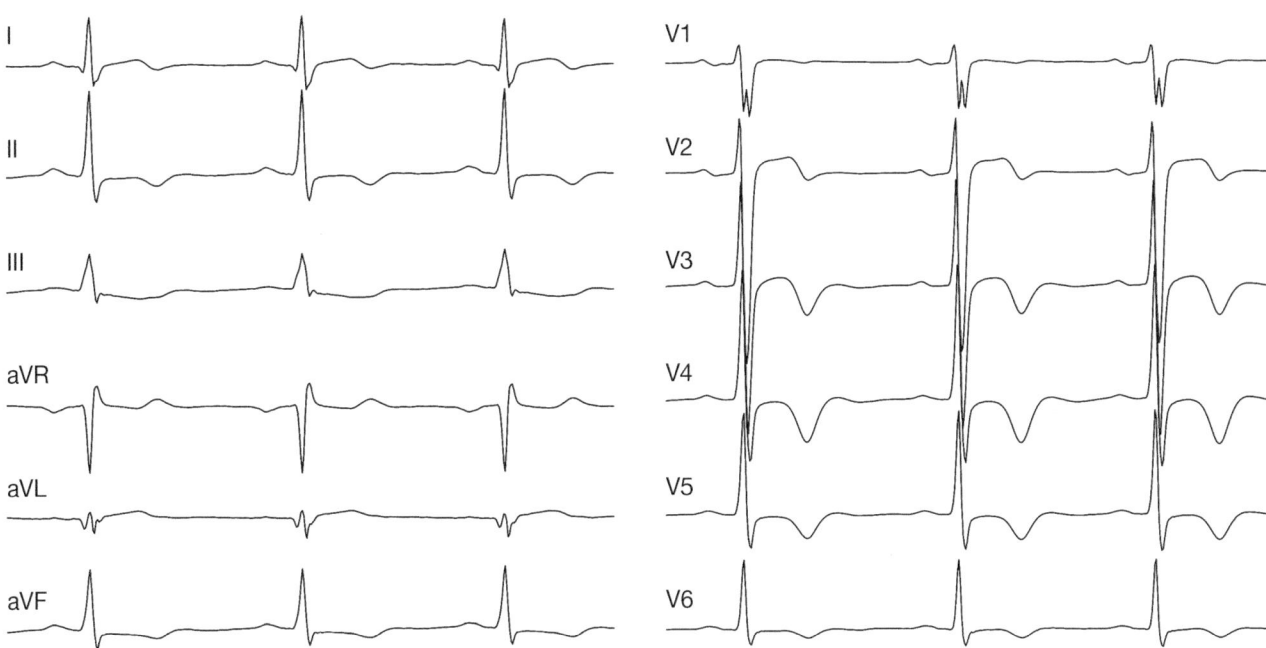

Abb. 1 EKG

Ergänzende Information Die elektronische Version dieses Kapitels enthält Zusatzmaterial, auf das über folgenden Link zugegriffen werden kann [https://doi.org/10.1007/978-3-662-62403-6_36]. Die Videos lassen sich durch Anklicken des DOI Links in der Legende einer entsprechenden Abbildung abspielen, oder indem Sie diesen Link mit der SN More Media App scannen.

Ultraschall

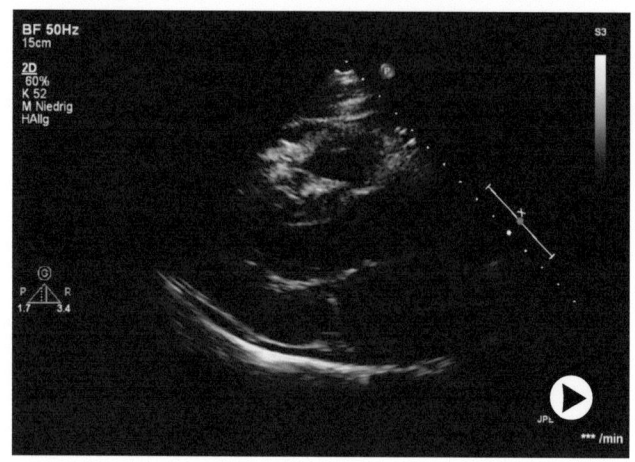 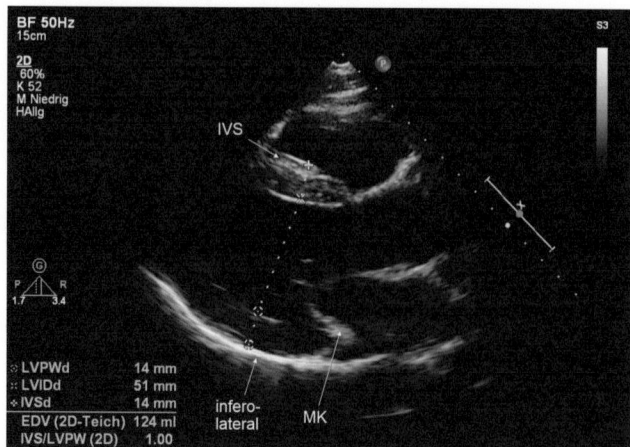

Abb.   2 Echokardiographie: parasternal   lange   Achse (▶ https://doi.org/10.1007/000-57m)

Abb. 3 Echokardiographie: parasternal kurze Achse

EKG-Befundung

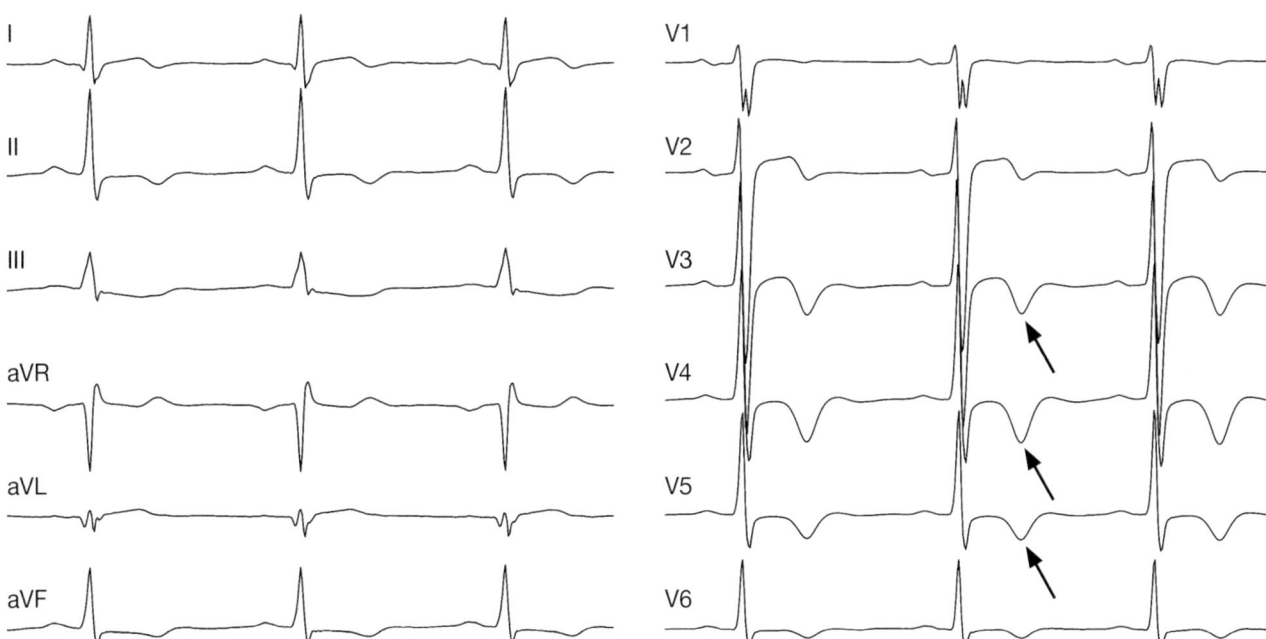

Abb. 1 EKG mit auffälligem Befund

EKG-Gesamtbeurteilung

Normofrequenter Sinusrhythmus mit einer HF von 69/min.

In den Extremitätenableitungen auffällige Endstreckenveränderungen mit T-Negativierungen in Ableitung I, II und aVF. ST-Streckensenkung in Ableitung III.

In den Brustwandableitungen aufgesplitterter QRS-Komplex in V1 mit ST-Streckenhebungen in V2. Symmetrisch negatives T in Ableitungen V2–V6 (siehe Pfeile).

Ultraschall und MRT

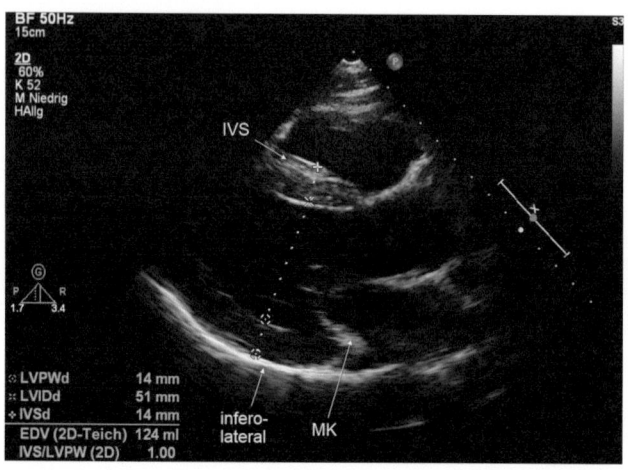

Abb. 2 Auffällige Hypertrophie des linken Ventrikels mit einer Septumdicke von 14 mm. Echokardiographisch kein messbarer Gradient im linksventrikulären Ausflusstrakt

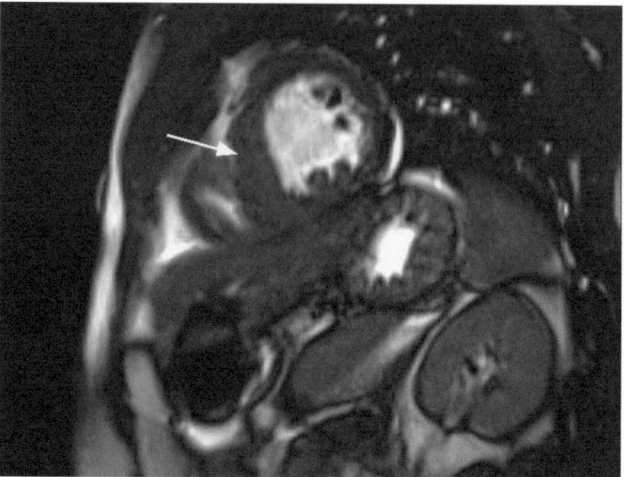

Abb. 3 Kardiales MRT: Fokale septale Myokardhypertrophie (Pfeil) Bildrechte mit freundlicher Genehmigung des Institutes für diagnostische und interventionelle Radiologie

Diagnose

Hypertrophe nicht obstruktive Kardiomyopathie (HNOCM).

Kommentar: Hypertrophe Kardiomyopathie ist eine der häufigsten Todesursachen bei sportlicher Aktivität im jungen Erwachsenenalter.

Cave bei auffälligem EKG, in dieser Konstellation ist bei jungen Patienten bei sportärztlichen Untersuchungen eine Echokardiographie erforderlich.

Fall 19: Der verkannte Infarkt

Anamnese:
Seit 14 Tagen „Wirbelsäulenschmerzen" mit krankengymnastischer Behandlung. Am Vorabend zunehmende Beschwerden bei Belastung zwischen den Schulterblättern.

Die Vorstellung am nächsten Tag beim Hausarzt zeigt folgendes EKG.

Notfall – EKG

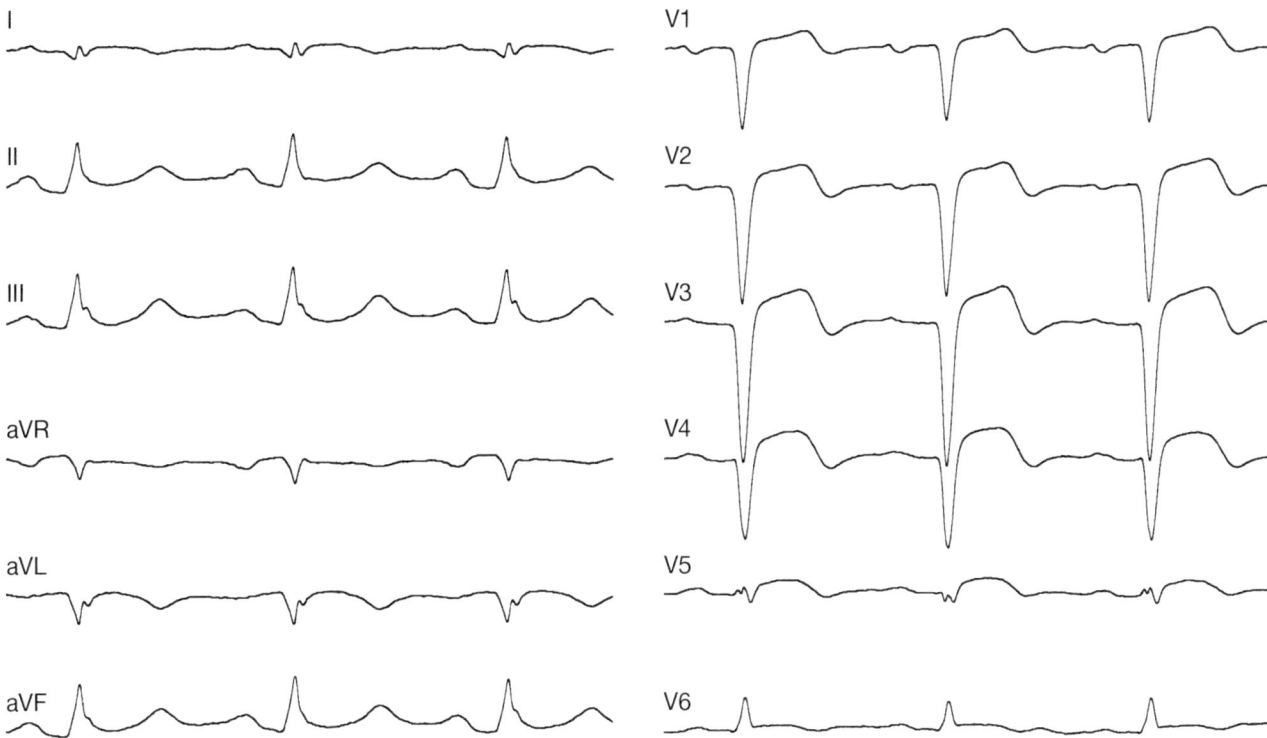

Abb. 1 12-Kanal-EKG

Ergänzende Information Die elektronische Version dieses Kapitels enthält Zusatzmaterial, auf das über folgenden Link zugegriffen werden kann [https://doi.org/10.1007/978-3-662-62403-6_38]. Die Videos lassen sich durch Anklicken des DOI Links in der Legende einer entsprechenden Abbildung abspielen, oder indem Sie diesen Link mit der SN More Media App scannen.

C. Schmitt, A. Radzewitz, *Akuter Thoraxschmerz*, https://doi.org/10.1007/978-3-662-62403-6_38

Echokardiographie und Koronarangiographie

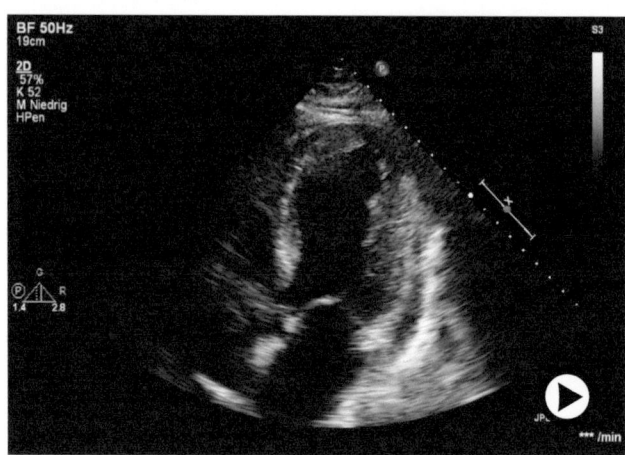

Abb. 2 Orientierende Bedside-Echokardiographie auf der CPU
(▶ https://doi.org/10.1007/000-57n)

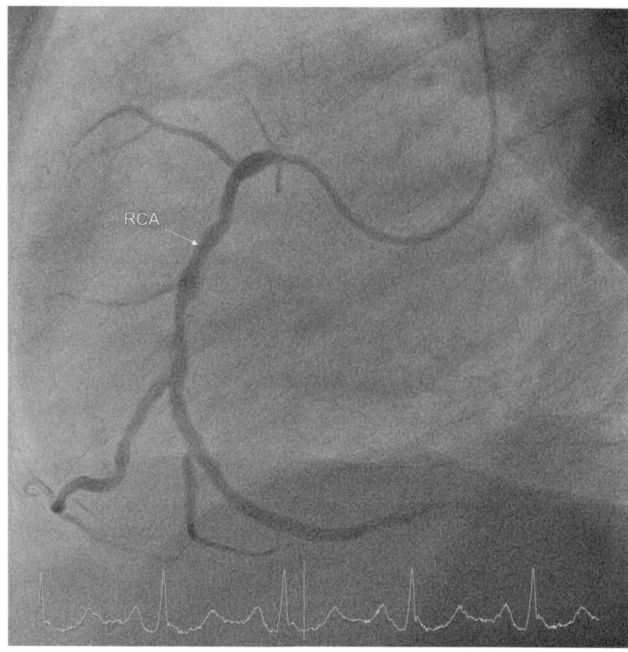

Abb. 4 Darstellung der rechten Koronararterie in RAO-Projektion
10°, caudal 24°

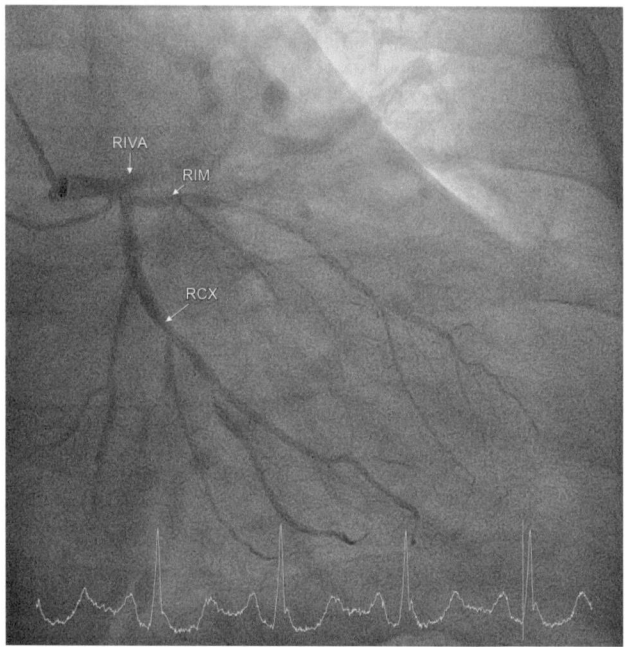

Abb. 3 Darstellung der linken Koronararterie in RAO-Projektion 21°,
caudal 23°

Fall 19: Auflösung

EKG-Befundung

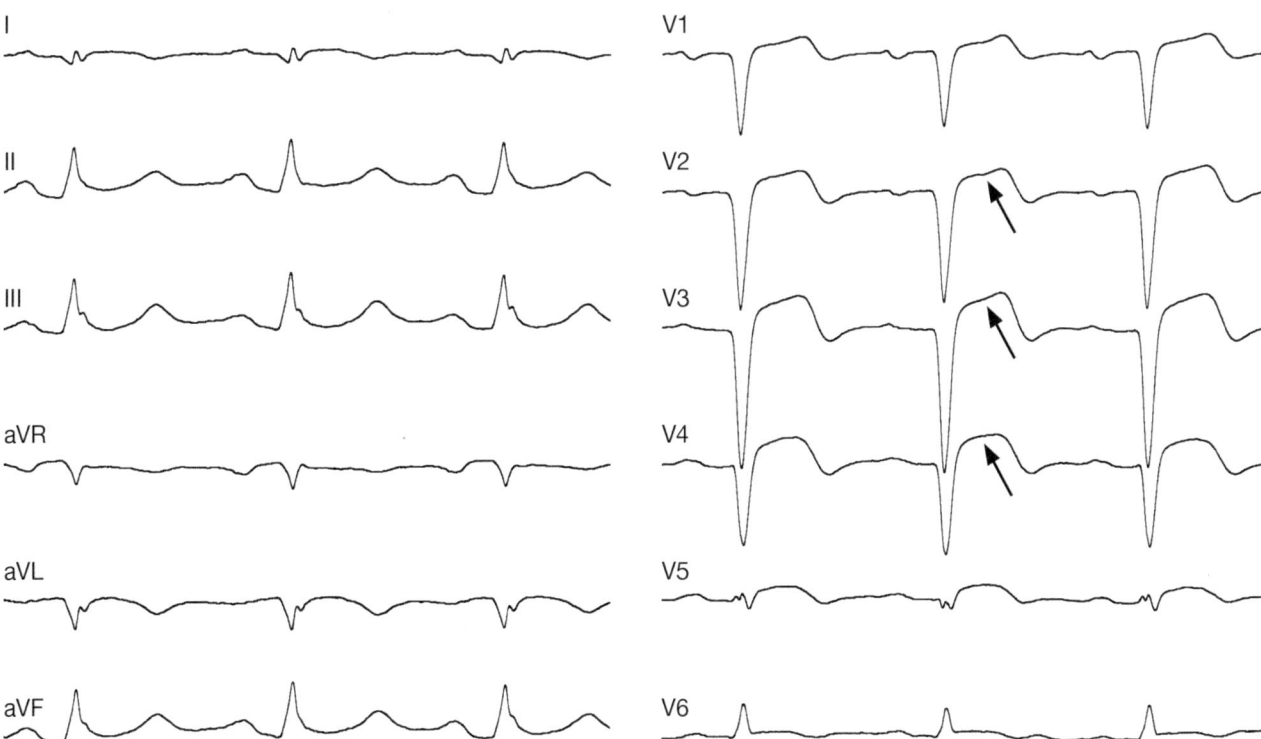

Abb. 1 EKG mit auffälligem Befund

Ergänzende Information Die elektronische Version dieses Kapitels enthält Zusatzmaterial, auf das über folgenden Link zugegriffen werden kann [https://doi.org/10.1007/978-3-662-62403-6_39]. Die Videos lassen sich durch Anklicken des DOI Links in der Legende einer entsprechenden Abbildung abspielen, oder indem Sie diesen Link mit der SN More Media App scannen.

C. Schmitt, A. Radzewitz, *Akuter Thoraxschmerz*, https://doi.org/10.1007/978-3-662-62403-6_39

EKG-Gesamtbeurteilung

Relativ tachykarder Sinusrhythmus mit HF 89/min. Diskrete konkave ST-Streckenhebungen in II, III und aVF. Minimale ST-Streckenhebungen in Ableitung I. Q-Zacken in V1–V4 mit konsekutiven ST-Streckenhebungen in V1–V5 (siehe Pfeile).

Ultraschall und Koronarbefundung

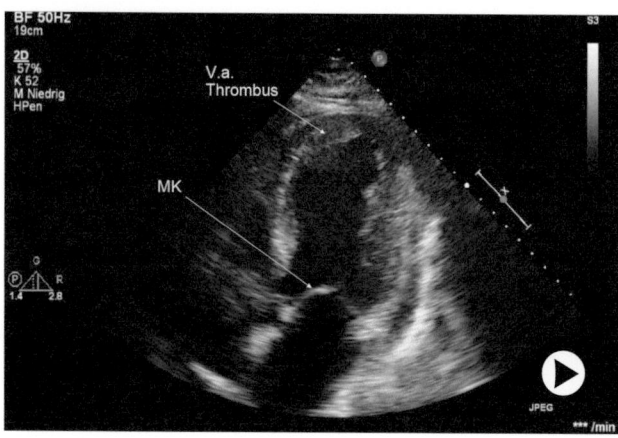

Abb. 2 Anteroseptale Akinesie mit Aneurysmaausbildung. Verdacht auf LV-Spitzen-Thrombus. Kleiner zirkulärer Perikarderguss (▶ https://doi.org/10.1007/000-57p)

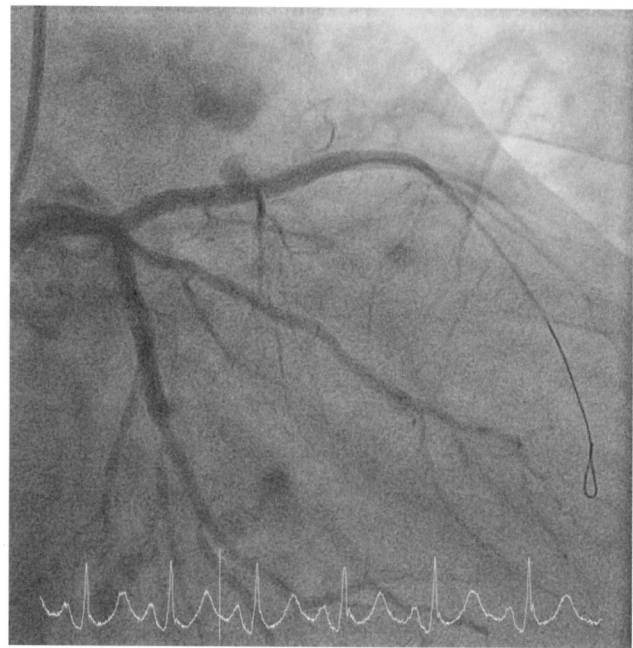

Abb. 4 Erfolgreiche Ballondilatation und Stentimplantation der proximalen RIVA

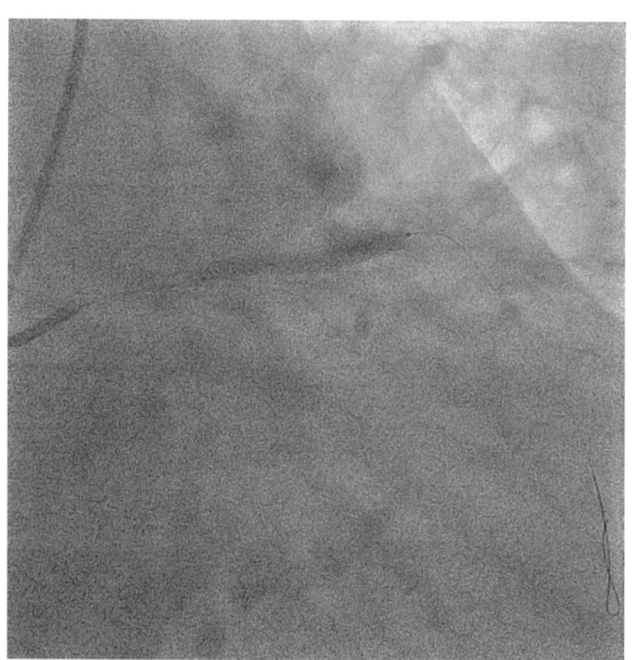

Abb. 3 Drahtpassage bei verschlossenem proximalem RIVA-Verschluss

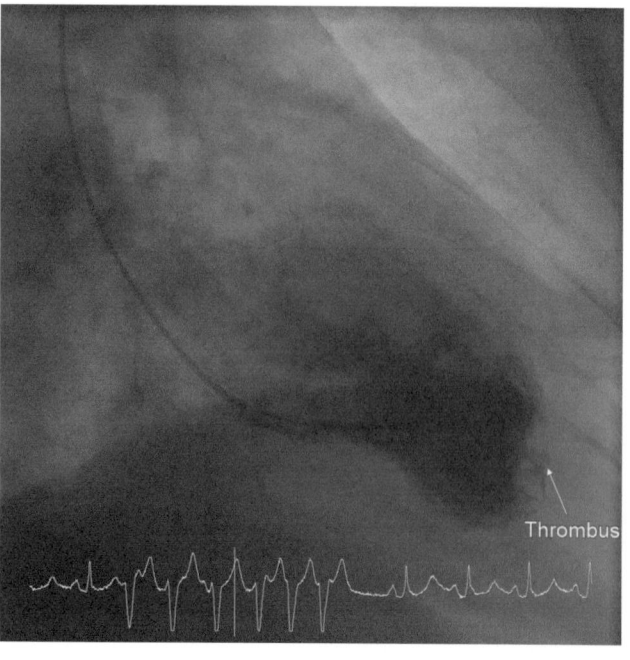

Abb. 5 Ventrikulographie LV – ausgedehnte Akinesie/Dyskinesie der apikalen Vorderwand mit Verdacht auf Thrombusbildung

Diagnose und Intervention

Subakuter Vorderwandinfarkt mit Ausbildung eines Aneurysmas und Thrombenbildung bei koronarer 3-Gefäßerkrankung.

Kommentar: Typisches EKG eines Vorderwandaneurysmas mit Q-Zacken und persistierenden ST-Streckenhebungen in V1–V4.

Bei bereits erfolgter Thrombenbildung im LV ist in diesem Fall eine Triple-Therapie erforderlich (duale Plättchenhemmung plus neue orale Antikoagulantien, NOAK).

Fall 20: Brustschmerzen seit zwei Tagen

Anamnese

Vor zwei Tagen linksthorakale drückende Schmerzen, erst intermittierend, seit dem Abend jedoch persistierend („wie wenn ein Elefant auf der Brust sitzt").

Verlegung des Patienten aus Heimatkrankenhaus in den frühen Morgenstunden mit folgendem EKG.

Notfall – EKG

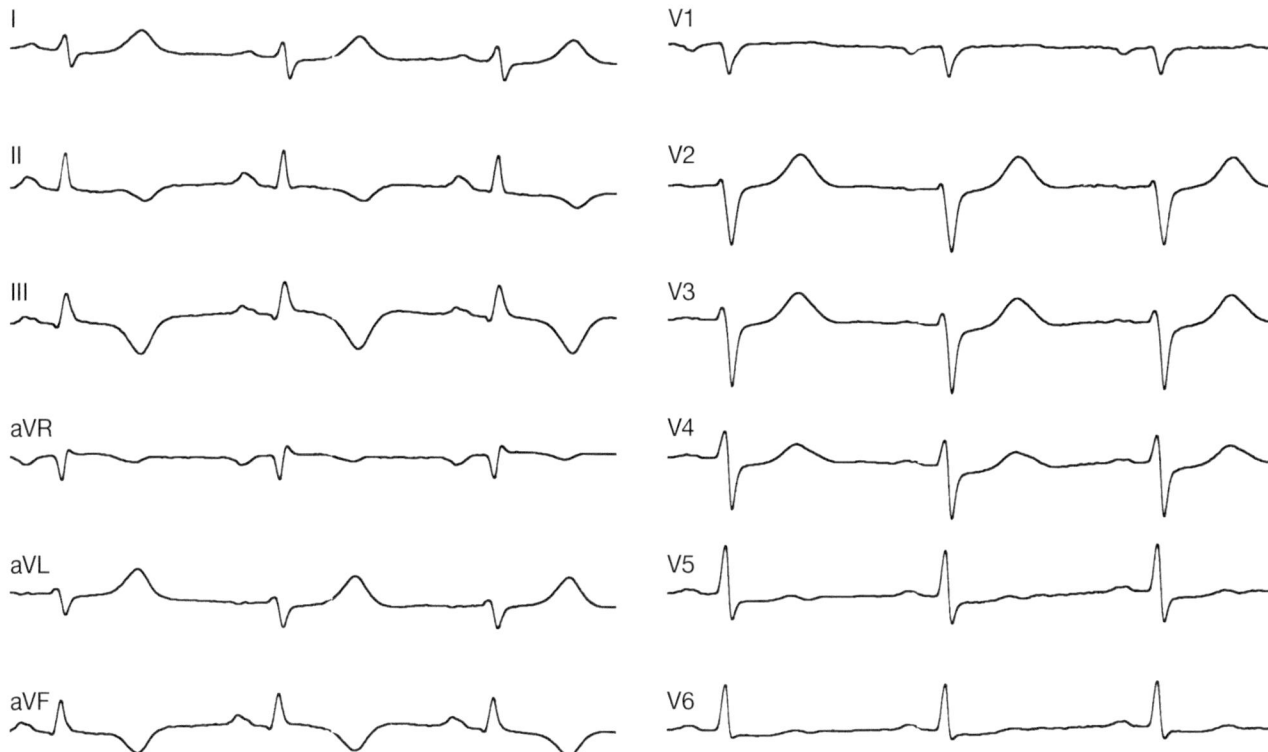

Abb. 1 12-Kanal-EKG

Ergänzende Information Die elektronische Version dieses Kapitels enthält Zusatzmaterial, auf das über folgenden Link zugegriffen werden kann [https://doi.org/10.1007/978-3-662-62403-6_40]. Die Videos lassen sich durch Anklicken des DOI Links in der Legende einer entsprechenden Abbildung abspielen, oder indem Sie diesen Link mit der SN More Media App scannen.

Notfallmäßig durchgeführte Echokardiographie und Koronarangiographie

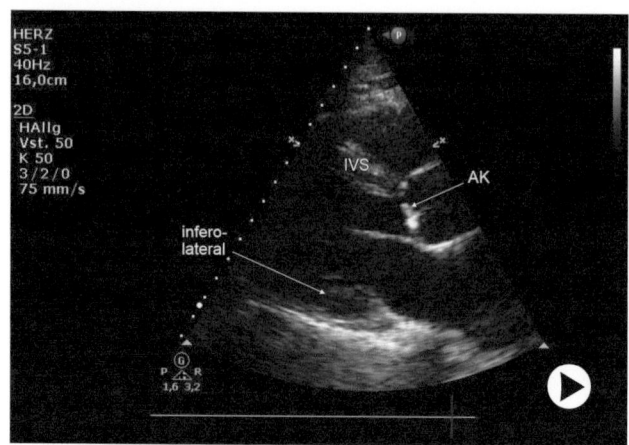

Abb. **2** Echokardiographie: parasternal lange Achse
(▶ https://doi.org/10.1007/000-57s)

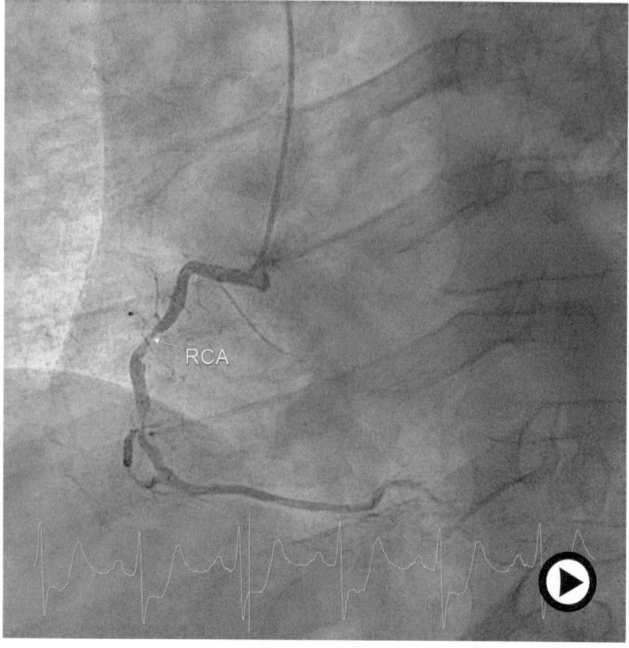

Abb. 4 Darstellung der rechten Koronararterie in LAO-Projektion 41°
(▶ https://doi.org/10.1007/000-57q)

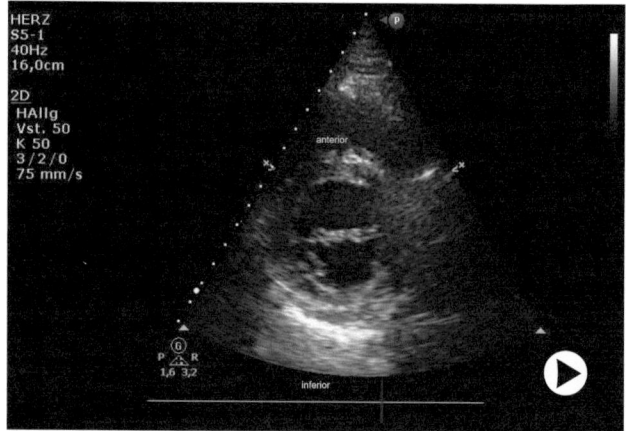

Abb. **3** Echokardiographie: parasternal kurze Achse
(▶ https://doi.org/10.1007/000-57r)

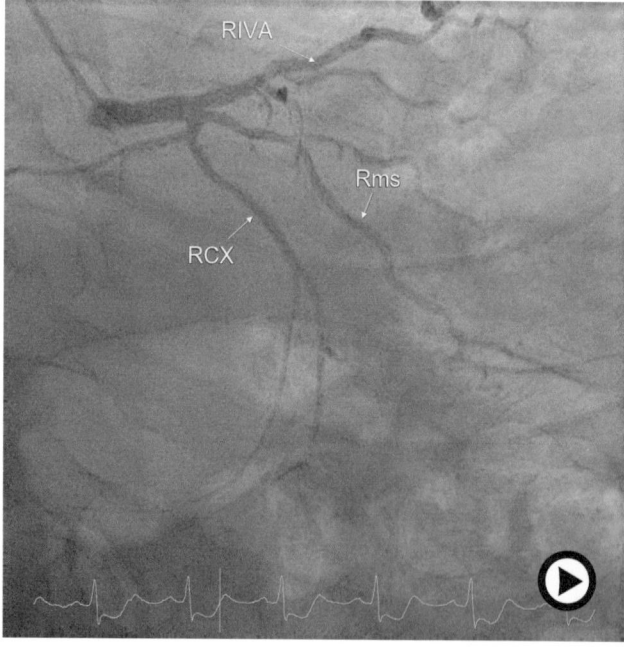

Abb. 5 Darstellung der linken Koronararterie (Projektionsebene caudal 41°) (▶ https://doi.org/10.1007/000-57t)

Fall 20: Auflösung

EKG-Befundung

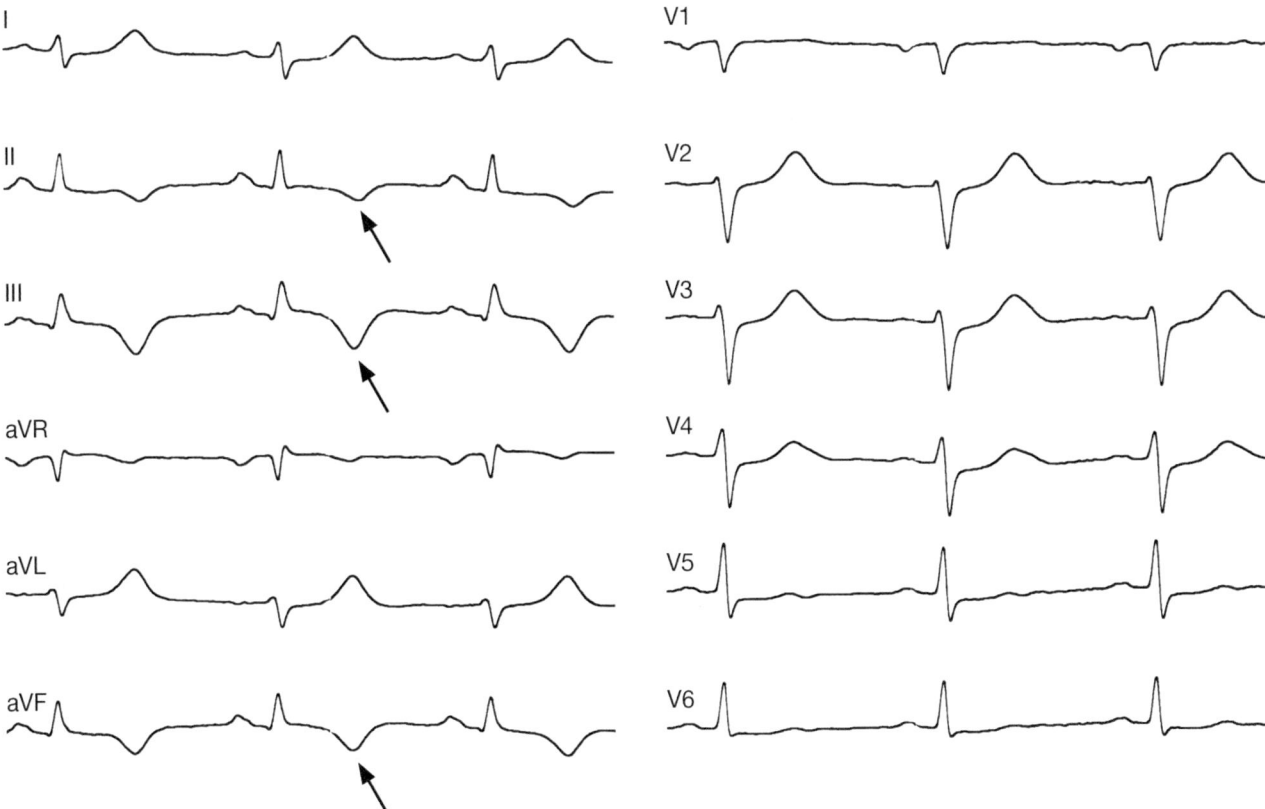

Abb. 1 EKG-Merkmale

Ergänzende Information Die elektronische Version dieses Kapitels enthält Zusatzmaterial, auf das über folgenden Link zugegriffen werden kann [https://doi.org/10.1007/978-3-662-62403-6_41]. Die Videos lassen sich durch Anklicken des DOI Links in der Legende einer entsprechenden Abbildung abspielen, oder indem Sie diesen Link mit der SN More Media App scannen.

C. Schmitt, A. Radzewitz, *Akuter Thoraxschmerz*, https://doi.org/10.1007/978-3-662-62403-6_41

EKG-Gesamtbeurteilung

Sinusrhythmus, Herzfrequenz 79 /min. In Ableitung II, III und aVF auffällige T-Negativierungen (siehe Pfeile). In III und aVF noch erkennbare ST-Streckenhebungen.

Normale R-Progression, aszendierende ST-Streckensenkungen in V2–V4, in V5 und V6 horizontale ST-Streckensenkungen.

Echokardiographie und Koronarbefundung

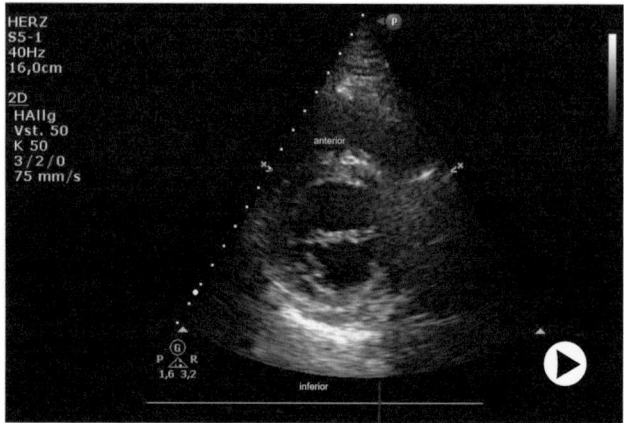

Abb. 2 Echokardiographie: parasternal kurze Achse: gut erkennbare Hypokinesie der inferioren Wandabschnitte. In der parasternal langen Achse (Abb. 2 Echokardiographie), ist ebenfalls eine Hypokinesie der inferolateralen Wandabschnitte zu sehen (▶ https://doi.org/10.1007/000-57x)

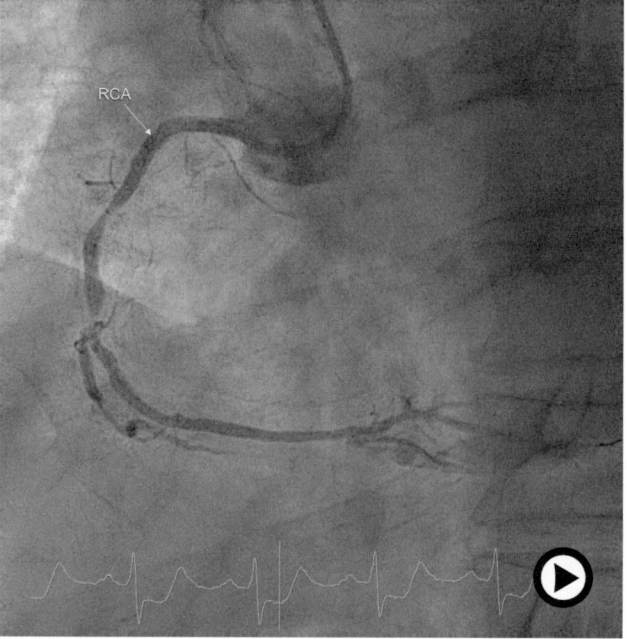

Abb. 3 Drahtpassage durch die hochgradig stenosierte RCA. Die linke Koronararterie weist im Ramus marginalis ebenfalls eine höhergradige Stenose auf (siehe Abb. 5 Darstellung der linken Koronararterie) (▶ https://doi.org/10.1007/000-57w)

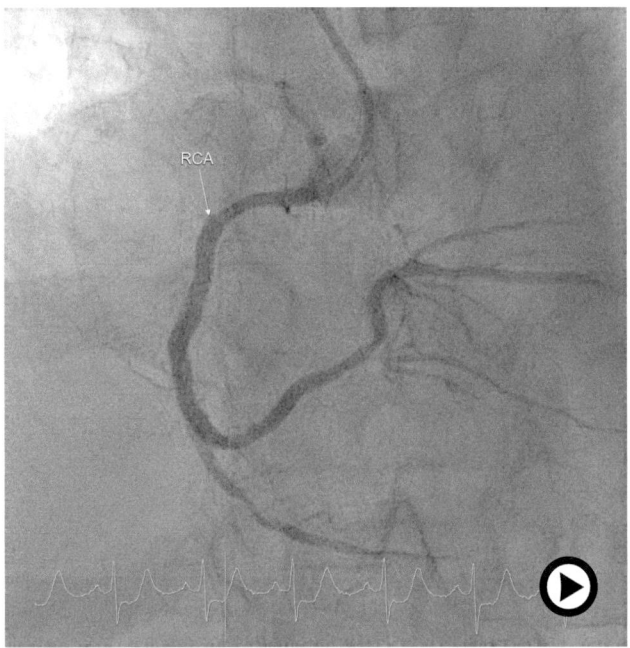

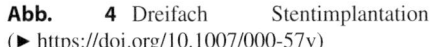

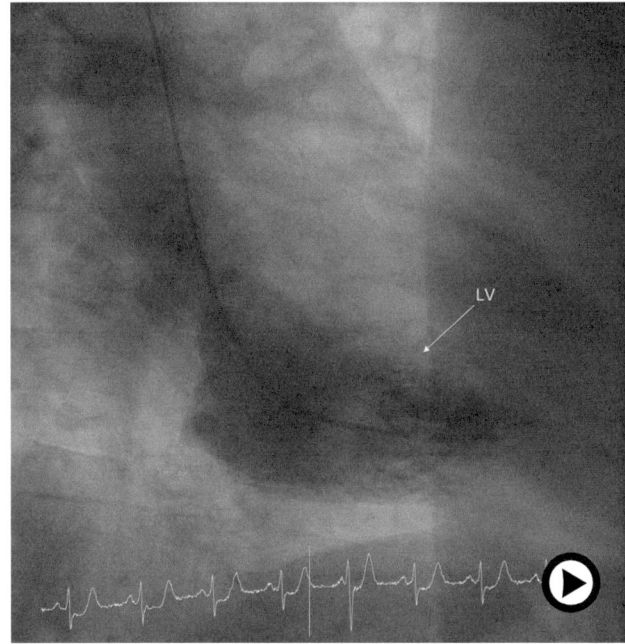

Abb. 4 Dreifach Stentimplantation der RCA (▶ https://doi.org/10.1007/000-57v)

Abb. 5 Ventrikulographie LV. Hypo- bis Akinesie der inferioren Wandabschnitte (▶ https://doi.org/10.1007/000-57y)

Diagnose und Intervention

Subakuter inferiorer ST-Hebungsinfarkt bei koronarer 3-Gefäßerkrankung. Erfolgreiche PTCA der RCA.

Kommentar: Das EKG zeigt das typische Bild eines Infarktgeschehens im „Zwischenstadium" mit T-Negativierungen der inferioren Ableitungen und weitgehender Rückbildung der ST-Streckenhebungen in Ableitung III und aVF.

Anamnese

Der 24-jährige Patient berichtet über „Herzjagen" und Herzstolpern. Keine bekannten Vorerkrankungen.

EKG in der Zentralen Notaufnahme

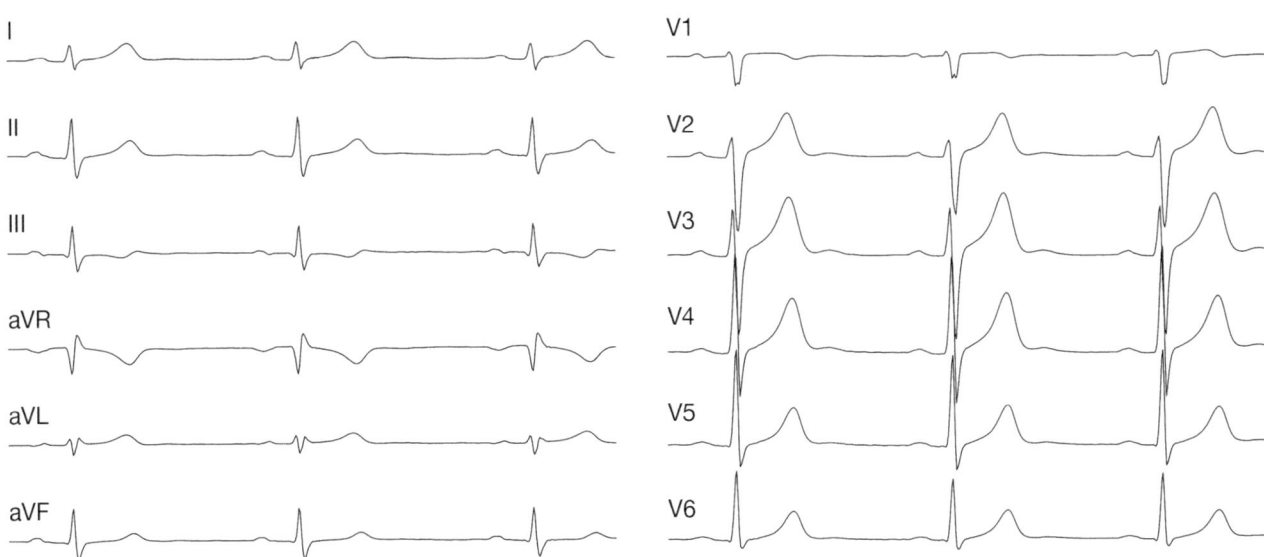

Abb. 1 12-Kanal-EKG

Fall 21: Auflösung

EKG-Befundung

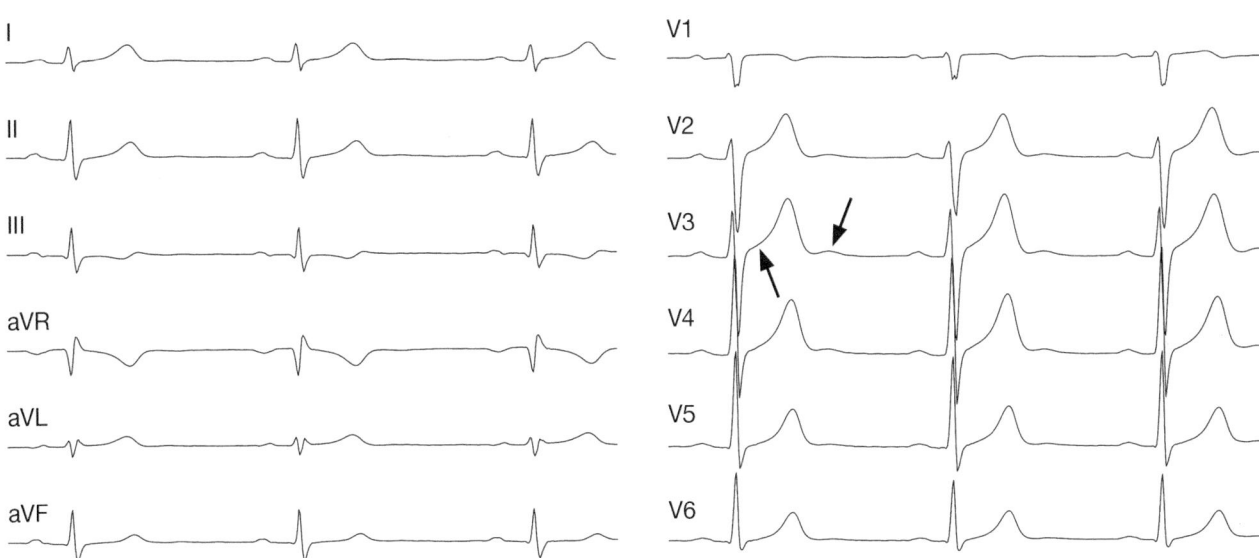

I

II

III

aVR

aVL

aVF

V1

V2

V3

V4

V5

V6

Abb. 1 EKG aus der ZNA

C. Schmitt, A. Radzewitz, *Akuter Thoraxschmerz*, https://doi.org/10.1007/978-3-662-62403-6_43

EKG-Gesamtbeurteilung

Sinusrhythmus, 54/min. Steiltyp. T-Negativierung in Ableitung III. Erhöhter ST-Streckenabgang (Pfeil unten) mit überhöhter T-Welle. In Ableitung V2–V4 gut erkennbare U-Welle, (unter erhöhtem Vagotonus) bei Jugendlichen Normalbefund (Pfeil oben).

Diagnose

Vorzeitiges Repolarisationsmuster in den Brustwandableitungen. Kein Krankheitswert.

Unauffälliger echokardiographischer Befund und unauffälliges Belastungs-EKG (nicht gezeigt). Die isolierte T-Negativierung in Ableitung III ist nicht pathologisch.

Kommentar: Die vorzeitige Repolarisation ist eine unauffällige Normvariante.

Dies ist nicht zu verwechseln mit einem Erstickungs-T beziehungsweise ST-Streckenhebungen bei einem drohenden Vorderwandinfarkt.

Fall 22: Patientin mit Übelkeit, Erbrechen und Sprachstörungen

Anamnese

Patientin hatte am frühen Morgen Kopfschmerzen, Schwindel, Übelkeit, Brustbeschwerden und Schmerzen im linken Arm verspürt. Musste sich einmalig Erbrechen. Der verständigte Rettungsdienst bringt die Patientin in die Notaufnahme.

Das dort geschriebene EKG zeigt folgendes Bild. Im weiteren Verlauf Aphasie, teilweise Echolalie, eingeschränktes Sprachverständnis.

Notfall – EKG

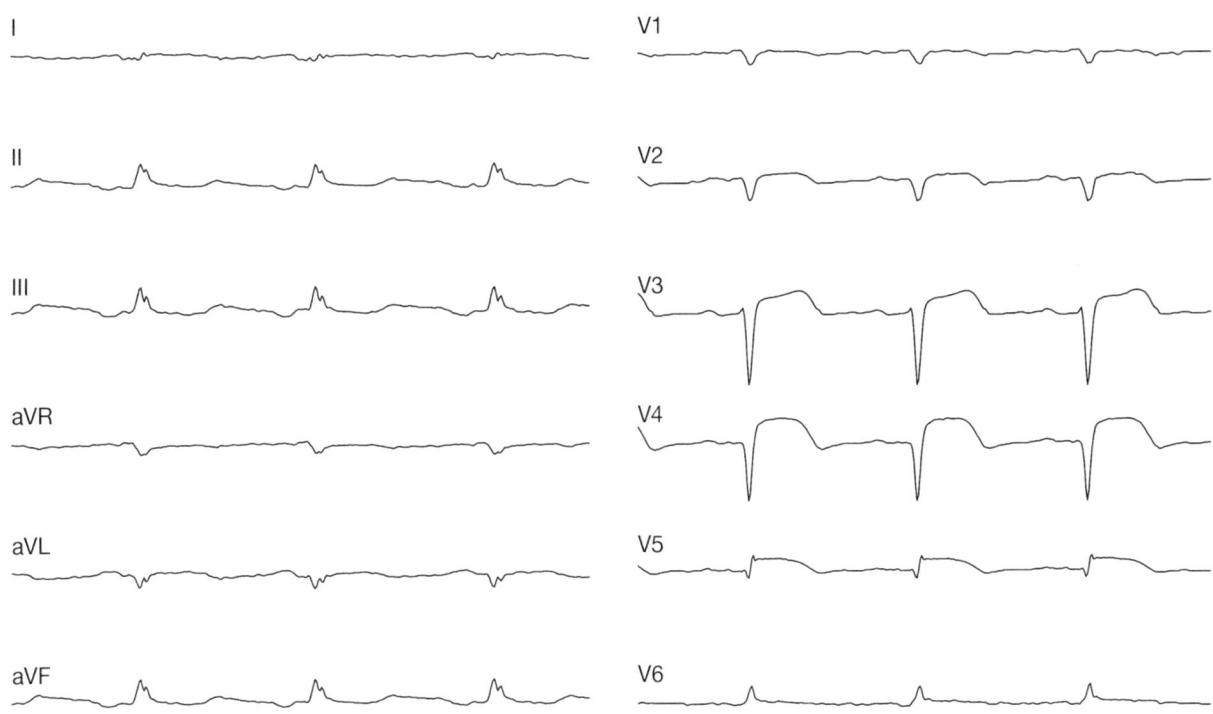

Abb. 1 12-Kanal-EKG bei Aufnahme in der ZNA

Ergänzende Information Die elektronische Version dieses Kapitels enthält Zusatzmaterial, auf das über folgenden Link zugegriffen werden kann [https://doi.org/10.1007/978-3-662-62403-6_44]. Die Videos lassen sich durch Anklicken des DOI Links in der Legende einer entsprechenden Abbildung abspielen, oder indem Sie diesen Link mit der SN More Media App scannen.

Notfallmäßig durchgeführte Koronarangiographie

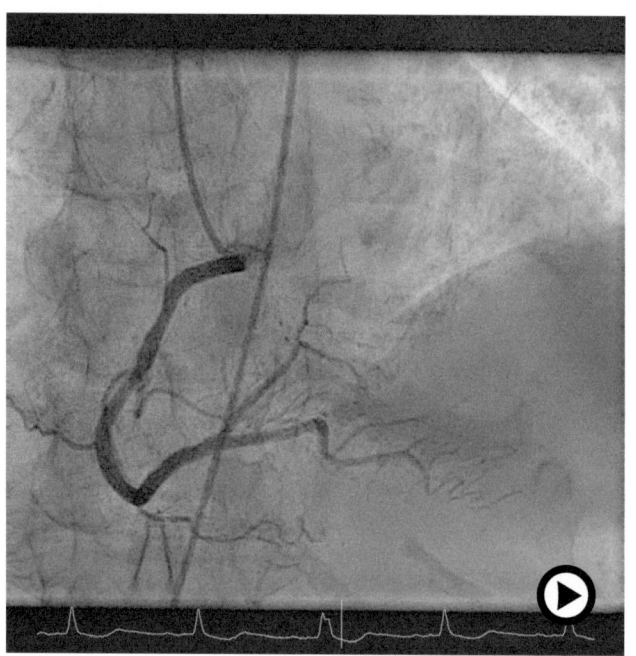

Abb. 2 Rechte Koronararterie (Projektionsebene cranial 30° (▶ https://doi.org/10.1007/000-580)

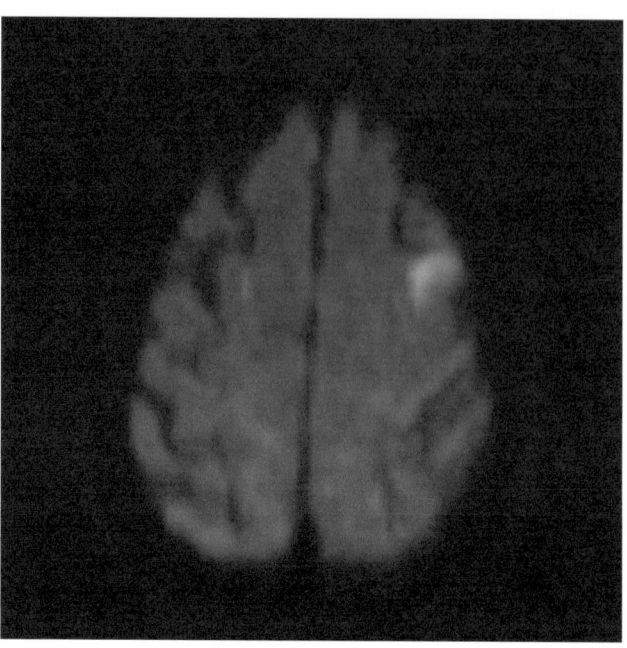

Abb. 4 Magnetresonanztomographie des Kopfes (Kopf-MRT). Bildrechte mit freundlicher Genehmigung des Institutes für diagnostische und interventionelle Radiologie

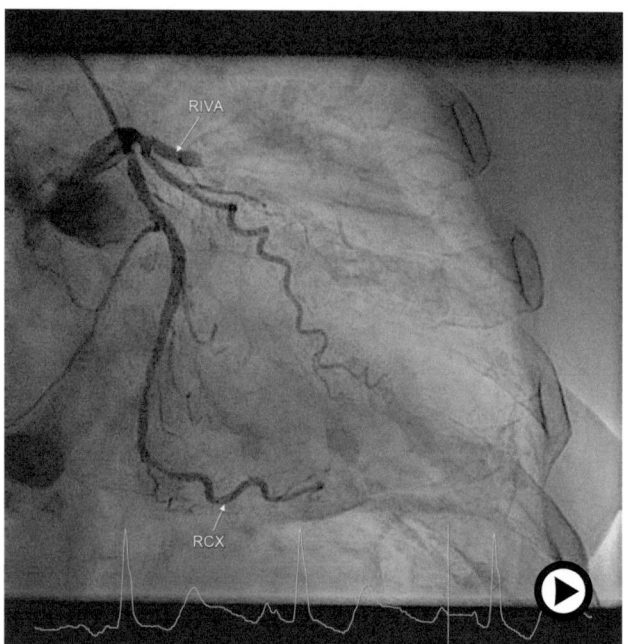

Abb. 3 Linke Koronararterie in RAO-Projektion 28°, caudal 24° (▶ https://doi.org/10.1007/000-57z)

EKG-Befundung

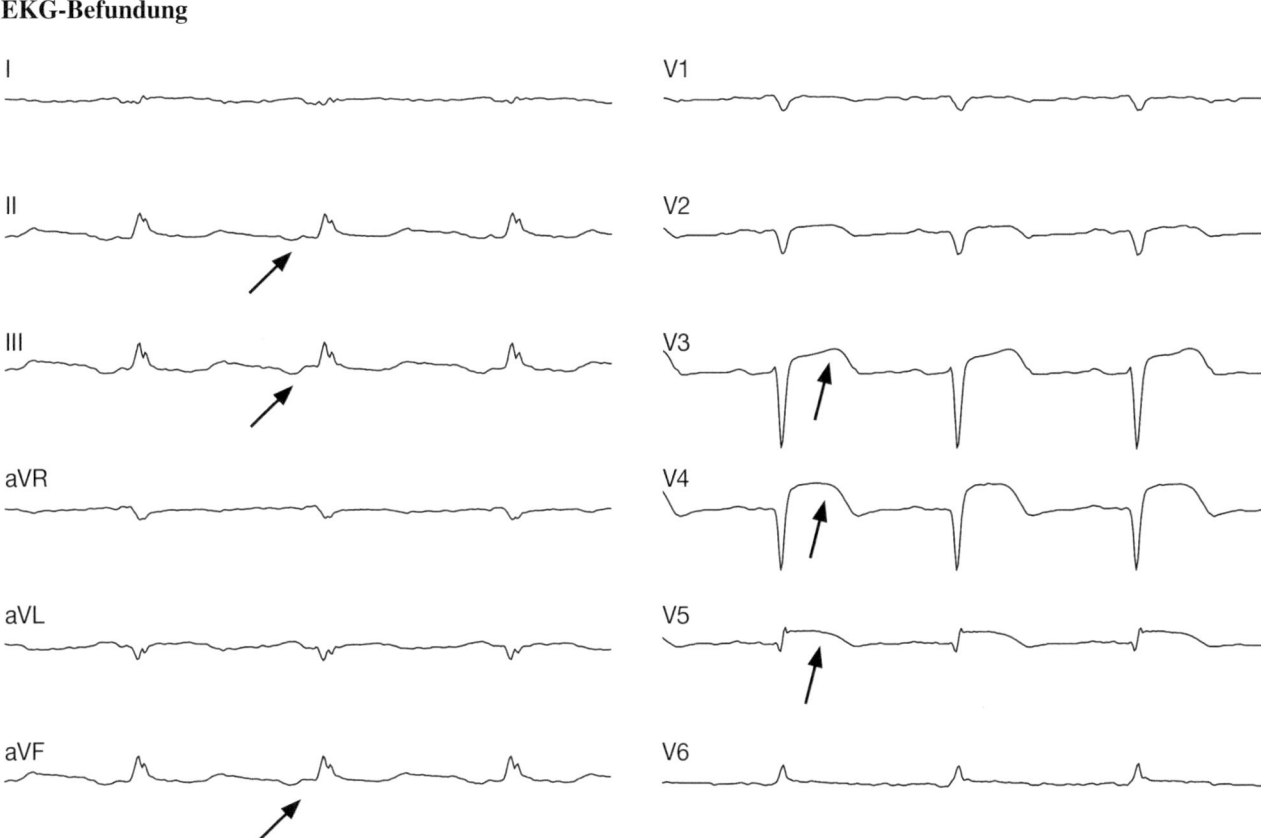

Abb. 1 EKG mit auffälligem Befund

Ergänzende Information Die elektronische Version dieses Kapitels enthält Zusatzmaterial, auf das über folgenden Link zugegriffen werden kann [https://doi.org/10.1007/978-3-662-62403-6_45]. Die Videos lassen sich durch Anklicken des DOI Links in der Legende einer entsprechenden Abbildung abspielen, oder indem Sie diesen Link mit der SN More Media App scannen.

EKG-Gesamtbeurteilung

Ektoper Vorhofrhythmus mit negativen P-Wellen (Pfeile links) in II, III und aVF. (Erregungsursprung vermutlich in der Nähe des Sinus coronarius).

Deutliche ST-Streckenhebungen V2–V5 (Pfeile rechts) mit fehlender R-Progression, besonders ausgeprägt in V3 und V4 (QS-Zacken).

Koronar- und Echokardiographiebefundung

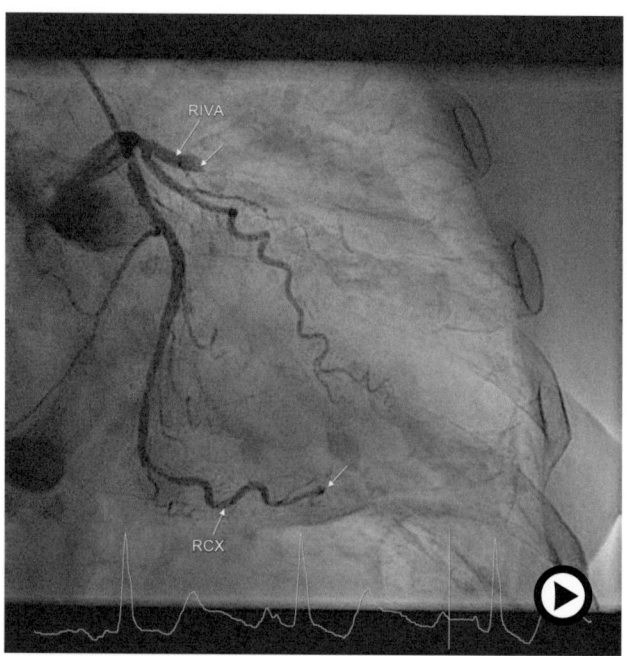

Abb. 2 Proximaler RIVA Verschluss und distaler Abbruch der RCX (siehe Pfeile) (▶ https://doi.org/10.1007/000-582)

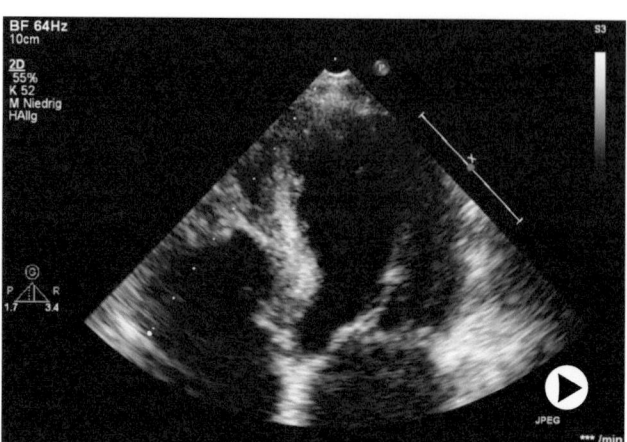

Abb. 4 Vergrößertes Bild des LV-Apex. Schon erkennbare Dyskinesie des LV-Apex. LV-Spitzenthrombus ist nicht sicher erkennbar (▶ https://doi.org/10.1007/000-583)

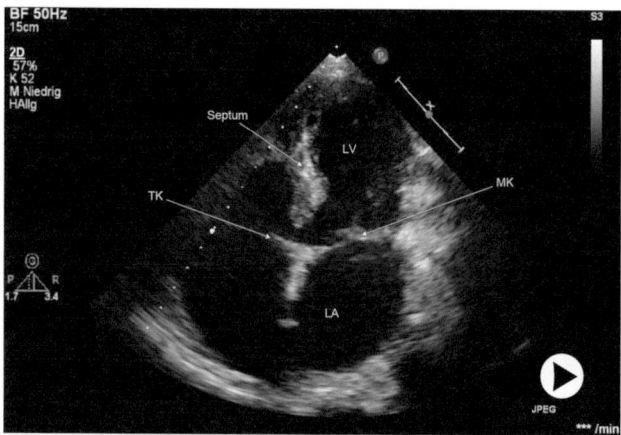

Abb. 3 Akinesie des distalen Septums sowie der apikalen Wandabschnitte (▶ https://doi.org/10.1007/000-581)

Diagnose und Intervention

Gleichzeitiger Verschluss des proximalen RIVA und des distalen RCX, wahrscheinlich embolischer Genese. Zeitgleich kortikaler Infarkt links frontal (Abb. 4. Kopf-MRT).

Die Emboliequelle war nicht sicher zu identifizieren. In einer durchgeführten transösophagealen Echokardiographie (TEE) war das linke Herzohr frei von Thromben, Vorhofflimmern konnte während des stationären Aufenthaltes nicht dokumentiert werden. Zudem konnte ein PFO (persistierendes Foramen ovale) ausgeschlossen werden.

Problematische Situation bezüglich Antikoagulation/Thrombozytenfunktionshemmer nach Rekanalisation des RIVA hat man sich unter Nutzen/Risiko-Abwägung bzgl. der erhöhten cerebralen Einblutungsgefahr bei frischer cerebraler Ischämie für eine Therapie mit einem NOAK und einer Monotherapie mit Clopidogrel entschieden.

Kommentar: Elektrokardiographisch typisches Bild eines Vorderwandaneurysmas mit Q-Zacken und persistierenden ST-Streckenhebungen links präkordial.

Fall 23: Aus der Ruhe plötzlich starke Brustschmerzen - Hypertensive Entgleisung

Anamnese

Am Vormittag seien aus der Ruhe plötzlich einsetzende drückende Brustschmerzen mit Ausstrahlung in Hals und linken Arm aufgetreten. Patient ruft den Notarzt, im Rettungswagen kommt es zu einer hypertensiven Entgleisung mit Blutdrücken um die 190 mmHg.

Notfall – EKG

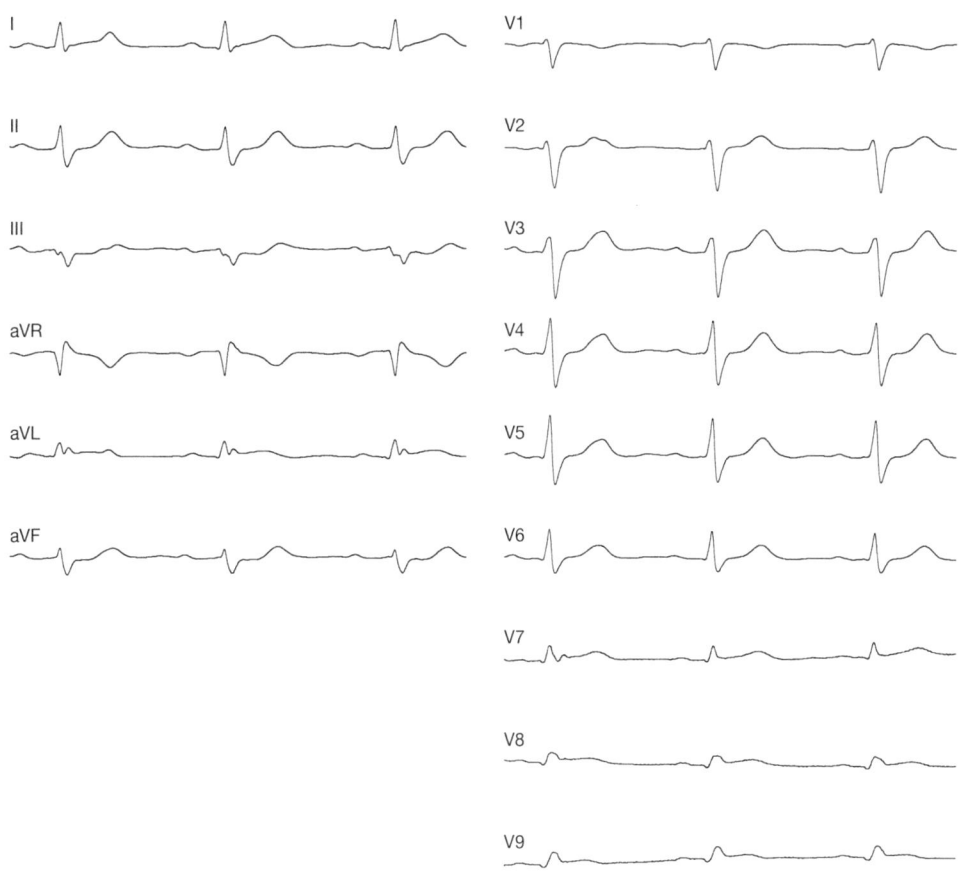

Abb. 1 12-Kanal-EKG bei Aufnahme in der CPU

Ergänzende Information Die elektronische Version dieses Kapitels enthält Zusatzmaterial, auf das über folgenden Link zugegriffen werden kann [https://doi.org/10.1007/978-3-662-62403-6_46]. Die Videos lassen sich durch Anklicken des DOI Links in der Legende einer entsprechenden Abbildung abspielen, oder indem Sie diesen Link mit der SN More Media App scannen.

Notfallmäßig durchgeführte Koronarangiographie

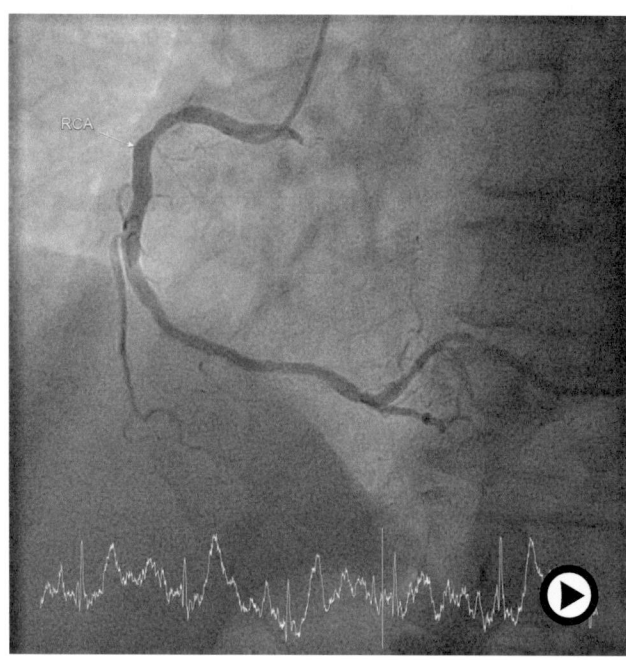 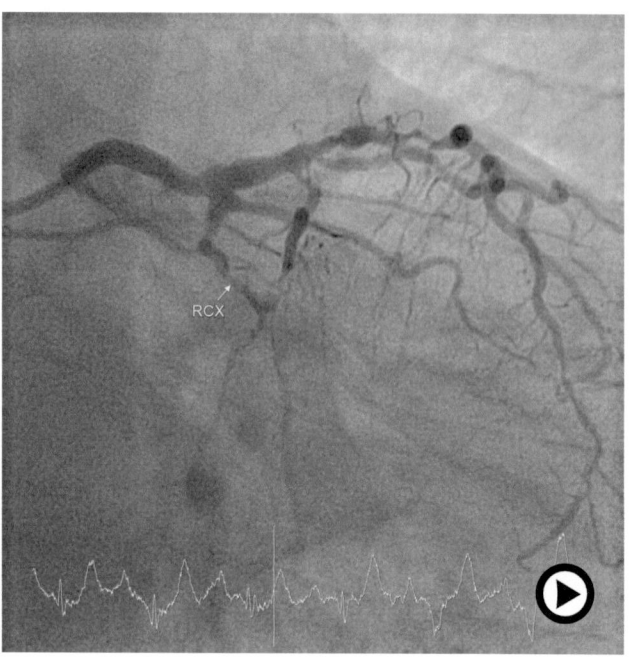

Abb. 2 Rechte Koronararterie in LAO-Projektion 38°, caudal 1° (▶ https://doi.org/10.1007/000-585)

Abb. 3 Linke Koronararterie in RAO-Projektion 15°, caudal 33° (▶ https://doi.org/10.1007/000-584)

Fall 23: Auflösung

EKG-Befundung

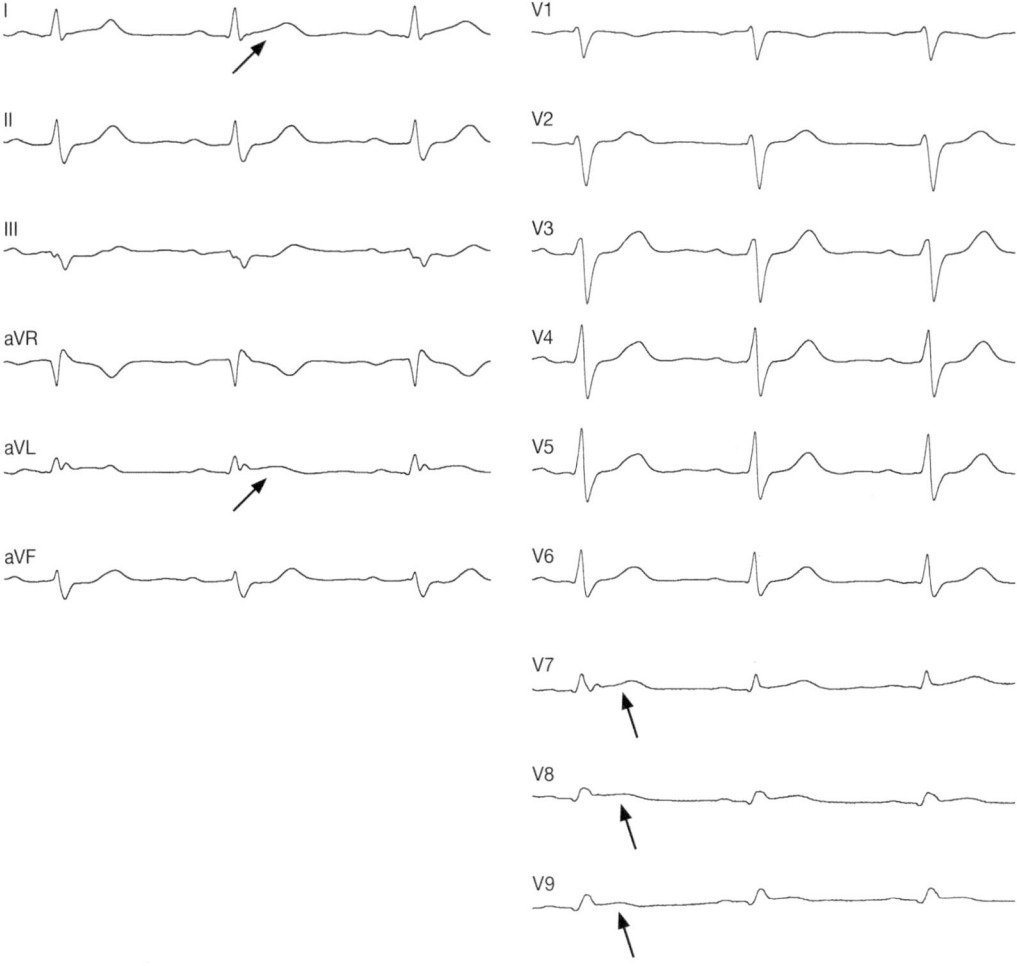

Abb. 1 EKG mit auffälligem Befund

Ergänzende Information Die elektronische Version dieses Kapitels enthält Zusatzmaterial, auf das über folgenden Link zugegriffen werden kann [https://doi.org/10.1007/978-3-662-62403-6_47]. Die Videos lassen sich durch Anklicken des DOI Links in der Legende einer entsprechenden Abbildung abspielen, oder indem Sie diesen Link mit der SN More Media App scannen.

EKG-Gesamtbeurteilung

Sinusrhythmus HF 74/min. Linkslagetyp mit isolierter Q-Zacke in Ableitung III. Diskrete ST-Streckenhebung in aVL und Ableitung I (Pfeile links). Minimale ST-Streckensenkung in Ableitung III, stärker ausgeprägt in aVF.

Regelrechte R-Progression über der Vorderwand, keine relevanten Endstreckenveränderungen in den Ableitungen V1–V6, erkennbare ST-Streckenhebungen in den Zusatzableitungen V7–V9 (Pfeile rechts).

Koronarbefundung

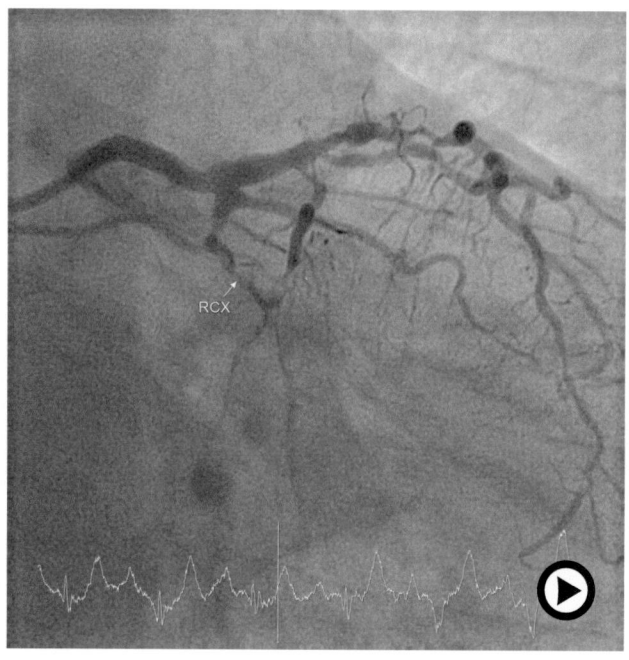 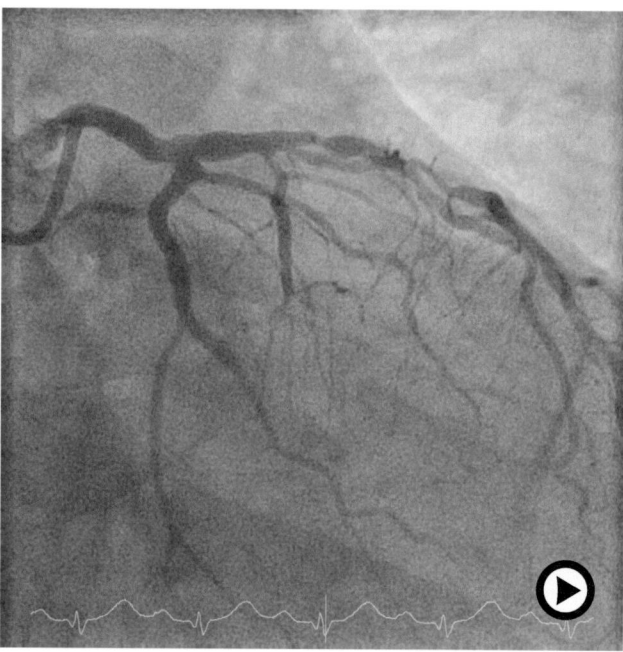

Abb. 2 Verschluss des RCX im Segment 13 (siehe Pfeil) (▶ https://doi.org/10.1007/000-587)

Abb. 3 Erfolgreiche Rekanalistation des RCX mit 2-fach Stentimplantation in Segment 13 und 14a (▶ https://doi.org/10.1007/000-586)

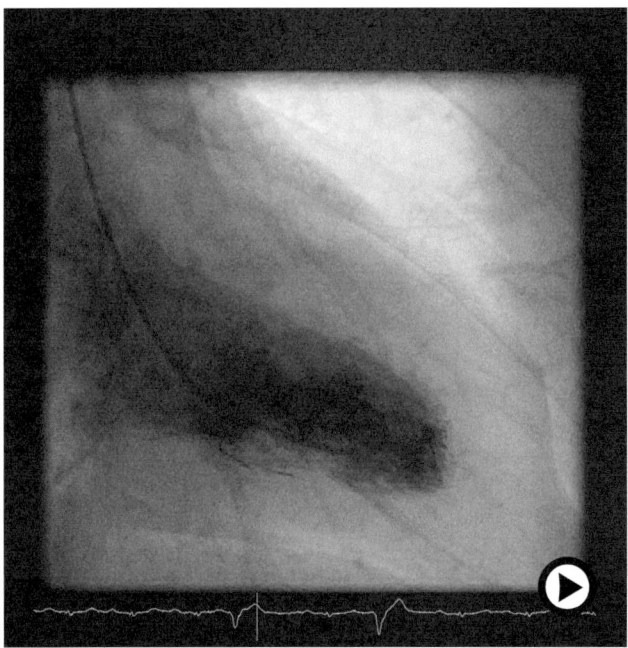

Abb. 4 Ventrikulographie des LV. Diskrete Bewegungsstörung der linksinferioren Wandabschnitte (▶ https://doi.org/10.1007/000-588)

Diagnose und Intervention

Seitenwandinfarkt (Posterolateralinfarkt). Koronare 3-Gefäßerkrankung mit erfolgreicher Rekanalisation des RCX.

Beachte: ST-Streckenhebungen nur in den Zusatzableitungen V7–V9 gut erkennbar.

Fall 24: Ein Fall mit „Sodbrennen"

Anamnese

Seit Tagen bestehende thorakale Schmerzen, die bei körperlicher Belastung und bei übermäßigem Alkohol und Essensgenuss auftraten. Patient dachte, es sei Sodbrennen, was er schon kennt.

Bei jetzt anhaltenden Brustschmerzen stellt sich der Patient am Abend doch in der ZNA mit folgendem EKG vor.

Notfall – EKG

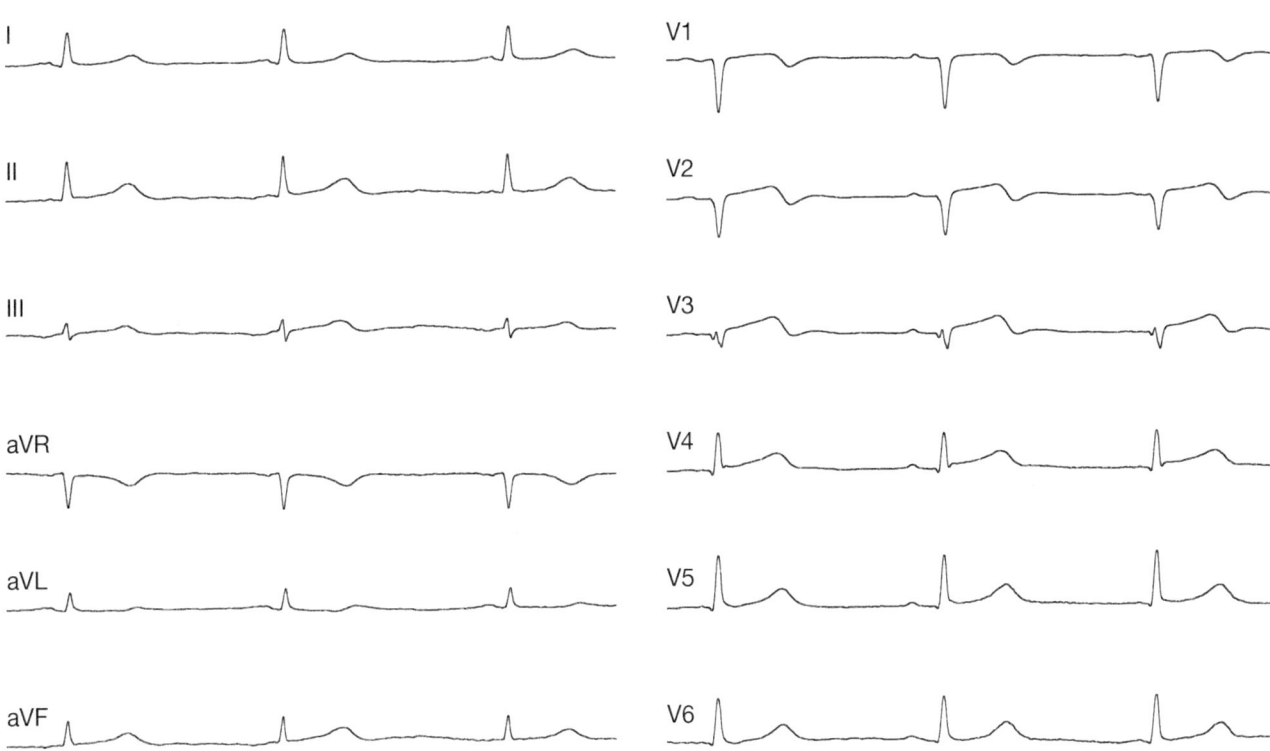

Abb. 1 12-Kanal-EKG

Ergänzende Information Die elektronische Version dieses Kapitels enthält Zusatzmaterial, auf das über folgenden Link zugegriffen werden kann [https://doi.org/10.1007/978-3-662-62403-6_48]. Die Videos lassen sich durch Anklicken des DOI Links in der Legende einer entsprechenden Abbildung abspielen, oder indem Sie diesen Link mit der SN More Media App scannen.

Notfallmäßig durchgeführte Koronarangiographie

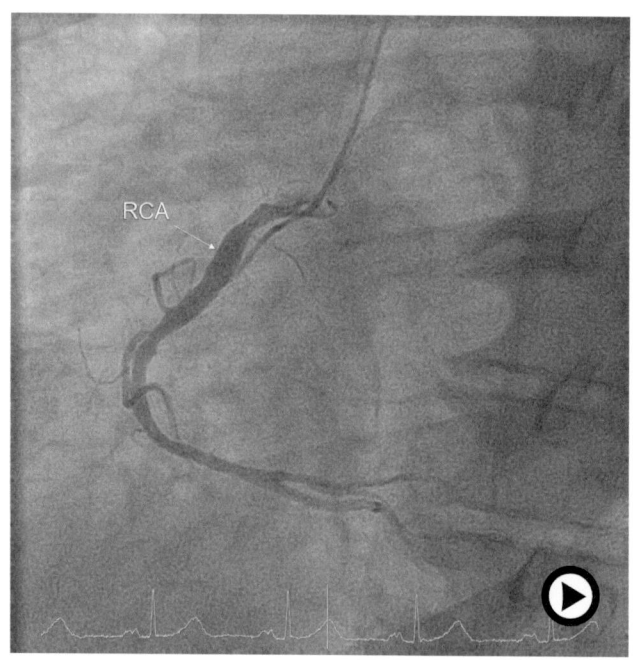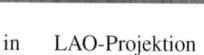

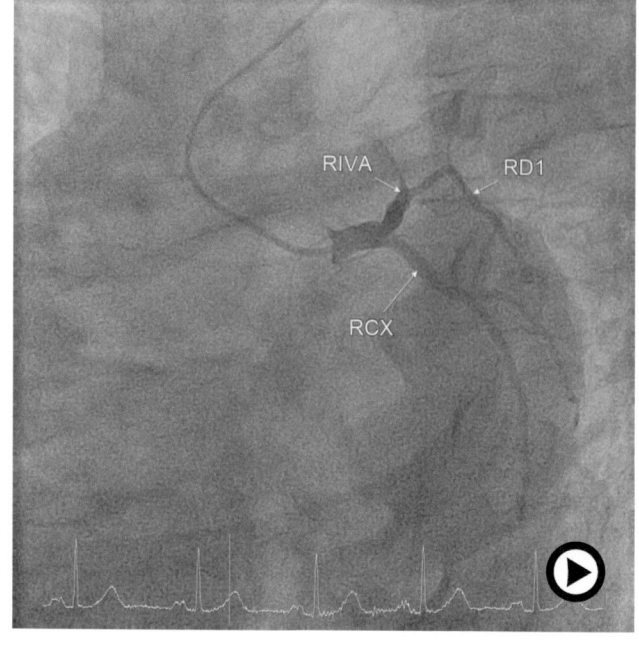

Abb. 2 Rechte Koronararterie in LAO-Projektion 40° (▶ https://doi.org/10.1007/000-58a)

Abb. 3 Linke Koronararterie in LAO-Projektion 39°, caudal 24° (▶ https://doi.org/10.1007/000-589)

Fall 24: Auflösung

EKG-Befundung

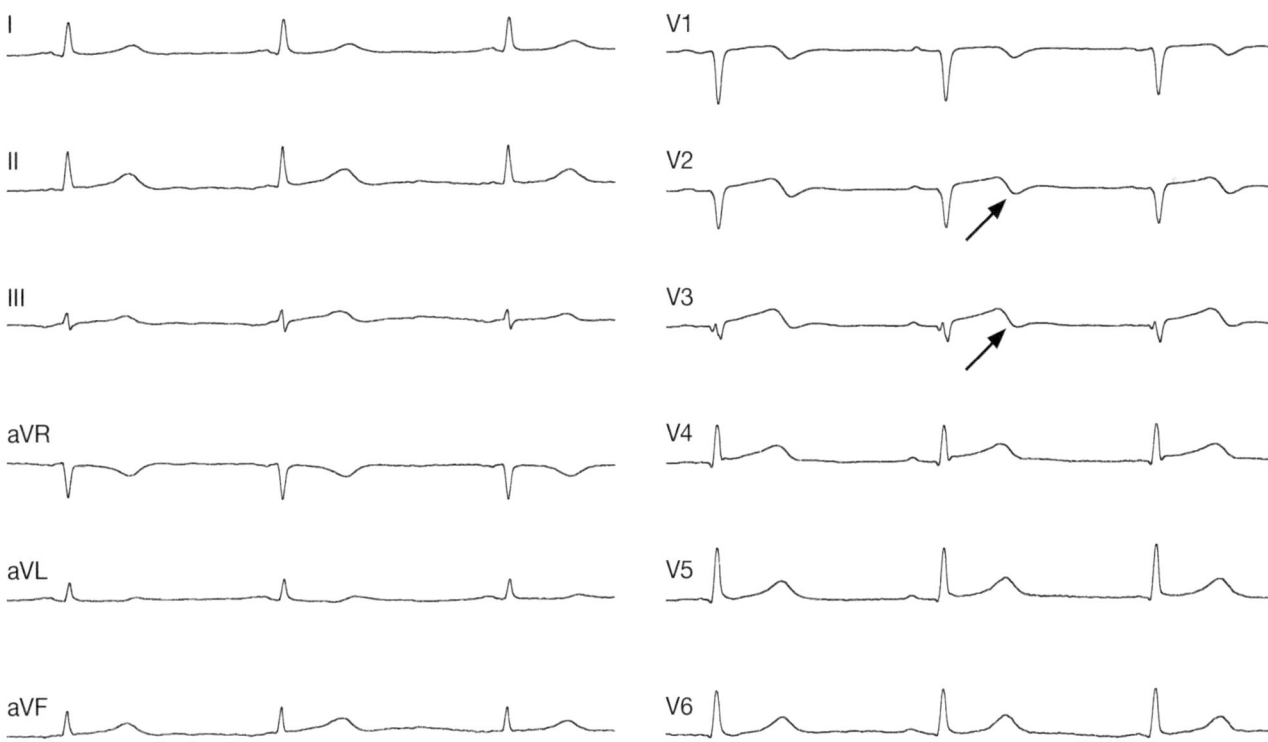

Abb. 1 EKG mit auffälligem Befund

Ergänzende Information Die elektronische Version dieses Kapitels enthält Zusatzmaterial, auf das über folgenden Link zugegriffen werden kann [https://doi.org/10.1007/978-3-662-62403-6_49]. Die Videos lassen sich durch Anklicken des DOI Links in der Legende einer entsprechenden Abbildung abspielen, oder indem Sie diesen Link mit der SN More Media App scannen.

C. Schmitt, A. Radzewitz, *Akuter Thoraxschmerz*, https://doi.org/10.1007/978-3-662-62403-6_49

EKG-Gesamtbeurteilung

Sinusrhythmus, HF 53/min. Linkslagetyp. Fehlende R-Progression bis V3. Diskrete ST-Streckenhebungen in V2–V5 mit biphasischen T-Wellen in V2 und V3 (siehe Pfeile).

Koronarbefundung

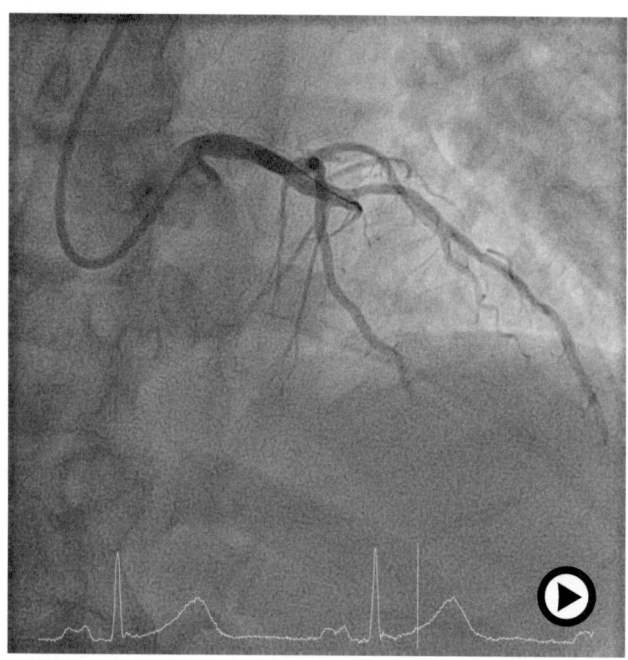

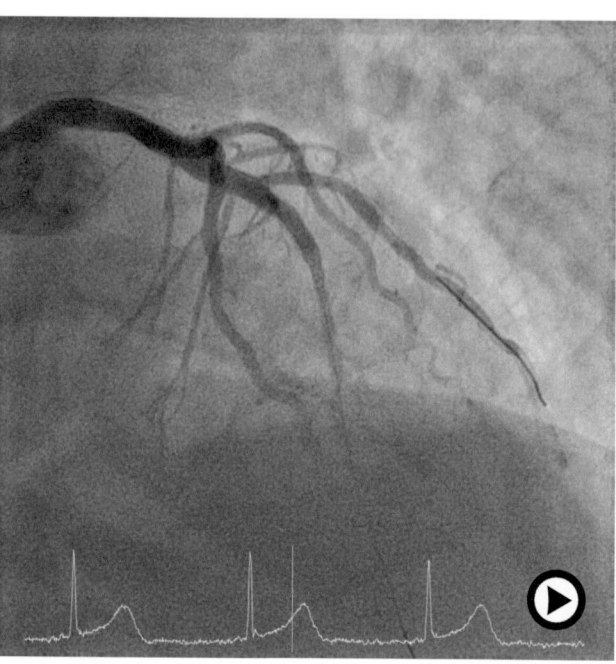

Abb. 2 Verschluss des RIVA nach Abgang des Ramus diagonalis 1 (RD1), wie bereits in Abb. 3 aus notfallmäßig durchgeführter Koronarangiographie, Linke Koronararterie zu erkennen ist. Zu diesem Zeitpunkt gleitet der PTCA-Draht in einen kleinen Septalast ab (▶ https://doi.org/10.1007/000-58c)

Abb. 4 Erfolgreiche Rekanalisation des RIVA mit Stentimplantation in Segment 6 (▶ https://doi.org/10.1007/000-58b)

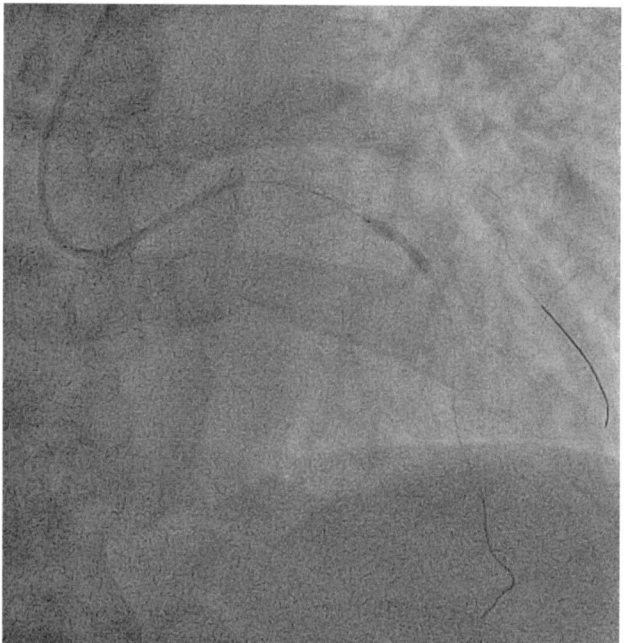

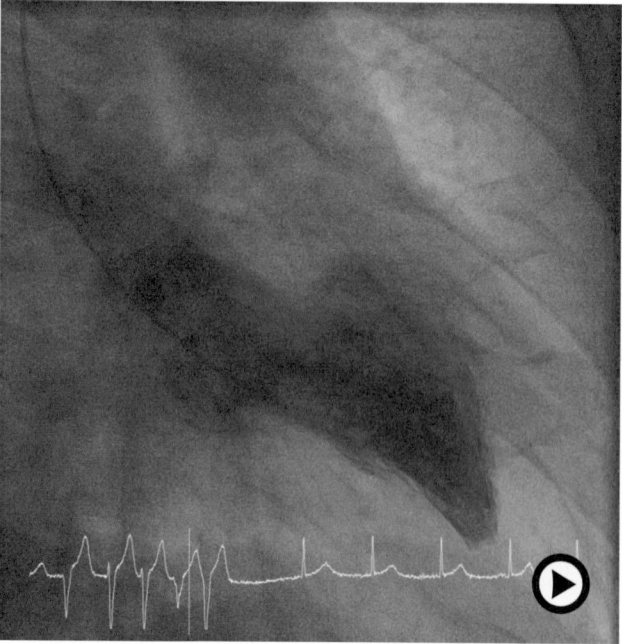

Abb. 3 Jetzt exakte Lage des Führungsdrahtes durch den verschlossenen RIVA mit Ballondilatation. Gleichzeitig „Sicherheitsdraht" in RD1

Abb. 5 Ventrikulographie des LV. Diskrete Hypokinesie der anterolateralen und apikalen Wandabschnitte des LV. Insgesamt leicht eingeschränkte LV-Funktion (▶ https://doi.org/10.1007/000-58d)

Diagnose und Intervention

ST-Hebungsinfarkt der Vorderwand bei koronarer 1-Gefäßerkrankung. Erfolgreiche Rekanalisation des RIVA. Die rechte Koronararterie zeigt maximal 25–50 % Stenosierungen. Beispiel für vermeintliches Sodbrennen („heartburn").

Kommentar: Trotz Verschluss des RIVA sind die ST-Streckenhebungen eher moderat. Typisches Muster für biphasische präkordiale T-Wellen bei RIVA-Problematik.

Fall 25: Hinterwand- oder Vorderwandinfarkt?

Anamnese

Die 50-jährige ängstlich wirkende Patientin berichtet, dass sie seit dem Tod ihres Mannes unter starken Depressionen leide. Es gebe auch Konflikte am Arbeitsplatz. Nikotinabusus, Hypertonus, starker Gewichtsverlust und bekannte PAVK links (Periphere arterielle Verschlusskrankheit), Stadium IIb. Heute Morgen plötzlich starke thorakale Beschwerden.

Aufgrund des EKGs wird die Patientin direkt vom Notarzt in das Herzkatheterlabor verbracht. Die zeitgleich abgenommenen Herzenzyme ergeben folgende Werte: hsTnI 442 ng/l (> 2,00), CK 1407 U/l (<171).

Ergänzende Information Die elektronische Version dieses Kapitels enthält Zusatzmaterial, auf das über folgenden Link zugegriffen werden kann [https://doi.org/10.1007/978-3-662-62403-6_50]. Die Videos lassen sich durch Anklicken des DOI Links in der Legende einer entsprechenden Abbildung abspielen, oder indem Sie diesen Link mit der SN More Media App scannen.

Notfall – EKG:

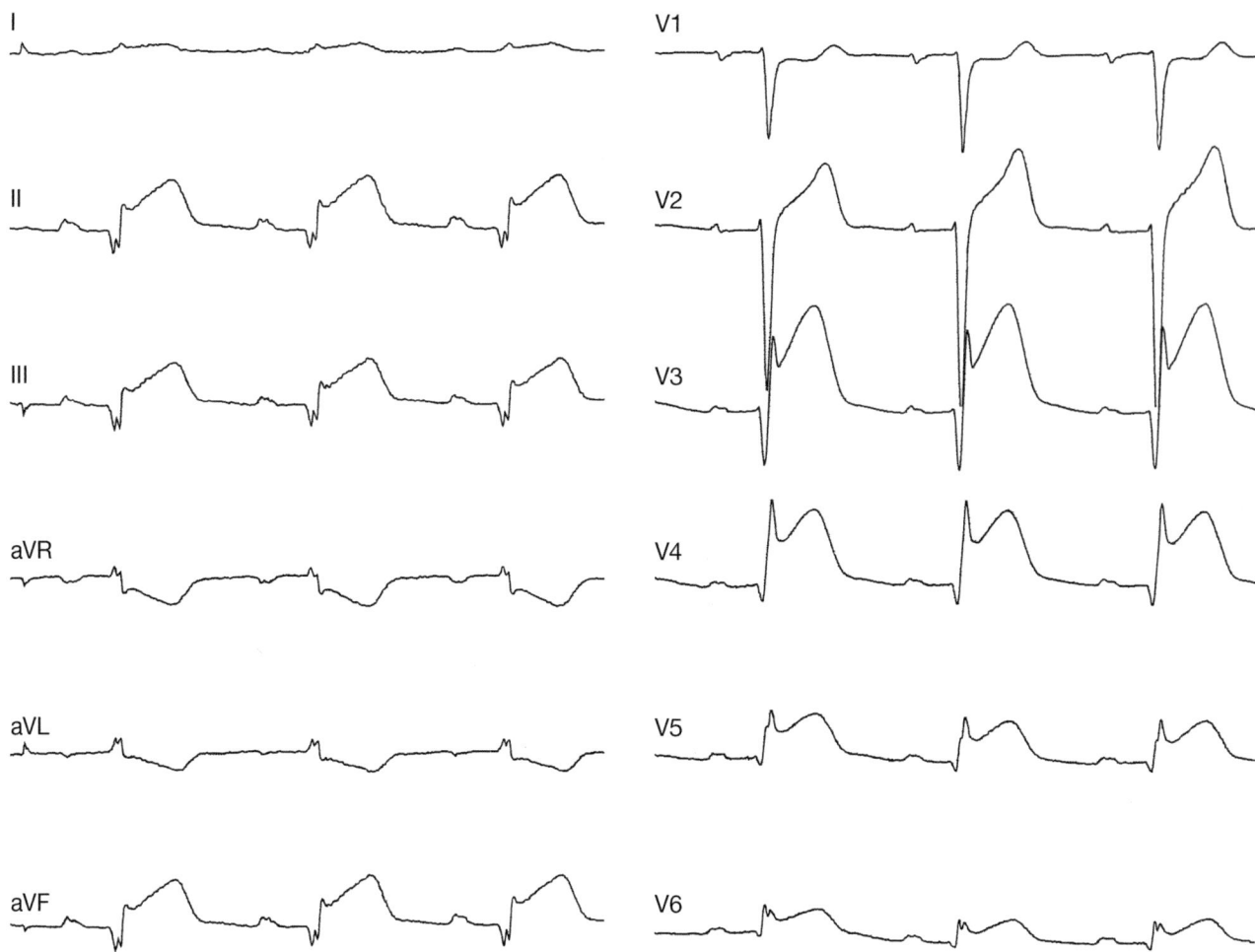

Abb. 1 EKG

Notfallmäßig durchgeführte Echokardiographie und Koronarangiographie

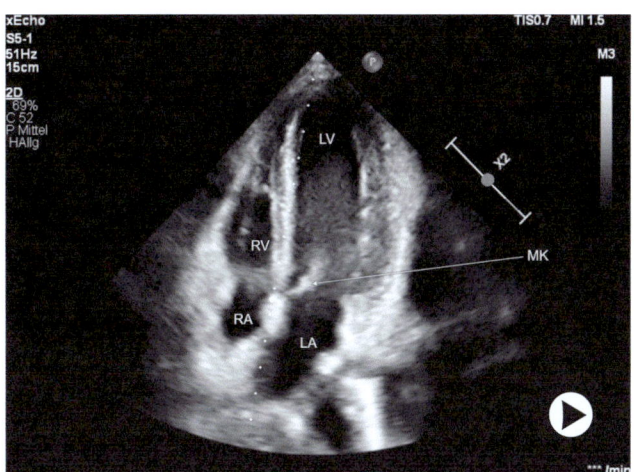

Abb. 2 Echokardiographie im Vierkammerblick (▶ https://doi.org/10.1007/000-58g)

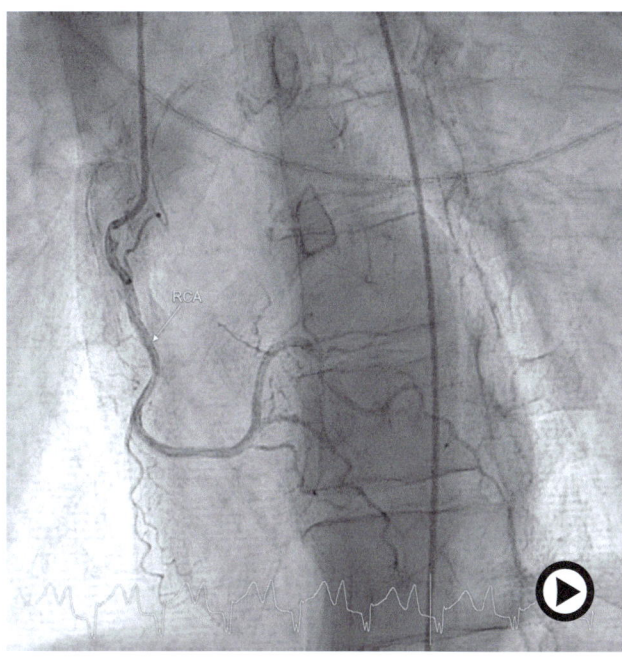

Abb. 4 Rechte Koronararterie in LAO-Projektion 40°, cranial 1° (▶ https://doi.org/10.1007/000-58e)

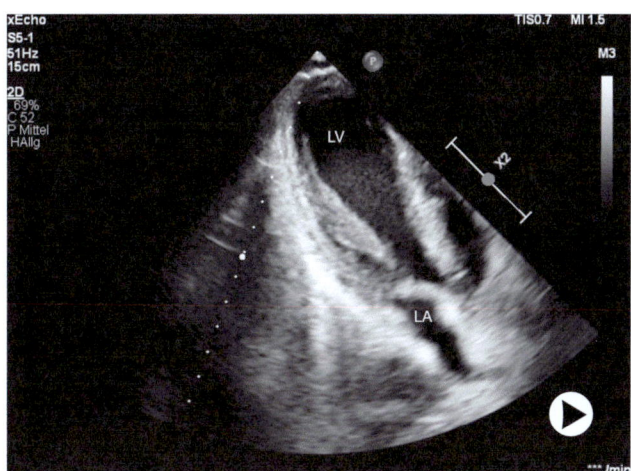

Abb. 3 Echokardiographie im Zweikammerblick: apikale lange Achse (▶ https://doi.org/10.1007/000-58f)

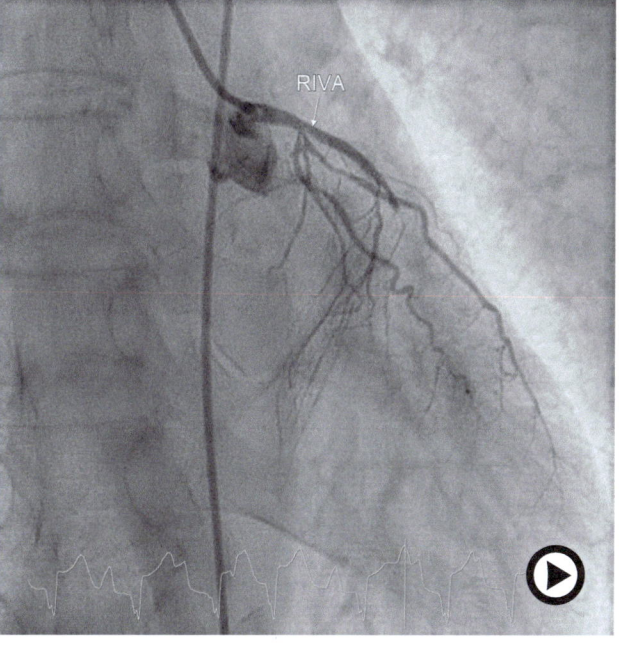

Abb. 5 Linke Koronararterie in RAO-Projektion 2°, caudal 33° (▶ https://doi.org/10.1007/000-58h)

Fall 25: Auflösung

EKG-Befundung

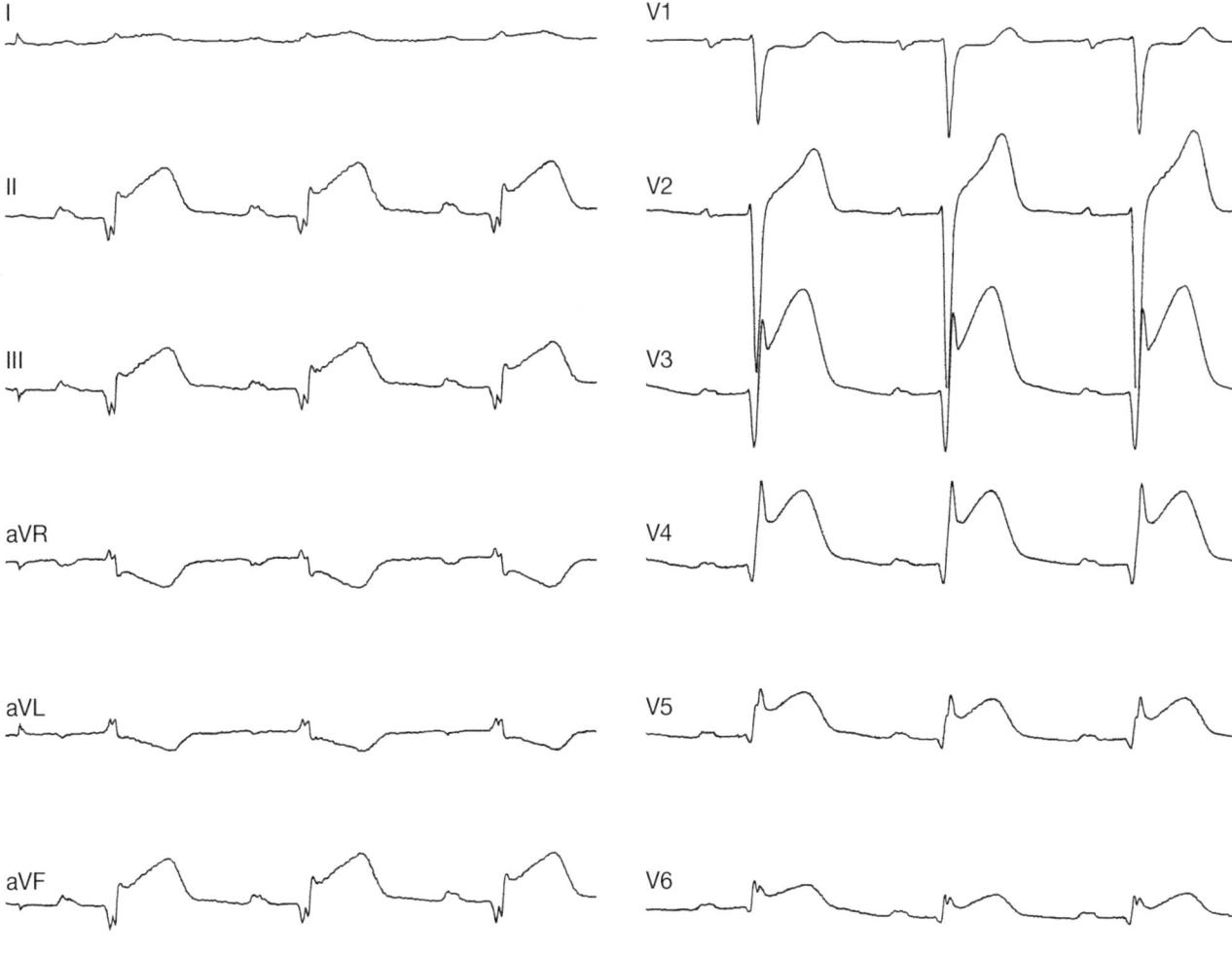

Abb. 1 EKG

Ergänzende Information Die elektronische Version dieses Kapitels enthält Zusatzmaterial, auf das über folgenden Link zugegriffen werden kann [https://doi.org/10.1007/978-3-662-62403-6_51]. Die Videos lassen sich durch Anklicken des DOI Links in der Legende einer entsprechenden Abbildung abspielen, oder indem Sie diesen Link mit der SN More Media App scannen.

EKG-Gesamtbeurteilung

Sinusrhythmus HF 85/min, AV-Block 1. Grades, PQ-Zeit 220 ml/sec. Ausgeprägte ST-Streckenhebungen in II, III und aVF reziproke ST-Streckensenkungen in aVR und aVL. In den Brustwandableitungen prominente ST-Streckenhebungen, besonders ausgeprägt in V3–V5.

Echokardiographie- und Koronarbefundung

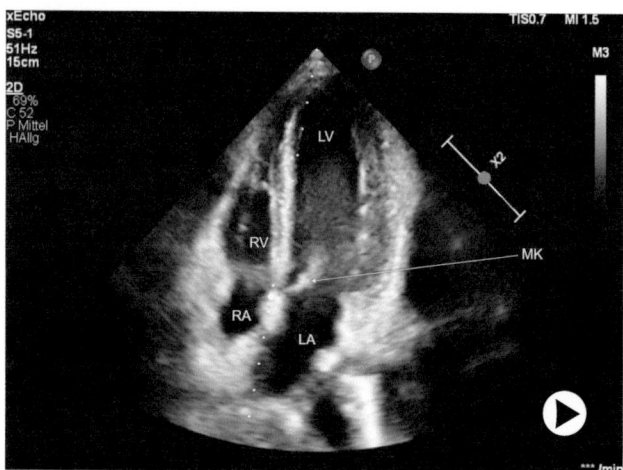

Abb. 2 Echokardiographie Vierkammerblick: Akinesie des distalen Septums und der Apexregion des LV (▶ https://doi.org/10.1007/000-58k)

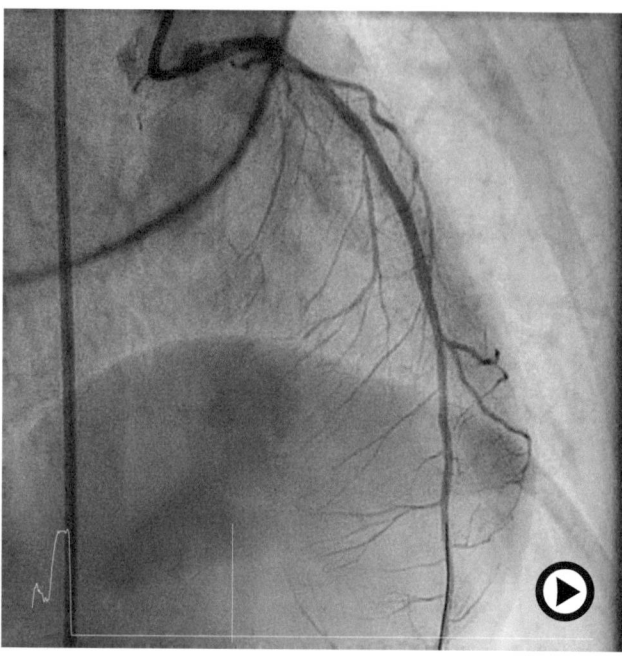

Abb. 4 Gutes Primärergebnis nach Stenting des RIVA mit gut erkennbaren septalen Ästen und einem inferioren Verlauf des distalen RIVA („wrap-around LAD") (▶ https://doi.org/10.1007/000-58j)

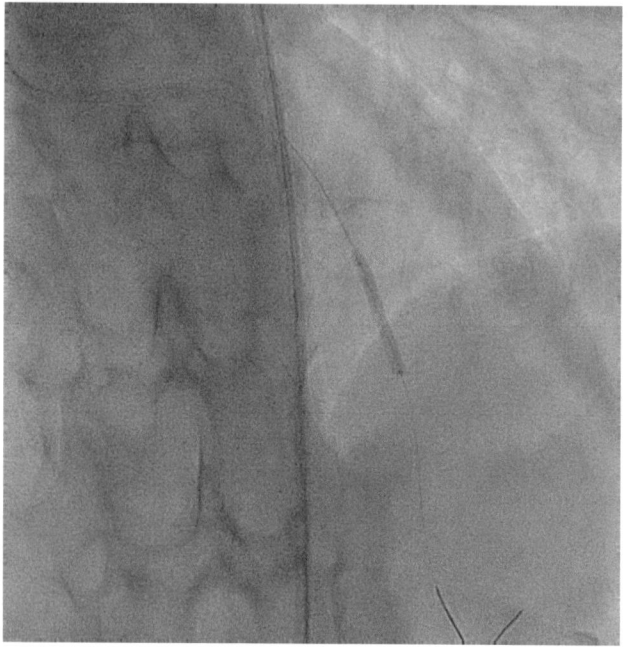

Abb. 3 Drahtpassage und Ballondilatation des verschlossenen RIVA in Segment 6

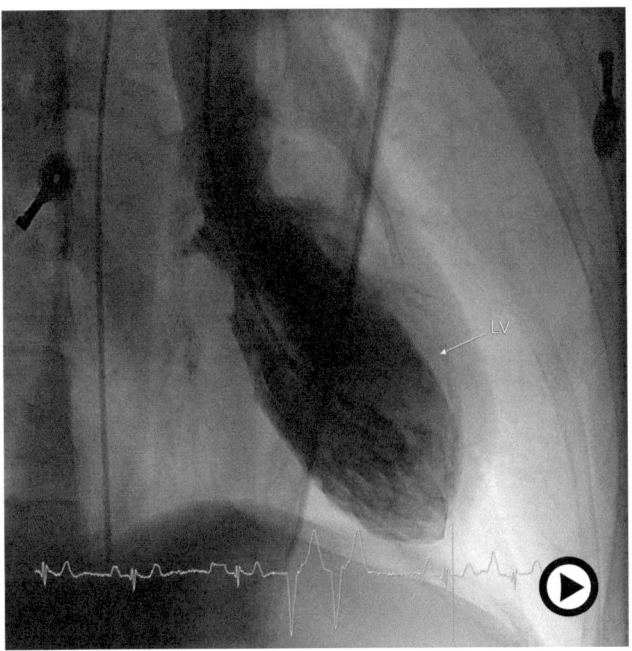

Abb. 5 Ventrikulographie des LV. Akinesie der antero-lateralen, api-kalen und inferioren Wandabschnitte mit resultierender stark ein-geschränkter Ejektionsfraktion (▸ https://doi.org/10.1007/000-58m)

Diagnose und Intervention

Akuter ST-Hebungsmyokardinfarkt der Vorderwand und der Hinterwand bei dominantem RIVA.

Kommentar: Ungewöhnliches elektrokardiographisches Bild mit gleichzeitigen ST-Streckenhebungen anterior und inferior, erklärt durch den Verschluss der weit nach inferior verlaufenden dominanten RIVA.

Die Patientin leidet unter einer Depression. Die Depression und auch Angst wird mit einem erhöhten kardio-vaskulären Erkrankungsrisiko und mit einem ungünstigeren Krankheitsverlauf nach Eintritt der Krankheit verbunden.

Fall 26: Autounfall bei Synkope

Anamnese

Der 46-jährige Patient hatte nach dem Volleyballtraining Dyspnoe und thorakale Beschwerden. Hat sich ins Auto gesetzt und wollte nach Hause fahren, war ohnmächtig geworden und gegen einen Laternenpfahl gefahren. Passanten riefen den Notarzt. Der Patient wurde vom Rettungsdienst sofort in den Schockraum gebracht. Dort wurde folgendes EKG geschrieben und eine Durchführung einer Bedside-Echokardiographie veranlasst.

Notfall – EKG

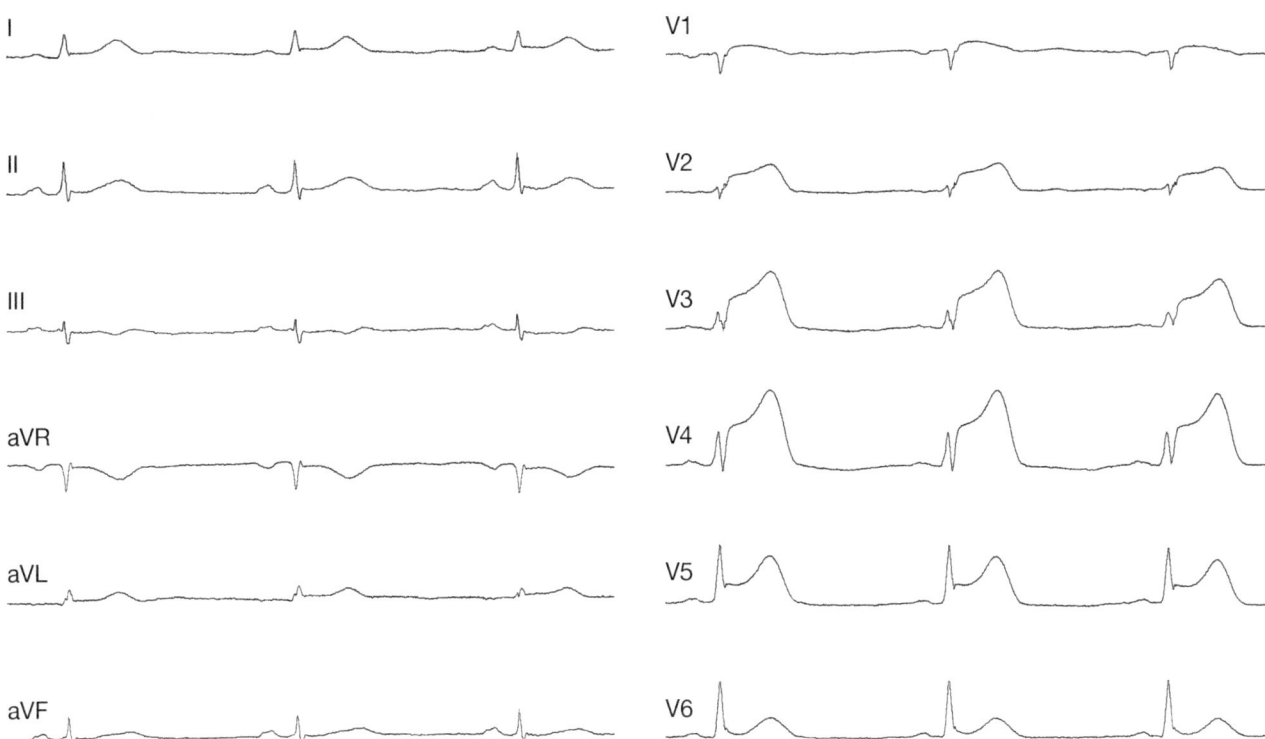

Abb. 1 12-Kanal-EKG vom Rettungsdienst

Ergänzende Information Die elektronische Version dieses Kapitels enthält Zusatzmaterial, auf das über folgenden Link zugegriffen werden kann [https://doi.org/10.1007/978-3-662-62403-6_52]. Die Videos lassen sich durch Anklicken des DOI Links in der Legende einer entsprechenden Abbildung abspielen, oder indem Sie diesen Link mit der SN More Media App scannen.

Notfallmäßig durchgeführte Echokardiograhie und Koronarangiographie

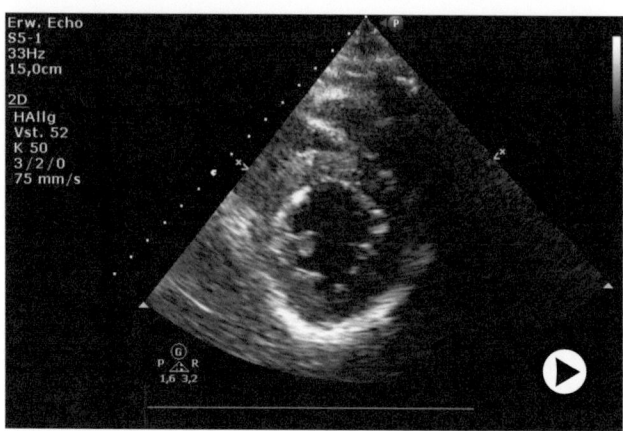

Abb. 2 Bedside-Echokardiographie. Darstellung des linken Ventrikels, parasternal kurze Achse (▶ https://doi.org/10.1007/000-58n)

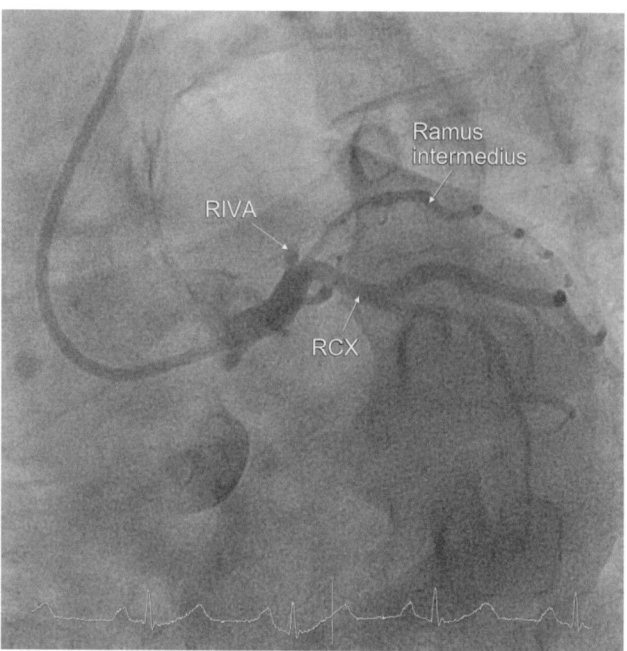

Abb. 4 Linke Koronararterie in LAO-Projektion 43°, caudal 26°

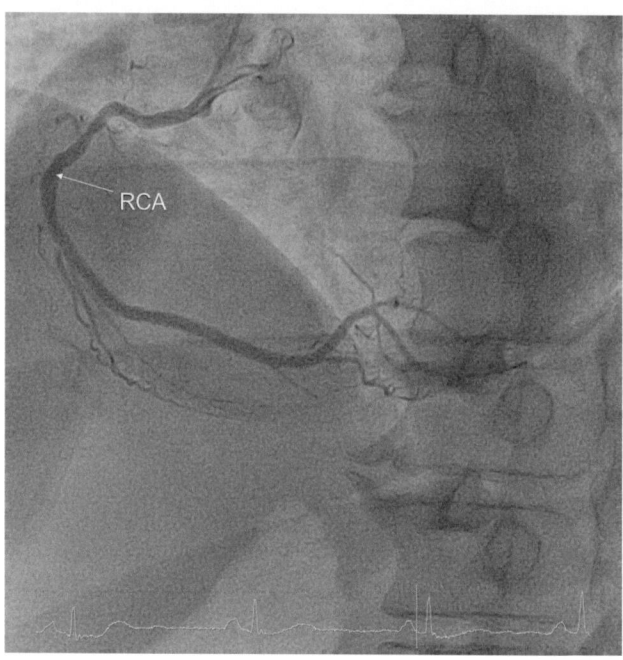

Abb. 3 Rechte Koronararterie in LAO-Projektion 37°

Fall 26: Auflösung

EKG-Gesamtbeurteilung

Sinusrhythmus, HF 60/min. Angedeutete ST-Streckenhebungen in I und aVL. Gegensinnige ST-Streckensenkungen in Ableitung III.

Ausgeprägte monophasische ST-Streckenhebungen in V2–V5 (siehe Pfeile).

EKG-Befundung

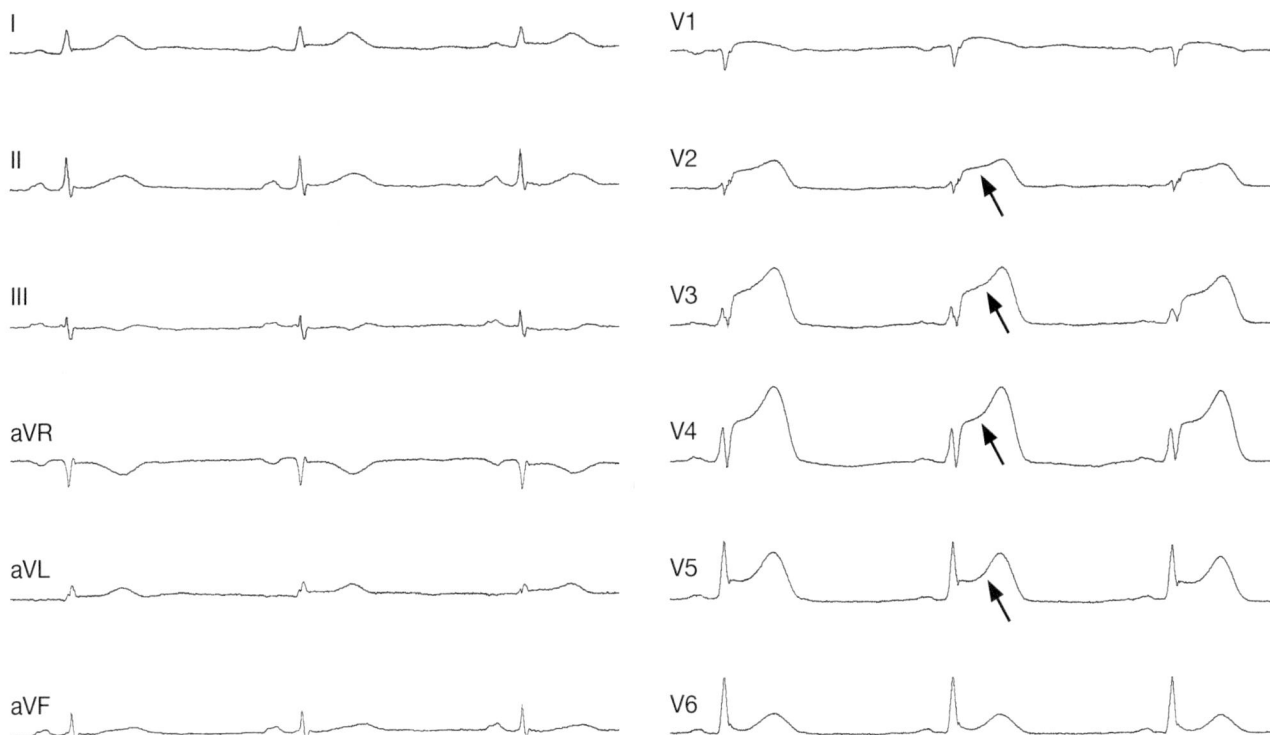

Abb. 1 EKG mit auffälligem Befund

Ergänzende Information Die elektronische Version dieses Kapitels enthält Zusatzmaterial, auf das über folgenden Link zugegriffen werden kann [https://doi.org/10.1007/978-3-662-62403-6_53]. Die Videos lassen sich durch Anklicken des DOI Links in der Legende einer entsprechenden Abbildung abspielen, oder indem Sie diesen Link mit der SN More Media App scannen.

Echokardiographie- und Koronarbefundung

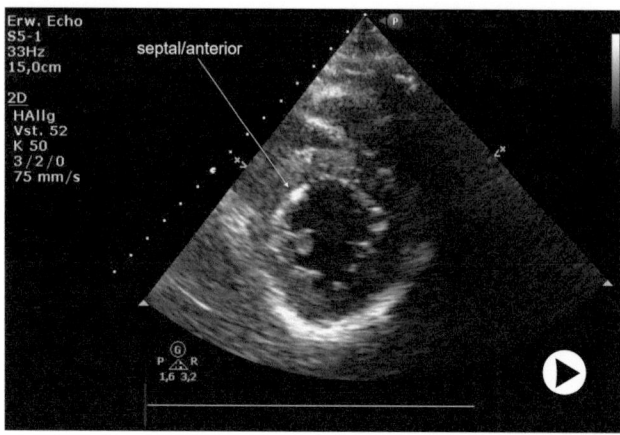

Abb. 2 Echokardiographie: Septal/anteriore Kontraktionsstörung des LV (▶ https://doi.org/10.1007/000-58p)

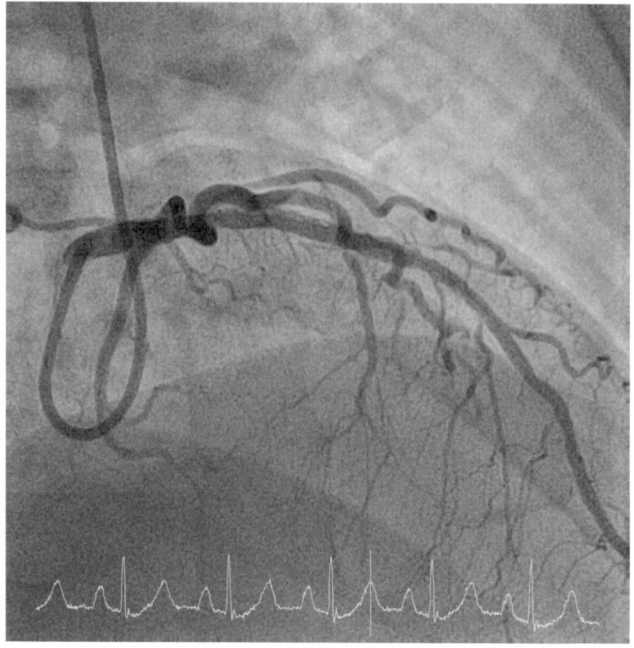

Abb. 4 Erfolgreiche Stentimplantation des proximalen RIVA

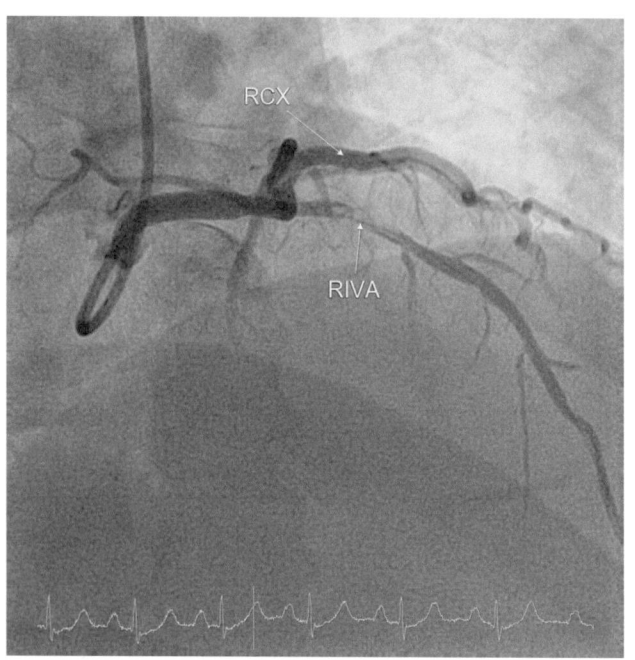

Abb. 3 Nach Drahtpassage Wiedereröffnung des proximal verschlossenen RIVA. Deutlich erkennbarer umspülter Thrombus im Segment 6 (siehe Pfeil)

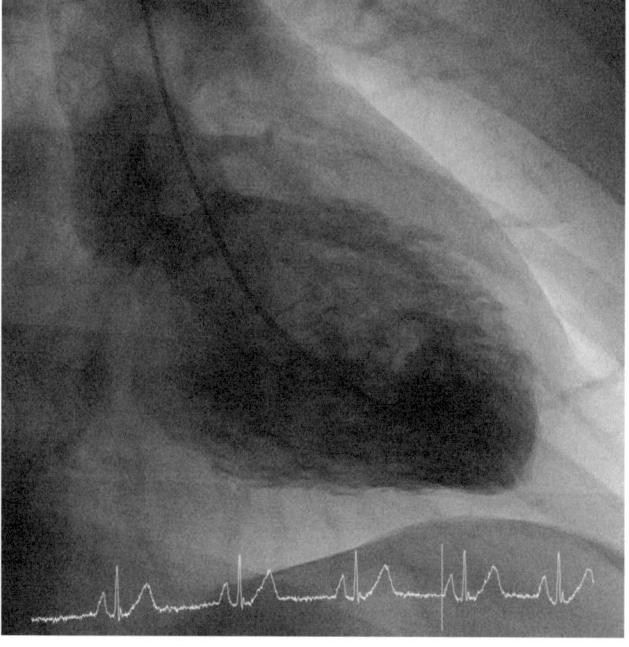

Abb. 5 Ventrikulographie des LV. Akinesie der apikalen Wandabschnitte des LV

Diagnose und Intervention

Akuter Vorderwandinfarkt bei koronarer 3-Gefäßerkrankung. Die erlittene Synkope ist wahrscheinlich durch akut aufgetretene Herzrhythmusstörungen erklärt.

Bei dem relativ jungen Patienten konnten eine Hyperlipidämie mit einem LDL-Cholesterin (low density lipoprotein) von 141 mg/dl und eine positive Familienanamnese als Risikofaktoren erhoben werden.

Kommentar: Auch nach einem Verkehrsunfall lohnt sich der Blick auf das EKG.

Fall 27: Fieber – Brustschmerzen – auffälliges EKG

Anamnese

Seit einer Woche zunehmende Schmerzen in der linken Schulter, zunächst als „Rheumaschmerzen" gedeutet. Nach Auftreten von Fieber und zunehmenden Brustschmerzen, Vorstellung in der ZNA mit folgendem EKG.

Notfall – EKG

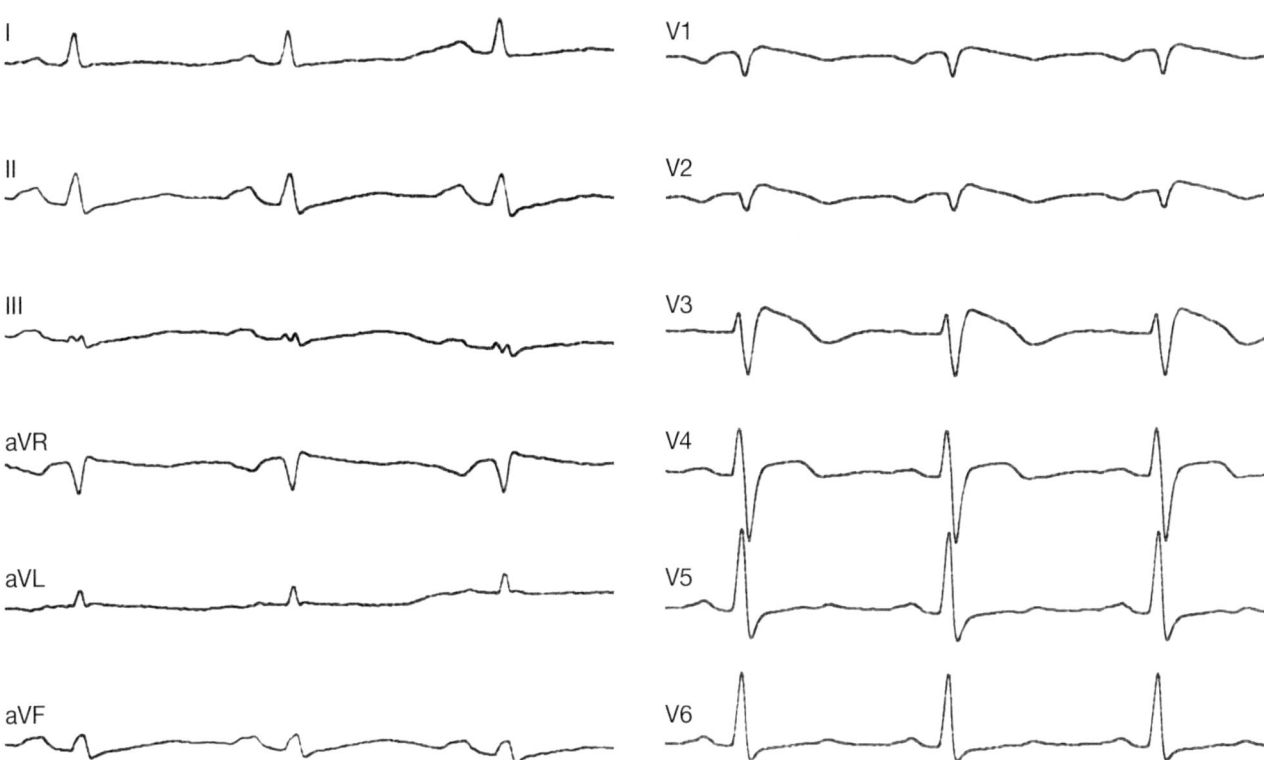

Abb. 1 12-Kanal EKG Notaufnahme

Ergänzende Information Die elektronische Version dieses Kapitels enthält Zusatzmaterial, auf das über folgenden Link zugegriffen werden kann [https://doi.org/10.1007/978-3-662-62403-6_54]. Die Videos lassen sich durch Anklicken des DOI Links in der Legende einer entsprechenden Abbildung abspielen, oder indem Sie diesen Link mit der SN More Media App scannen.

Notfallmäßig durchgeführte Koronarangiographie

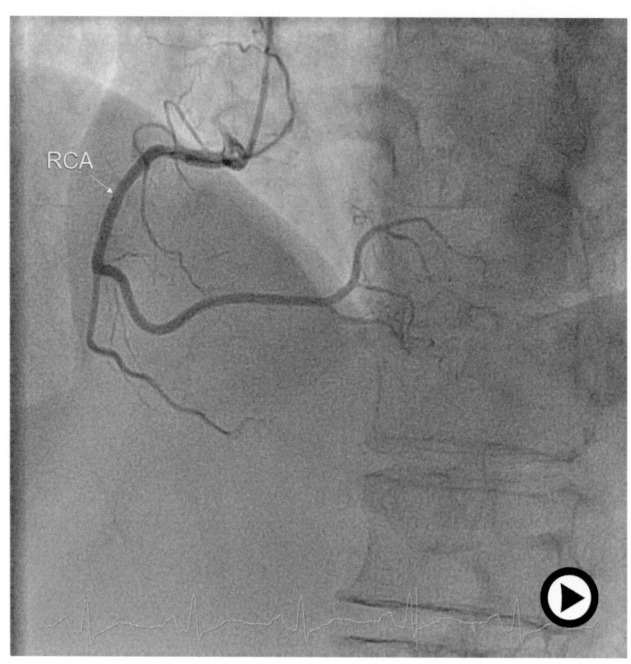

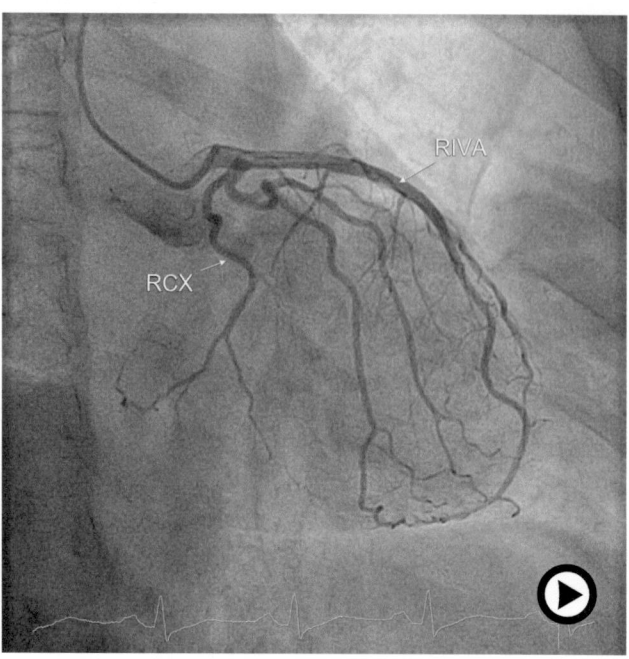

Abb. 2 Darstellung der rechten Koronararterie in LAO-Projektion 25°, cranial 20° (▶ https://doi.org/10.1007/000-58r)

Abb. 3 Darstellung der linken Koronararterie in RAO-Projektion 30°, caudal 30° (▶ https://doi.org/10.1007/000-58q)

EKG-Befundung

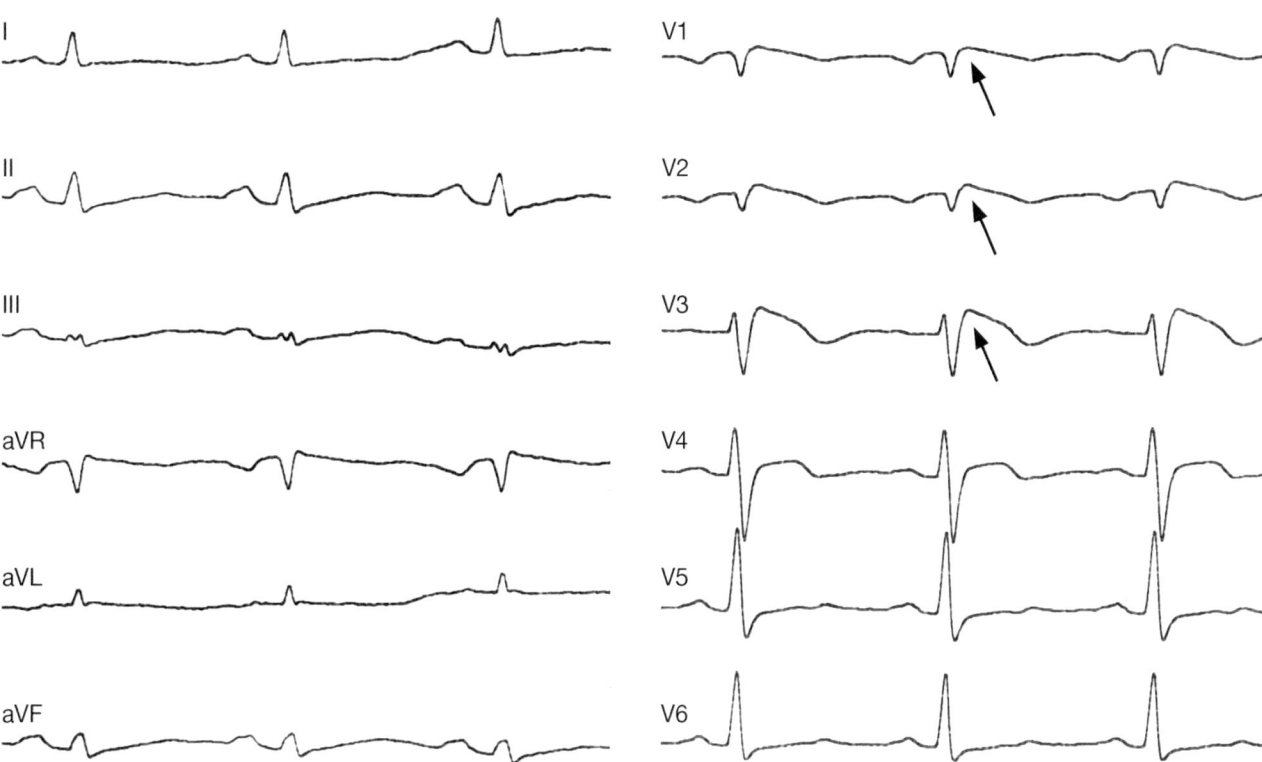

Abb. 1 EKG mit auffälligem Befund

EKG-Gesamtbeurteilung

Sinustachykardie, HF 106/min. ST-Streckenhebungen mit T-Negativierungen in den rechtspräkordialen Ableitungen V1–V3, welche nicht infarkttypisch sind, sondern einem Brugada Typ 1-EKG entsprechen (nach oben konvexe ST-Streckenhebung, „coved" type, siehe Pfeile).

Röntgenthorax in zwei Ebenen – links infrahiläres Infiltrat in der Lingula bei Pneumonie

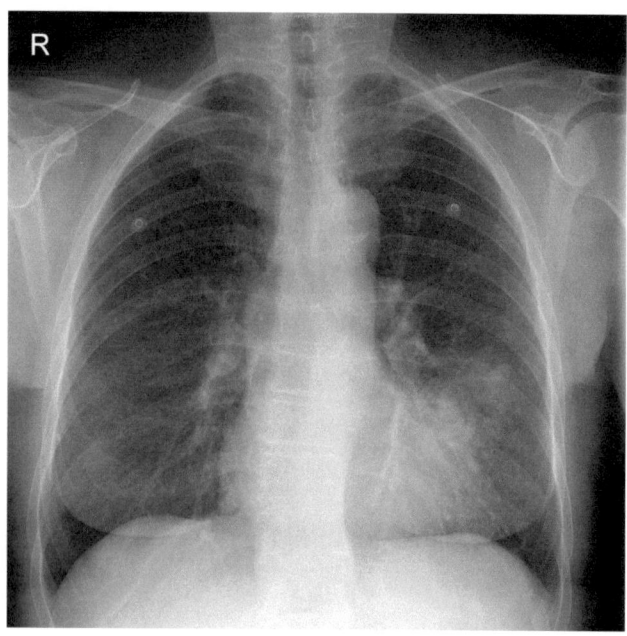

Abb. 2 Röntgen-Thorax in zwei Ebenen

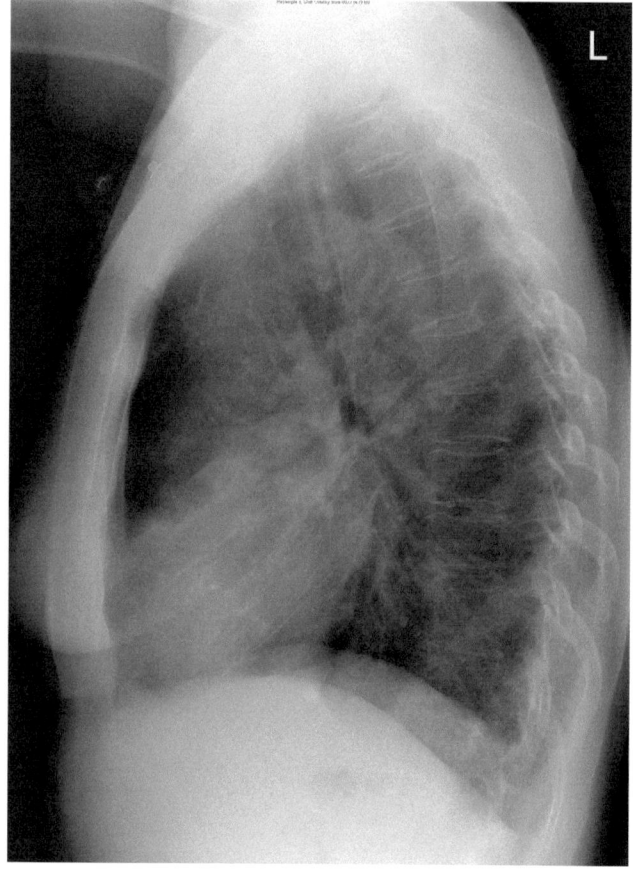

Abb. 3 Röntgen-Thorax in zwei Ebenen. Bildrechte mit freundlicher Genehmigung des Institutes für diagnostische und interventionelle Radiologie (Abb. 2 und 3)

Diagnose und Intervention

Brugada-Syndrom mit Typ 1 EKG, Pneumonie. Die Brugada-typischen ST-Streckenhebungen in V1–V3 wurden bei retrosternalen Schmerzen im Rahmen eines prolongierten bronchialen Infektes als ST-Streckenhebungsinfarkt fehlgedeutet. Zusätzlich lag ein Nikotinabusus vor, so dass notfallmäßig eine Herzkatheteruntersuchung durchgeführt wurde, welche einen unauffälligen Koronarbefund zeigte.

Kommentar: Bei Auftreten von Fieber typischerweise Exazerbation eines Brugada-typischen EKGs (die entsprechenden Natriumkanäle sind temperaturabhängig). Gefahr des Auftretens maligner Arrhythmien mit polymorpher Kammertachykardien bis zu Kammerflimmern.

Fall 28: Junge Frau mit Angina pectoris gravis

Anamnese

Die 39-jährige Patientin wird mit heftigsten pectanginösen Beschwerden auf die CPU aufgenommen. Aufgrund des notfallmäßig abgeleiteten EKGs wird eine sofortige Koronarangiographie durchgeführt.

Notfall – EKG:

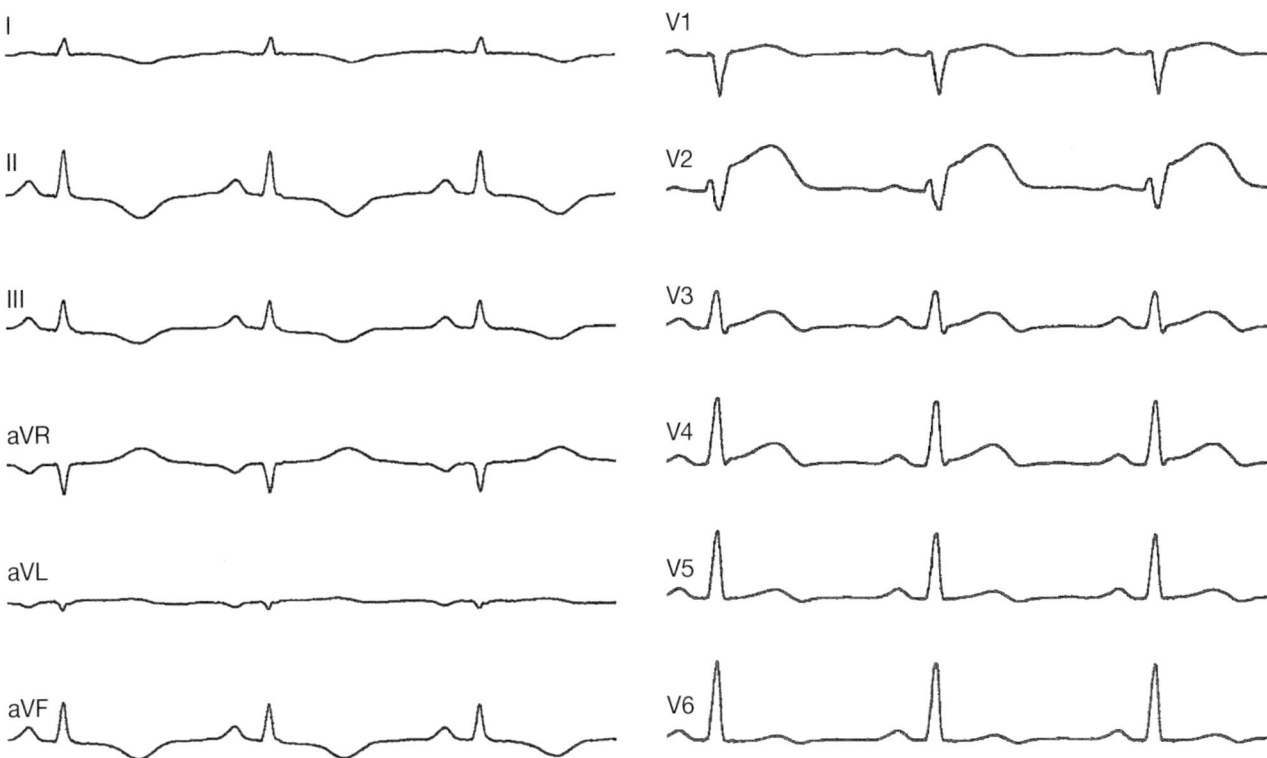

Abb. 1 12-Kanal-EKG von der CPU

Ergänzende Information Die elektronische Version dieses Kapitels enthält Zusatzmaterial, auf das über folgenden Link zugegriffen werden kann [https://doi.org/10.1007/978-3-662-62403-6_56]. Die Videos lassen sich durch Anklicken des DOI Links in der Legende einer entsprechenden Abbildung abspielen, oder indem Sie diesen Link mit der SN More Media App scannen.

Notfallmäßig durchgeführte Koronarangiographie

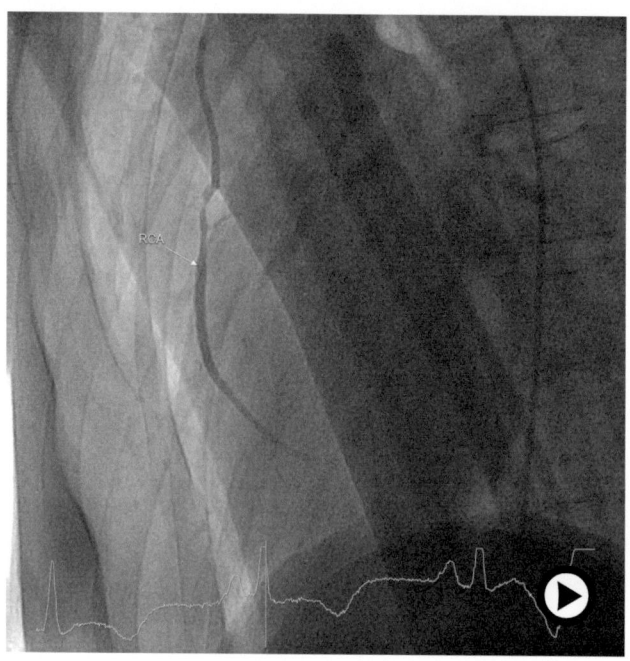 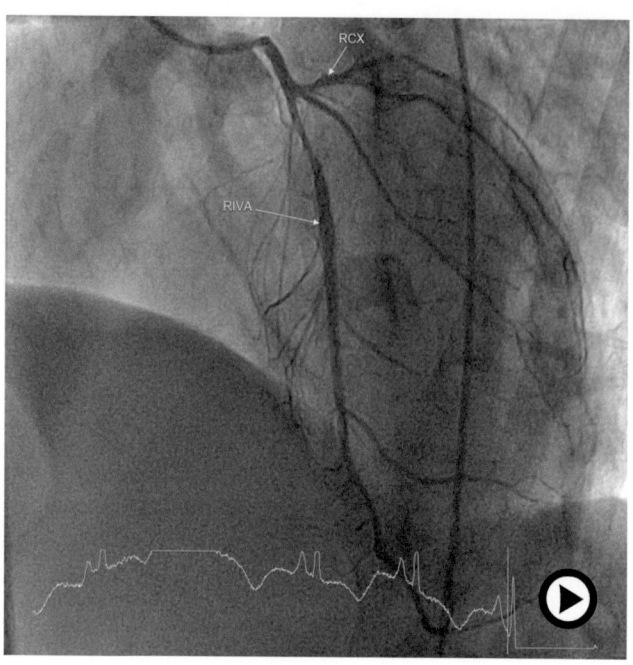

Abb. 2 Rechte Koronararterie (LAO-Projektionsebene 90°) (▶ https://doi.org/10.1007/000-58t)

Abb. 3 Linke Koronararterie (LAO-Projektionsebene 41°, cranial 22°) (▶ https://doi.org/10.1007/000-58s)

Fall 28: Auflösung

EKG-Befundung

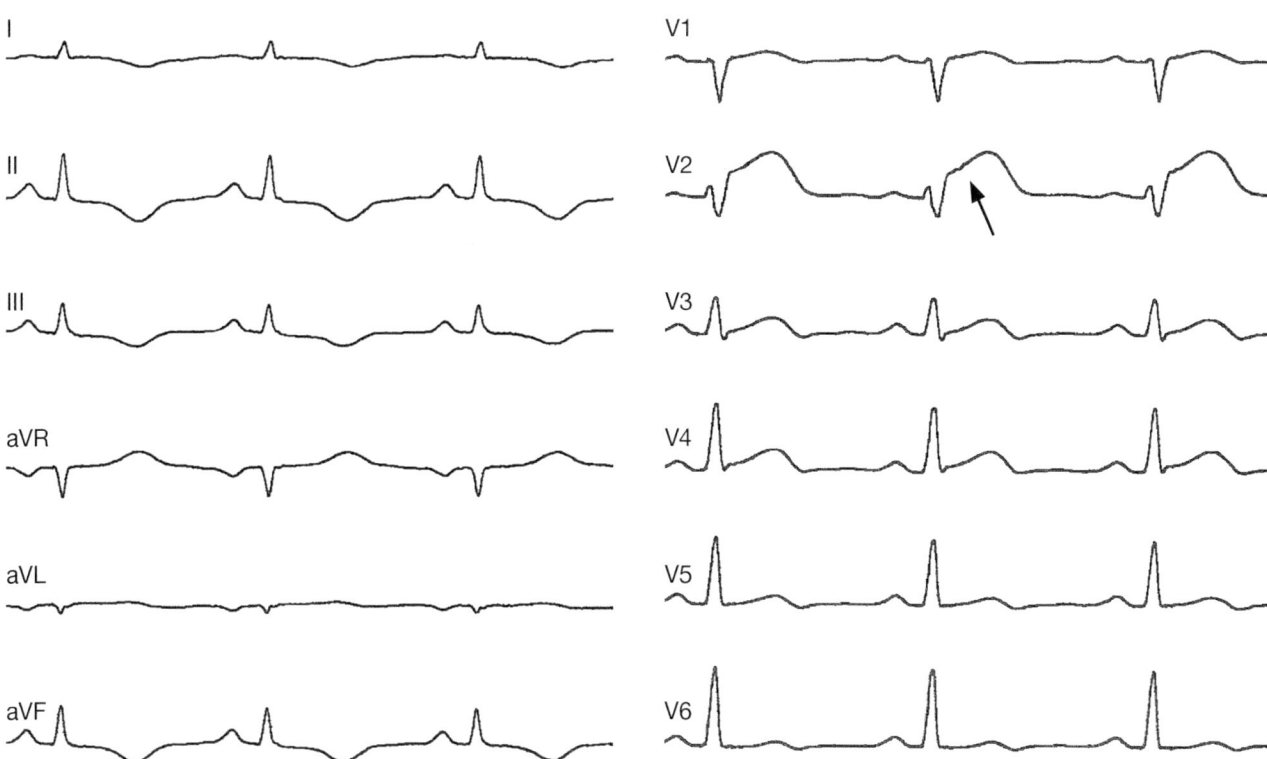

Abb. 1 EKG mit auffälligem Befund

Ergänzende Information Die elektronische Version dieses Kapitels enthält Zusatzmaterial, auf das über folgenden Link zugegriffen werden kann [https://doi.org/10.1007/978-3-662-62403-6_57]. Die Videos lassen sich durch Anklicken des DOI Links in der Legende einer entsprechenden Abbildung abspielen, oder indem Sie diesen Link mit der SN More Media App scannen.

C. Schmitt, A. Radzewitz, *Akuter Thoraxschmerz*, https://doi.org/10.1007/978-3-662-62403-6_57

EKG-Gesamtbeurteilung

Sinusrhythmus HF 82/min. T-Negativierungen in Ableitung I bis III sowie aVF. In den Brustwandableitungen ST-Streckenhebungen in Ableitung V1 bis V4, besonders deutlich ausgeprägt in V2 (siehe Pfeil).

Koronarbefundung

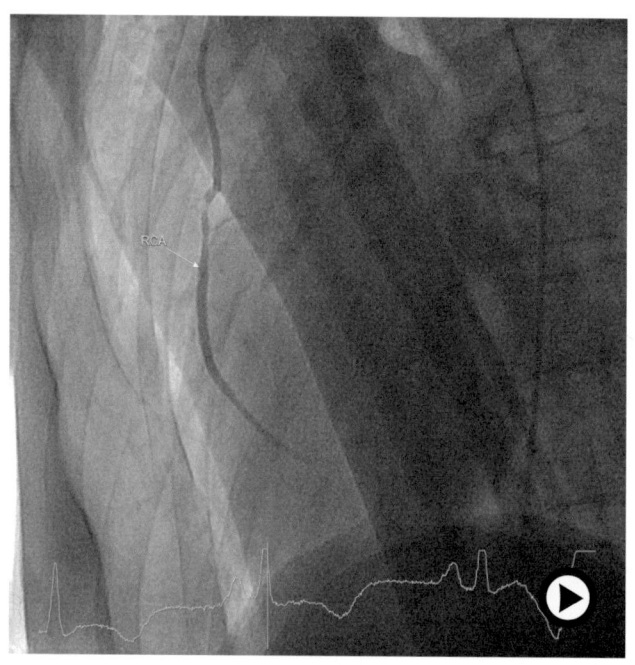

Abb. 2 Filiforme Engstelle der proximalen RCA
(▶ https://doi.org/10.1007/000-58x)

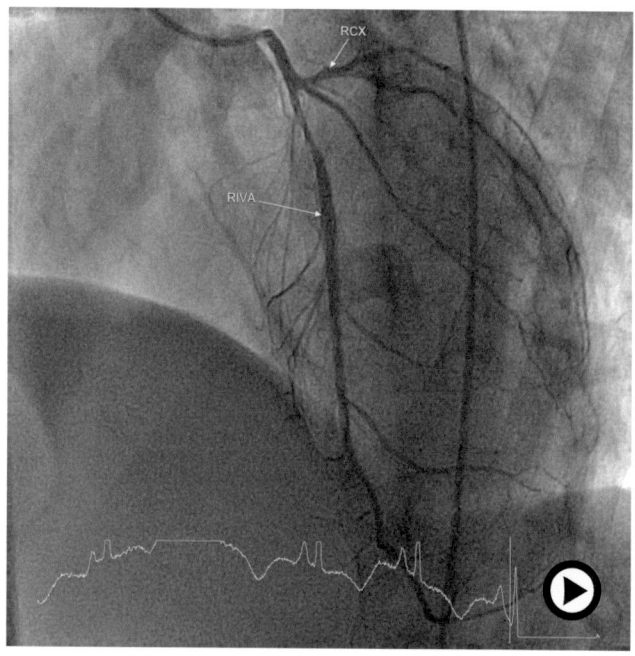

Abb. 4 Auch hier filiforme Engstelle der proximalen RIVA
(▶ https://doi.org/10.1007/000-58v)

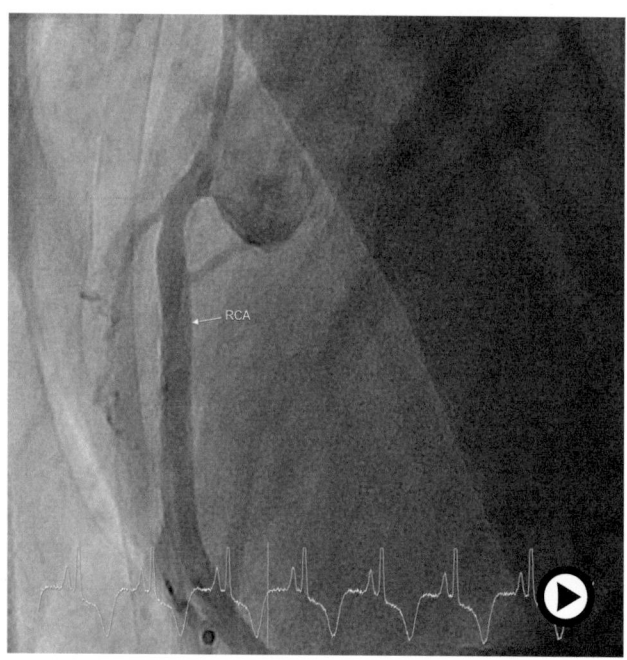

Abb. 3 RCA nach intrakoronarer Nitrogabe
(▶ https://doi.org/10.1007/000-58w)

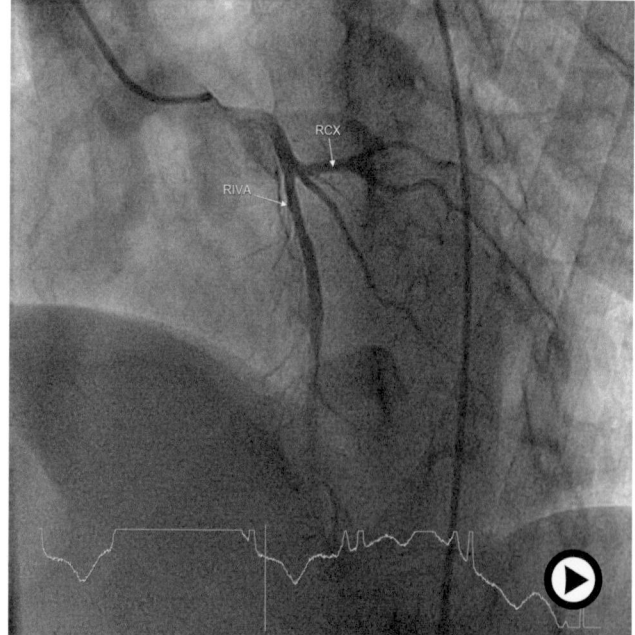

Abb. 5 RIVA nach intrakoronarer Nitrogabe
(▶ https://doi.org/10.1007/000-58y)

Diagnose und Intervention

Myokardinfarkt aufgrund eines ausgeprägten Koronarspasmus. Die filiformen Stenosen der proximalen RCA und des proximalen RIVA sind nach intrakoronarer Nitrogabe fast vollständig reversibel. Keine Indikation zur koronaren Stentimplantation. Versuch der medikamentösen Therapie mit Kalzium-Antagonisten (z. B. Diltiazem) und Nitraten. Rezidivierende Angina pectoris bei Koronarspasmen wird auch als Prinzmetal-Angina beschrieben.

Kommentar: Bei Myokardinfarkt ohne obstruktive Koronarsklerose wurde auch der Begriff „MINOCA" (myocardial infarction with non-obstructive coronary arteries) eingeführt. Dazu zählen auch Myokardinfarkte im Rahmen einer Thrombose, Dissektion und anderer Ursachen wie z. B. einer Plaqueruptur.

Fall 29: Patient mit atemabhängigen Thoraxschmerzen und auffälligem EKG

Anamnese

Abgelaufener grippaler Infekt mit Schnupfen. Aktuell klagt der 69-jährige Patient seit der Nacht über Druck auf der Brust und meint, nicht mehr tief einatmen zu können.

Das beim Hausarzt geschriebene EKG veranlasst eine notfallmäßige Klinikeinweisung über den Rettungsdienst.

Notfall – EKG

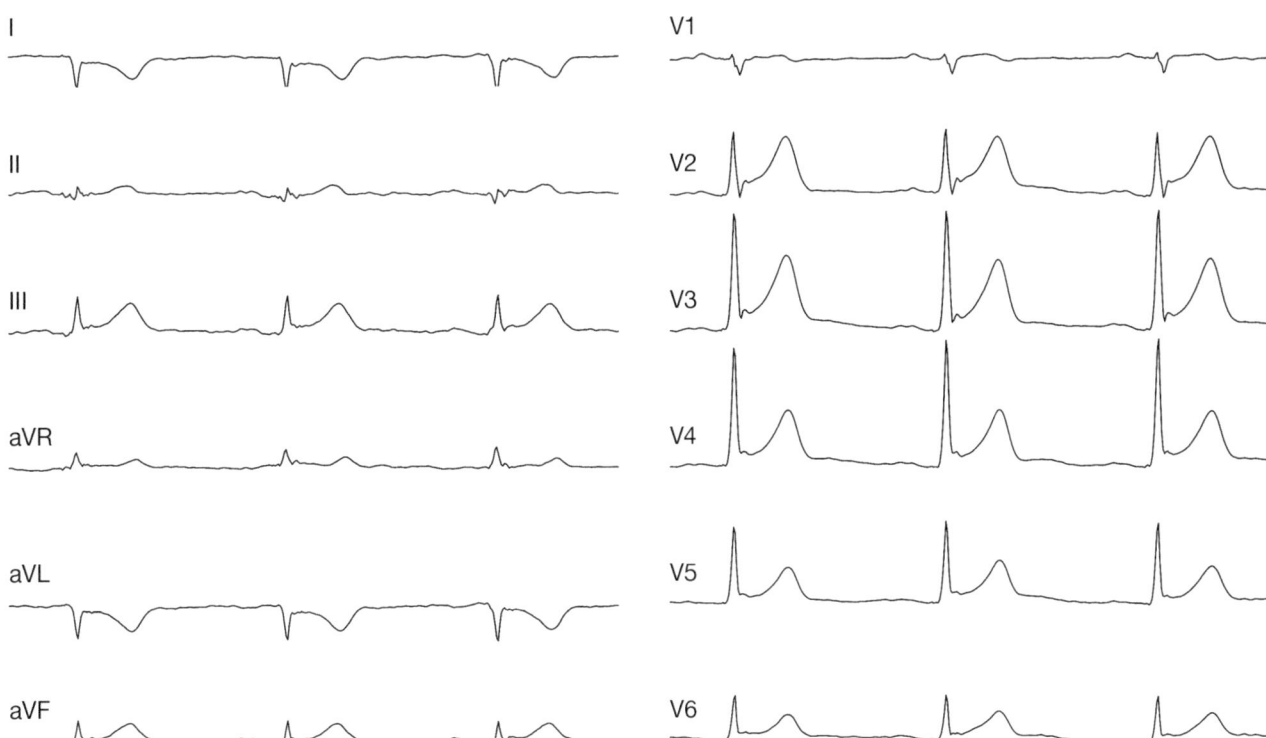

Abb. 1 12 Kanal-EKG bei Aufnahme (verpolt)

Ergänzende Information Die elektronische Version dieses Kapitels enthält Zusatzmaterial, auf das über folgenden Link zugegriffen werden kann [https://doi.org/10.1007/978-3-662-62403-6_58]. Die Videos lassen sich durch Anklicken des DOI Links in der Legende einer entsprechenden Abbildung abspielen, oder indem Sie diesen Link mit der SN More Media App scannen.

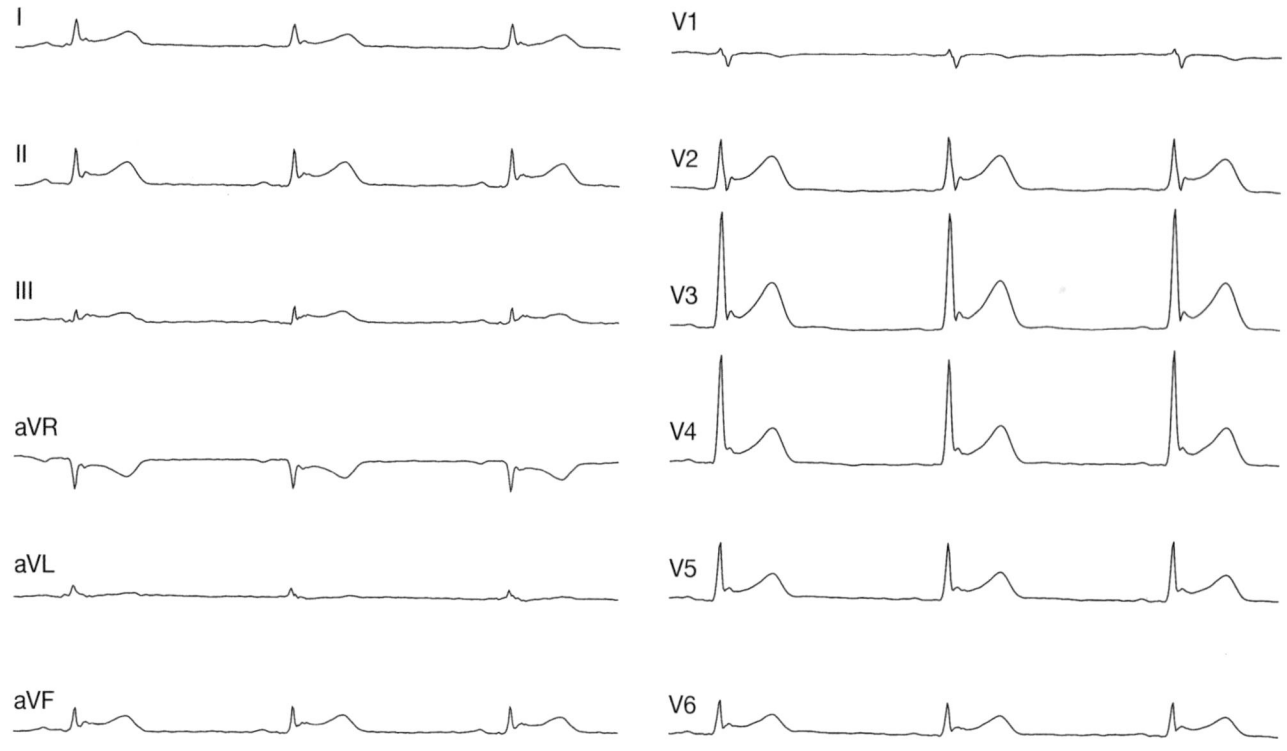

Abb. 2 Folge-EKG

Notfallmäßig durchgeführte Koronarangiographie

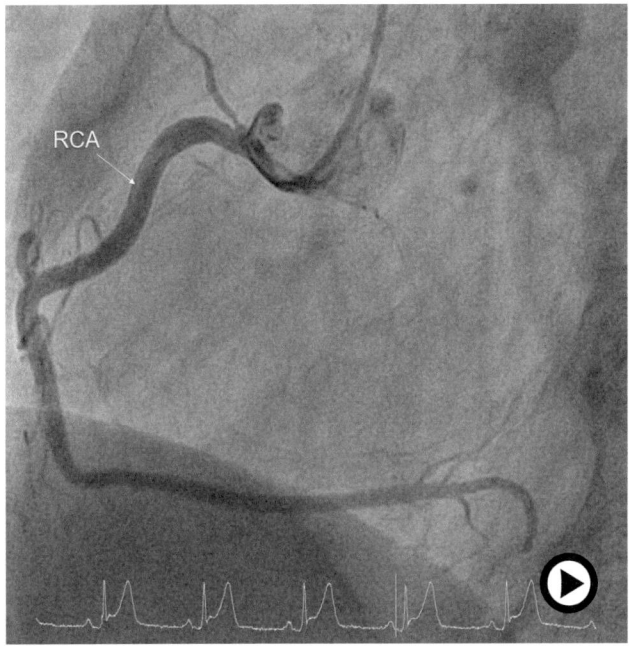

Abb. 3 Rechte Koronararterie (LAO-Projektionsebene 43°) (▶ https://doi.org/10.1007/000-590)

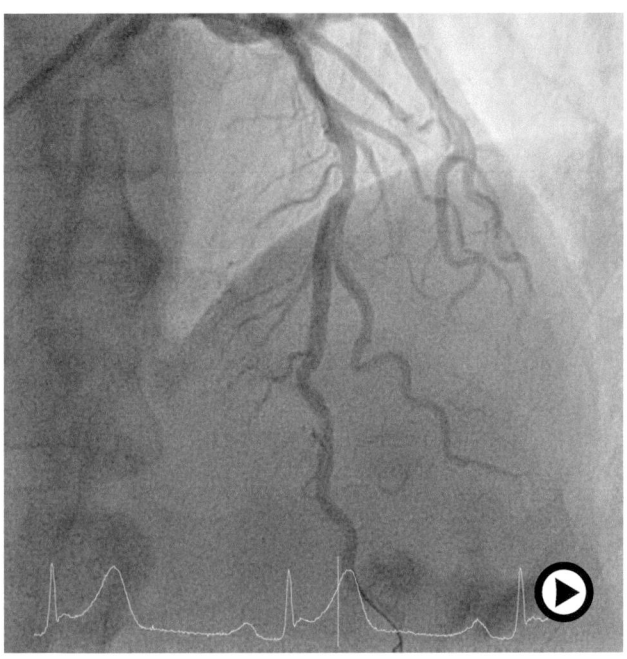

Abb. 5 Linke Koronararterie in LAO 2° und cranial 34° (▶ https://doi.org/10.1007/000-591)

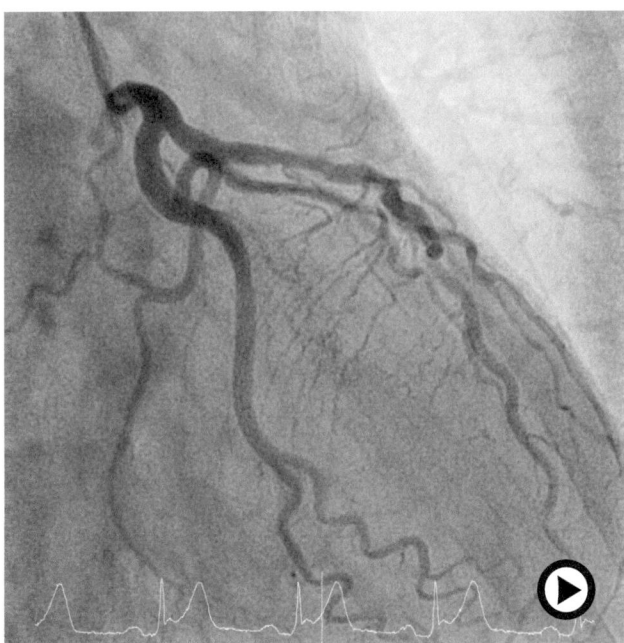

Abb. 4 Linke Koronararterie in RAO-Projektionsebene 32°, caudal 20° (▶ https://doi.org/10.1007/000-58z)

EKG-Befundung

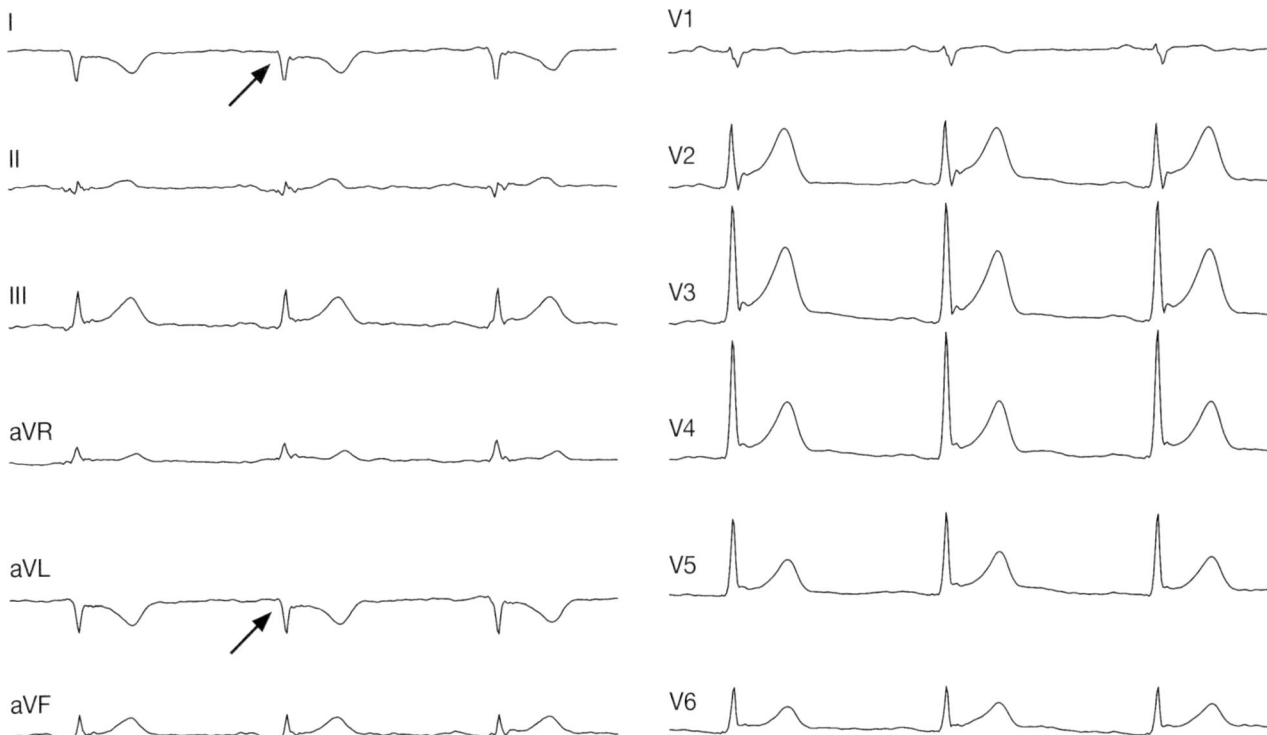

Abb. 1 Initiales 12-Kanal-EKG CPU (verpolt)

Ergänzende Information Die elektronische Version dieses Kapitels enthält Zusatzmaterial, auf das über folgenden Link zugegriffen werden kann [https://doi.org/10.1007/978-3-662-62403-6_59]. Die Videos lassen sich durch Anklicken des DOI Links in der Legende einer entsprechenden Abbildung abspielen, oder indem Sie diesen Link mit der SN More Media App scannen.

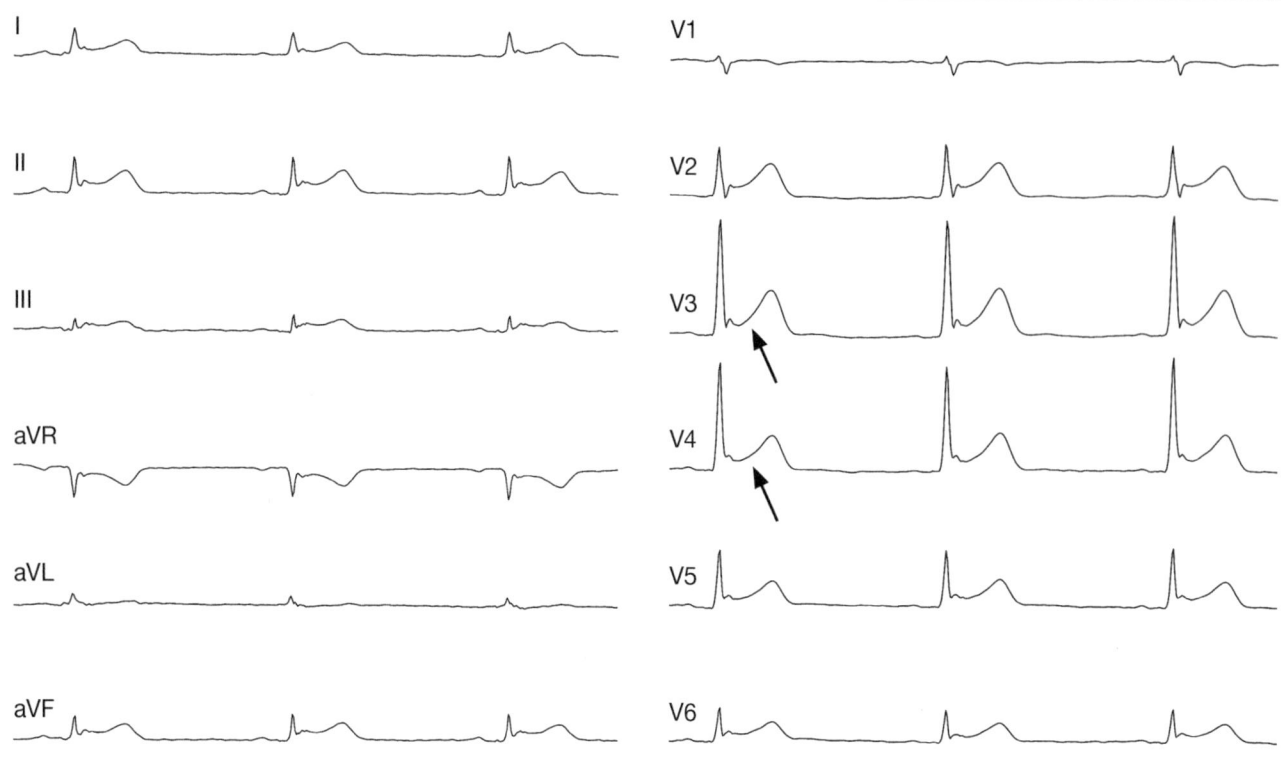

Abb. 2 Folge-EKG

EKG-Gesamtbeurteilung

QS-Zacken (siehe Pfeile) in I und aVL und vorausgehenden negativen P-Wellen, typisch für Verpolung! (Verwechslung rechter/linker Arm).

Im Folge-EKG positive P-Wellen in I (und aVL) mit normaler Ausrichtung des QRS-Komplexes. Ubiquitäre, konkav-förmige ST-Streckenhebungen (siehe Pfeile) mit Ausnahme von aVR.

Koronarbefundung

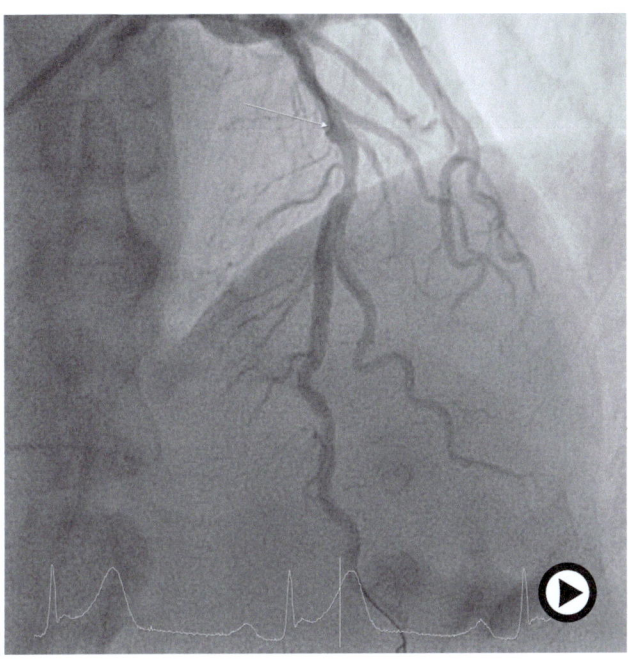

Abb. 3 Subkritische RIVA-Stenose (siehe Pfeil). Druckdrahtmessung mittels FFR (fraktionelle Flussreserve) (▶ https://doi.org/10.1007/000-593)

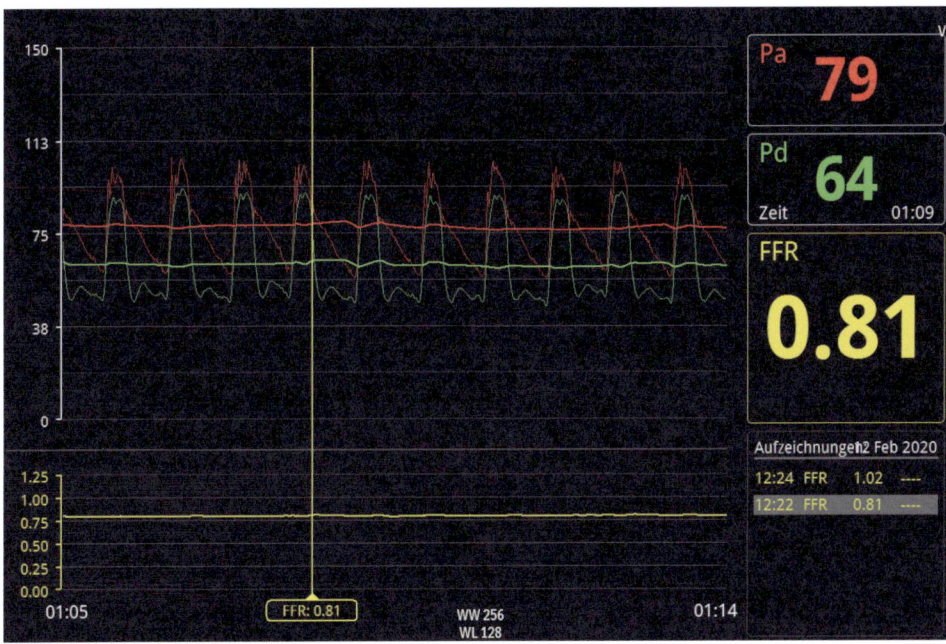

Abb. 4 FFR mit einem Gradienten von 0.81 spricht für eine nicht signifikante Stenose des RIVA

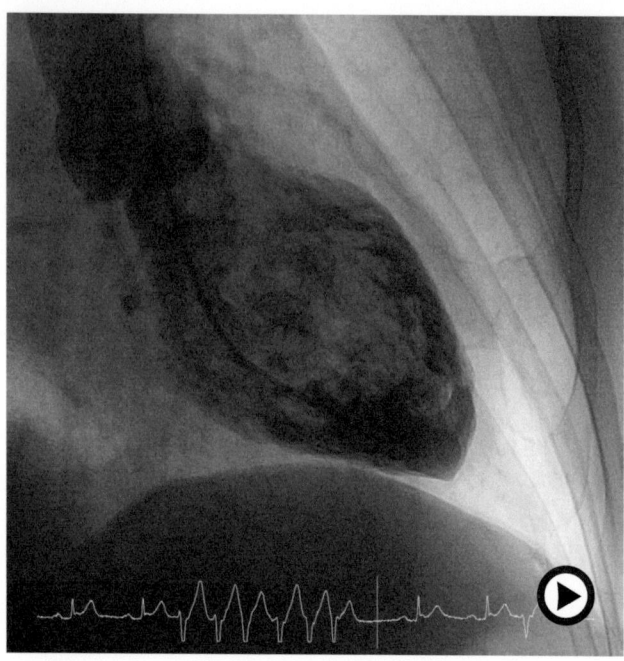

Abb. 5 Ventrikulographie des LV. Normale LV-Funktion, keine regionalen Wandbewegungsstörungen (▶ https://doi.org/10.1007/000-592)

Diagnose und Intervention

Perikarditis, klassisches EKG mit ubiquitären ST-Streckenhebungen. Zusätzlich koronare 1-Gefäßerkrankung. Die FFR-Messung zeigt mit einem unkritischen Wert von 0,81 an, dass die vorliegende RIVA-Stenose nicht relevant ist.

Kommentar: Im initialen EKG Verpolung, da die Ableitung des rechten und linken Armes verwechselt wurde. Daraus resultieren typischerweise negative P-Wellen und negative QRS-Komplexe in I und aVL. Dies wäre ansonsten nur erklärbar durch eine Dextrokardie oder einen Situs inversus.

Fall 30: 66-jähriger Patient mit starker Luftnot

Anamnese

Patient hatte heute Morgen wegen Dyspnoe den Hausarzt aufgesucht. Dort ST-Hebungen im EKG. Patient wird via Rettungsdienst ins Katheterlabor verbracht. Der Patient hatte vor zwei Wochen Schmerzen in den Hals ziehend, sei aber nicht der Typ, der zum Arzt gehe.

Notfall – EKG

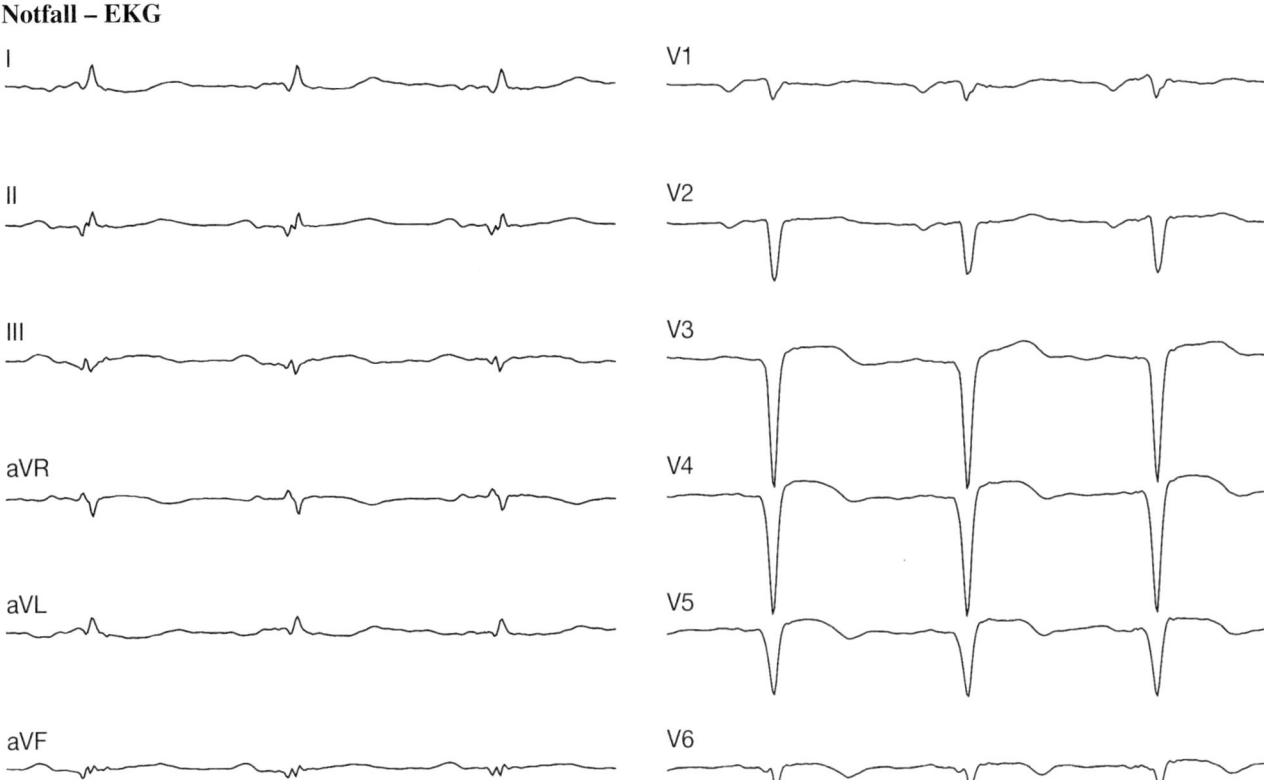

Abb. 1 EKG bei Aufnahme

Ergänzende Information Die elektronische Version dieses Kapitels enthält Zusatzmaterial, auf das über folgenden Link zugegriffen werden kann [https://doi.org/10.1007/978-3-662-62403-6_60]. Die Videos lassen sich durch Anklicken des DOI Links in der Legende einer entsprechenden Abbildung abspielen, oder indem Sie diesen Link mit der SN More Media App scannen.

Notfallmäßig durchgeführte Koronarangiographie

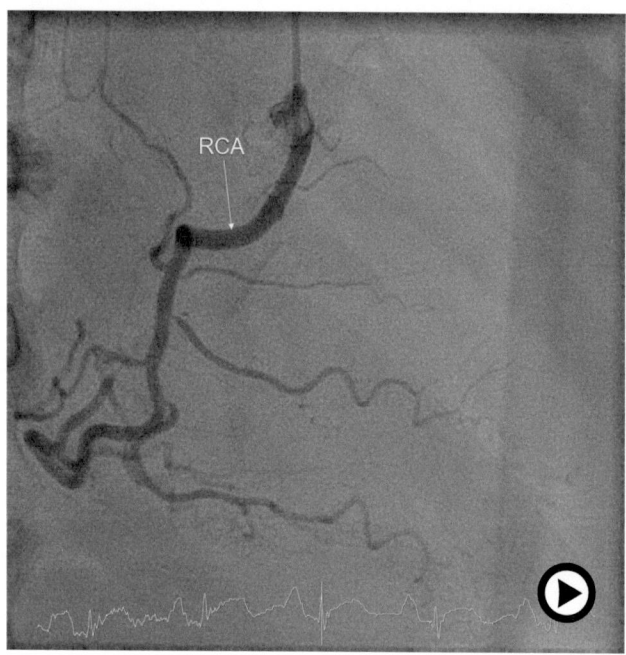 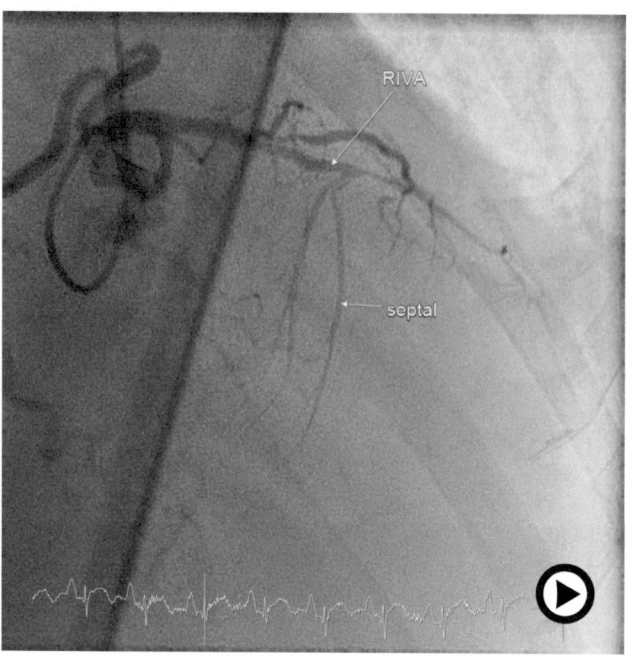

Abb. 2 Darstellung der rechten Koronararterie (RAO 29°, caudal 2°) (▶ https://doi.org/10.1007/000-595)

Abb. 3 Darstellung der linken Koronararterie (RAO-Projektion 36°) (▶ https://doi.org/10.1007/000-594)

EKG-Befundung

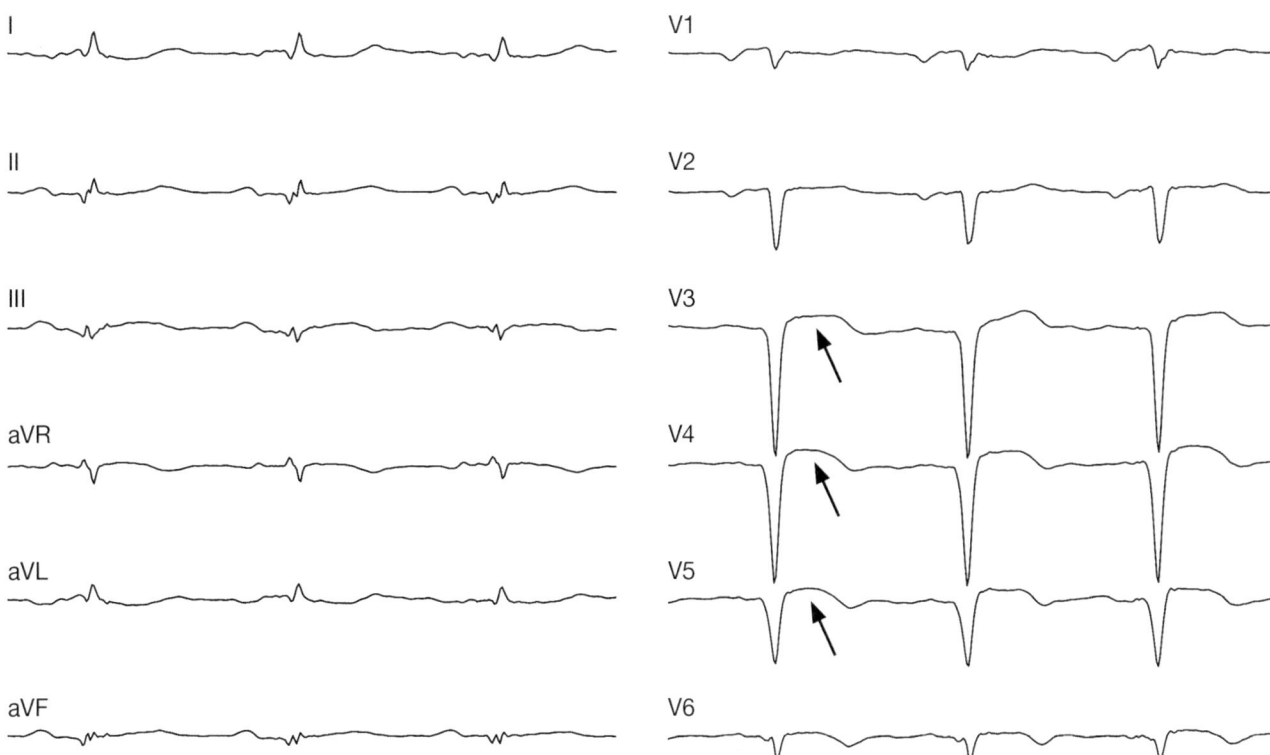

Abb. 1 EKG mit auffälligem Befund

Ergänzende Information Die elektronische Version dieses Kapitels enthält Zusatzmaterial, auf das über folgenden Link zugegriffen werden kann [https://doi.org/10.1007/978-3-662-62403-6_61]. Die Videos lassen sich durch Anklicken des DOI Links in der Legende einer entsprechenden Abbildung abspielen, oder indem Sie diesen Link mit der SN More Media App scannen.

EKG-Gesamtbeurteilung

Sinusrhythmus, HF 93/min. Periphere Niedervoltage. Diskrete ST-Streckensenkungen in I und aVL. R-Verlust über der gesamten Vorderwand mit weiterbestehenden ST-Streckenhebungen in V3–V6 (siehe Pfeile).

Koronarbefundung und Echokardiographiebefund

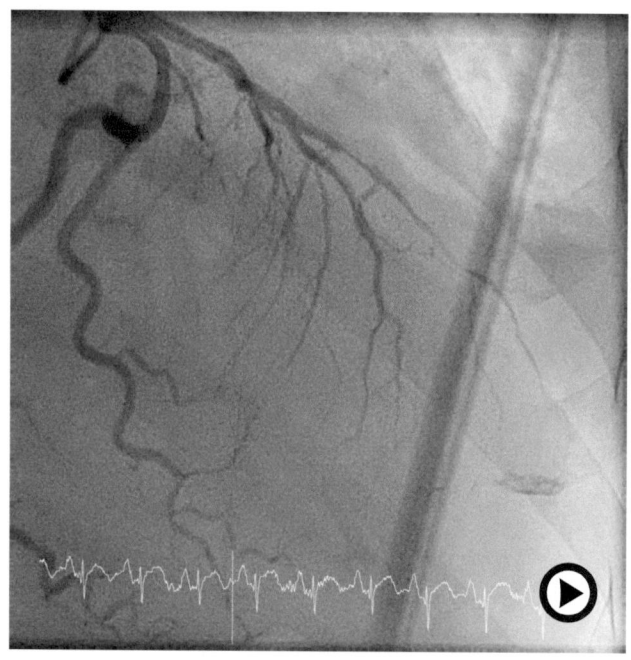

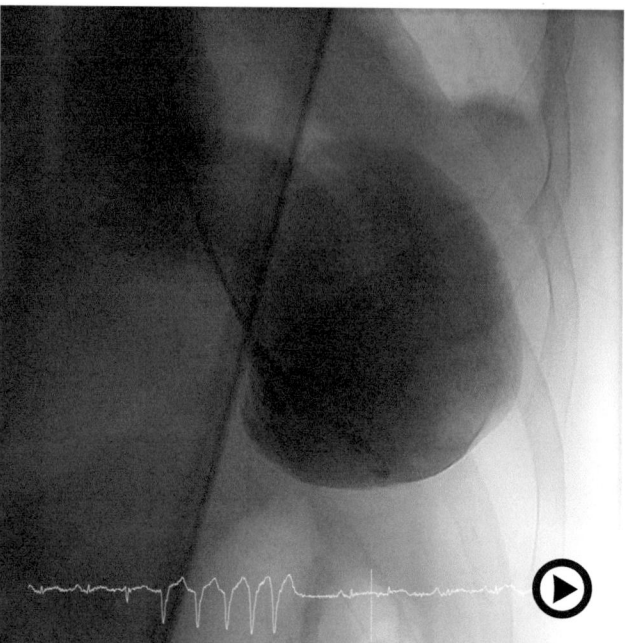

Abb. 2 Filiforme langstreckige Stenose des RIVA nach Abgang eines großen Septalasts (▶ https://doi.org/10.1007/000-597)

Abb. 3 Ventrikulographie des LV. Ausgedehntes Vorderwandaneurysma, stark eingeschränkte LV-Funktion (▶ https://doi.org/10.1007/000-596)

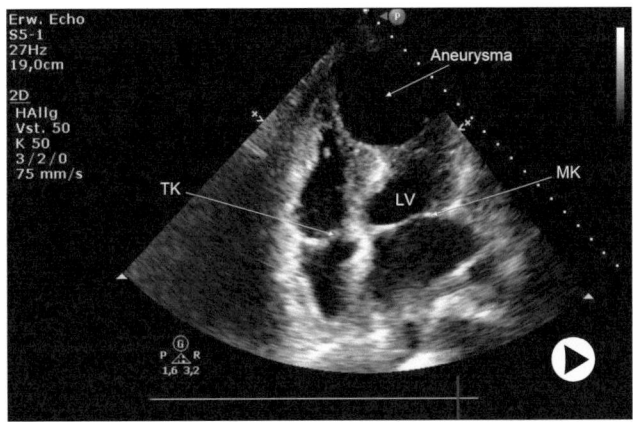

Abb. 4 Echokardiographie. Der Vierkammerblick zeigt das riesige Vorderwandaneurysma (▶ https://doi.org/10.1007/000-598)

Diagnose und Intervention

Subakuter ST-Hebungsvorderwandinfarkt mit Beschwerden vor zwei Wochen mit ausgedehntem Vorderwandaneurysma. Das elektrokardiographische Bild mit komplettem R-Verlust und persistierenden ST-Streckenhebungen ist für die Ausbildung eines Aneurysmas typisch. Bei Aufnahme war die LDH mit 768 U/l (Norm < 247) erhöht, was auf einen subakuten Infarkt hinweist. Das hs Troponin I betrug 200 ng/l (Norm < 2,00).

Kommentar: In diesem Fall erfolgte keine Akutintervention, da das Infarktgeschehen mindestens 14 Tage zurücklag und sich bereits ein Aneurysma ausgebildet hatte. Gefahr von malignen Arrhythmien. Der Patient wurde mit einer sogenannten LifeVest® versorgt, im weiteren Verlauf wurde primärprophylaktisch ein subkutaner Defibrillator implantiert.

Fall 31: Progrediente Dyspnoe und Rückenschmerzen

Anamnese

75-jähriger Patient mit seit 2 Wochen bestehender Atemnot sowie Rückenschmerzen. Verzögerte Vorstellung beim Hausarzt aus Angst vor Ansteckung mit COVID-19 (Corona Virus Disease 2019). Bei der körperlichen Untersuchung auffälliges Holosystolikum mit p.m. linksapikal.

Aufgrund des auffälligen EKGs sofortige Herzkatheteruntersuchung.

Notfall – EKG

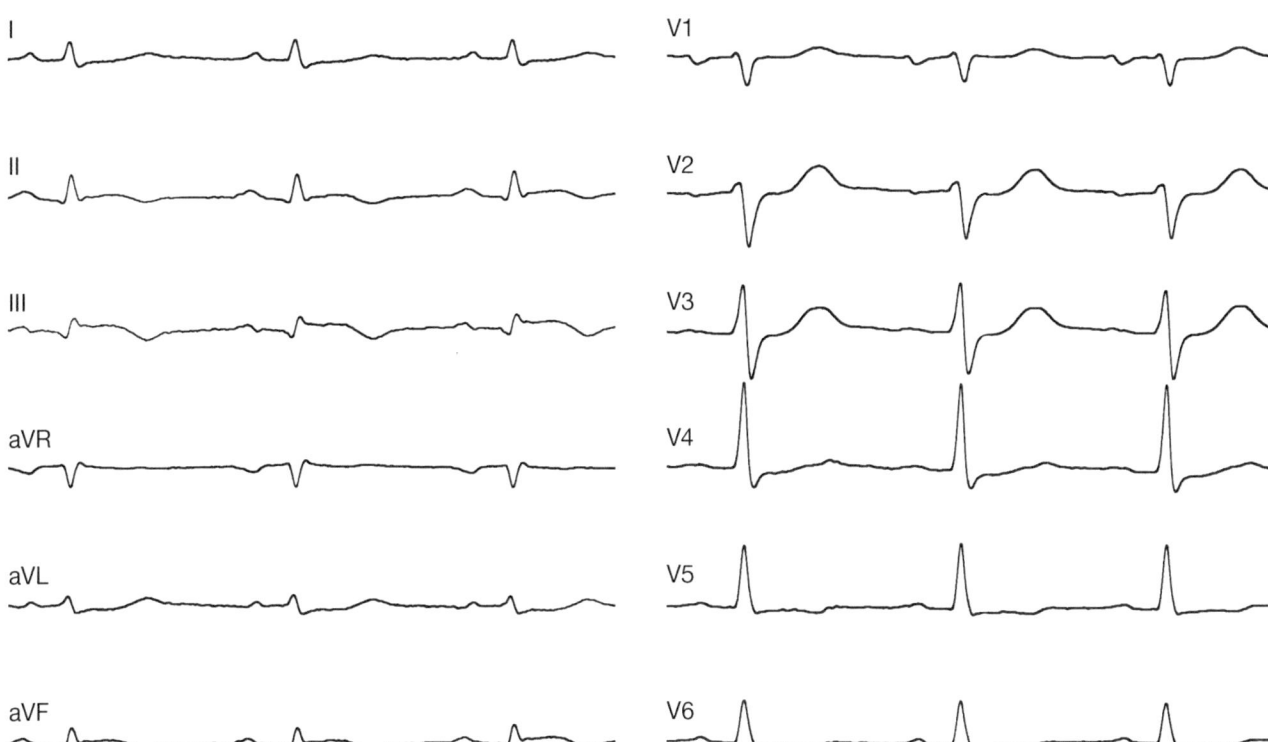

Abb. 1 12-Kanal-EKG auf der Intensivstation

Ergänzende Information Die elektronische Version dieses Kapitels enthält Zusatzmaterial, auf das über folgenden Link zugegriffen werden kann [https://doi.org/10.1007/978-3-662-62403-6_62]. Die Videos lassen sich durch Anklicken des DOI Links in der Legende einer entsprechenden Abbildung abspielen, oder indem Sie diesen Link mit der SN More Media App scannen.

C. Schmitt, A. Radzewitz, *Akuter Thoraxschmerz*, https://doi.org/10.1007/978-3-662-62403-6_62

Notfallmäßig durchgeführte Koronarangiographie

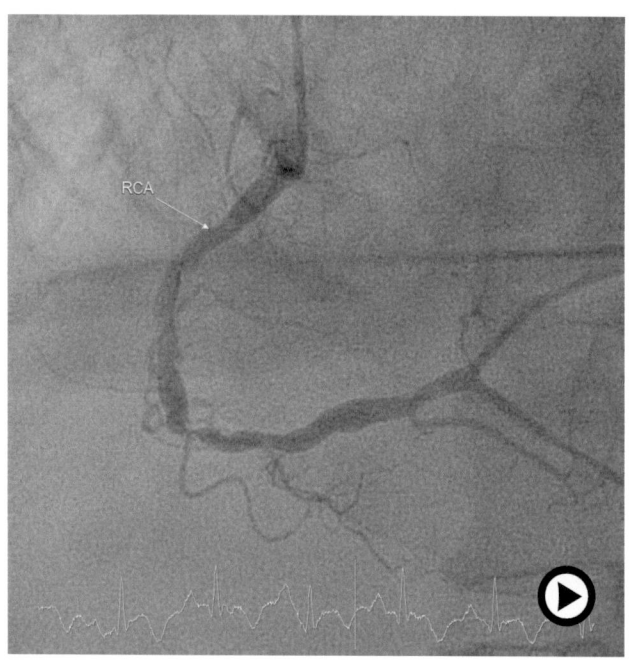

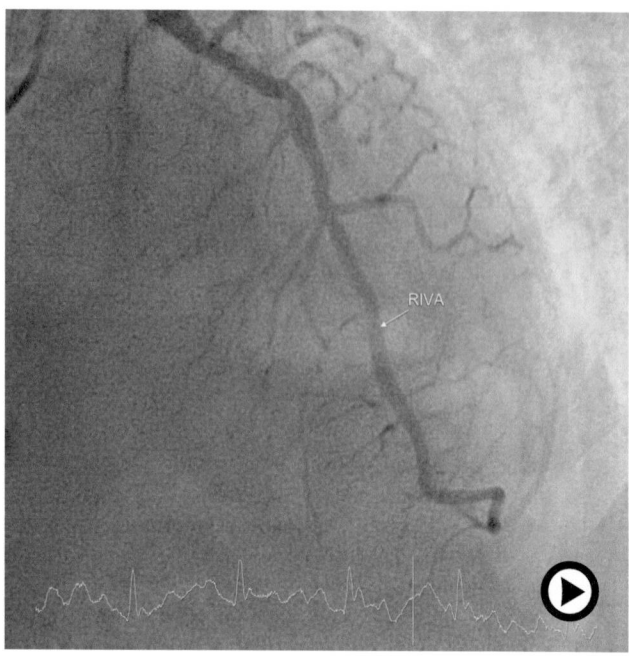

Abb. 2 Darstellung der rechten Koronararterie (LAO-Projektion 23°, cranial 7°) (▶ https://doi.org/10.1007/000-59a)

Abb. 3 Linke Koronararterie (RAO-Projektion 29°, cranial 20°) (▶ https://doi.org/10.1007/000-599)

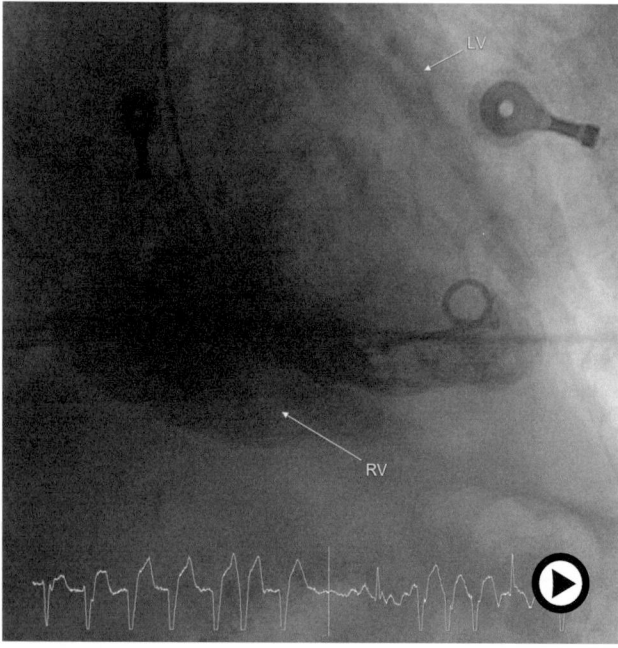

Abb. 4 Ventrikulographie des LV (▶ https://doi.org/10.1007/000-59b)

EKG-Befundung

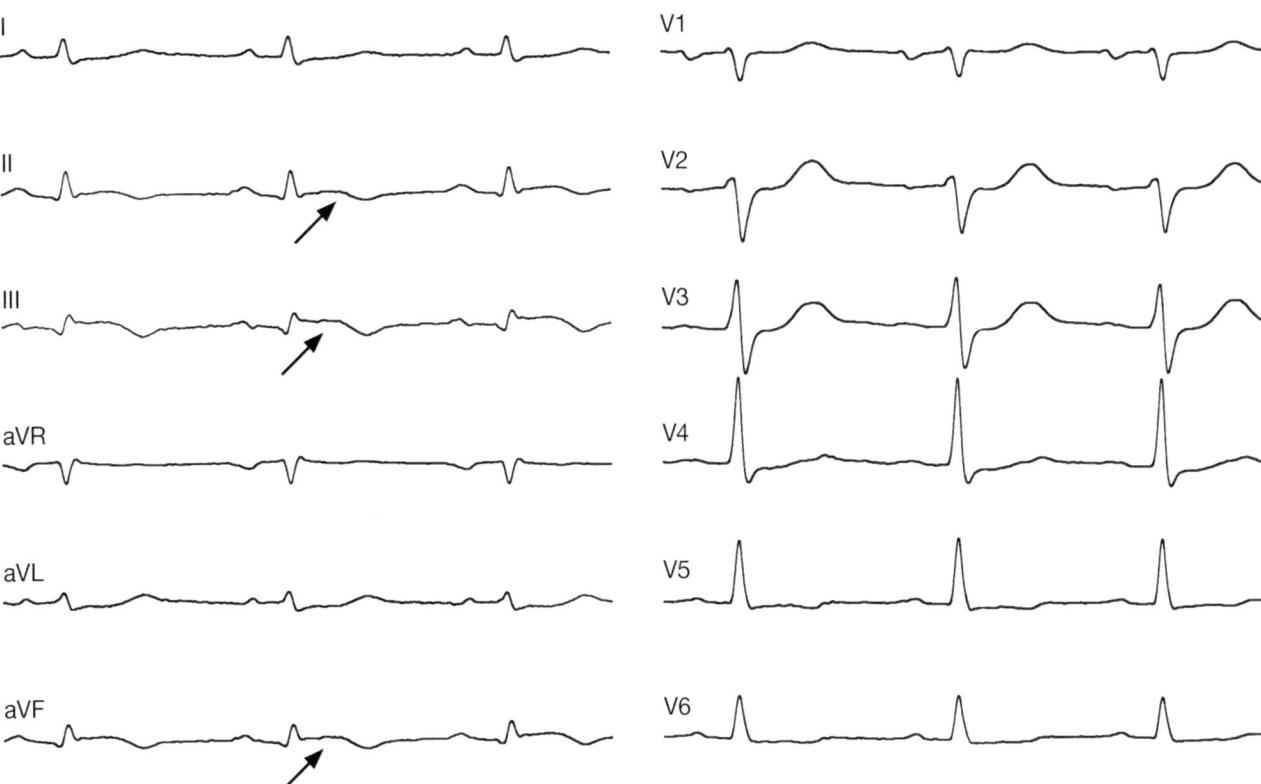

Abb. 1 EKG mit auffälligem Befund

Ergänzende Information Die elektronische Version dieses Kapitels enthält Zusatzmaterial, auf das über folgenden Link zugegriffen werden kann [https://doi.org/10.1007/978-3-662-62403-6_63]. Die Videos lassen sich durch Anklicken des DOI Links in der Legende einer entsprechenden Abbildung abspielen, oder indem Sie diesen Link mit der SN More Media App scannen.

EKG-Gesamtbeurteilung

Sinusrhythmus, HF 84/min. In den Extremitätenableitungen angedeutete ST-Streckenhebungen in Ableitung II, deutliche Hebungen in III und aVF (siehe Pfeile). Ausbildung von T-Negativierungen in den genannten Ableitungen. In den Brustwandableitungen horizontale bis aszendierende ST-Streckensenkungen in V2–V4, deszendierende ST-Streckensenkungen in V5 und V6.

Koronarbefundung

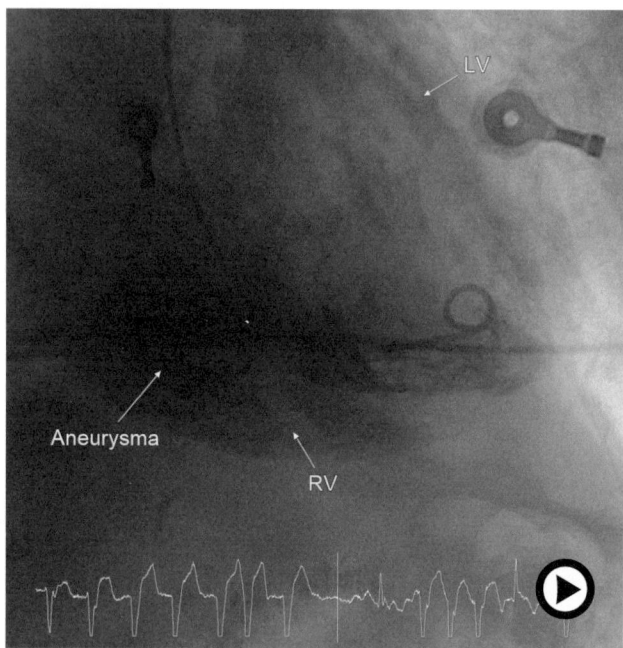

Abb. 2 Ventrikulographie des LV. Hinterwandaneurysma mit Perforation in den RV (▶ https://doi.org/10.1007/000-59d)

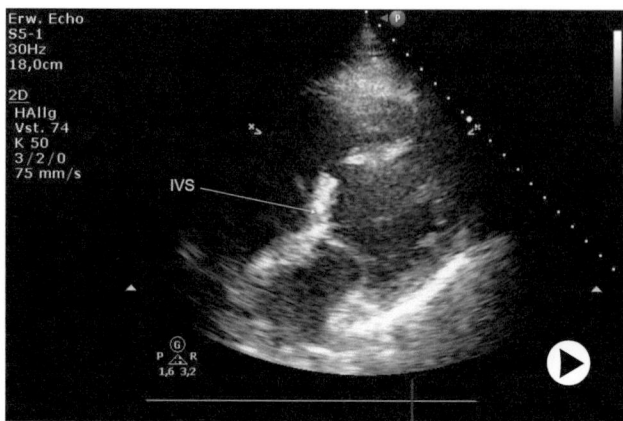

Abb. 3 Echokardiographie: substernale Längsachse. Erkennbare Diskontinuität des LV-Septums (▶ https://doi.org/10.1007/000-59c)

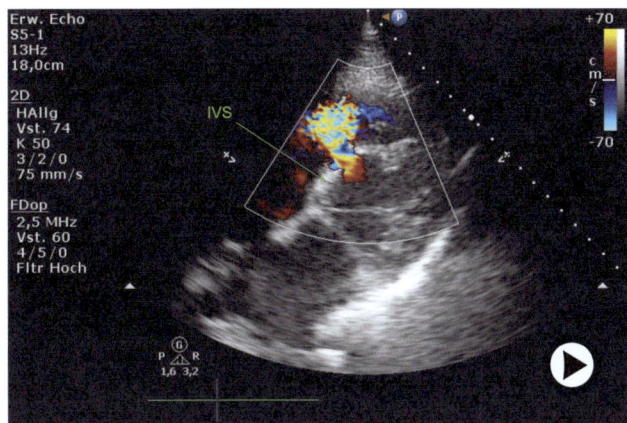

Abb. 4 Echokardiographie. Im Farbdoppler erkennbarer links-rechts Shunt bei Septumruptur (▶ https://doi.org/10.1007/000-59e)

Diagnose und Intervention

Subakuter Hinterwandinfarkt mit Septumperforation der Hinterwand bei Aneurysma-Ausbildung. Auffällig bei diesem Patienten war das laute Holosystolikum. Die LV-Ventrikulographie erbrachte den Nachweis eines Hinterwandaneurysmas mit Perforation in den RV. Nach klinischer Stabilisierung erfolgte ein transtrikuspidaler VSD-Verschluss (Peri-Guard, Ventrikelseptumdefekt). Die PCI der hochgradigen RCA-Stenose wurde nach Rückübernahme aus der Herzchirurgie 10 Tage später erfolgreich durchgeführt.

Kommentar: Der Auskultationsbefund sowie das vorliegende EKG eines subakuten Hinterwandinfarktes deuteten schon auf ein Perforationsgeschehen hin. Aufgrund der COVID-19 Pandemie verzögerte sich die Diagnostik des Infarktgeschehens, die zu einer Septumruptur geführt hatte.

Fall 32: Rhythmologisches Intermezzo

Notfall – EKG

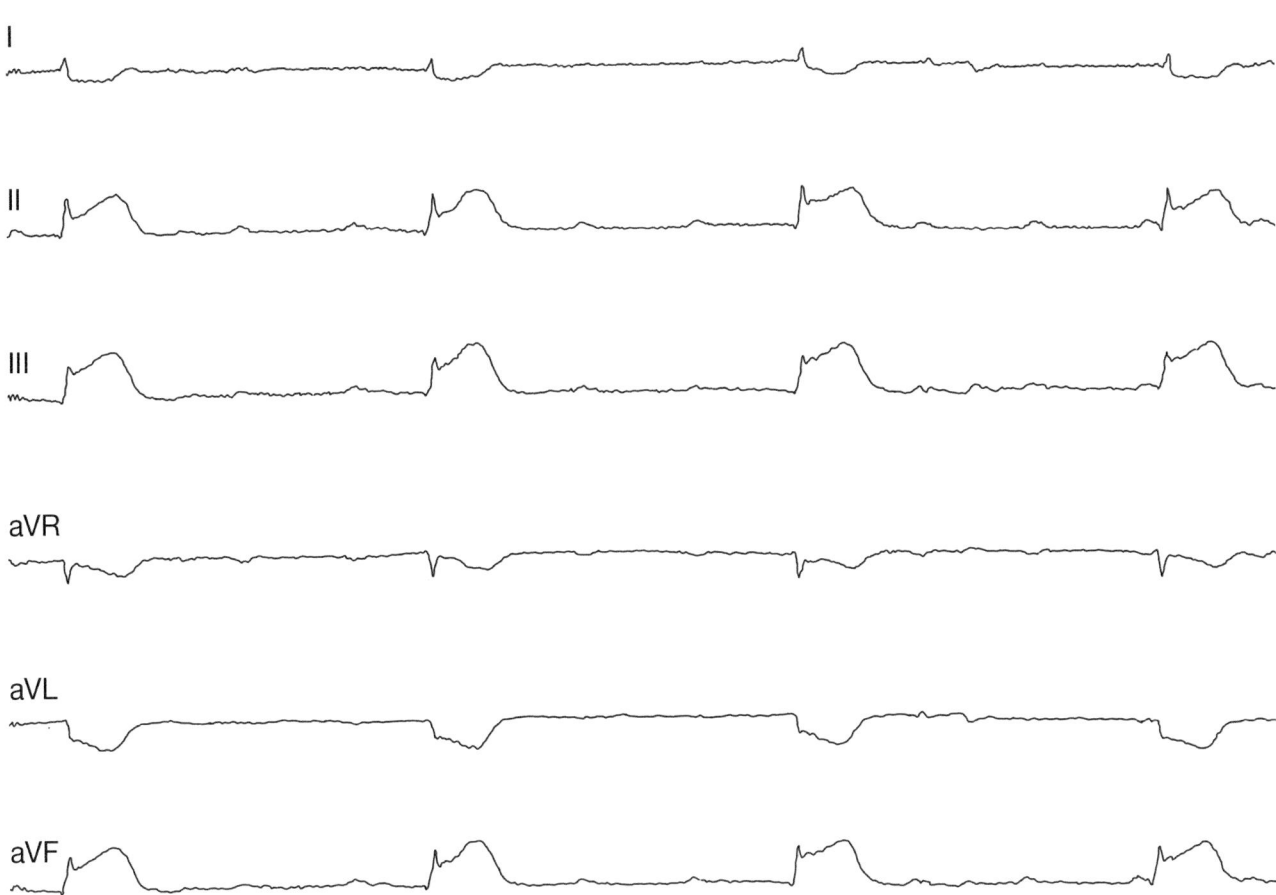

I

II

III

aVR

aVL

aVF

Abb. 1 EKG1: Akuter inferiorer ST-Streckenhebungsinfarkt mit AV-Block 3. Grades

© Der/die Autor(en), exklusiv lizenziert durch Springer-Verlag GmbH, DE, ein Teil von Springer Nature 2022
C. Schmitt, A. Radzewitz, *Akuter Thoraxschmerz*, https://doi.org/10.1007/978-3-662-62403-6_64

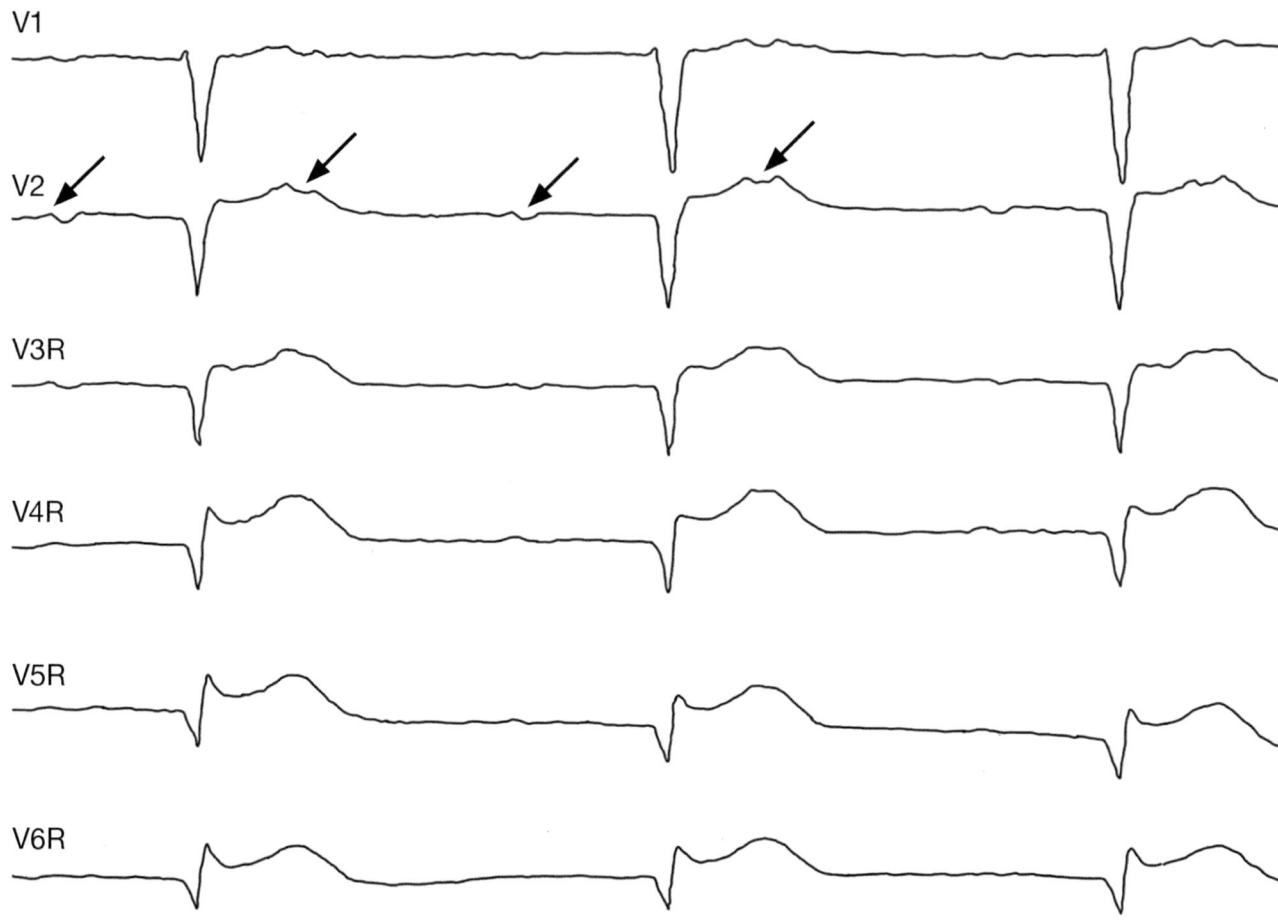

Abb. 2 EKG2: Rechtspräkordiale Ableitung mit Hebungen in V3R-V6R, als Hinweis für rechtsventrikulären Infarkt. Die Pfeile deuten auf die durchlaufenden P-Wellen

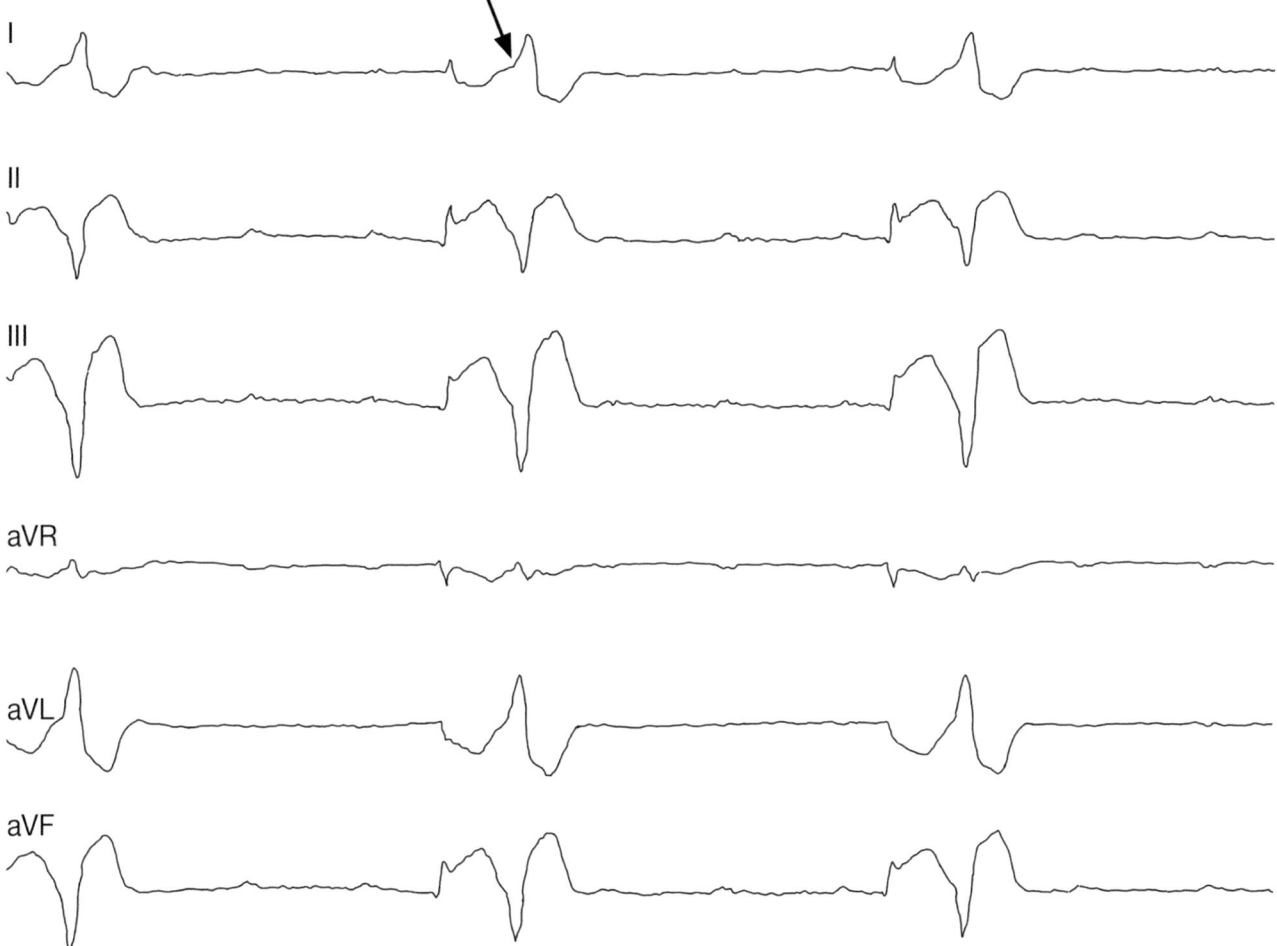

Abb. 3 EKG3: Ventrikulärer Bigeminus (Pfeil)

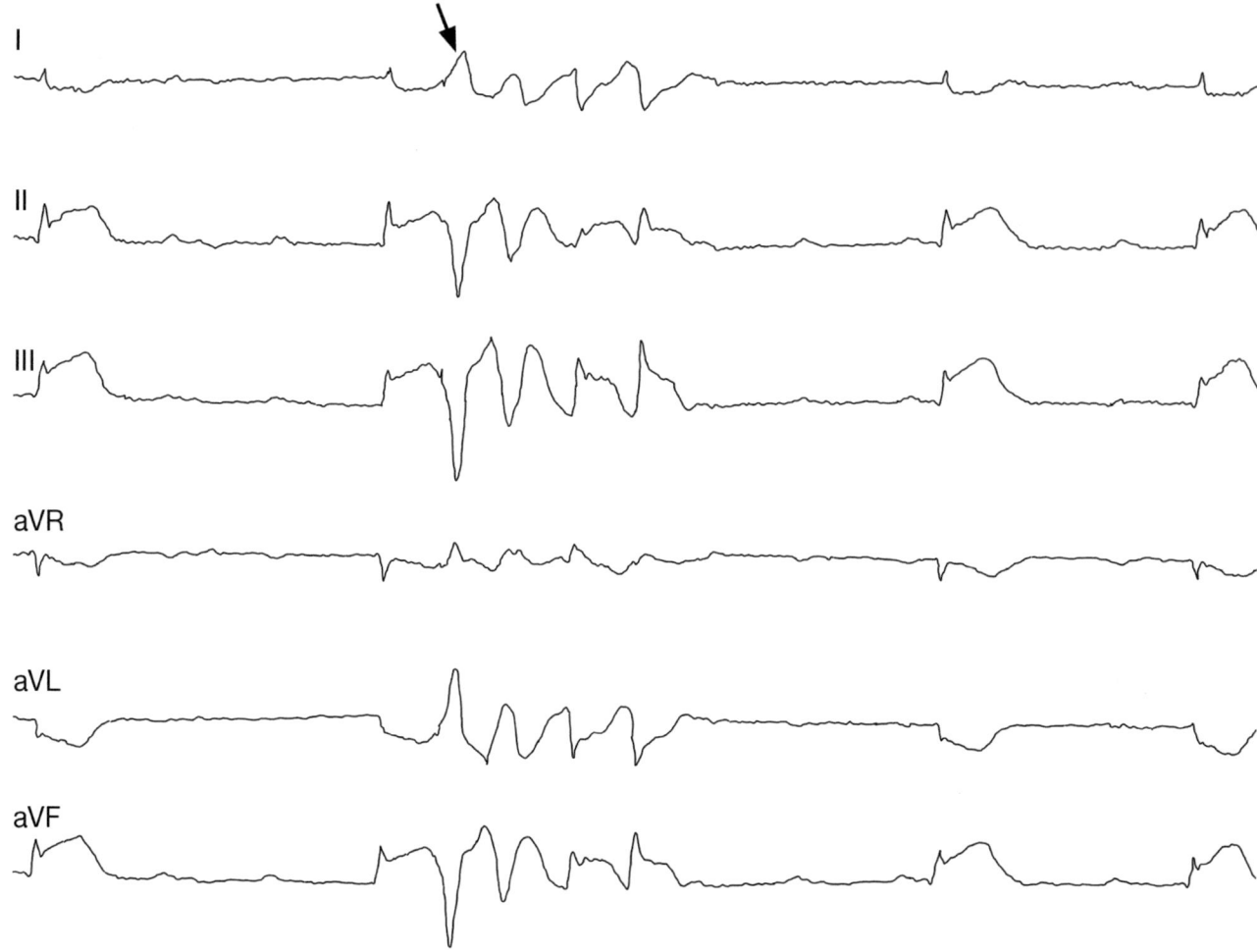

Abb. 4 EKG4: Ventrikuläre Salve (Pfeil)

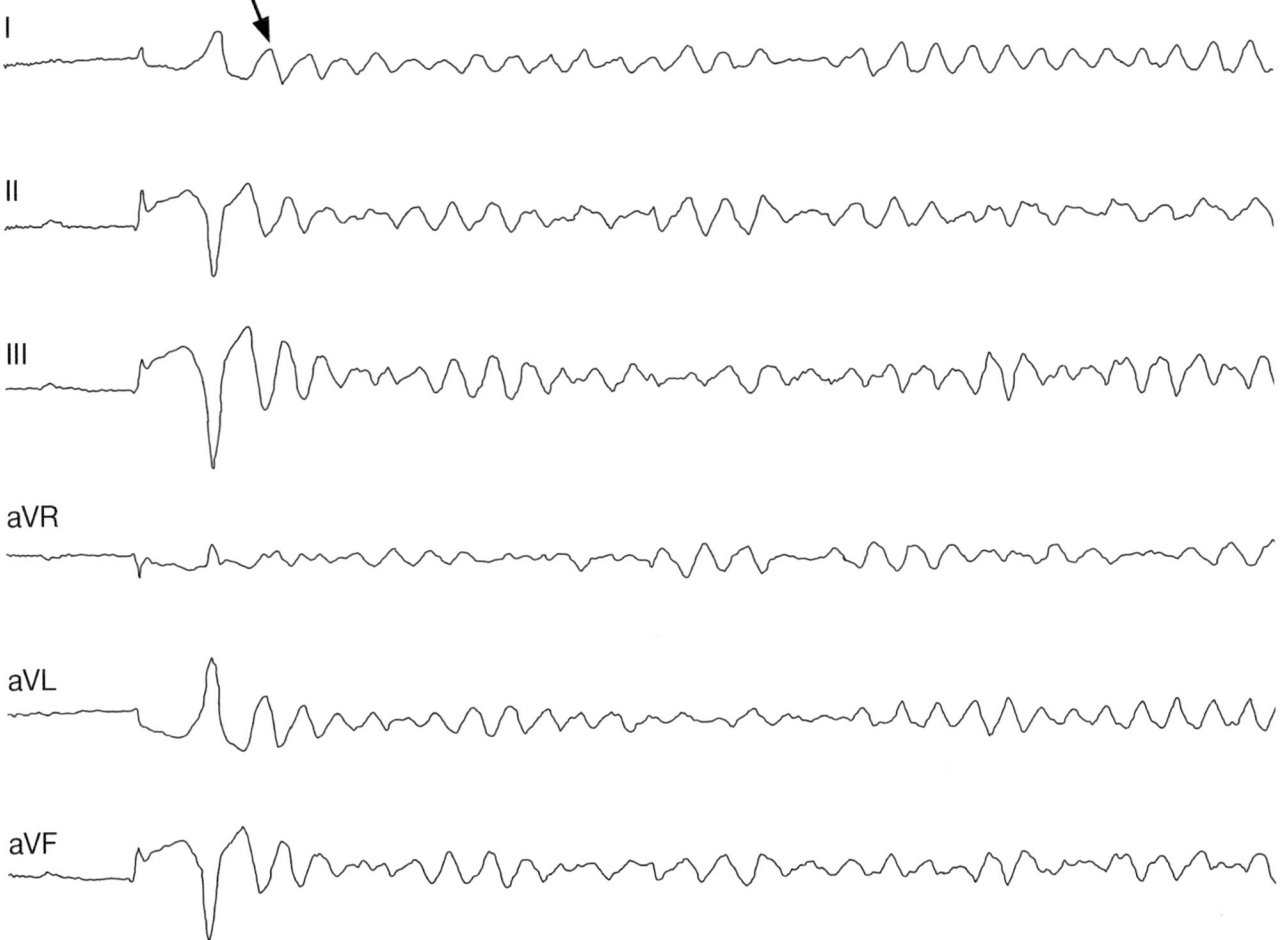

Abb. 5 EKG5: Ventrikuläre Salve mit Induktion von Kammerflimmern (Pfeil)

Fall 33: Retrosternale Schmerzen bei bekannter koronarer 3-Gefäßerkrankung

Anamnese

Akute Aufnahme bei erneuten retrosternalen Schmerzen seit dem vorigen Abend auf die CPU.

Notfallmäßige Herzkatheteruntersuchung nach Ableitung des EKGs.

Notfall – EKG

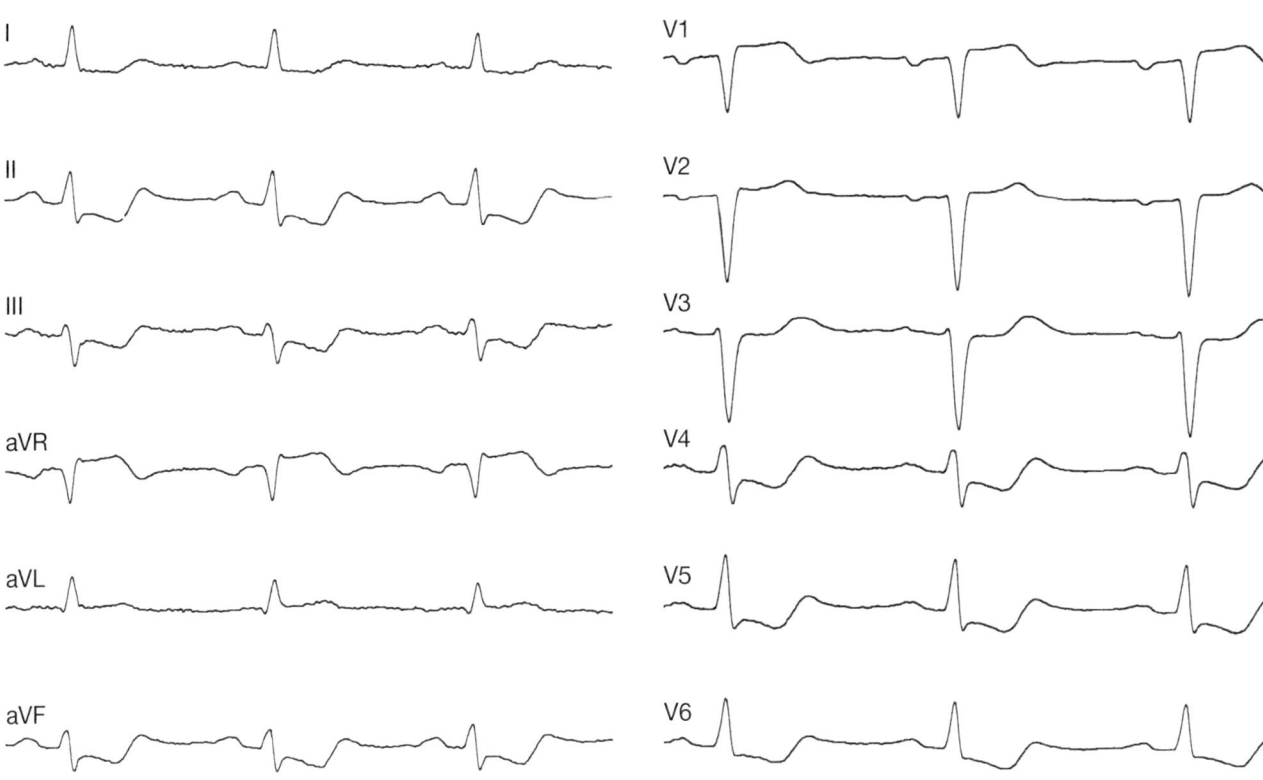

Abb. 1 12-Kanal-EKG

Ergänzende Information Die elektronische Version dieses Kapitels enthält Zusatzmaterial, auf das über folgenden Link zugegriffen werden kann [https://doi.org/10.1007/978-3-662-62403-6_65]. Die Videos lassen sich durch Anklicken des DOI Links in der Legende einer entsprechenden Abbildung abspielen, oder indem Sie diesen Link mit der SN More Media App scannen.

Notfallmäßig durchgeführte Koronarangiographie

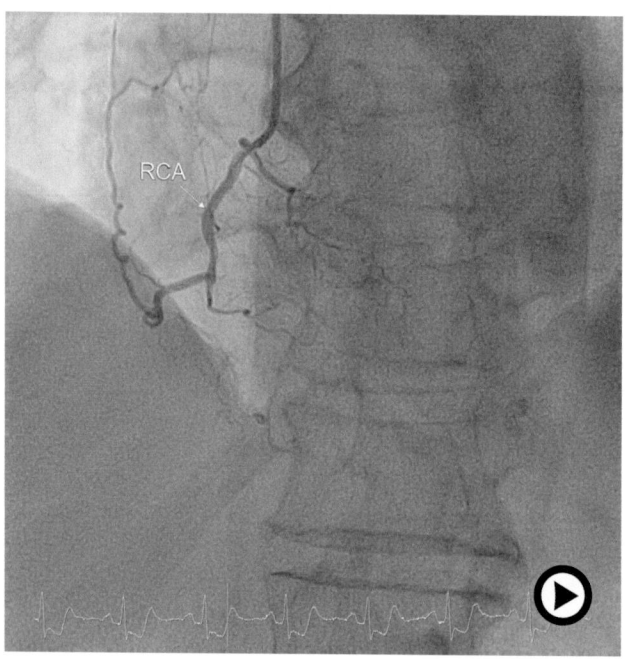

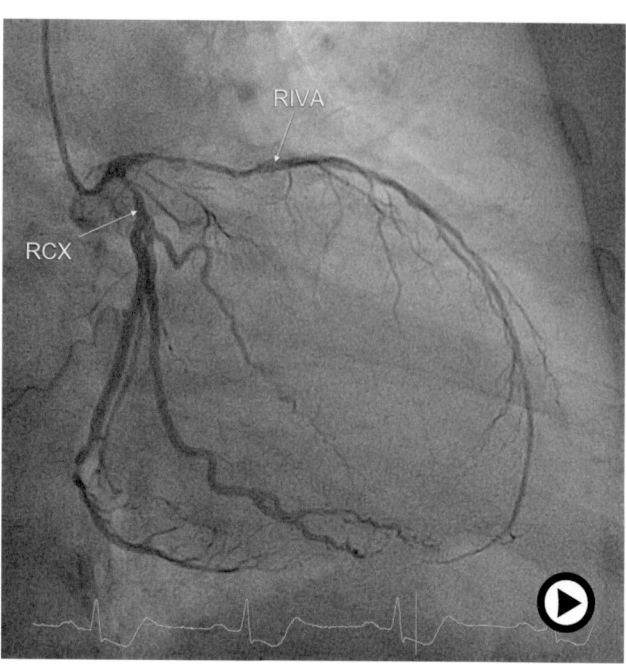

Abb. 2 Darstellung der rechten Koronararterie (LAO-Projektionsebene 13°, cranial 22°) (▶ https://doi.org/10.1007/000-59g)

Abb. 4 Linke Koronararterie (RAO-Projektionsebene 33°, caudal 27°) (▶ https://doi.org/10.1007/000-59h)

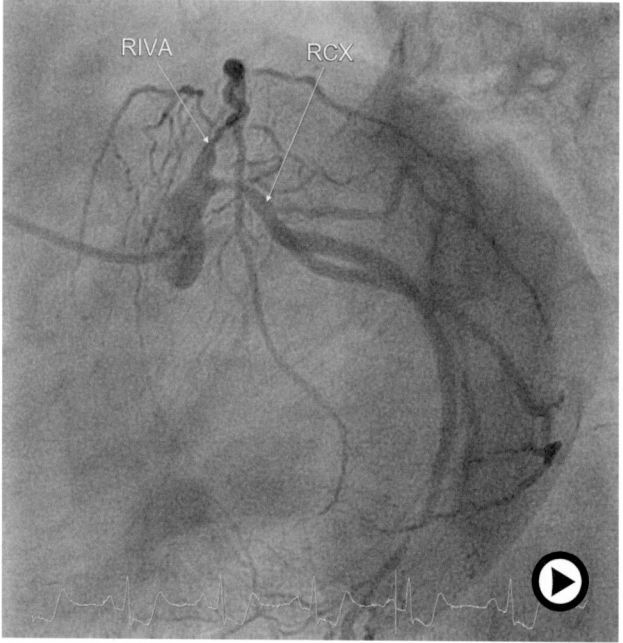

Abb. 3 Darstellung der linken Koronararterie (LAO-Projektionsebene 25°, caudal 46°) (▶ https://doi.org/10.1007/000-59f)

Fall 33: Auflösung

EKG-Befundung

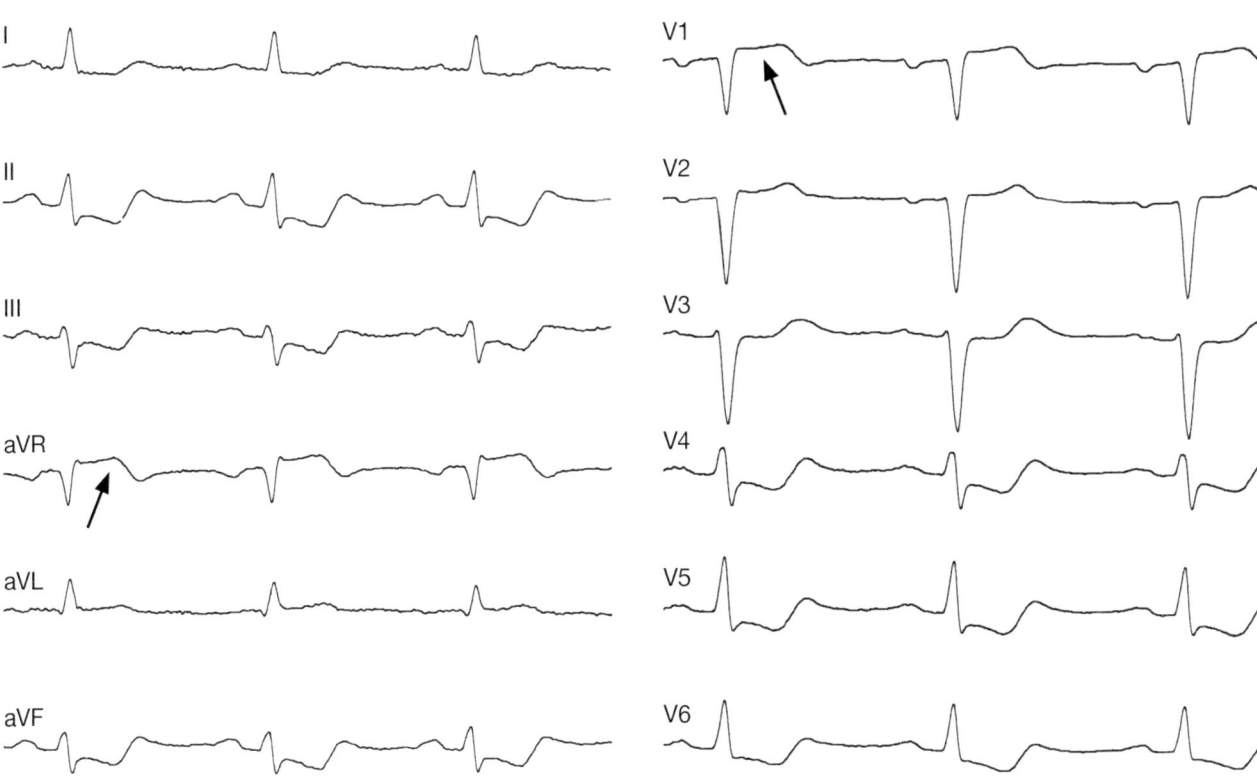

Abb. 1 12-Kanal-EKG mit auffälligem Befund

EKG-Gesamtbeurteilung

Sinusrhythmus, HF 85/min. Ausgeprägte deszendierende ST-Streckensenkungen in Ableitung I, II, III und aVF sowie in V3–V6. ST-Streckenhebungen in aVR und V1 (siehe Pfeile).

Ergänzende Information Die elektronische Version dieses Kapitels enthält Zusatzmaterial, auf das über folgenden Link zugegriffen werden kann [https://doi.org/10.1007/978-3-662-62403-6_66]. Die Videos lassen sich durch Anklicken des DOI Links in der Legende einer entsprechenden Abbildung abspielen, oder indem Sie diesen Link mit der SN More Media App scannen.

Koronarbefundung

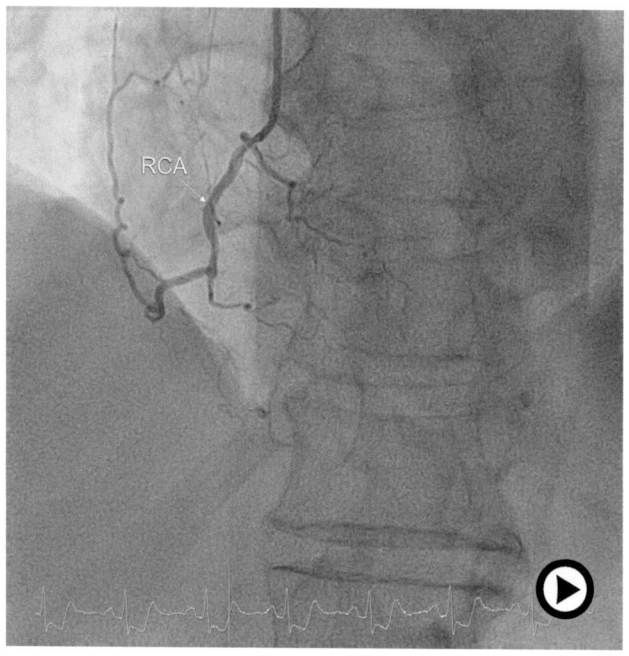

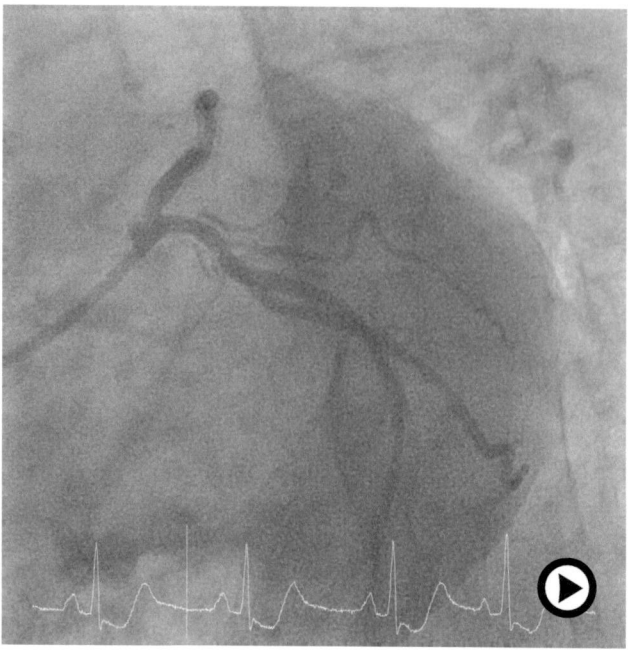

Abb. 2 Verschluss der RCA in Segment 2 (▶ https://doi.org/10.1007/000-59k)

Abb. 4 Darstellung der linken Koronararterie (LCA) nach Stenting von proximalem RIVA und RCX (▶ https://doi.org/10.1007/000-59m)

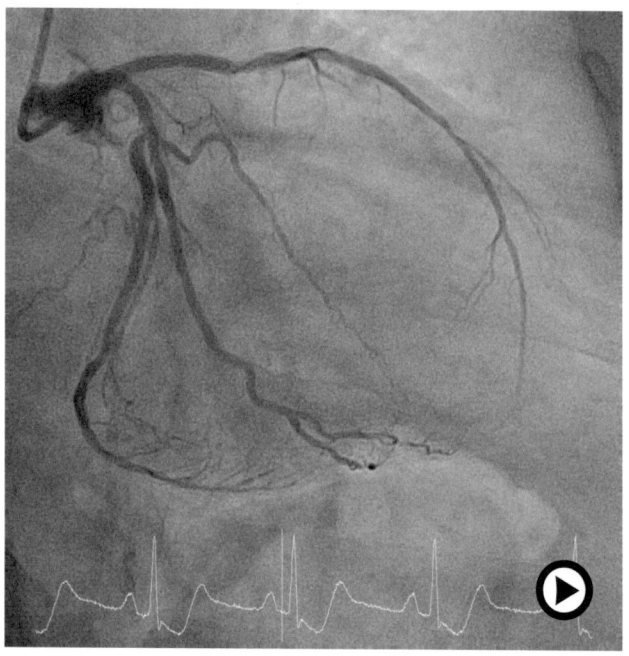

Diagnose und Intervention

Akuter Nicht-ST-Hebungsinfarkt mit generalisierten ST-Streckensenkungen (Hauptstamm-Äquivalent). Erfolgreiche PCI hochgradiger Stenosen von proximalem RIVA und RCX. Chronisch verschlossene RCA mit Ausbildung von Kollateralen über die LCA.

Kommentar: Ubiquitäre ST-Streckensenkungen mit gleichzeitigen ST-Streckenhebungen in aVR und V1 zeigen eine schwere Ischämie an und finden sich am häufigsten bei einer hochgradigen Hauptstammstenose. Im vorliegenden Fall liegt ein Hauptstamm-Äquivalent vor mit proximalen subtotalen Stenosen von RIVA und RCX.

Abb. 3 Erfolgreiche Re-PTCA des proximalen RIVA (hochgradige Instent-Restenose) sowie des proximalen RCX (RAO-Projektionsebene 25°, caudal 28°) (▶ https://doi.org/10.1007/000-59j)

Fall 34: Kribbelparästhesien mit pelzigem Gefühl im rechten Arm, auffälliges EKG

Anamnese

65-jährige Patientin mit Kribbelparästhesien mit pelzigem Gefühl im rechten Arm und belastungsabhängigen Thorax- schmerzen. Beim Hausarzt neu aufgetretene ST- Streckensenkungen.

Notfall – EKG

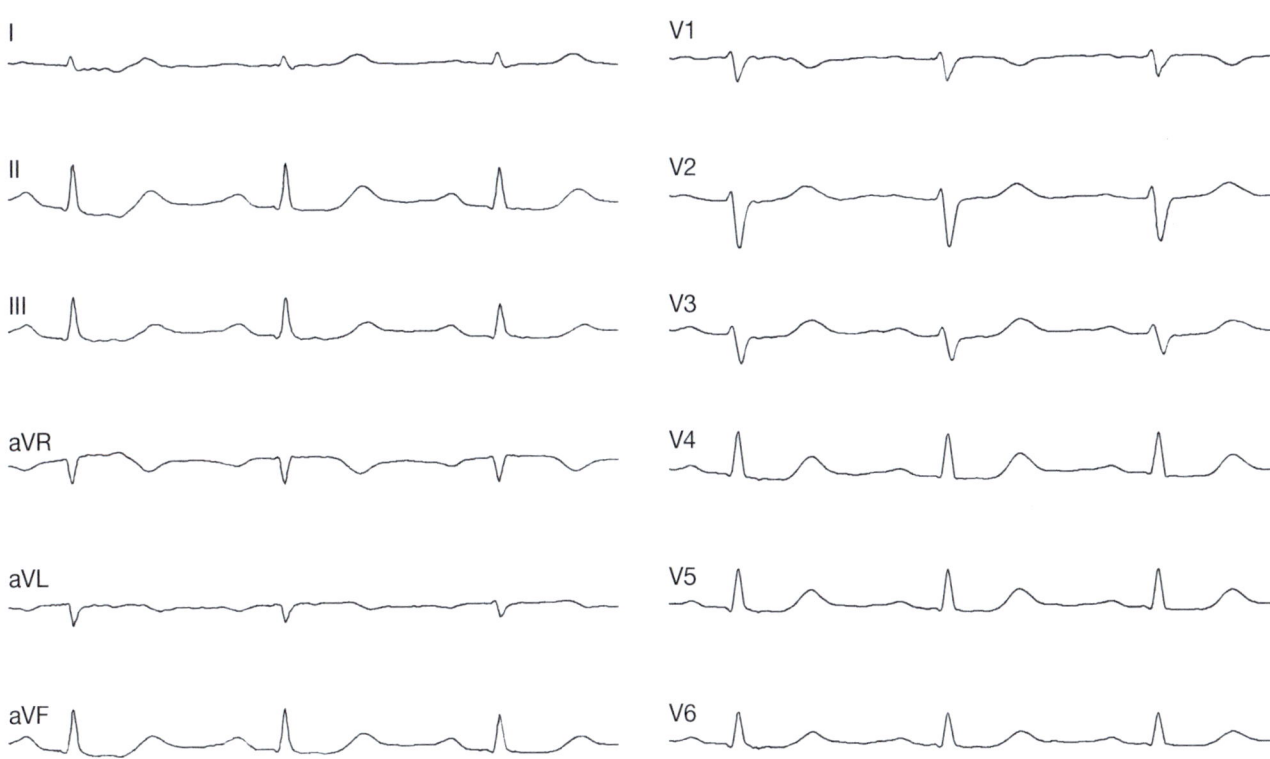

Abb. 1 12-Kanal-EKG

Ergänzende Information Die elektronische Version dieses Kapitels enthält Zusatzmaterial, auf das über folgenden Link zugegriffen werden kann [https://doi.org/10.1007/978-3-662-62403-6_67]. Die Videos lassen sich durch Anklicken des DOI Links in der Legende einer entsprechenden Abbildung abspielen, oder indem Sie diesen Link mit der SN More Media App scannen.

Notfallmäßig durchgeführte Koronarangiographie

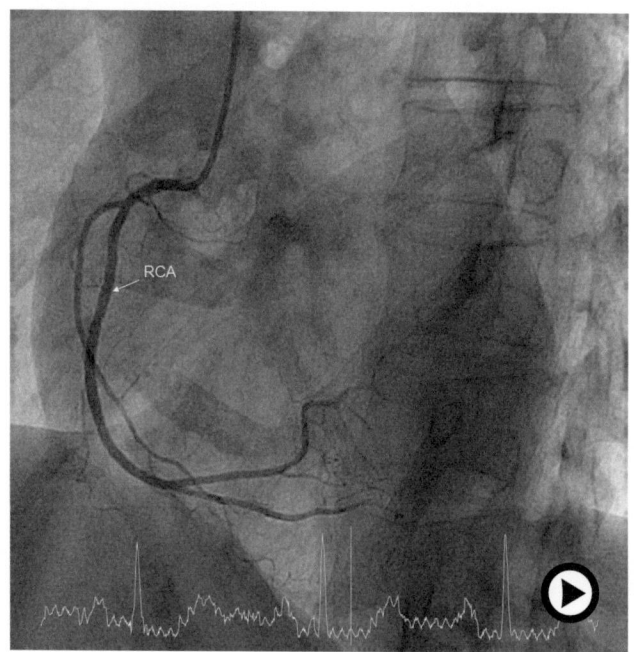

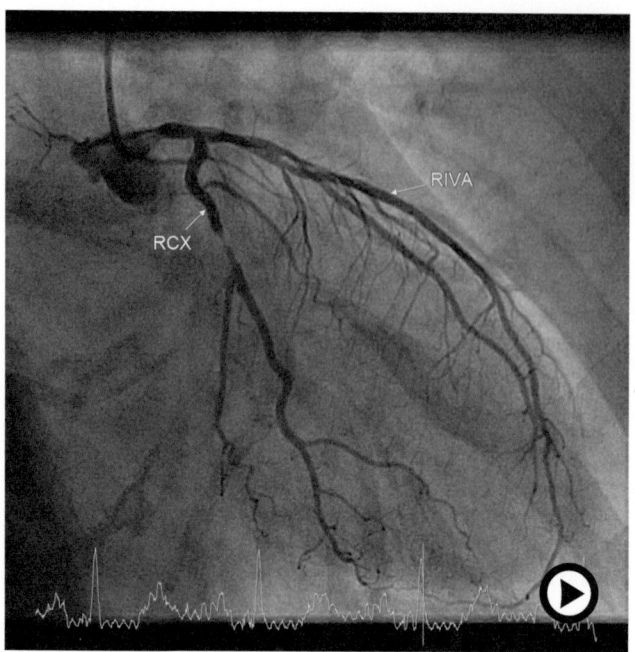

Abb. 2 Rechte Koronararterie (LAO-Projektionsebene 45°) (▶ https://doi.org/10.1007/000-59p)

Abb. 3 Linke Koronararterie (RAO-Projektion 31°, caudal 21°) (▶ https://doi.org/10.1007/000-59n)

Fall 34: Auflösung

EKG-Befundung

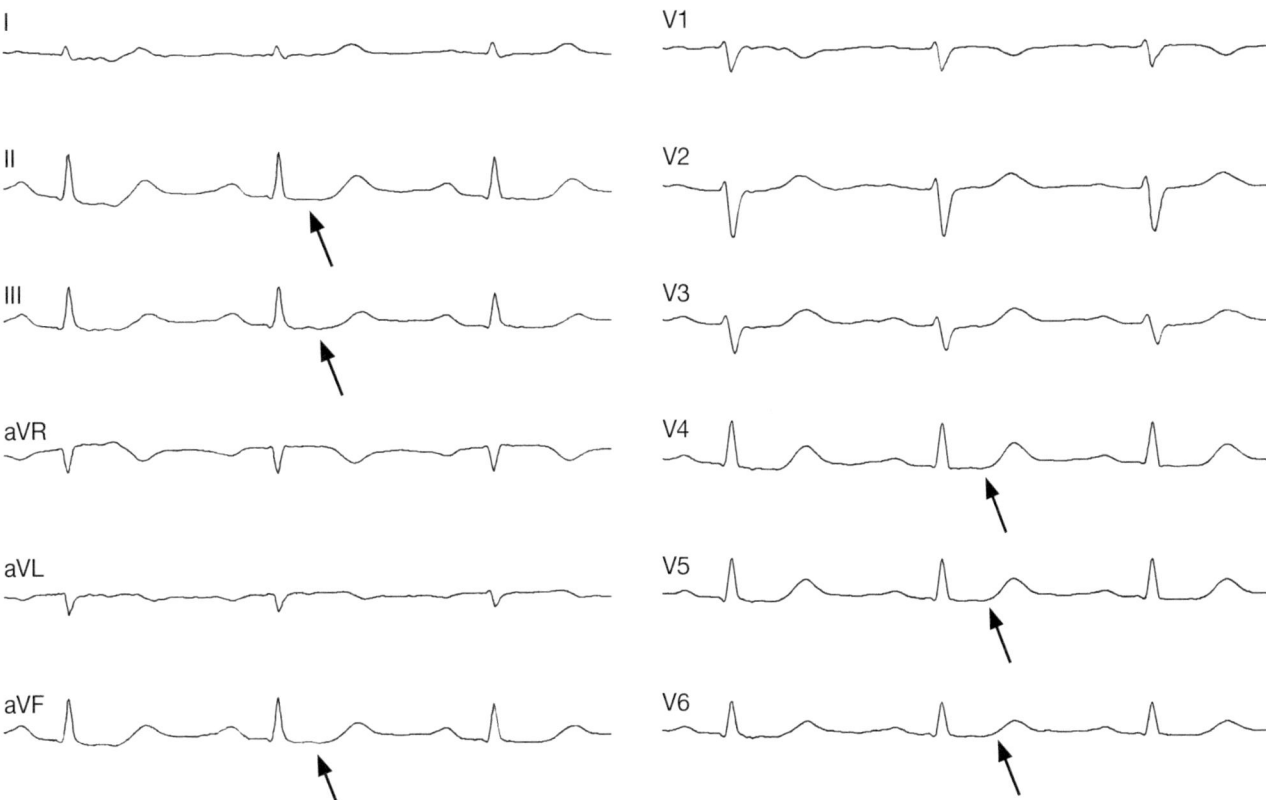

Abb. 1 EKG mit auffälligem Befund

Ergänzende Information Die elektronische Version dieses Kapitels enthält Zusatzmaterial, auf das über folgenden Link zugegriffen werden kann [https://doi.org/10.1007/978-3-662-62403-6_68]. Die Videos lassen sich durch Anklicken des DOI Links in der Legende einer entsprechenden Abbildung abspielen, oder indem Sie diesen Link mit der SN More Media App scannen.

EKG-Gesamtbeurteilung

Sinusrhythmus, HF 88/min. Steiltyp. Deszendierende ST-Streckensenkungen in den Ableitungen II, III und aVF (Pfeile links) sowie in (V3), V4–V6 (Pfeile rechts).

Koronarbefundung

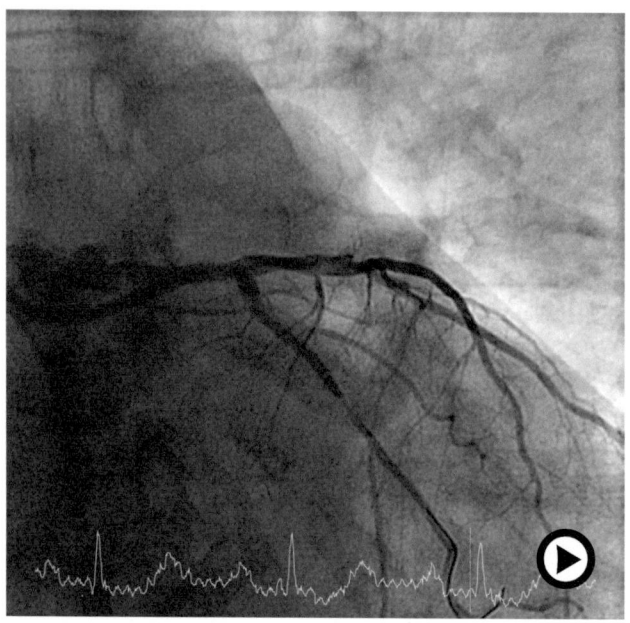

Abb. 2 Hochgradige Stenose des RCX im Segment 13, erfolgreiche Drahtpassage (▶ https://doi.org/10.1007/000-59s)

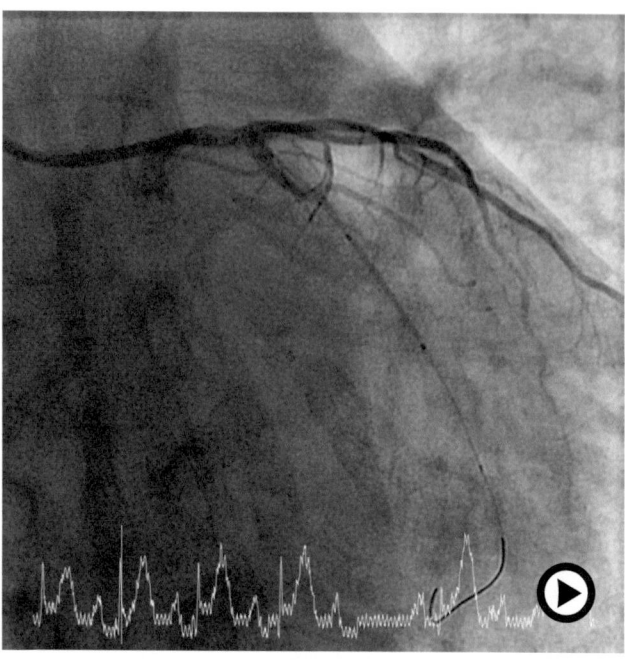

Abb. 3 Positionierung des Stents in RCX, erkennbare proximale und distale Markierung am Ballon (▶ https://doi.org/10.1007/000-59r)

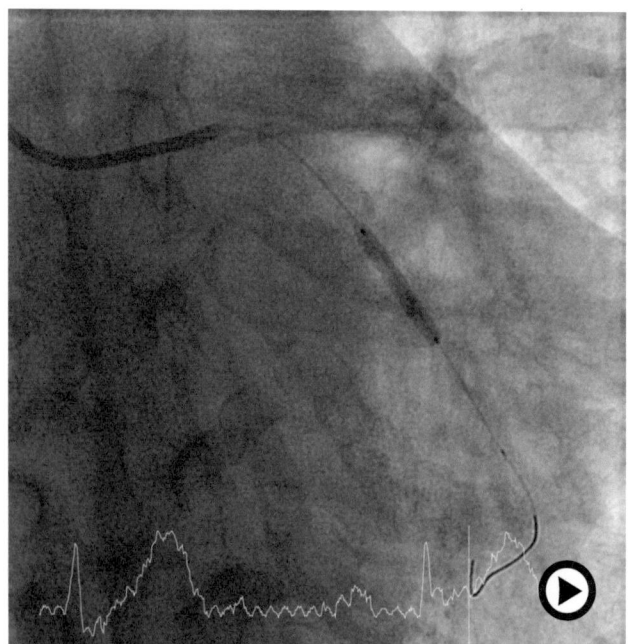

Abb. 4 Aufdehnung des Ballons (▶ https://doi.org/10.1007/000-59q)

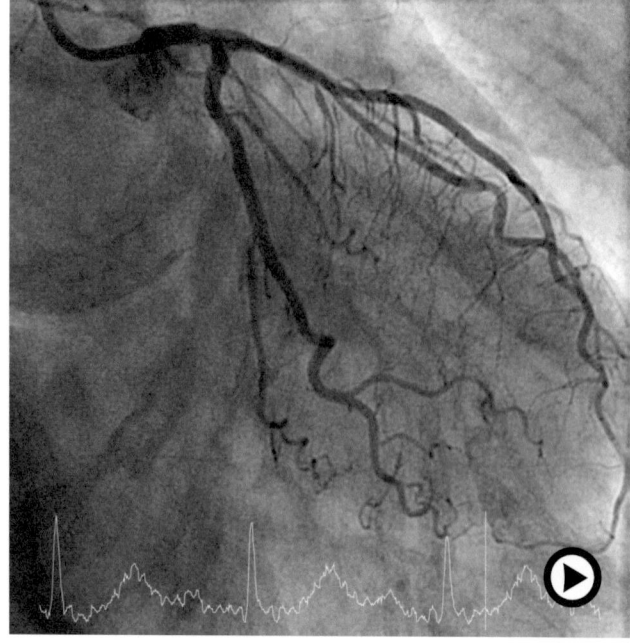

Abb. 5 Erfolgreiche Stentimplantation mit gutem Primärergebnis (▶ https://doi.org/10.1007/000-59t)

Diagnose und Intervention

Akuter Nicht-ST-Hebungsinfarkt des RCX bei eher atypischem Thoraxschmerz mit Kribbelparästhesien im rechten Arm und Ausstrahlung thorakal.

Kommentar: Die elektrokardiographische Diagnostik bei Verschluss/hochgradiger Stenose des RCX ist schwierig. Mitunter nur ST-Streckensenkungen in V2 und V3, nicht selten keine erkennbaren ST-Strecken-Veränderungen. Ableitung der erweiterten posterioren Brustwandableitungen V7–V9!

Fall 35: Blutdruckkrise bei Hypertonie-Schulung

Anamnese

Patient war heute beim Hausarzt zur Schulung zur Blutdruckmessung. Der gemessene Blutdruck lag bei 180/85 mmHg. Der Patient hat einen bekannten, schlecht eingestellten Diabetes mellitus Typ 2b (orale Antidiabetika). Das vom Hausarzt veranlasste EKG ist unten abgebildet. Der Troponin Schnelltest war im Graubereich, so dass der Patient notfallmäßig auf die CPU eingewiesen wurde. Keine Angina pectoris Beschwerden.

Notfall – EKG

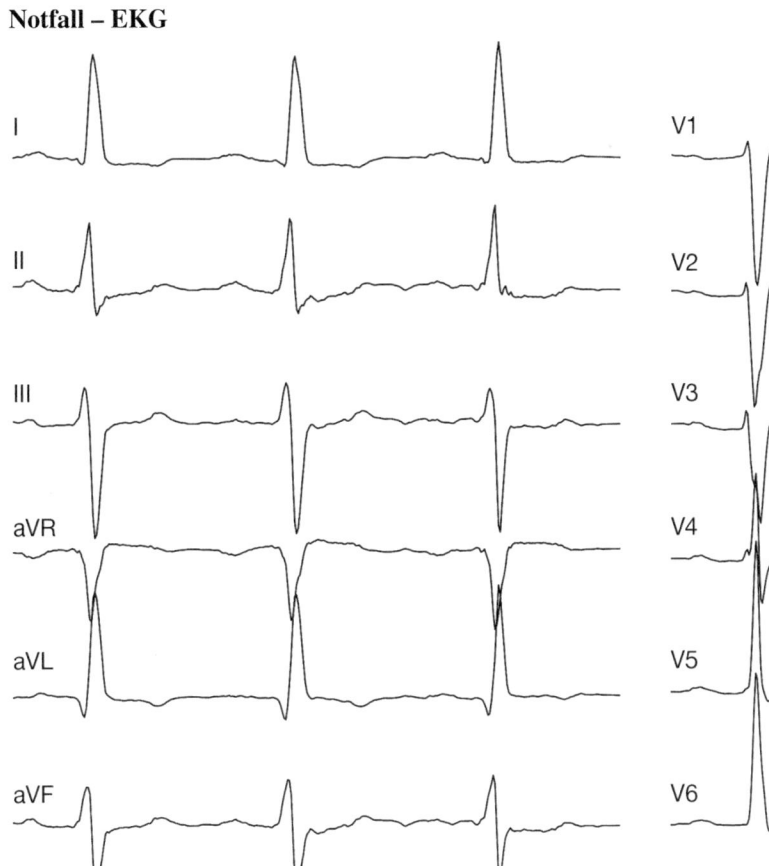

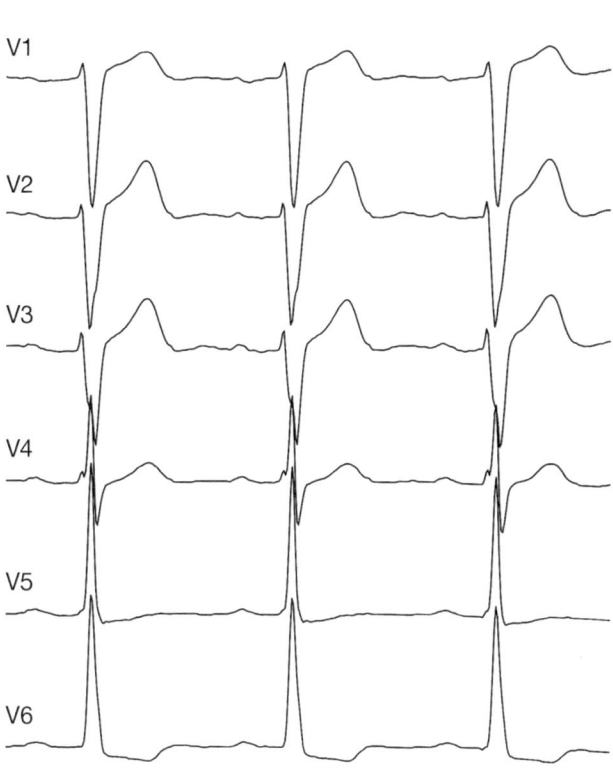

Abb. 1 EKG bei Aufnahme

Ergänzende Information Die elektronische Version dieses Kapitels enthält Zusatzmaterial, auf das über folgenden Link zugegriffen werden kann [https://doi.org/10.1007/978-3-662-62403-6_69]. Die Videos lassen sich durch Anklicken des DOI Links in der Legende einer entsprechenden Abbildung abspielen, oder indem Sie diesen Link mit der SN More Media App scannen.

Notfallmäßig durchgeführte Koronarangiographie

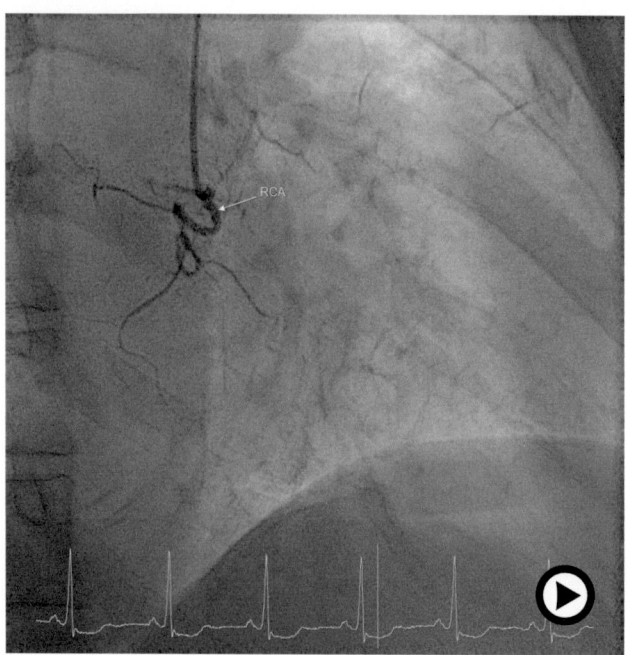

Abb. 2 Rechte Koronararterie (RAO-Projektionsebene 21°, cranial 4°)
(▶ https://doi.org/10.1007/000-59w)

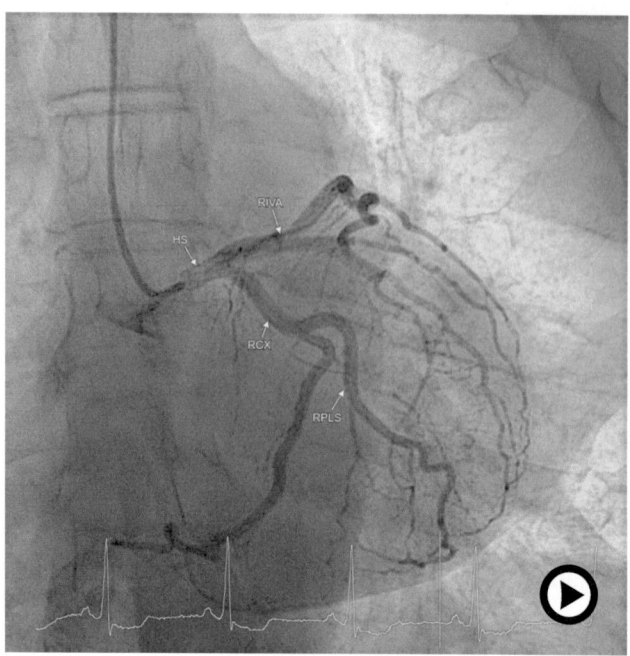

Abb. 4 Linke Koronararterie (LAO-Projektionsebene 11°, caudal 24°)
(▶ https://doi.org/10.1007/000-59x)

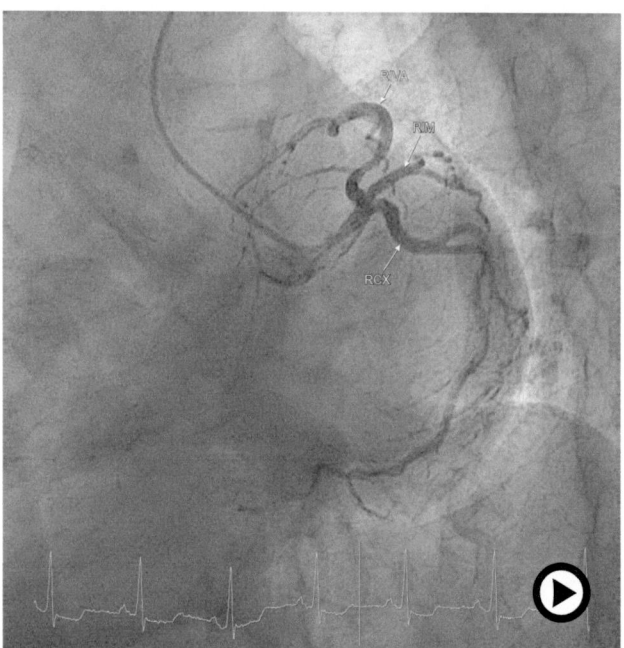

Abb. 3 Linke Koronararterie (LAO-Projektionsebene 58°, caudal 23°)
(▶ https://doi.org/10.1007/000-59v)

EKG-Befundung

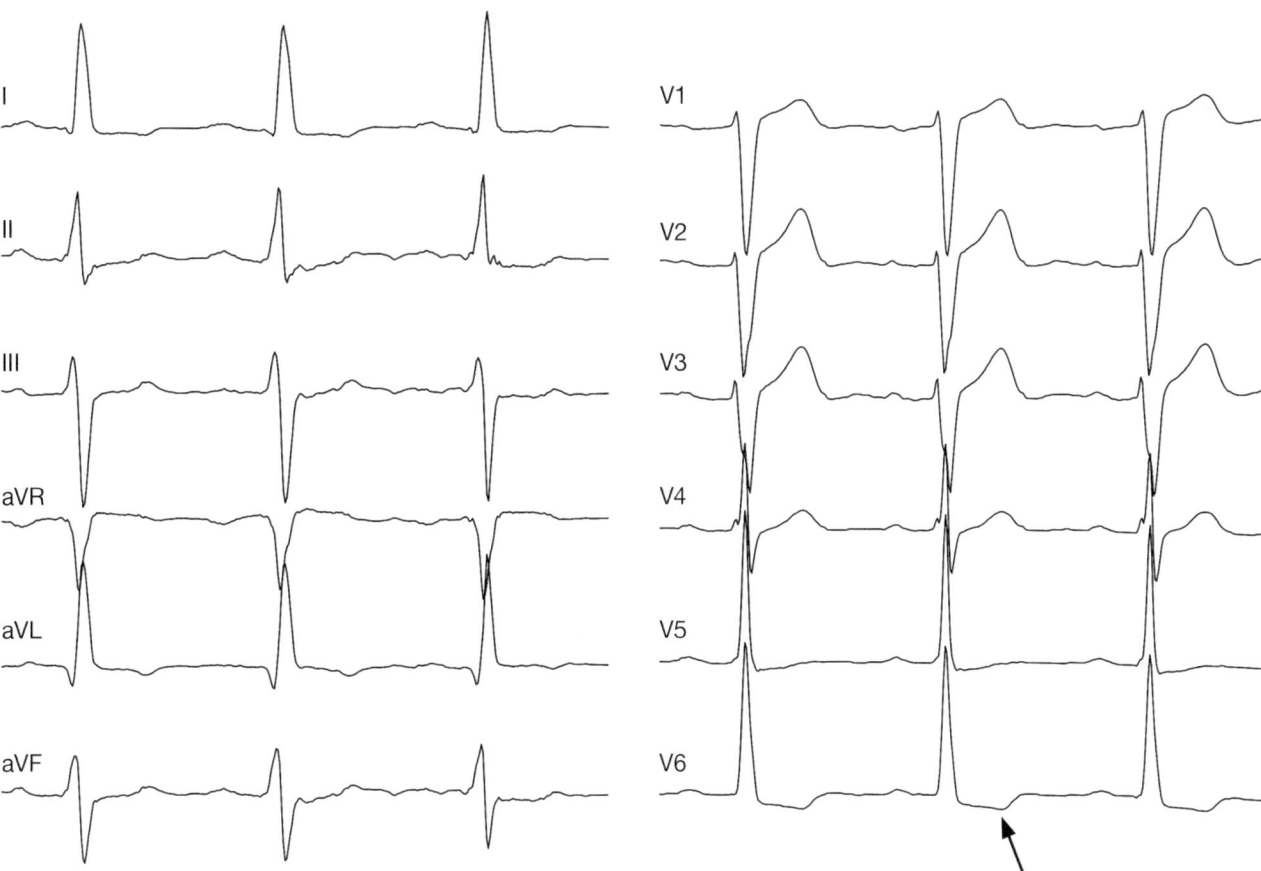

Abb. 1 EKG mit auffälligem Befund

Ergänzende Information Die elektronische Version dieses Kapitels enthält Zusatzmaterial, auf das über folgenden Link zugegriffen werden kann [https://doi.org/10.1007/978-3-662-62403-6_70]. Die Videos lassen sich durch Anklicken des DOI Links in der Legende einer entsprechenden Abbildung abspielen, oder indem Sie diesen Link mit der SN More Media App scannen.

EKG-Gesamtbeurteilung

Sinusrhythmus, HF 84/min. Linkslagetyp. Deszendierende ST-Streckensenkungen in Ableitung I und aVL. Positiver Sokolow-Index mit Amplitude aus R-Zacke in V5 und S-Zacke in V1 über 3,5 mV. Deszendierende ST-Streckensenkungen besonders ausgeprägt in V6 (siehe Pfeil).

Koronarbefundung

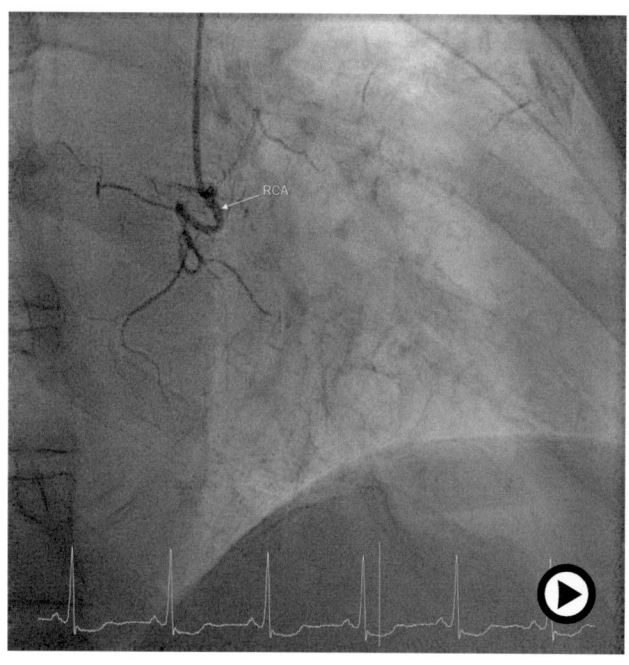

Abb. 2 Kleine rechte Koronararterie bei Linksversorgungstyp. (► https://doi.org/10.1007/000-59z)

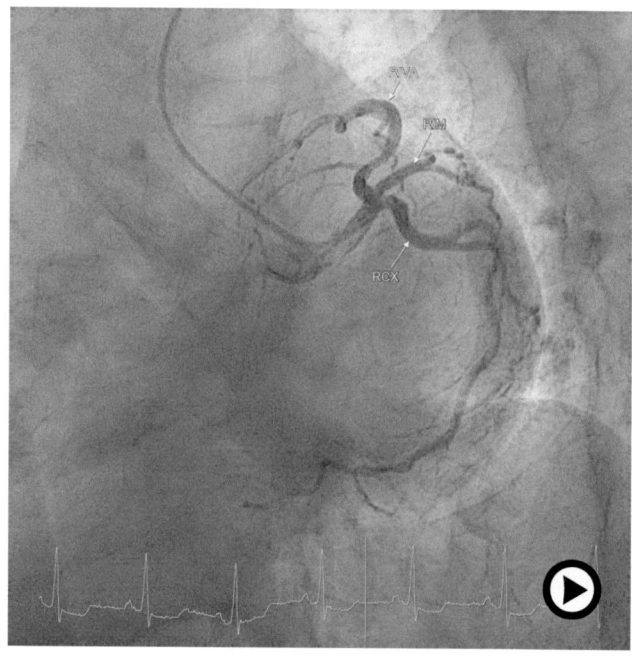

Abb. 3 Linke Koronararterie, sogenannter „Spinnenschuss" (► https://doi.org/10.1007/000-59y)

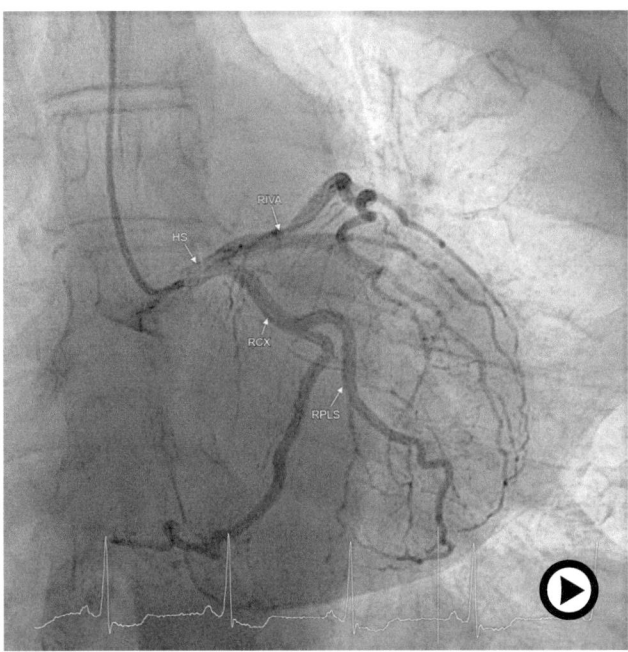

Abb. 4 Linke Koronararterie in RAO-Projektion zeigt lediglich minimale Veränderungen (Koronarsklerose) (▶ https://doi.org/10.1007/000-5a0)

Diagnose und Intervention

Hypertensive Entgleisung mit Troponinerhöhung, Diabetes mellitus Typ 2b.

Kommentar: Das EKG zeigt den typischen Befund einer linksventrikulären Hypertrophie bei lange bestehendem Hypertonus. Die zögerliche R-Progression bis V4 und die überhöhten ST-Abgänge und die prominenten T-Wellen in V1–V3 stellen kein Infarktzeichen dar. Bei einem positiven Troponin-Schnelltest beim Hausarzt im Graubereich und dem bekannten Diabetes mellitus ist eine invasive Abklärung gerechtfertigt.

Fall 36: Hypertensive Entgleisung mit Angina pectoris

Anamnese

83-jährige Patientin mit seit Wochen bestehender Angina pectoris bei Belastung, die jeweils in Ruhe nachließ.

Vorstellung beim Hausarzt. RR 190/135 mmHg. Einweisung bei V.a. akutes Koronarsyndrom.

Notfall – EKG

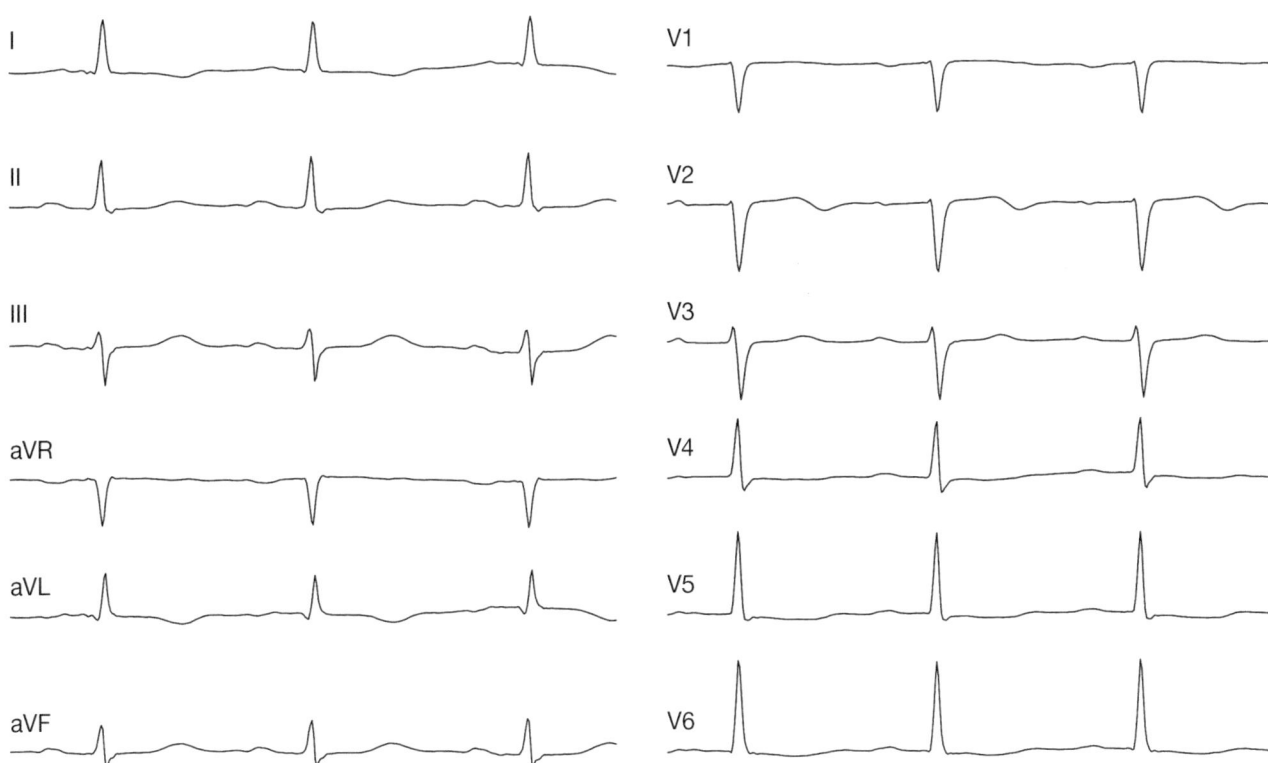

Abb. 1 12-Kanal-EKG

Ergänzende Information Die elektronische Version dieses Kapitels enthält Zusatzmaterial, auf das über folgenden Link zugegriffen werden kann [https://doi.org/10.1007/978-3-662-62403-6_71]. Die Videos lassen sich durch Anklicken des DOI Links in der Legende einer entsprechenden Abbildung abspielen, oder indem Sie diesen Link mit der SN More Media App scannen.

© Der/die Autor(en), exklusiv lizenziert durch Springer-Verlag GmbH, DE, ein Teil von Springer Nature 2022
C. Schmitt, A. Radzewitz, *Akuter Thoraxschmerz*, https://doi.org/10.1007/978-3-662-62403-6_71

Notfallmäßig durchgeführte Echokardio- und Koronarangiographie

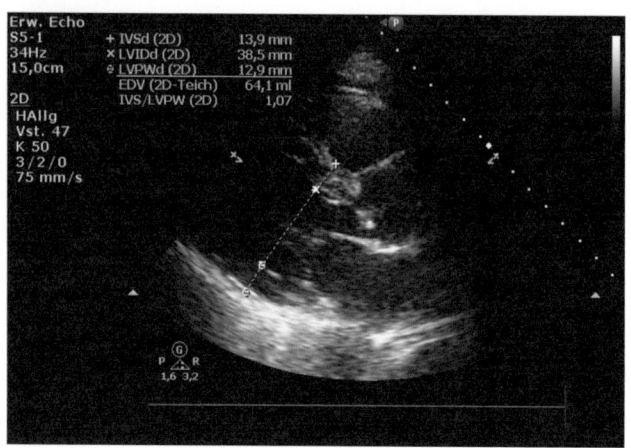

Abb. 2 Bedside-Echokardiographie: parasternal lange Achse

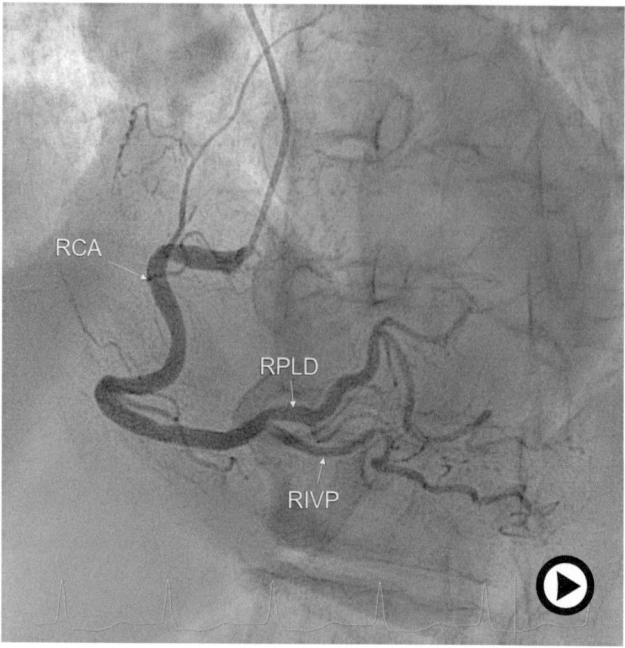

Abb. 4 Rechte Koronararterie mit LAO-Projektion 45°, caudal 11° (► https://doi.org/10.1007/000-5a1)

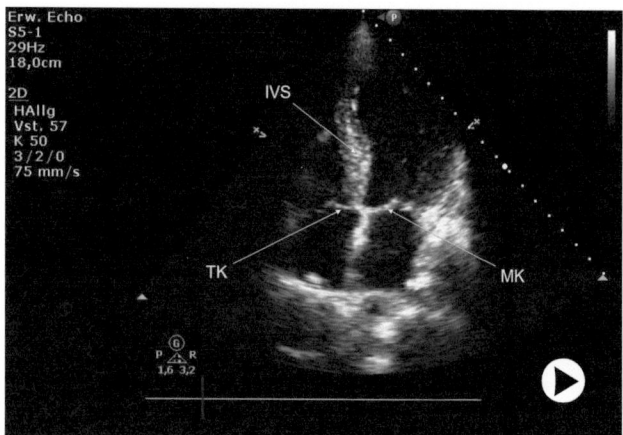

Abb. 3 Bedside-Echokardiographie: Vierkammerblick (► https://doi.org/10.1007/000-5a2)

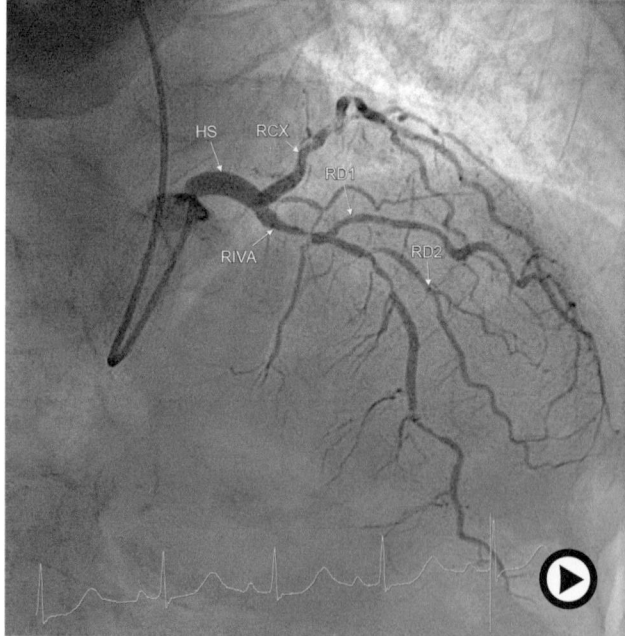

Abb. 5 Linke Koronararterie mit LAO-Projektion 6°, caudal 43° (► https://doi.org/10.1007/000-5a3)

EKG-Befundung

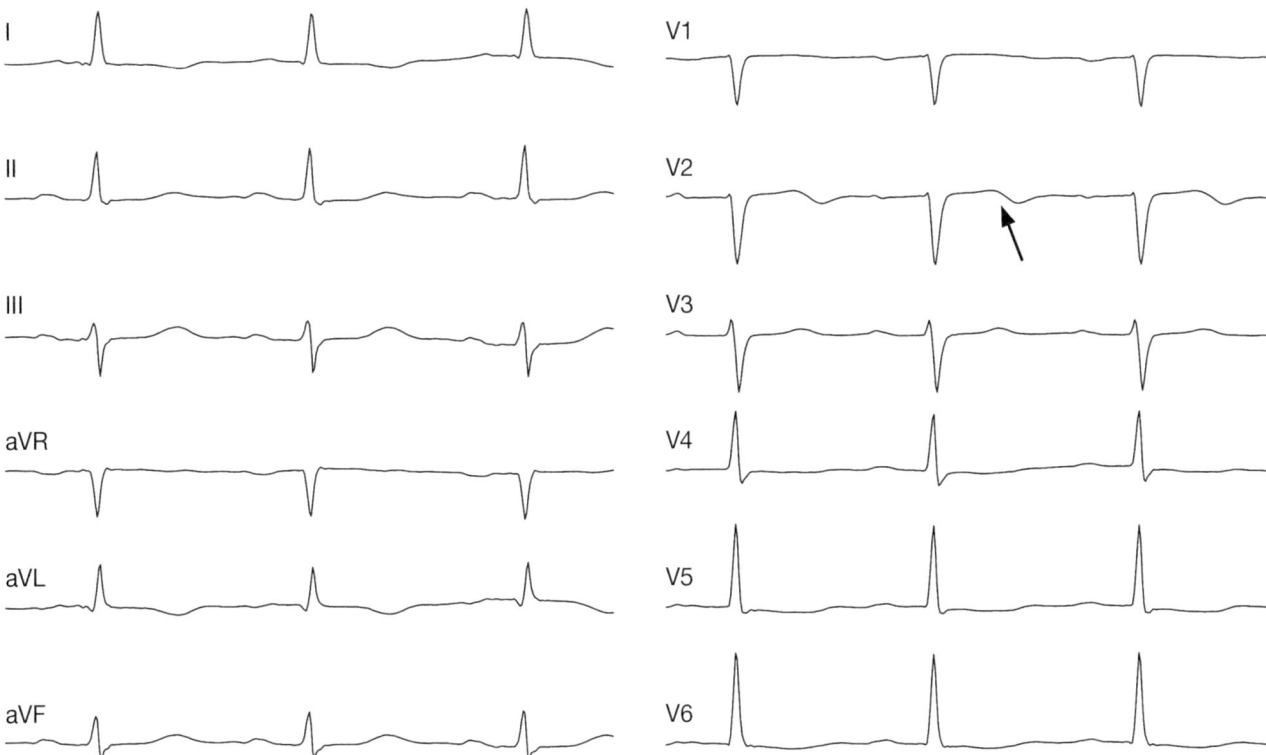

Abb. 1 EKG mit auffälligem Befund

Ergänzende Information Die elektronische Version dieses Kapitels enthält Zusatzmaterial, auf das über folgenden Link zugegriffen werden kann [https://doi.org/10.1007/978-3-662-62403-6_72]. Die Videos lassen sich durch Anklicken des DOI Links in der Legende einer entsprechenden Abbildung abspielen, oder indem Sie diesen Link mit der SN More Media App scannen.

EKG-Gesamtbeurteilung

Sinusrhythmus, 76/min. Linkslagetyp. Deszendierende
ST-Streckensenkungen in Ableitung I, aVL und V4–V6. Biphasische T-Welle in V2 (siehe Pfeil).

Koronarbefundung

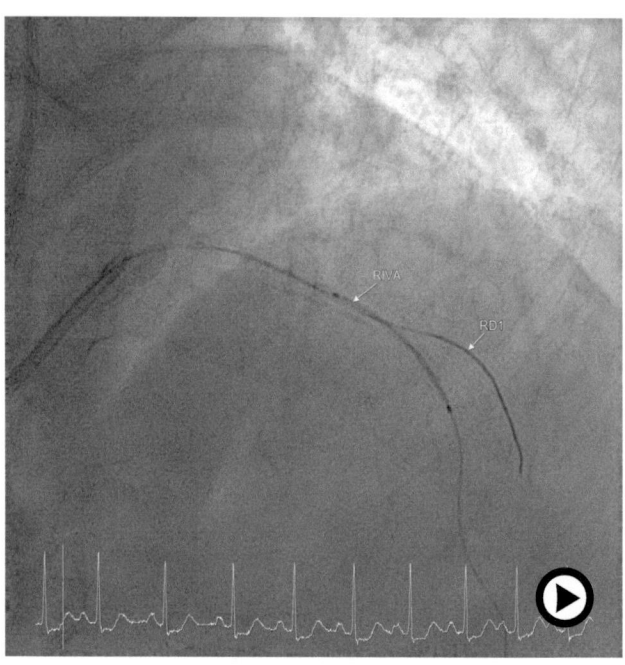

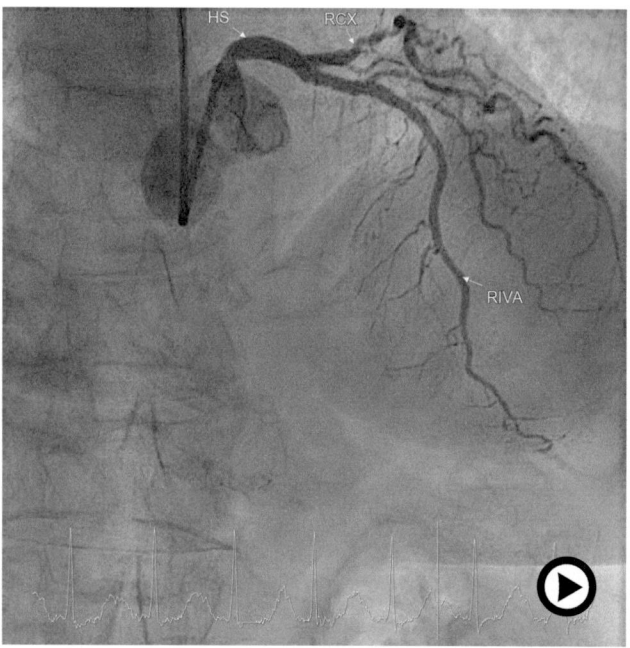

Abb. 2 Drahtpassage der hochgradigen Stenosen des RIVA, zusätzliche Sondierung des RD1. Mehrfach-Stenting des RIVA, ein Stent ist
vor der endgültigen Platzierung mit zwei Markierungspunkten gekennzeichnet (▶ https://doi.org/10.1007/000-5a5)

Abb. 3 Erfolgreiche Stentimplantation des RIVA in den Segmenten 6,
7 und 8 (▶ https://doi.org/10.1007/000-5a4)

Diagnose und Intervention

Nicht-ST-Hebungsinfarkt (hs-cTnI 446 ng/l, Ref.-Bereich < 2,00) des RIVA bei hypertensiver Entgleisung. Koronare 2-Gefäßerkrankung, die erkennbare Stenosierung des RCX wurde in einer zweiten Untersuchung mit einem Stent versorgt.

Kommentar: EKG vereinbar mit lange bestehendem Hypertonus. Aufgrund der vorbestehenden Endstrecken-Veränderungen ist das Infarktgeschehen elektrokardiographisch nicht erfassbar. Allenfalls ist die T-Negativierung in V2 suspekt. Echokardiographisch linksventrikuläre Hypertrophie, Hypokinesie des distalen Septums erkennbar.

Fall 37: 73-jähriger Patient mit progredienter Dyspnoe

Anamnese

Zunehmend Atemnot bei Belastung. Keine Angina pectoris, ein Belastung-EKG beim Hausarzt sei auffällig gewesen.

Notfall – EKG

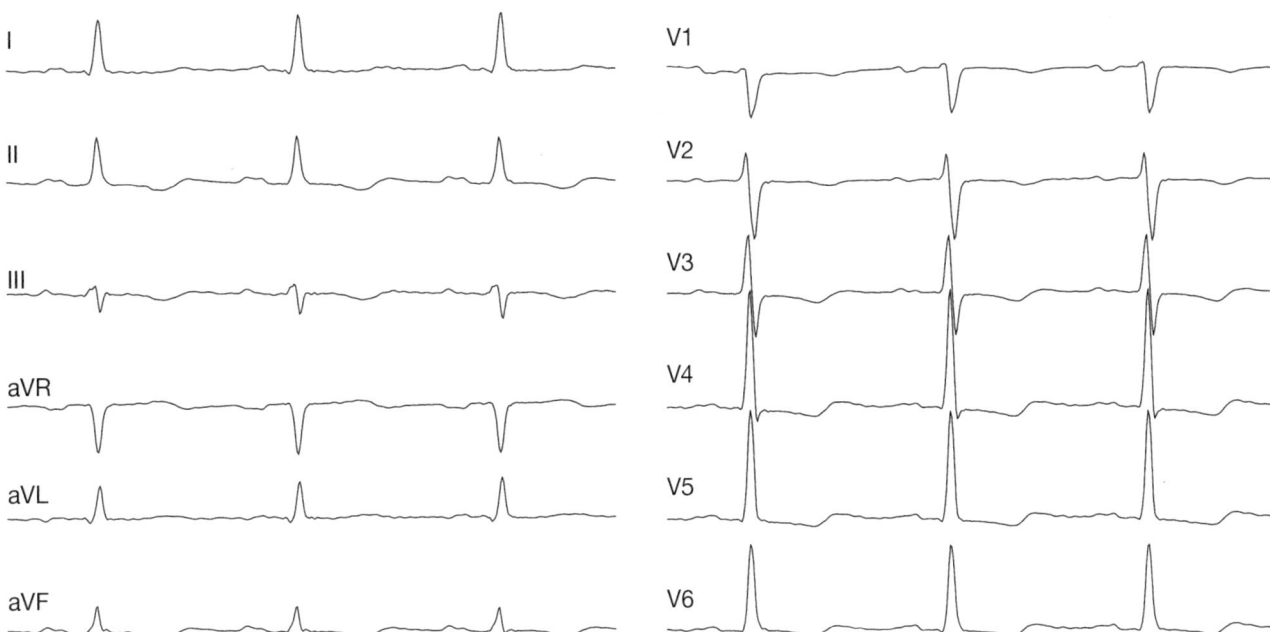

Abb. 1 EKG vom Hausarzt

Ergänzende Information Die elektronische Version dieses Kapitels enthält Zusatzmaterial, auf das über folgenden Link zugegriffen werden kann [https://doi.org/10.1007/978-3-662-62403-6_73]. Die Videos lassen sich durch Anklicken des DOI Links in der Legende einer entsprechenden Abbildung abspielen, oder indem Sie diesen Link mit der SN More Media App scannen.

Echokardiographie

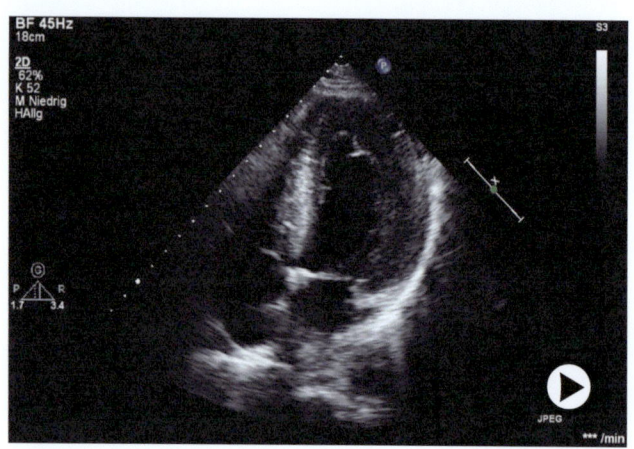

Abb. **2** Echokardiographie: Vierkammerblick
(▶ https://doi.org/10.1007/000-5a7)

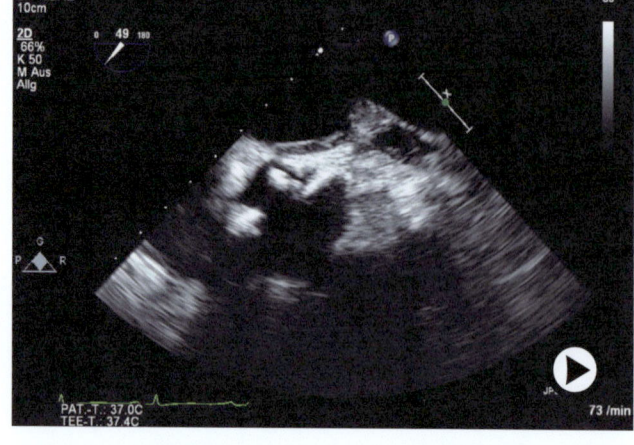

Abb. **4** Transösophageale Echokardiographie (TEE)
(▶ https://doi.org/10.1007/000-5a6)

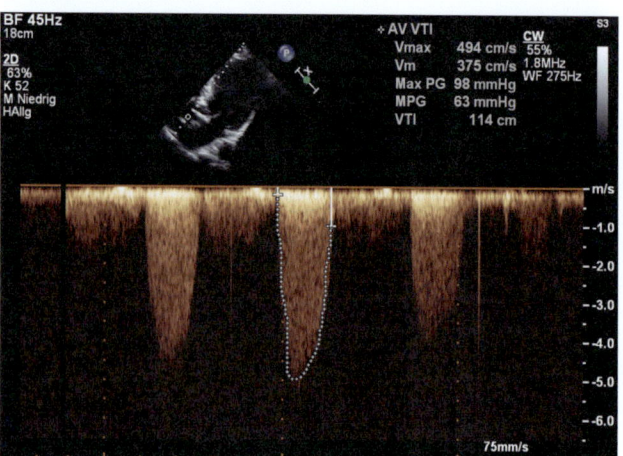

Abb. 3 Dopplerechokardiographie

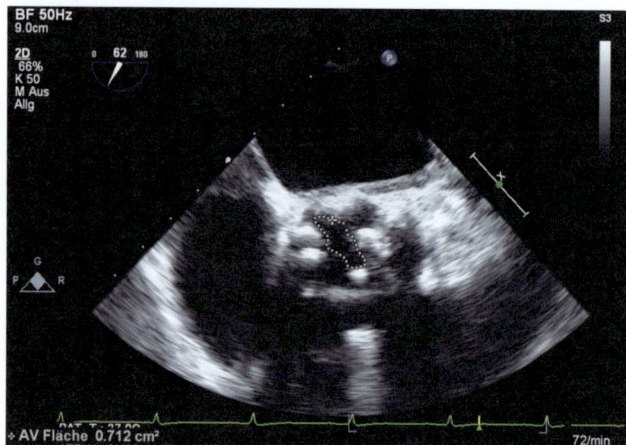

Abb. 5 Transösophageale Echokardiographie: Planimetrie

EKG-Befundung

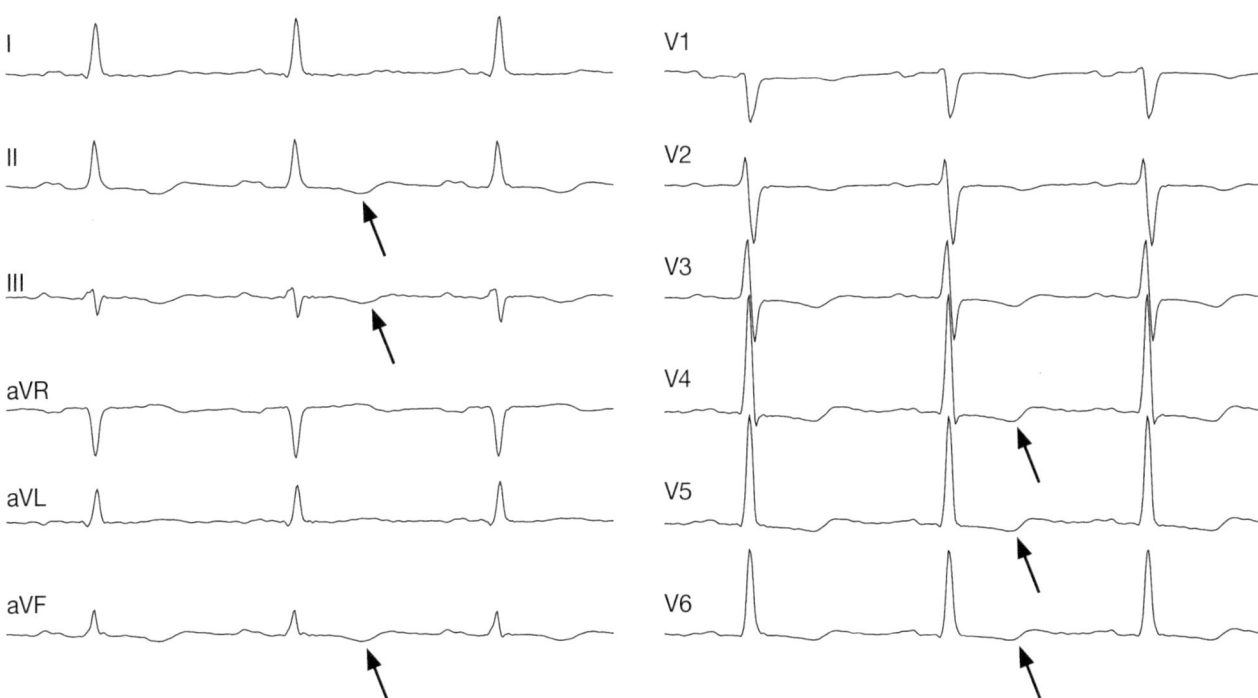

Abb. 1 EKG mit auffälligem Befund

Ergänzende Information Die elektronische Version dieses Kapitels enthält Zusatzmaterial, auf das über folgenden Link zugegriffen werden kann [https://doi.org/10.1007/978-3-662-62403-6_74]. Die Videos lassen sich durch Anklicken des DOI Links in der Legende einer entsprechenden Abbildung abspielen, oder indem Sie diesen Link mit der SN More Media App scannen.

EKG-Gesamtbeurteilung

Sinusrhythmus, 69 HF/min. Linkslagetyp. Verbreiterte doppelgipfliche P-Welle (132 ms), gut erkennbar in Ableitung II. Deszendierende ST-Streckensenkungen mit präterminalen T-Negativierungen in den Ableitungen II, III, aVF (Pfeile links) sowie in V3-V6 (Pfeile rechts). Positiver Sokolow-Index mit 3,6 mV.

Echokardiographiebefundung

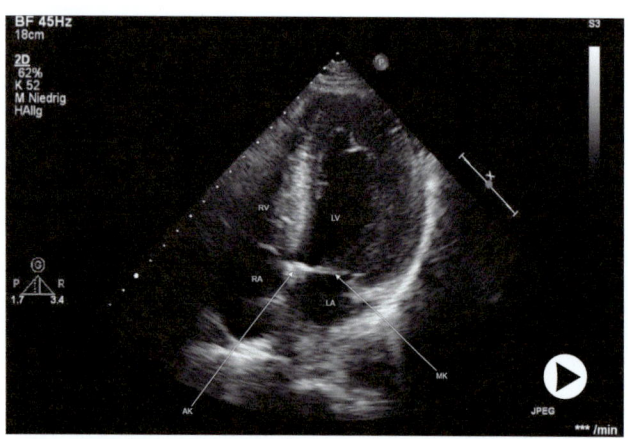

Abb. 2 Echokardiographie: LV normal groß mit ausgeprägter konzentrischer Hypertrophie, guter systolischer Funktion (▶ https://doi.org/10.1007/000-5a9)

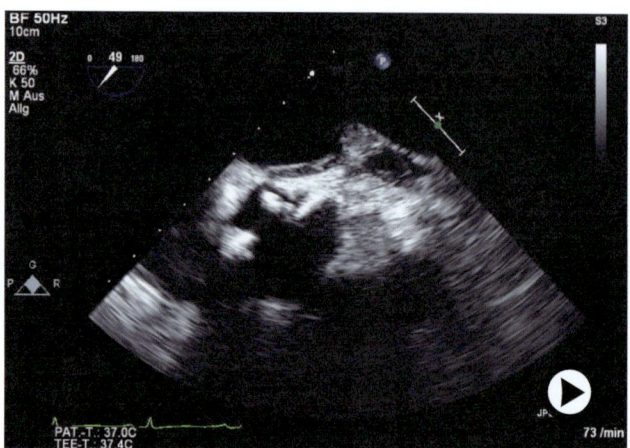

Abb. 4 TEE: Aortenklappe trikuspid angelegt, ausgeprägte Bewegungseinschränkung und Kalzifizierung der Aortensegel (▶ https://doi.org/10.1007/000-5a8)

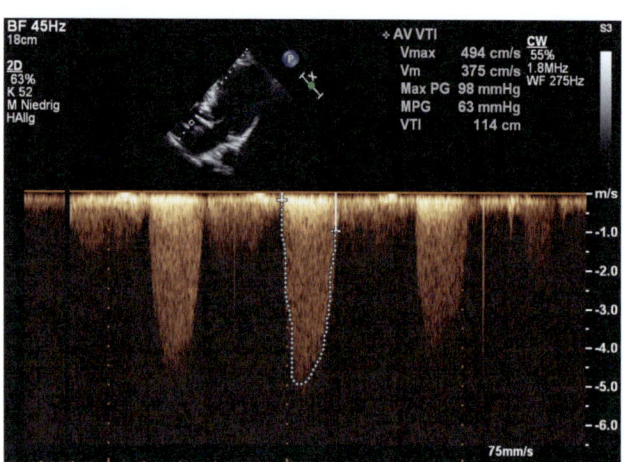

Abb. 3 Dopplerechokardiographie: cw-Doppler mit dp max/mean 92/61 mmHg

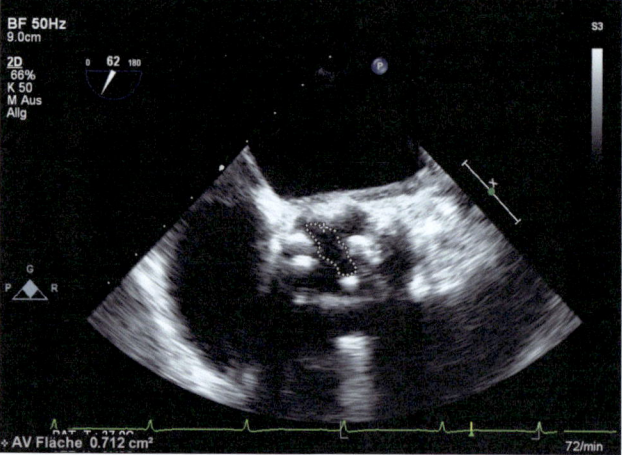

Abb. 5 TEE: Planimetrie der Aortenklappe 0,7 cm^2

Diagnose und Intervention

Kombiniertes kalzifiziertes Aortenklappenvitium mit überwiegender Stenose Grad III.

Unauffällige Koronararterien (nicht gezeigt).

Kommentar: Typisches elektrokardiographisches Bild bei LV-Hypertrophie mit präterminalen T-Negativierungen.

Die biphasische P-Welle ist Ausdruck einer atrialen Hypertrophie. Nicht pathognomonisch für eine Aortenstenose; dies findet sich z. B. auch bei hypertensiver Herzerkrankung. Der Schweregrad der Aortenstenosierung lässt sich nicht an den Veränderungen im EKG ablesen.

Fall 38: Dyspnoe und thorakale Enge bei Belastung

Anamnese

Die stationäre Aufnahme der Patientin erfolgte bei ausgeprägten Beinödemen und zunehmender Dyspnoe sowie Engegefühl bei Belastung.

Vom Hausarzt Antibiotikum bekommen vor zwei Wochen wegen Dyspnoe, die auch mit Bronchospasmolytika behandelt wurde, allerdings ohne Effekt.

Notfall – EKG

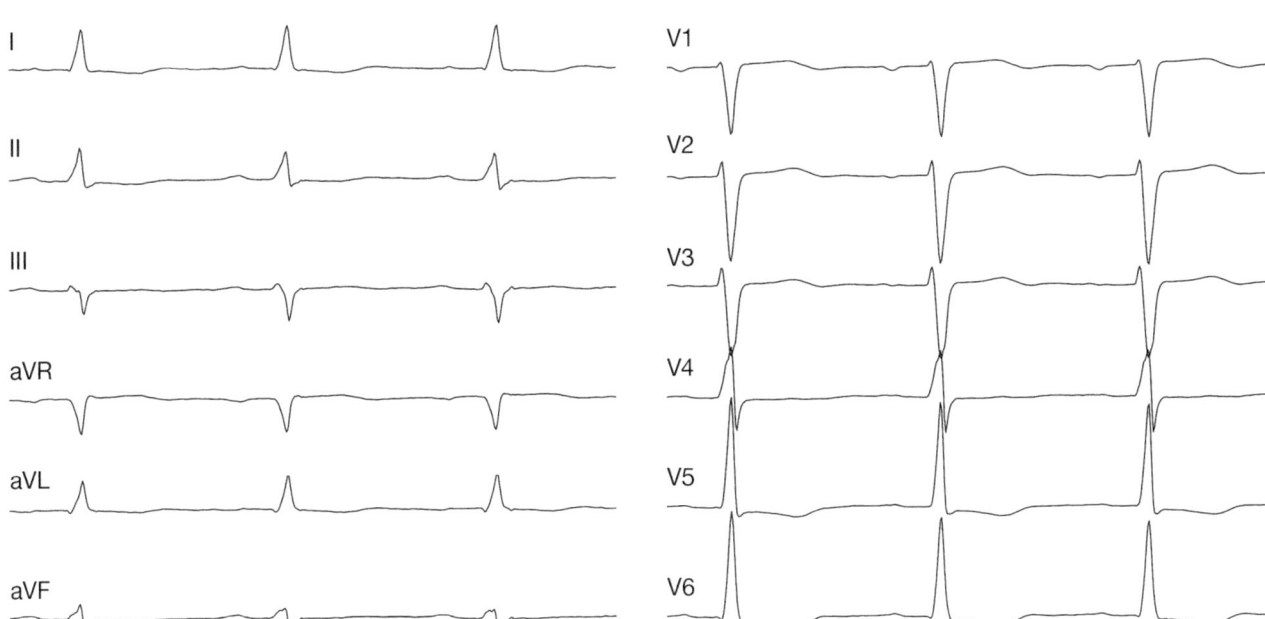

Abb. 1 EKG bei Aufnahme

Ergänzende Information Die elektronische Version dieses Kapitels enthält Zusatzmaterial, auf das über folgenden Link zugegriffen werden kann [https://doi.org/10.1007/978-3-662-62403-6_75]. Die Videos lassen sich durch Anklicken des DOI Links in der Legende einer entsprechenden Abbildung abspielen, oder indem Sie diesen Link mit der SN More Media App scannen.

Röntgenthorax und Echokardiographie

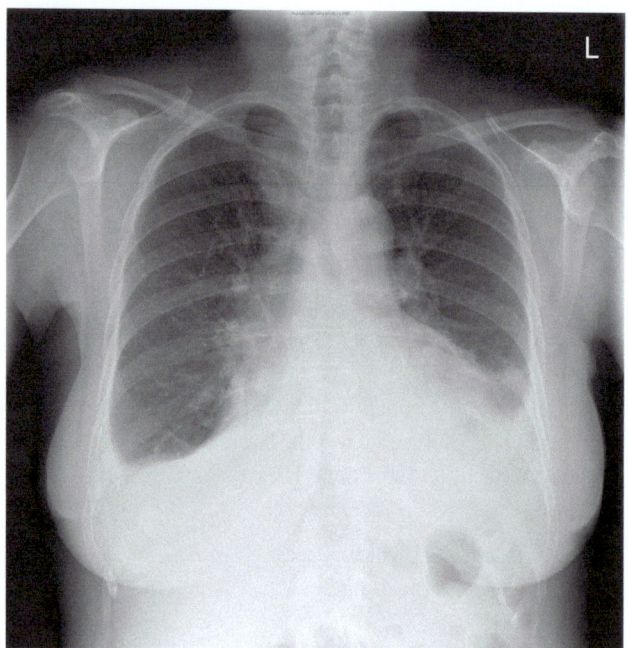

Abb. 2 Röntgenthorax p.a. Bildrechte mit freundlicher Genehmigung des Institutes für diagnostische und interventionelle Radiologie

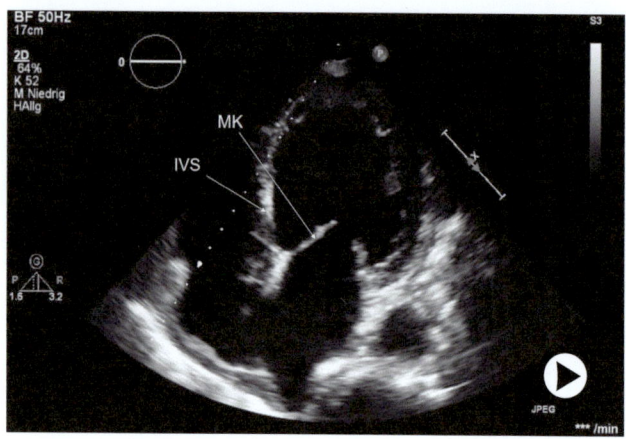

Abb. **3** Echokardiographie: Vierkammerblick
(► https://doi.org/10.1007/000-5ab)

Abb. **4** Echokardiographie: Dreikammerblick
(► https://doi.org/10.1007/000-5aa)

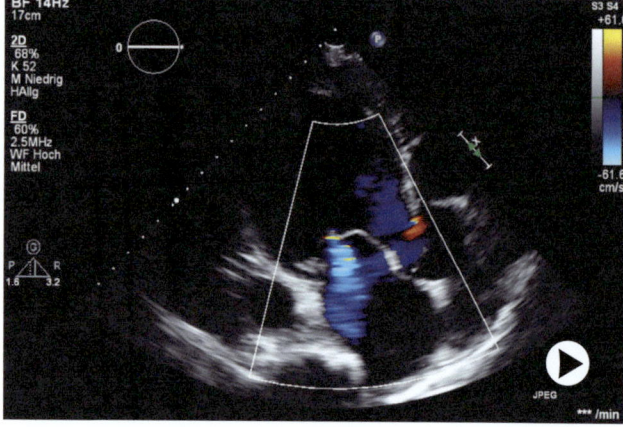

Abb. **5** Farbdoppler-Echokardiographie
(► https://doi.org/10.1007/000-5ac)

Fall 38: Auflösung

EKG-Befundung

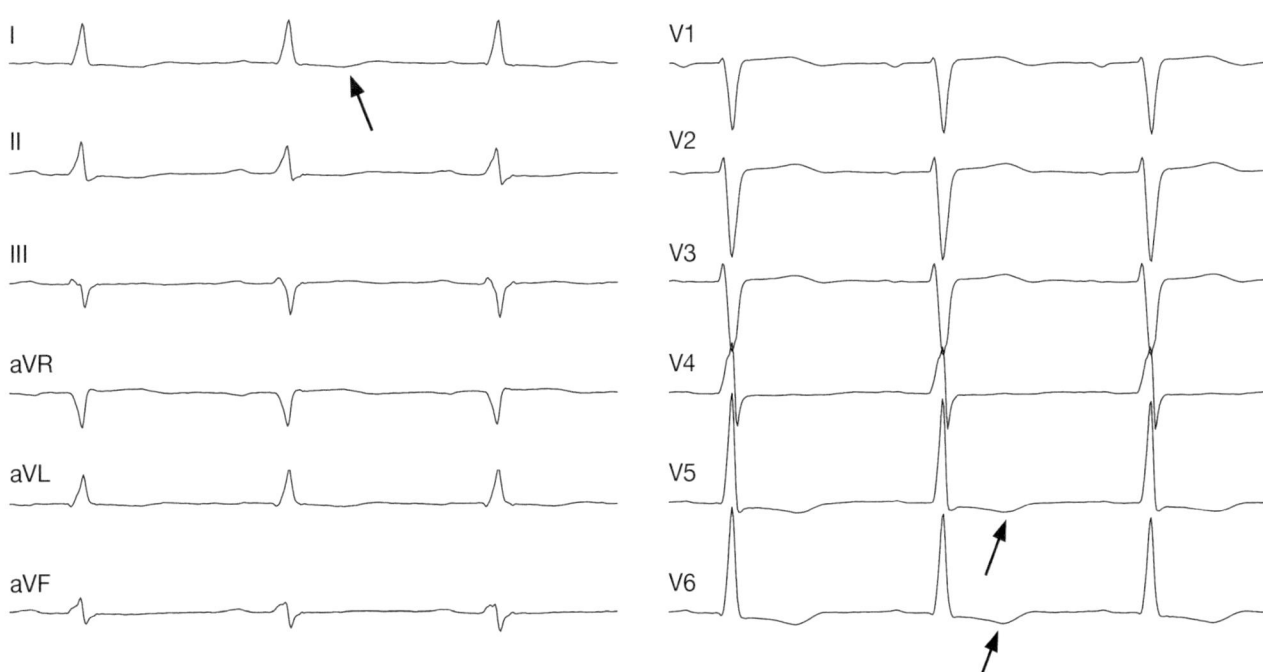

Abb. 1 EKG mit auffälligem Befund

EKG-Gesamtbeurteilung
Sinusrhythmus, HF 65/min. Linkslagetyp. Deszendierende ST-Streckensenkungen in I, II, aVL sowie in V5–V6 (siehe Pfeile).

Ergänzende Information Die elektronische Version dieses Kapitels enthält Zusatzmaterial, auf das über folgenden Link zugegriffen werden kann [https://doi.org/10.1007/978-3-662-62403-6_76]. Die Videos lassen sich durch Anklicken des DOI Links in der Legende einer entsprechenden Abbildung abspielen, oder indem Sie diesen Link mit der SN More Media App scannen.

C. Schmitt, A. Radzewitz, *Akuter Thoraxschmerz*, https://doi.org/10.1007/978-3-662-62403-6_76

Koronarbefundung

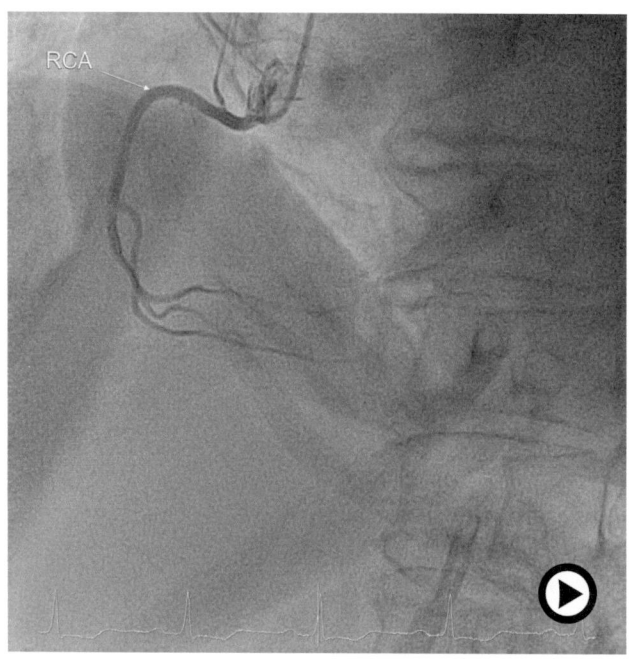

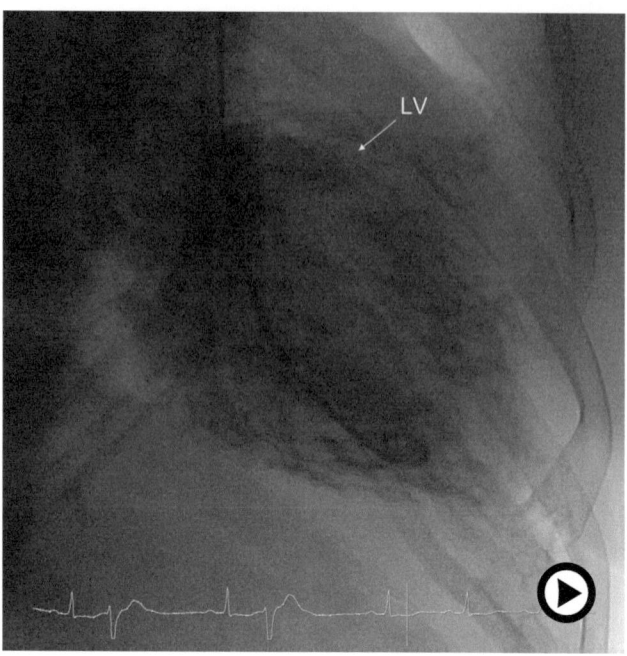

Abb. 2 Darstellung der rechten Koronararterie in LAO-Projektionsebene 42°, caudal 43° (▶ https://doi.org/10.1007/000-5ae)

Abb. 4 Ventrikulographie des LV (RAO-Projektionsebene 29°, caudal 2°) (▶ https://doi.org/10.1007/000-5af)

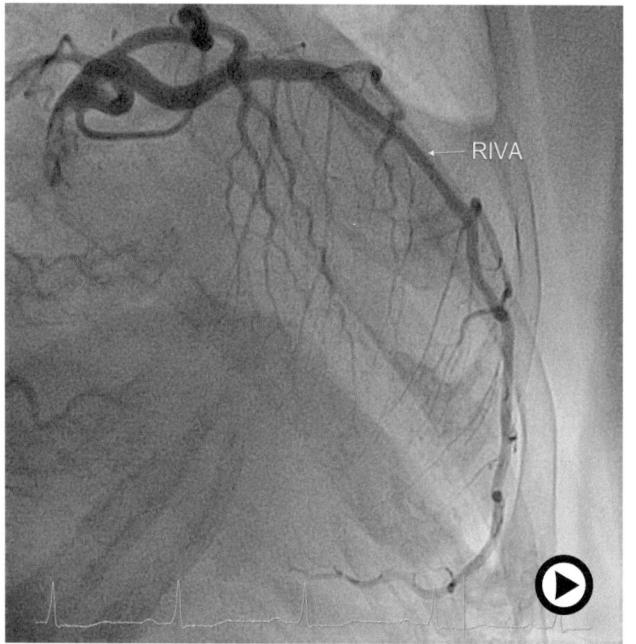

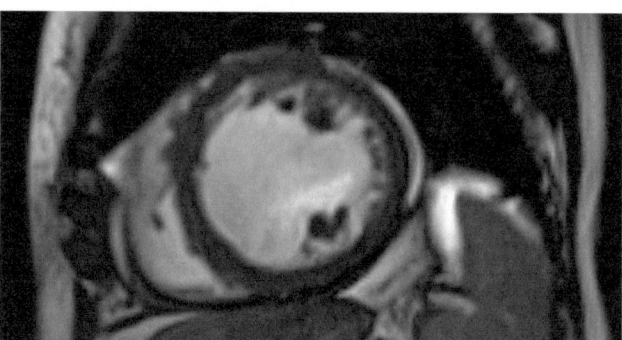

Abb. 5 Kardiales MRT. Bildrechte mit freundlicher Genehmigung des Institutes für diagnostische und interventionelle Radiologie

Abb. 3 Darstellung der linken Koronararterie RAO-Projektionsebene 41°, cranial 15° (▶ https://doi.org/10.1007/000-5ad)

Diagnose und Intervention

Dilatative Kardiomyopathie mit hochgradig eingeschränkter LV Funktion. Pleuraergüsse links größer rechts. NT Pro BNP 6681 pg/ml (N-terminales pro brain natriuretic peptide, Normbereich < 125 pg/ml). Echokardiographisch hochgradig reduzierte LV-Funktion mit globaler Hypokinesie. Koronarangiographie: unauffällige Koronararterien. Kardiales MRT: Dilatative Kardiomyopathie mit globaler Dyskinesie, Ausswurffraktion 26 %, kein Anhalt für Myokarditis.

Kommentar: EKG bei dilatativer Kardiomyopathie nicht wegweisend. Am häufigsten unspezifische Endstrecken-Veränderungen, wie im vorliegenden Fall. In zirka 30% Linkschenkelblock mit der Option einer kardialen Resynchronisationstherapie (CRT).

Fall 39: Übelkeit und Schwindel nach Klappenersatz

Anamnese

Seit wenigen Tagen Unwohlsein und kurz anhaltender Schwindel. Bioprothetischer Aortenklappenersatz vor einem halben Jahr.

Notfall – EKG

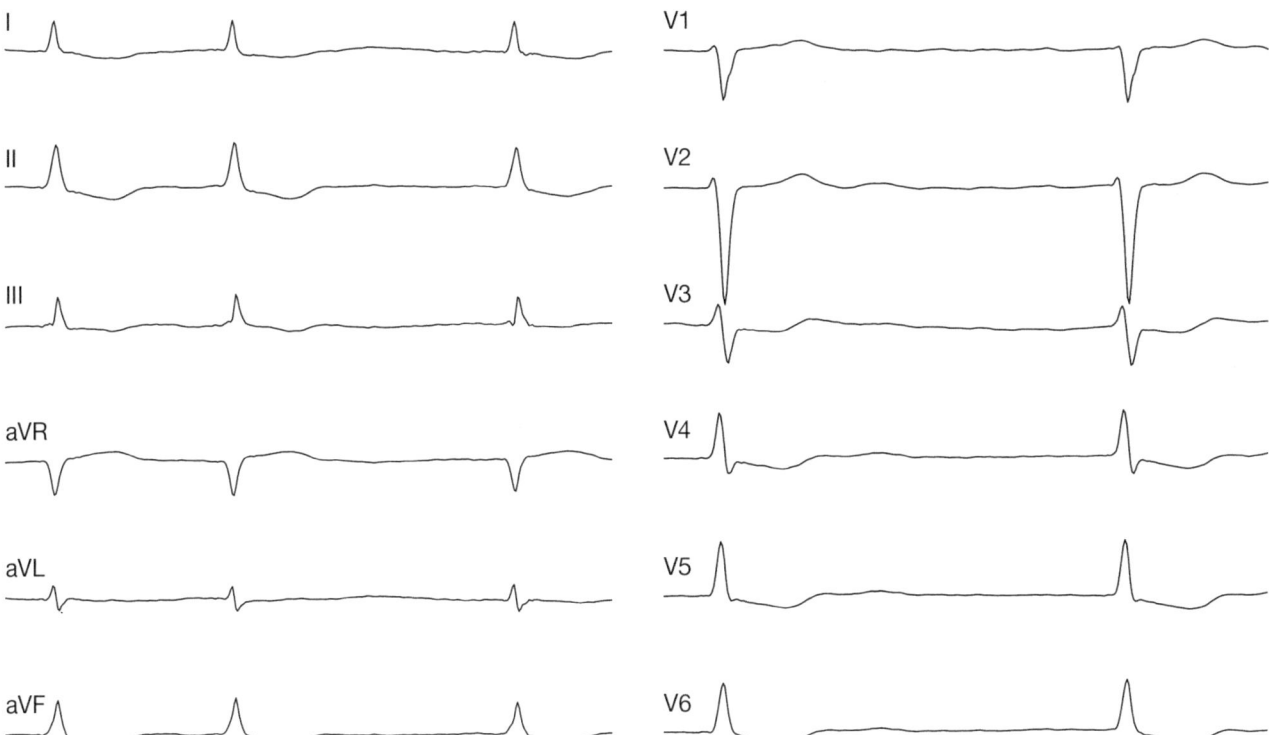

Abb. 1 12-Kanal-EKG

C. Schmitt, A. Radzewitz, *Akuter Thoraxschmerz*, https://doi.org/10.1007/978-3-662-62403-6_77

Bedside Monitoring

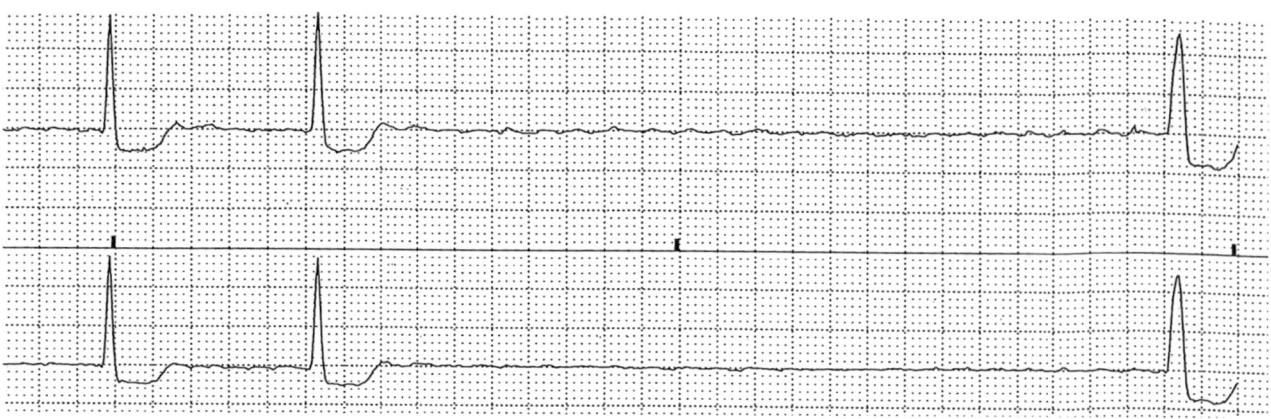

Abb. 2 EKG Abschnitt Pause

EKG-Befundung

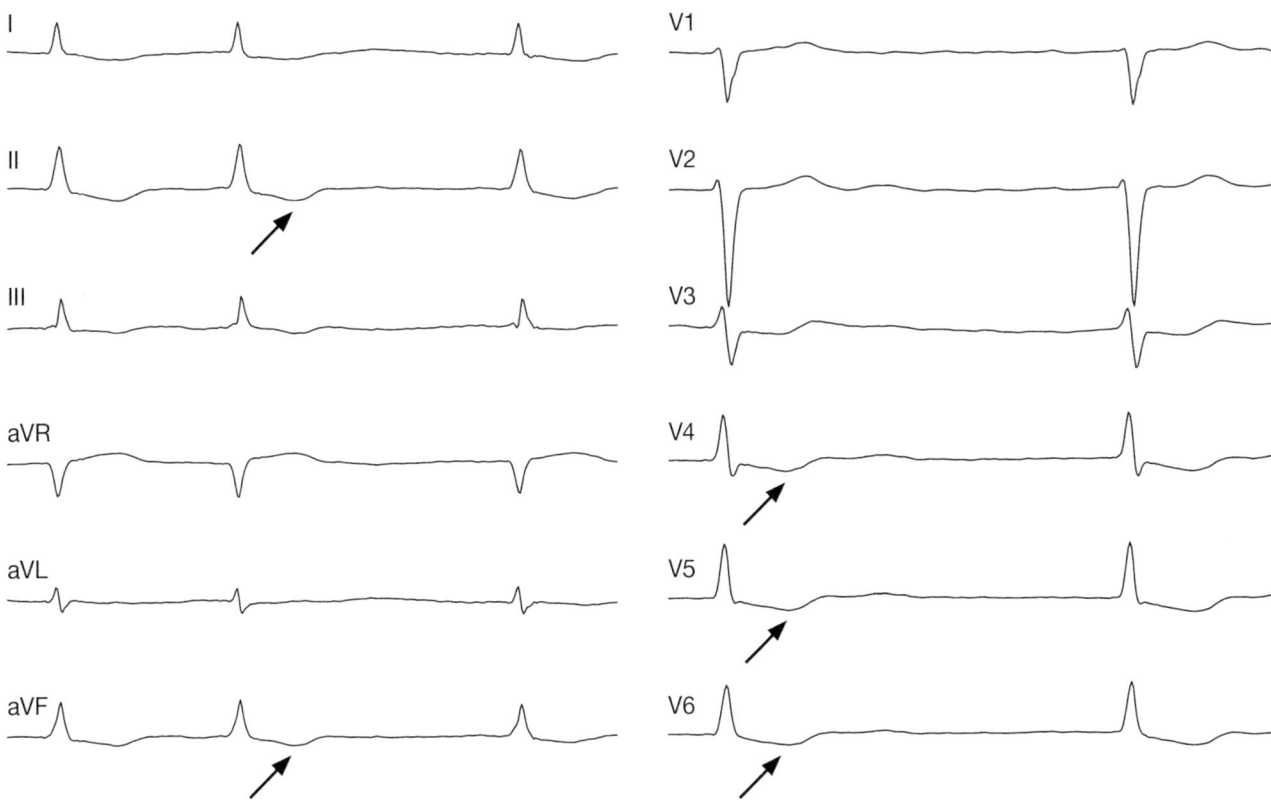

Abb. 1 EKG mit auffälligem Befund

C. Schmitt, A. Radzewitz, *Akuter Thoraxschmerz*, https://doi.org/10.1007/978-3-662-62403-6_78

EKG-Gesamtbeurteilung

Bradyarrhythmia absoluta bei Vorhofflimmern, mittlere HF < 50/min. Muldenförmige ST-Streckensenkungen in Ableitung I-III, aVF sowie V4–V6 (siehe Pfeile).

Röntgenthorax

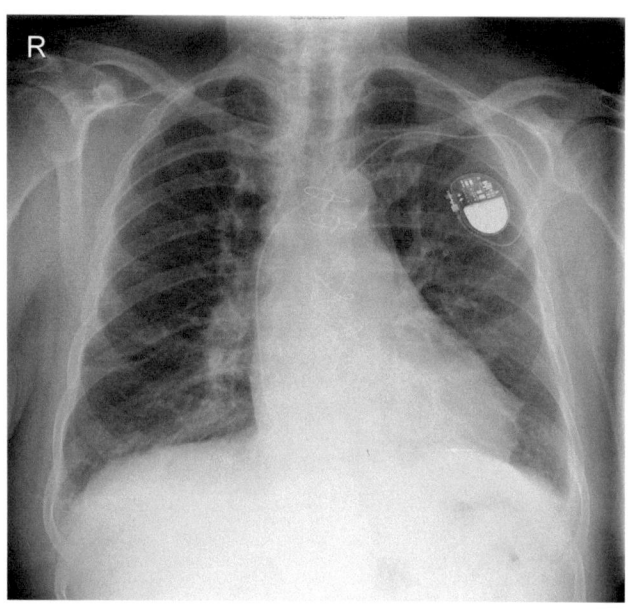

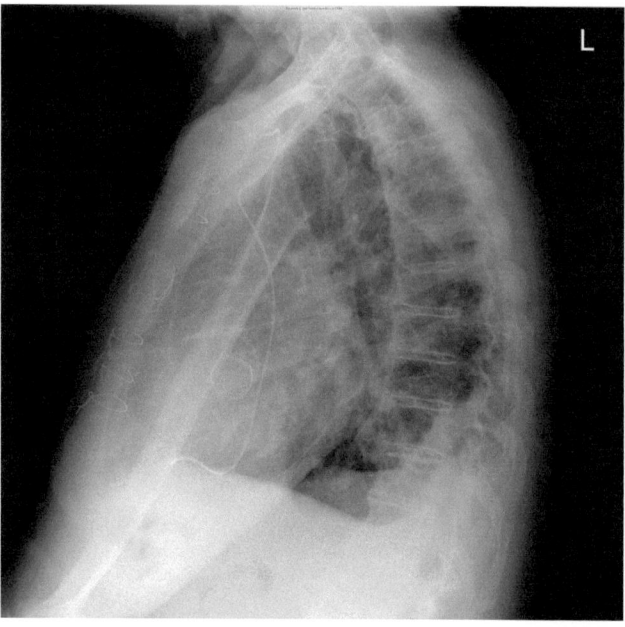

Abb. 2 Röntgenthorax in zwei Ebenen: leichte pulmonalvenöse Stauung mit bilateralen Randwinkelergüssen. Schrittmacheraggregat links pektoral mit Projektion der Sonde auf den rechten Ventrikel

Abb. 3 Röntgenthorax in zwei Ebenen: Zustand nach Aortenklappenersatz. Sternalcerclagen. Bildrechte mit freundlicher Genehmigung des Institutes für diagnostische und interventionelle Radiologie (Abb. 2 und 3)

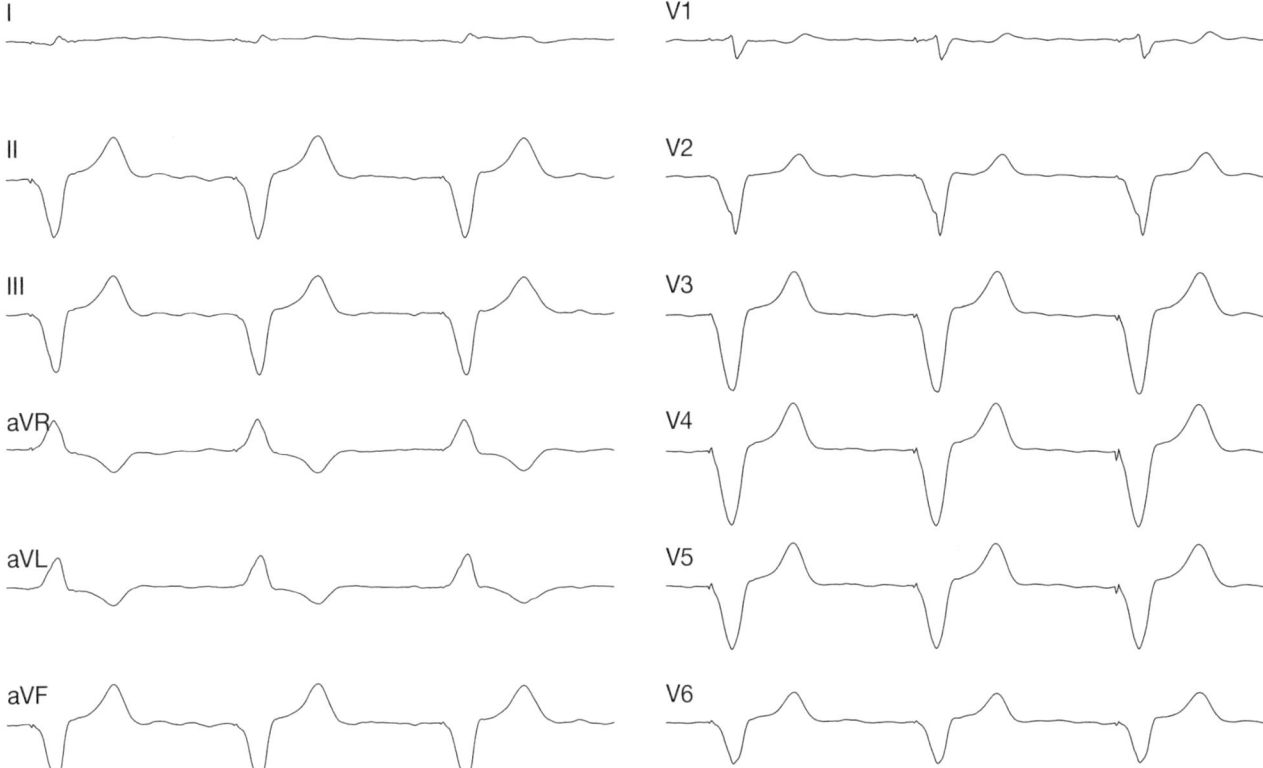

Abb. 4 Schrittmacher-EKG: VVIR-Modus. Linksschenkelblock-ähnliches Bild durch RV-Stimulation. HF 90/min nach Belastung, getriggert durch den R-Modus. Die T-Negativierungen in den Ableitungen aVR und aVL, ebenso der erhöhte ST-Streckenabgang mit den überhöhten T-Wellen in V3 und V4 sind schrittmacherinduziert

Diagnose und Intervention

Symptomatische Bradyarrhythmie bei Vorhofflimmern. Z. n. bioprothetischem Aortenklappenersatz. Wegen tachyarrhythmischer Phasen war der Patient mit Betablockern und Digitoxin behandelt. Der Digitoxin-Spiegel war mit 57 ng/ml oberhalb des therapeutischen Bereichs (9–25 ng/ml Ref.-Bereich). Auch nach Absetzen der Betablocker-Therapie und Pausierung der Digitoxin-Therapie über zehn Tage weiterhin bradyarrhythmische Phasen mit Pausen bis fünf Sekunden. Indikationsstellung zur Implantation eines VVI-Schrittmachers.

Kommentar: Typische muldenförmige ST-Streckensenkungen im EKG. Klinische Zeichen der Digitalisüberdosierung mit Übelkeit oder Farbensehen (gelb/grün) wurden verneint.

Fall 40: Zweifache Synkope bei abdominellen Beschwerden

Anamnese

Heute gegen elf Uhr sei sie kollabiert, ihr Sohn habe sie bewusstlos am Küchenboden vorgefunden. Im Tagesverlauf sei sie dann gegen 14 Uhr nochmals synkopiert, woraufhin der Rettungsdienst gerufen wurde. Bei Vorstellung in der ZNA berichtet die Patientin von einem wechselhaften Stuhlverhalten, es fühle sich an wie eine Obstipation und im Verlauf habe sie dann 5–6 mal pro Tag wässrigen Stuhlgang.

Patientin verneint AP-Beschwerden auffällig im Routinelabor ist eine Hypokaliämie von 2,1 mmol/l (Norm 3.50-5.00), der gemessene Troponin I-Wert ist mit 0,08 ng/ml leicht erhöht (Norm < 0,04). Deshalb Entscheidung zur Herzkatheteruntersuchung und gleichzeitiger Ausgleich der Hypokaliämie.

Notfall – EKG

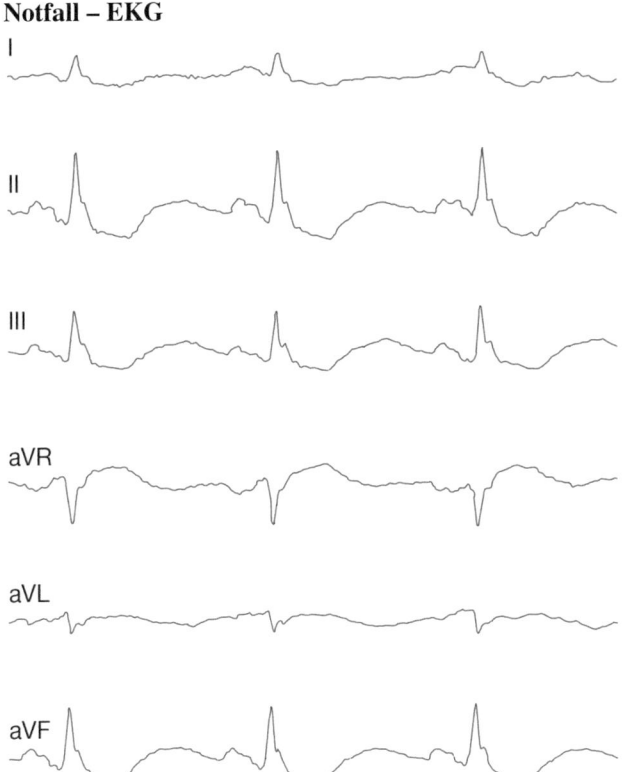
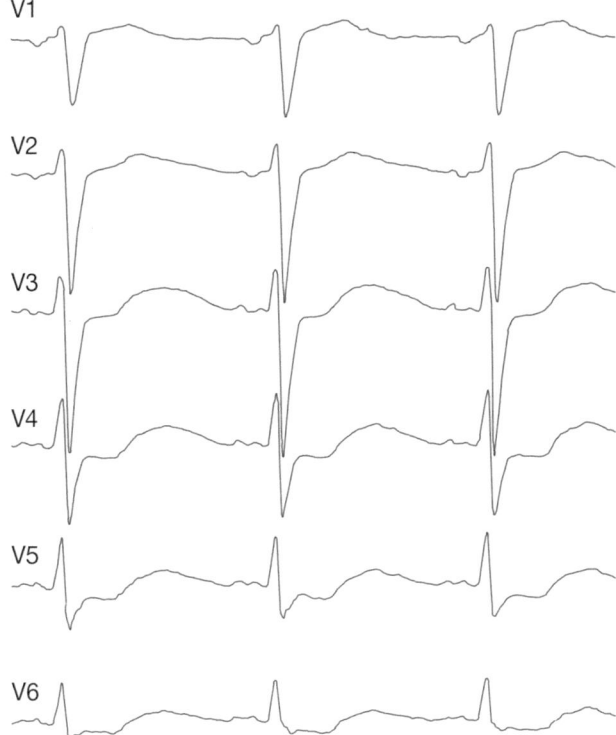

Abb. 1 EKG bei Aufnahme

Ergänzende Information Die elektronische Version dieses Kapitels enthält Zusatzmaterial, auf das über folgenden Link zugegriffen werden kann [https://doi.org/10.1007/978-3-662-62403-6_79]. Die Videos lassen sich durch Anklicken des DOI Links in der Legende einer entsprechenden Abbildung abspielen, oder indem Sie diesen Link mit der SN More Media App scannen.

Notfallmäßig durchgeführte Koronarangiographie

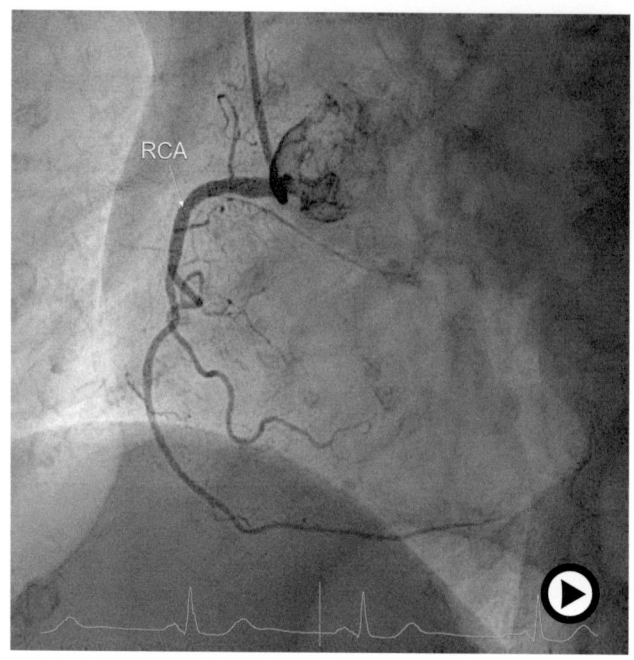

Abb. 2 Rechte Koronararterie (LAO-Projektionsebene 41°) (▶ https://doi.org/10.1007/000-5ah)

Abb. 3 Linke Koronararterie (LAO-Projektionsebene 50°, caudal 26°) (▶ https://doi.org/10.1007/000-5ag)

EKG-Befundung

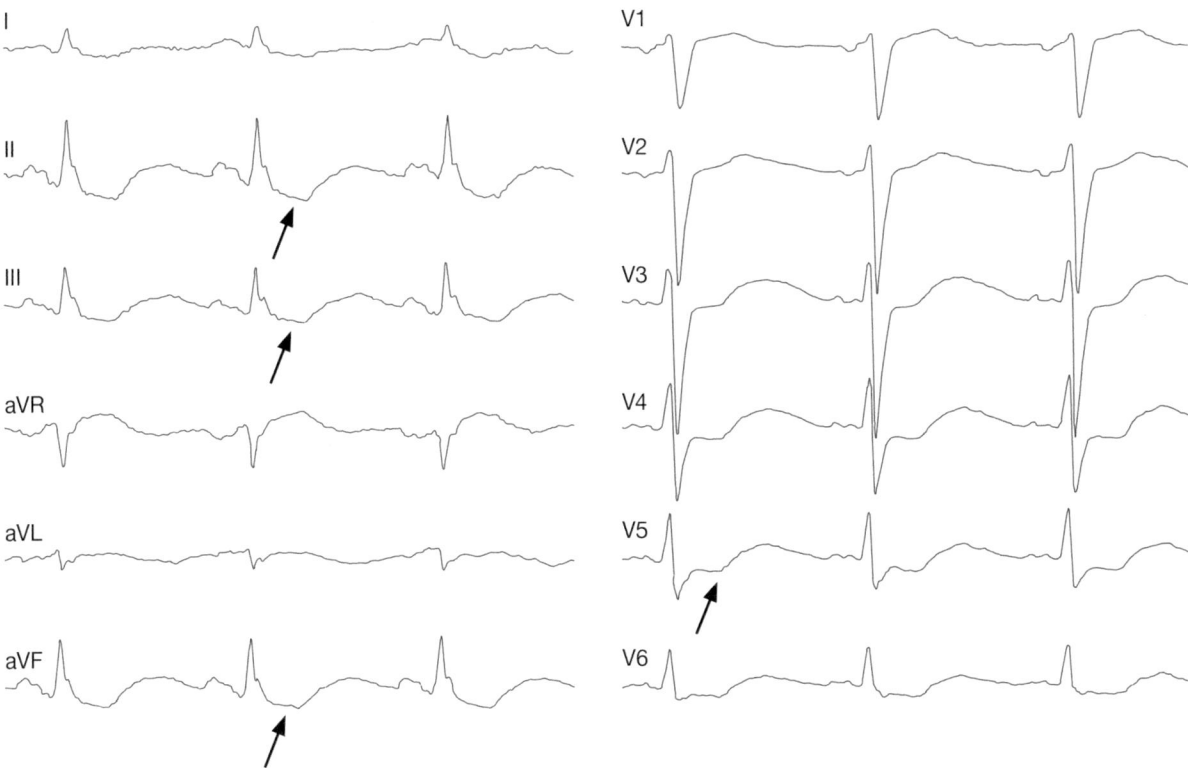

Abb. 1 EKG mit auffälligem Befund

EKG-Gesamtbeurteilung

Sinusrhythmus, HF 84/min. Auffällig sind ubiquitäre deszendierende ST-Streckensenkungen in fast allen Ableitungen (siehe Pfeile), mit Ausnahme von aVR, aVL und V1. Das QT-Intervall ist mit 480 ms verlängert.

EKG nach Ausgleich des Elektrolythaushalts

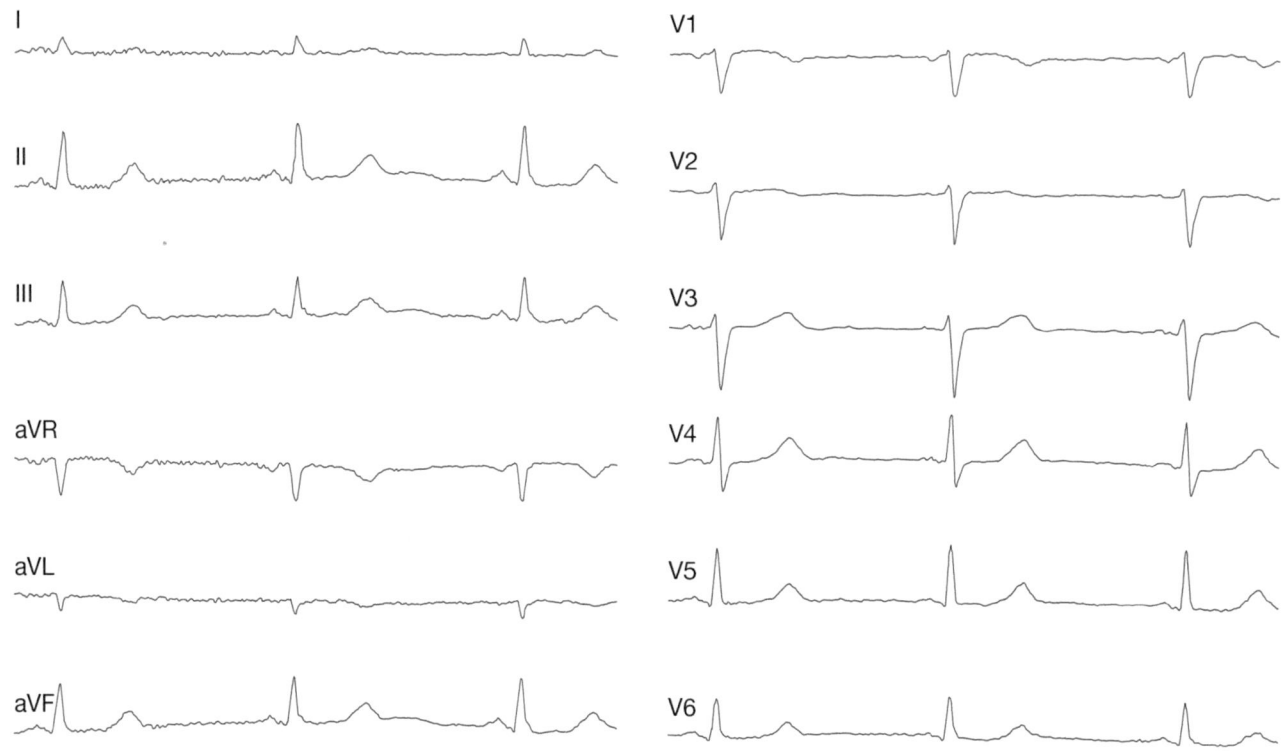

Abb. 2 EKG 2

EKG-Gesamtbeurteilung

Komplette Rückbildung der beschriebenen ST-Strecken-senkungen nach Ausgleich der Hypokaliämie. Herzfrequenz 61/min mit Normalisierung der QT-Zeit (QT/QTc 438/440 ms).

Diagnose und Intervention

Zweifache Synkopen nach Flüssigkeitsverlust aufgrund von Diarrhoen und konsekutiver, schwerer Hypokaliämie. Nach Ausgleich des Elektrolythaushaltes Normalisierung der be-schriebenen ST-Streckensenkungen. Unauffällige Koronar-angiographie mit dominantem RCX.

Ob die QT-Zeitverlängerung nur durch die Hypokaliämie be-dingt ist, ist unklar. Eventuell auch bedingt durch die gleichzeitige und mittlerweile abgesetzte Einnahme von Psychopharmaka.

Kommentar: In seltenen Fällen können Hypokaliämien ST-Streckensenkungen auslösen. Weitere Zeichen einer Hy-pokaliämie sind T-Abflachung und Überhöhung der U-Welle. Vermehrte Neigung zu Herzrhythmusstörungen im Rahmen einer Hypokaliämie.

Fall 41: 54-jähriger Patient mit Belastungsdyspnoe

Anamnese

Patient mit bekannter koronarer 2-Gefäßerkrankung, hochgradig eingeschränkter LV-Funktion (EF 31 %) und terminal dialysepflichtiger Niereninsuffizienz stellt sich zur Re-

Koronarangiographie bei Verdacht auf Progress der koronaren Herzerkrankung vor.

Notfall – EKG

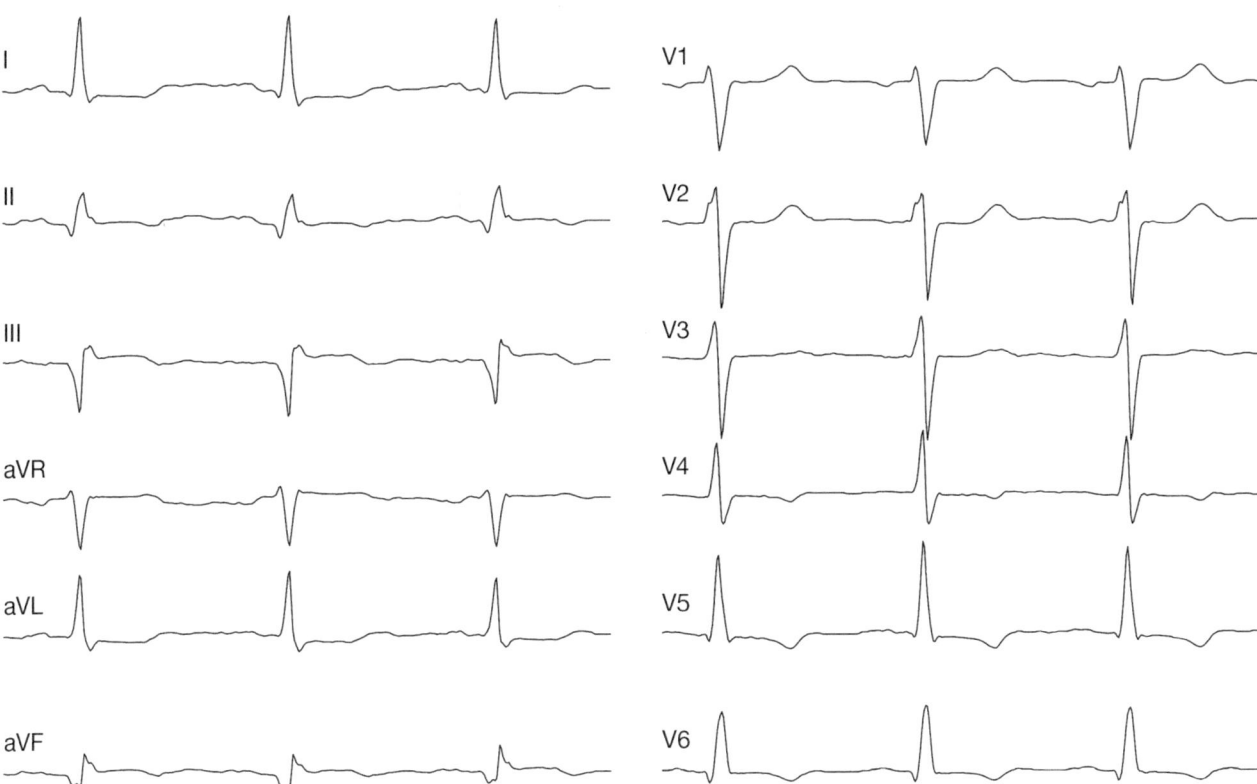

Abb. 1 Aufnahme-EKG

Ergänzende Information Die elektronische Version dieses Kapitels enthält Zusatzmaterial, auf das über folgenden Link zugegriffen werden kann [https://doi.org/10.1007/978-3-662-62403-6_81]. Die Videos lassen sich durch Anklicken des DOI Links in der Legende einer entsprechenden Abbildung abspielen, oder indem Sie diesen Link mit der SN More Media App scannen.

Notfallmäßig durchgeführte Koronarangiographie

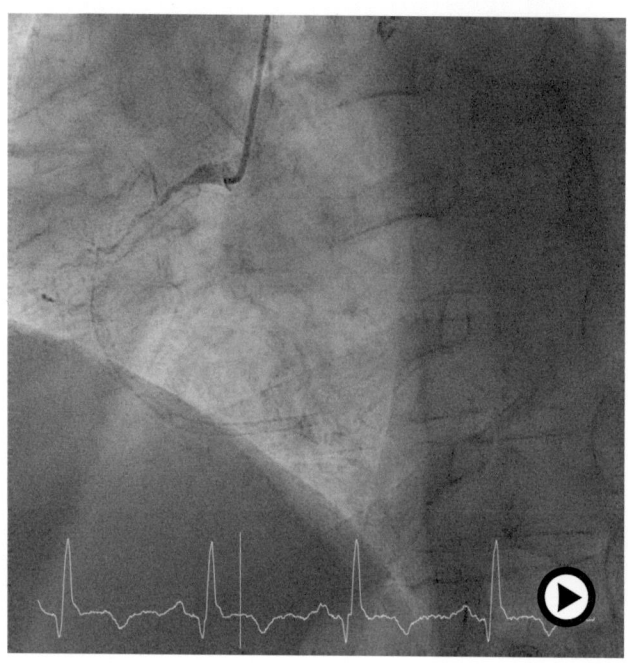
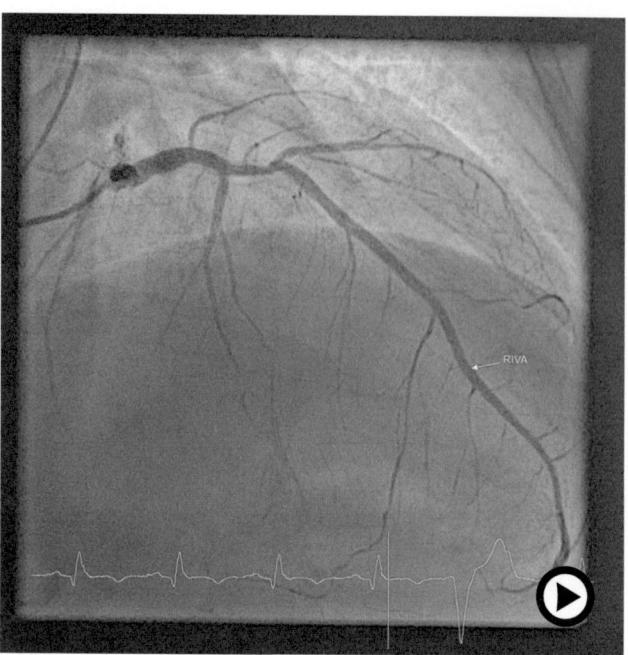

Abb. 2 Darstellung rechte Koronararterie in LAO Projektion 31° (▶ https://doi.org/10.1007/000-5ak)

Abb. 3 Darstellung linke Koronararterie in RAO-Projektion 30°, cranial 26° (▶ https://doi.org/10.1007/000-5aj)

Fall 41: Auflösung

EKG-Befundung

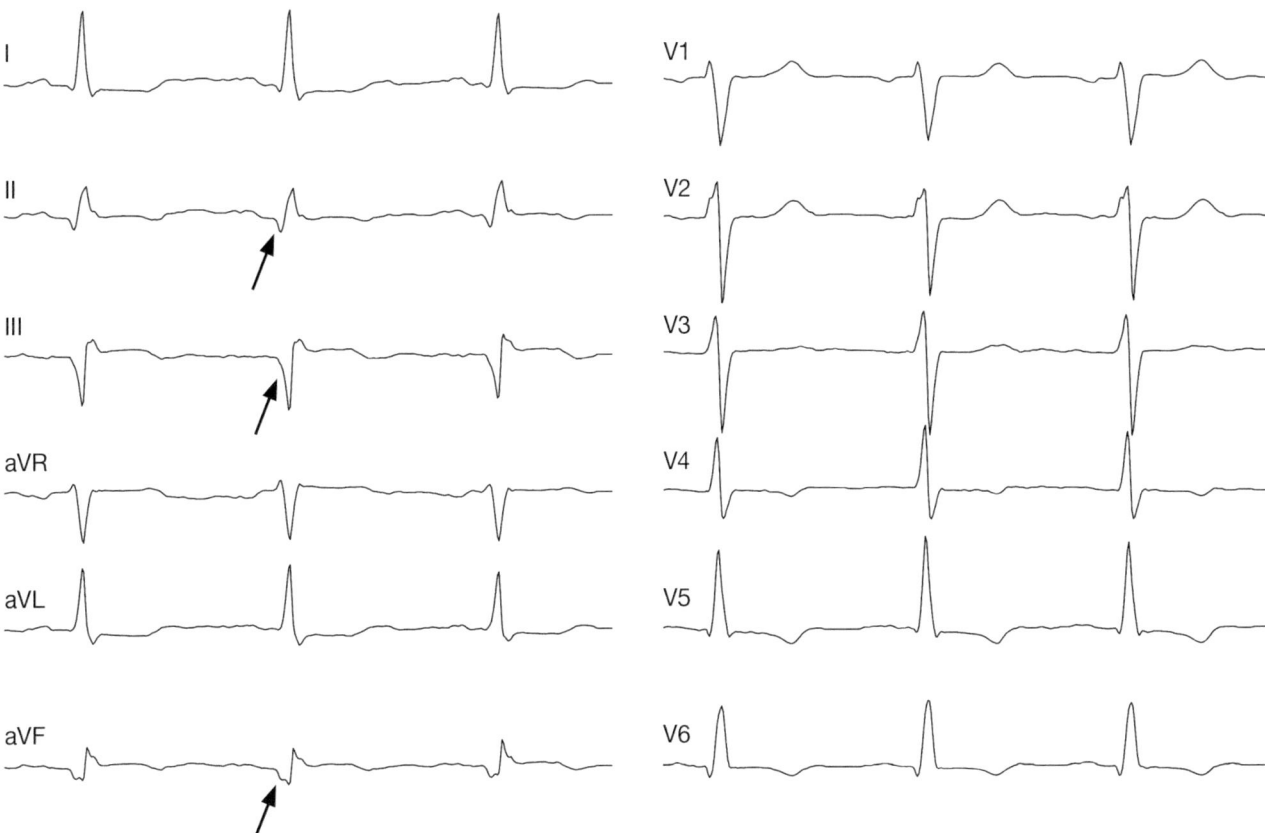

Abb. 1 EKG mit auffälligem Befund

Ergänzende Information Die elektronische Version dieses Kapitels enthält Zusatzmaterial, auf das über folgenden Link zugegriffen werden kann [https://doi.org/10.1007/978-3-662-62403-6_82]. Die Videos lassen sich durch Anklicken des DOI Links in der Legende einer entsprechenden Abbildung abspielen, oder indem Sie diesen Link mit der SN More Media App scannen.

C. Schmitt, A. Radzewitz, *Akuter Thoraxschmerz*, https://doi.org/10.1007/978-3-662-62403-6_82

EKG-Gesamtbeurteilung

Sinusrhythmus, Herzfrequenz 72/min. Pathologische Q-Zacken in Ableitung II, III und aVF (siehe Pfeile). De-szendierende ST-Streckensenkungen mit präterminaler T-Negativierung in den Ableitungen I, II und aVL sowie V4–V6.

Koronarbefundung

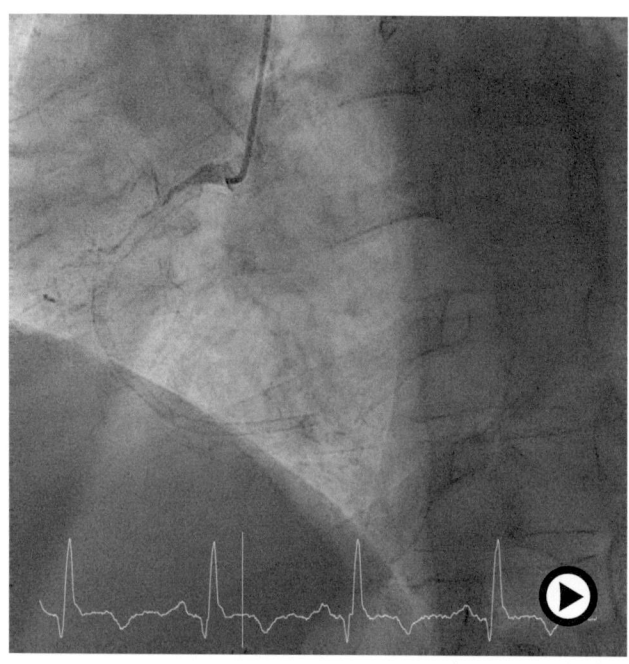

Abb. 2 Proximaler Verschluss der RCA. Zustand nach Stent-implantation mit Frühverschluss bei ST-Hebungsinfarkt der Hinter-wand 2004. Noch erkennbares Stentgerüst im Verlauf des ver-schlossenen Gefäßes (▶ https://doi.org/10.1007/000-5ap)

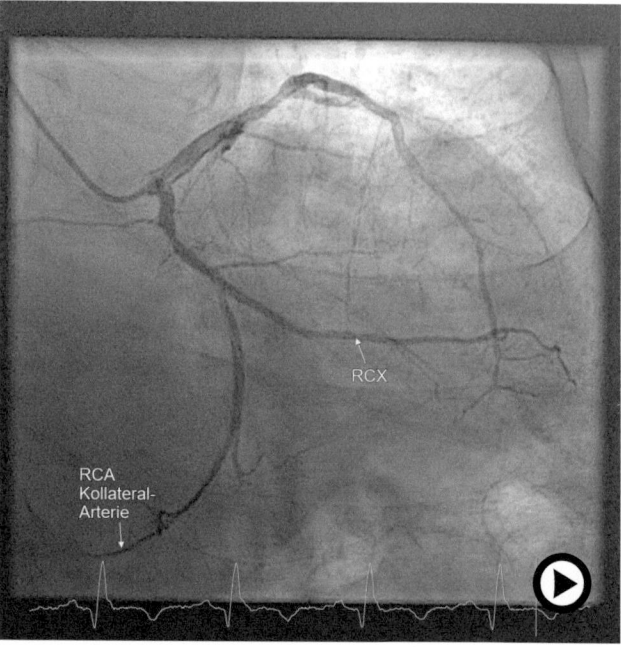

Abb. 4 Zirka 75%ige Stenose des RCX im Segment 13. In der Spät-aufnahme erkennbare dünnlumige Kollateralausbildung zur distalen RCA (▶ https://doi.org/10.1007/000-5am)

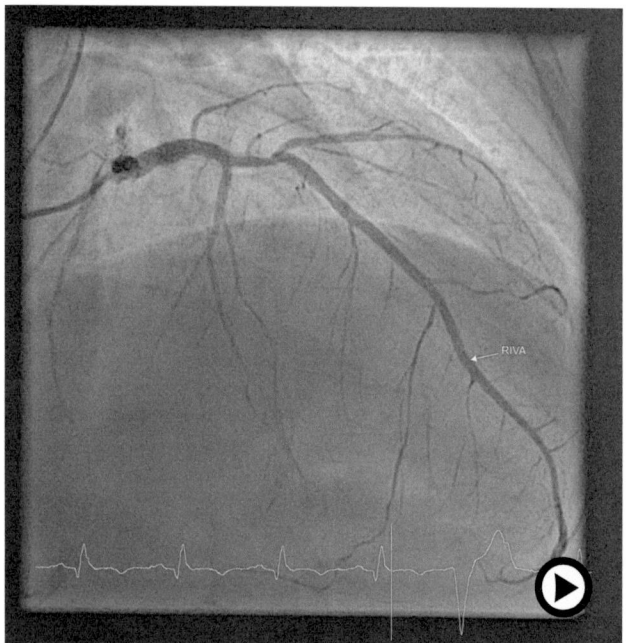

Abb. 3 50 % Stenose des RIVA im Segment 7. FFR 0,90, keine Inter-vention (▶ https://doi.org/10.1007/000-5an)

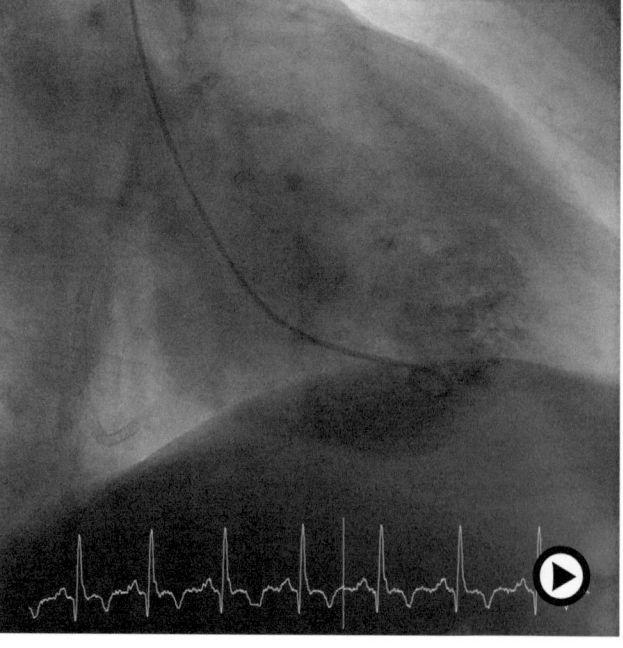

Abb. 5 Ventrikulographie des LV. Große Hinterwandnarbe und stark ein-geschränkte LV-Funktion (EF 31 %) (▶ https://doi.org/10.1007/000-5aq)

Diagnose und Intervention

Abgelaufener Hinterwandinfarkt bei Verschluss der RCA vor 16 Jahren. Pathologische Q-Zacken inferior und deutlich eingeschränkte LV-Funktion. Die beschriebenen Endstreckenveränderungen sind wahrscheinlich auf einen schlecht eingestellten arteriellen Hypertonus bei terminaler Niereninsuffizienz zurückzuführen.

Procedere: Intensivierung der Herzinsuffizienz-Therapie, primärprophylaktische ICD-Implantation (Implantierbarer Kardioverter-Defibrillator) im Verlauf erwägen.

Fall 42: Nächtlicher Thoraxschmerz

Anamnese

Patientin wacht mitten in der Nacht mit linksthorakalem Druckschmerz auf, welcher in den Kiefer und linken Arm ausstrahlt. Sie sei die ganze Nacht unruhig auf und abgegangen. Am nächsten Morgen geht sie zum Hausarzt, der sie umgehend mit dem Rettungswagen auf die CPU bringen lässt. Eine Vorerkrankung am Herzen sei bisher nicht bekannt. Es besteht ein Nikotinabusus.

Im Aufnahmelabor deutlich erhöhtes hs TnI mit 2928 ng/l (Norm < 2,00) und damit Indikation zur Notfallkoronarangiographie.

Notfall – EKG

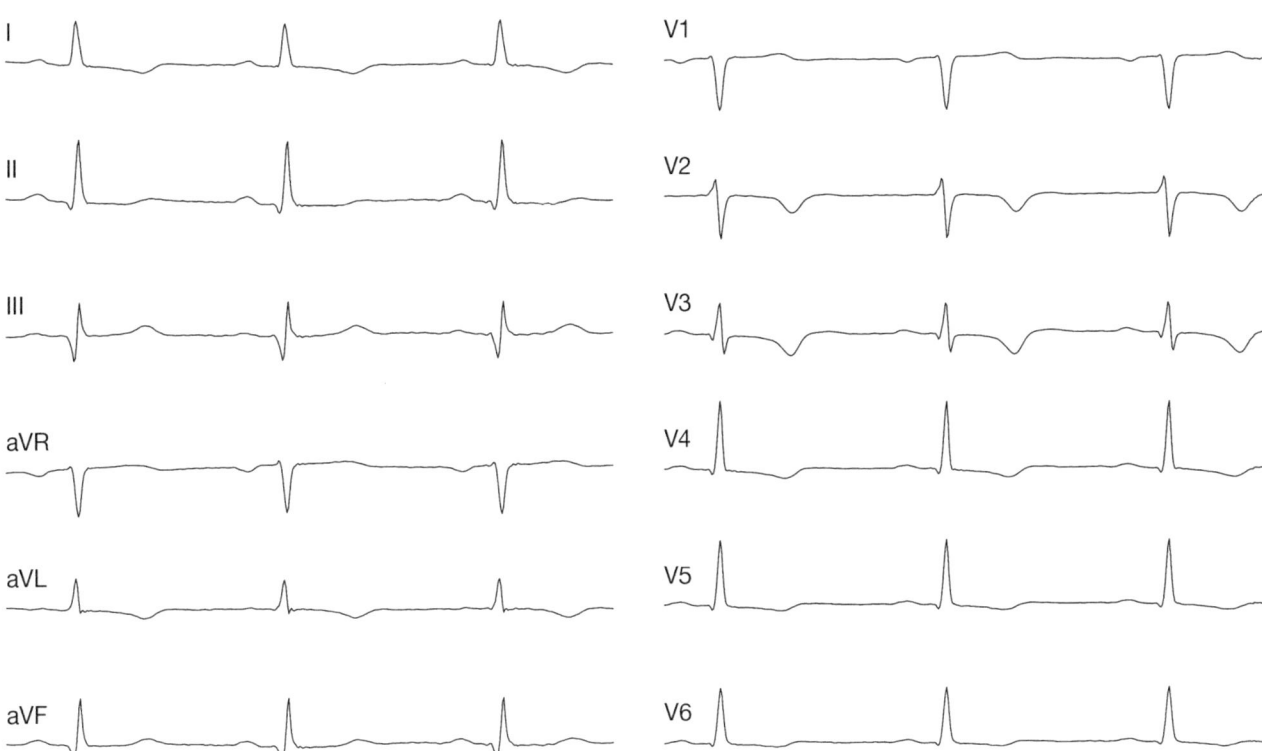

Abb. 1 EKG von der CPU

Ergänzende Information Die elektronische Version dieses Kapitels enthält Zusatzmaterial, auf das über folgenden Link zugegriffen werden kann [https://doi.org/10.1007/978-3-662-62403-6_83]. Die Videos lassen sich durch Anklicken des DOI Links in der Legende einer entsprechenden Abbildung abspielen, oder indem Sie diesen Link mit der SN More Media App scannen.

Notfallmäßig durchgeführte Koronarangiographie

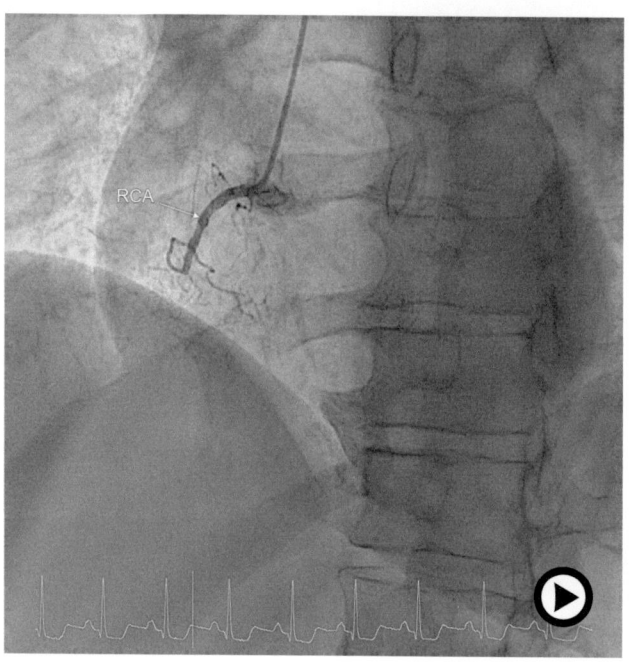

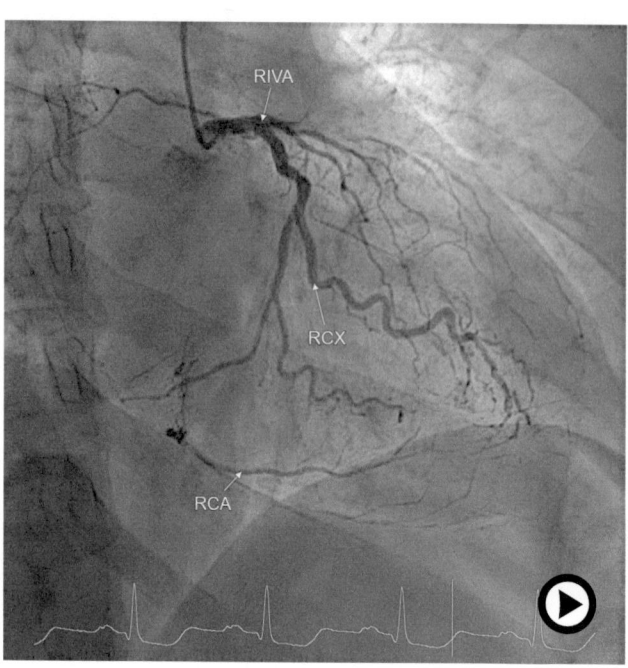

Abb. 2 Darstellung rechte Koronararterie (LAO-Projektionsebene 30°, cranial 9°) (▶ https://doi.org/10.1007/000-5as)

Abb. 4 Linke Koronararterie in RAO-Projektionseben 26°, caudal 15° (▶ https://doi.org/10.1007/000-5at)

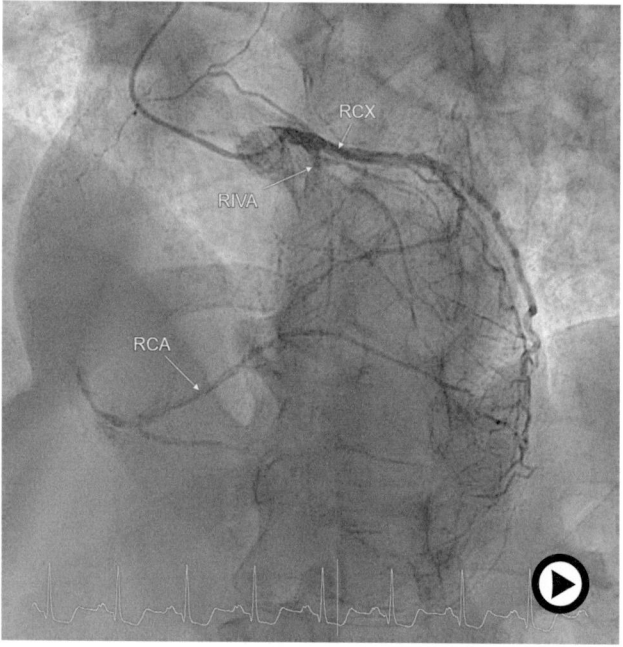

Abb. 3 Darstellung linke Koronararterie (LAO-Projektionsebene 31°, cranial 30°) (▶ https://doi.org/10.1007/000-5ar)

Fall 42: Auflösung

EKG-Befundung

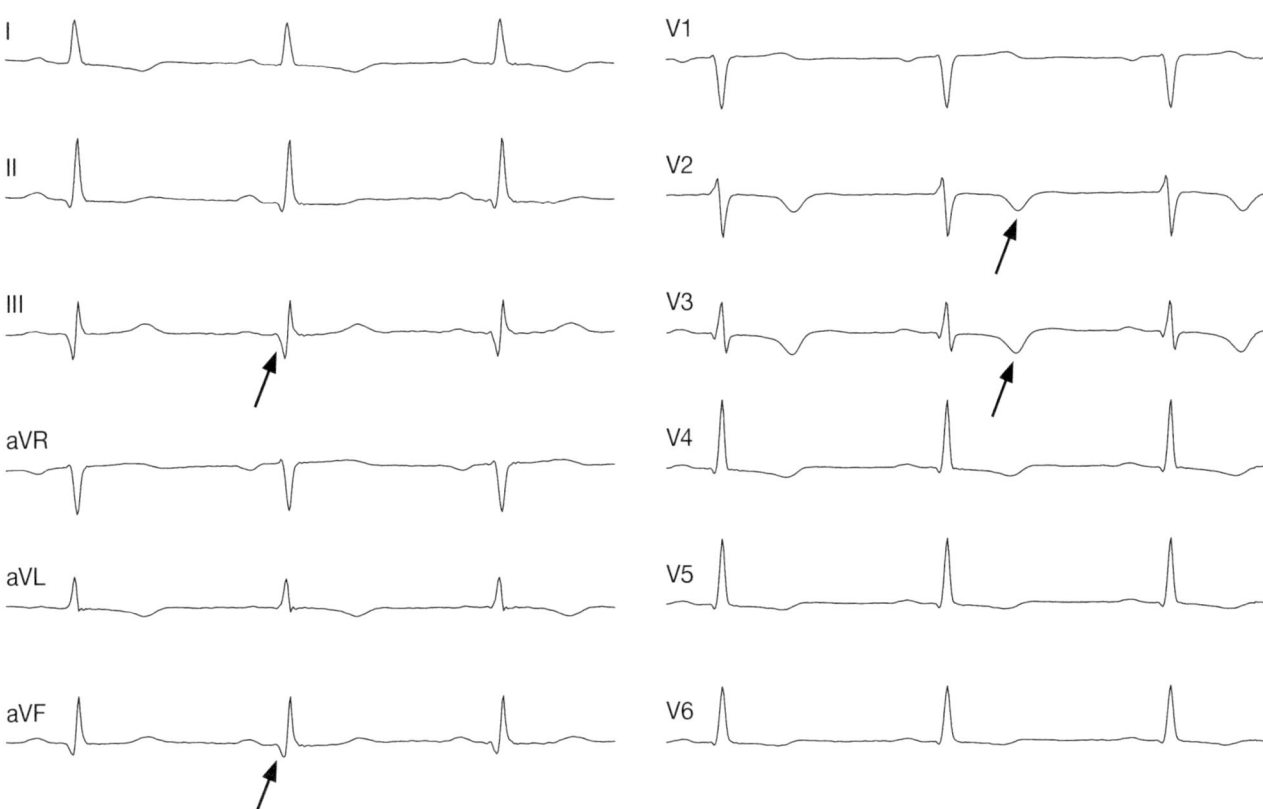

Abb. 1 EKG mit auffälligem Befund

EKG-Gesamtbeurteilung

Sinusrhythmus, HF 63/min. Pathologische Q-Zacken in (II), III und aVF (Pfeile links). T-Negativierungen in den Ableitungen I, aVL und V2-V6 (Pfeile rechts). Erhaltene R-Progression präkordial.

Ergänzende Information Die elektronische Version dieses Kapitels enthält Zusatzmaterial, auf das über folgenden Link zugegriffen werden kann [https://doi.org/10.1007/978-3-662-62403-6_84]. Die Videos lassen sich durch Anklicken des DOI Links in der Legende einer entsprechenden Abbildung abspielen, oder indem Sie diesen Link mit der SN More Media App scannen.

Koronarbefundung

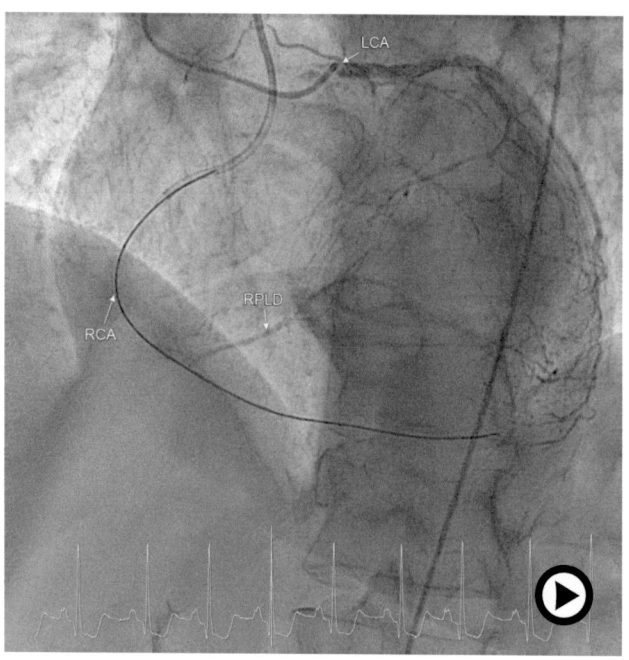

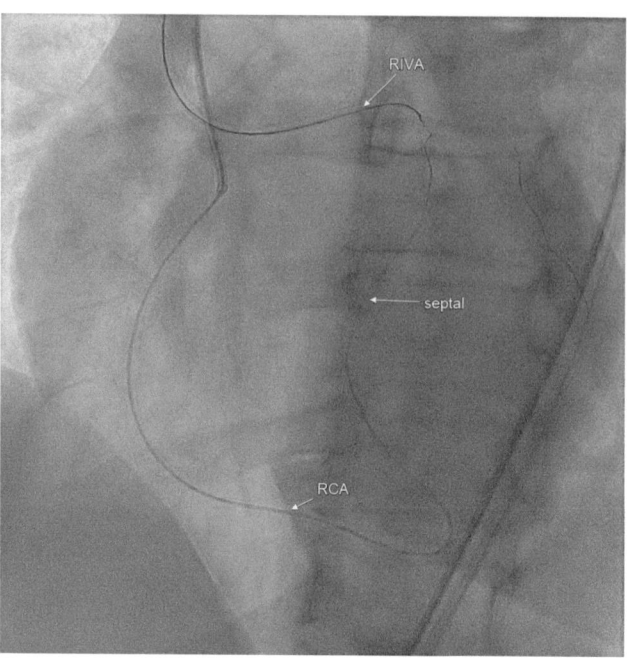

Abb. 2 Anterograde Drahtpassage durch die verschlossene RCA. Gleichzeitige Darstellung der linken Koronararterie mit Anfärbung der distalen RCA über Kollateralen zur Verifizierung der Drahtlage (▶ https://doi.org/10.1007/000-5aw)

Abb. 4 Retrograde Drahtpassage über RCA und septale Kollaterale zur RIVA. Dadurch anterograde Drahtpassage des RIVA möglich

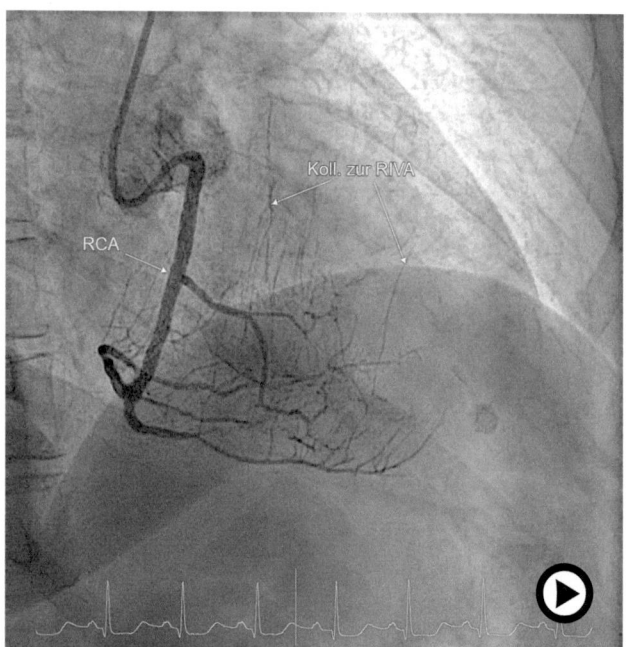

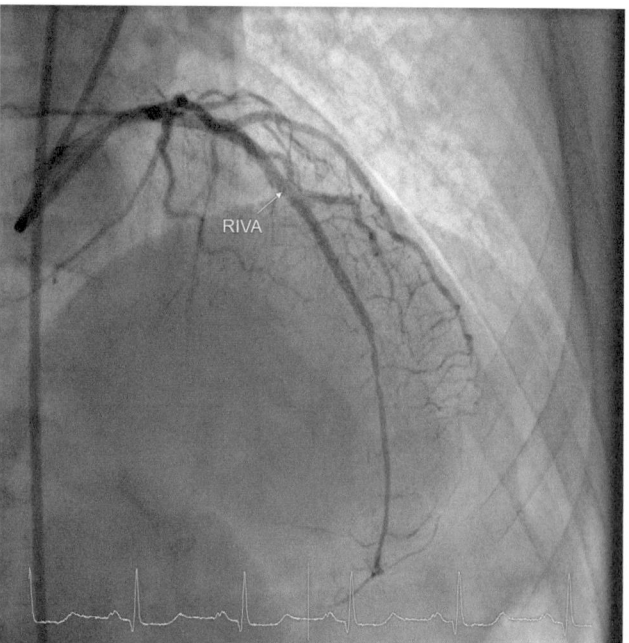

Abb. 3 Erfolgreiche anterograde Rekanalisation der RCA mit 4x DE Stentimplantation. Nach RCA Rekanalisation Kollateralfluss zur RIVA (▶ https://doi.org/10.1007/000-5av)

Abb. 5 Erfolgreiche retrograde Rekanalisation des RIVA mit dreifach DE Stentimplantation

Diagnose und Intervention

Nicht-ST-Hebungsinfarkt mit Q-Zacken inferior und T-Negativierungen anterolateral. Zustand nach stummem Vorderwand- und Hinterwandinfarkt unbekannten Datums.

Erfolgreiche anterograde Rekanalisation der RCA und im Intervall von einem Monat erfolgreiche retrograde Re-Kanalisation des RIVA.

Kommentar: Trotz RIVA-Verschluss erhaltene R-Progression über der Vorderwand!

Fall 43: Junger Patient mit grippalem Infekt und Synkope

Anamnese

38-jähriger Patient mit seit über zwei Wochen bestehendem grippalen Infekt und starker Müdigkeit. Am Aufnahmetag zweimalige Bewusstlosigkeit. Zunächst Vorstellung in der Neurologie wegen V. a. konvulsive Synkope. Unauffälliges craniales CT. Übernahme in die CPU wegen zunehmender Kurzatmigkeit.

Abnahme der Blutgase erbrachte folgende Ergebnisse: pO_2 61,5 mmHg, pCO_2 38,6 mmHg und O_2 Sättigung 92,3 %.

Notfall – EKG

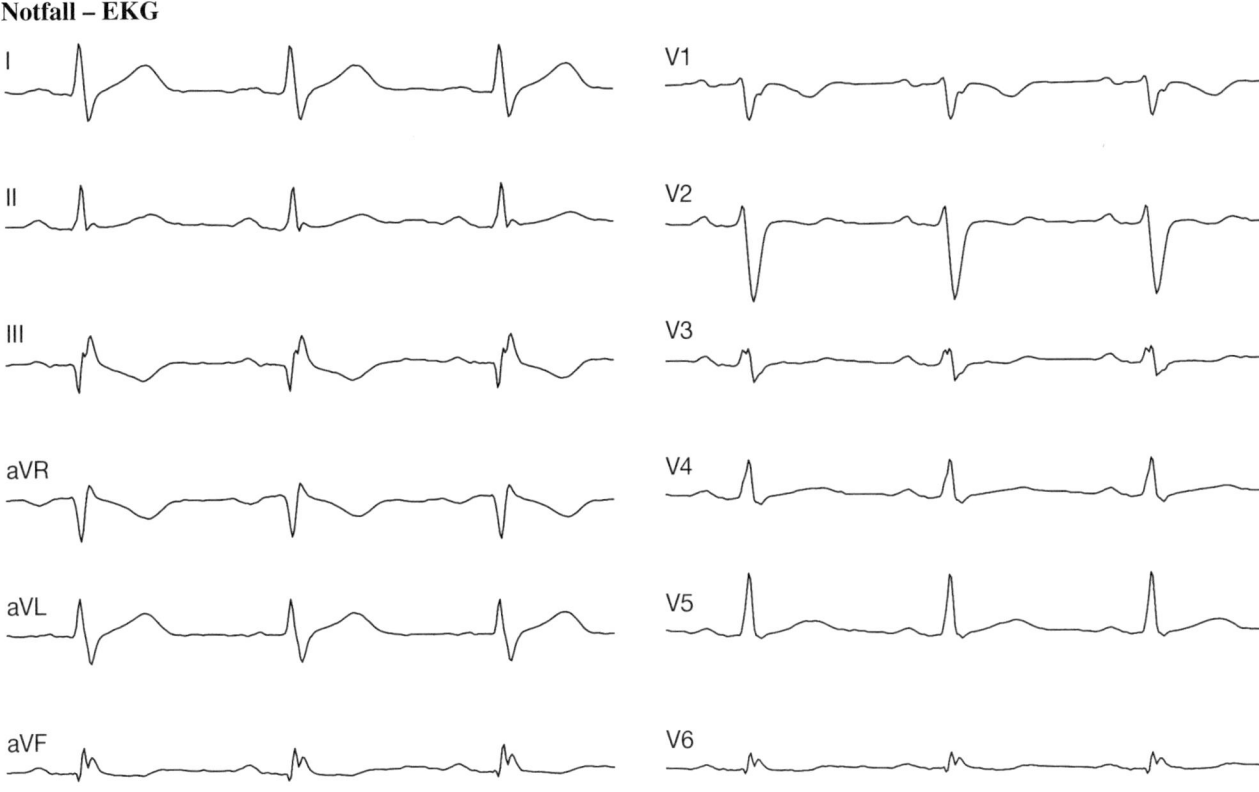

Abb. 1 EKG von der CPU

Ergänzende Information Die elektronische Version dieses Kapitels enthält Zusatzmaterial, auf das über folgenden Link zugegriffen werden kann [https://doi.org/10.1007/978-3-662-62403-6_85]. Die Videos lassen sich durch Anklicken des DOI Links in der Legende einer entsprechenden Abbildung abspielen, oder indem Sie diesen Link mit der SN More Media App scannen.

Notfallmäßig durchgeführte Echokardiographie

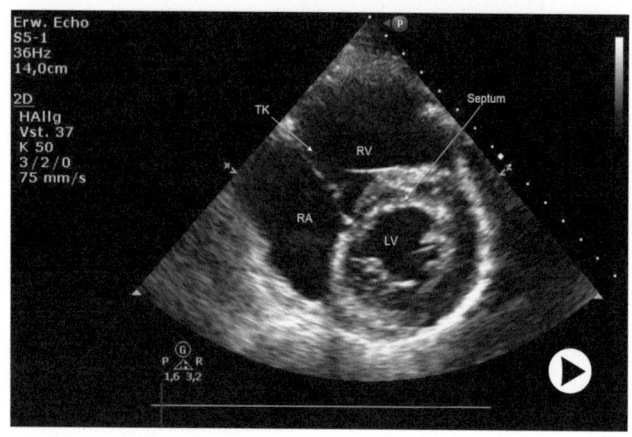

Abb.   **2** Echokardiographie: parasternal   kurze   Achse
(▸ https://doi.org/10.1007/000-5ay)

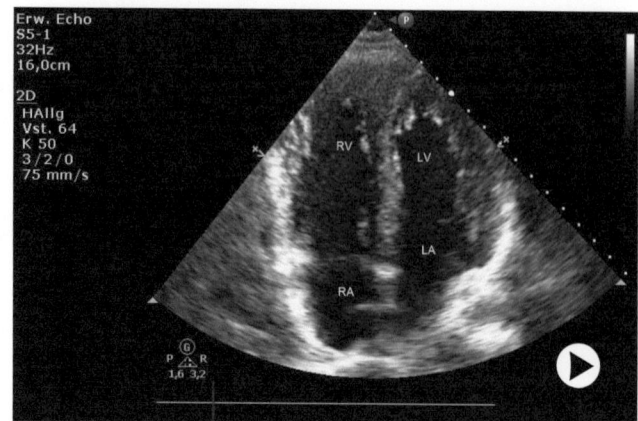

Abb.   **4** Echokardiographie: Vierkammerblick
(▸ https://doi.org/10.1007/000-5az)

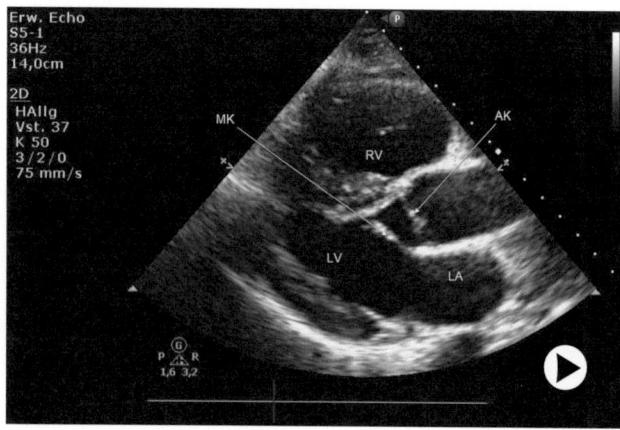

Abb.   **3** Echokardiographie: parasternal   lange   Achse
(▸ https://doi.org/10.1007/000-5ax)

EKG-Befundung

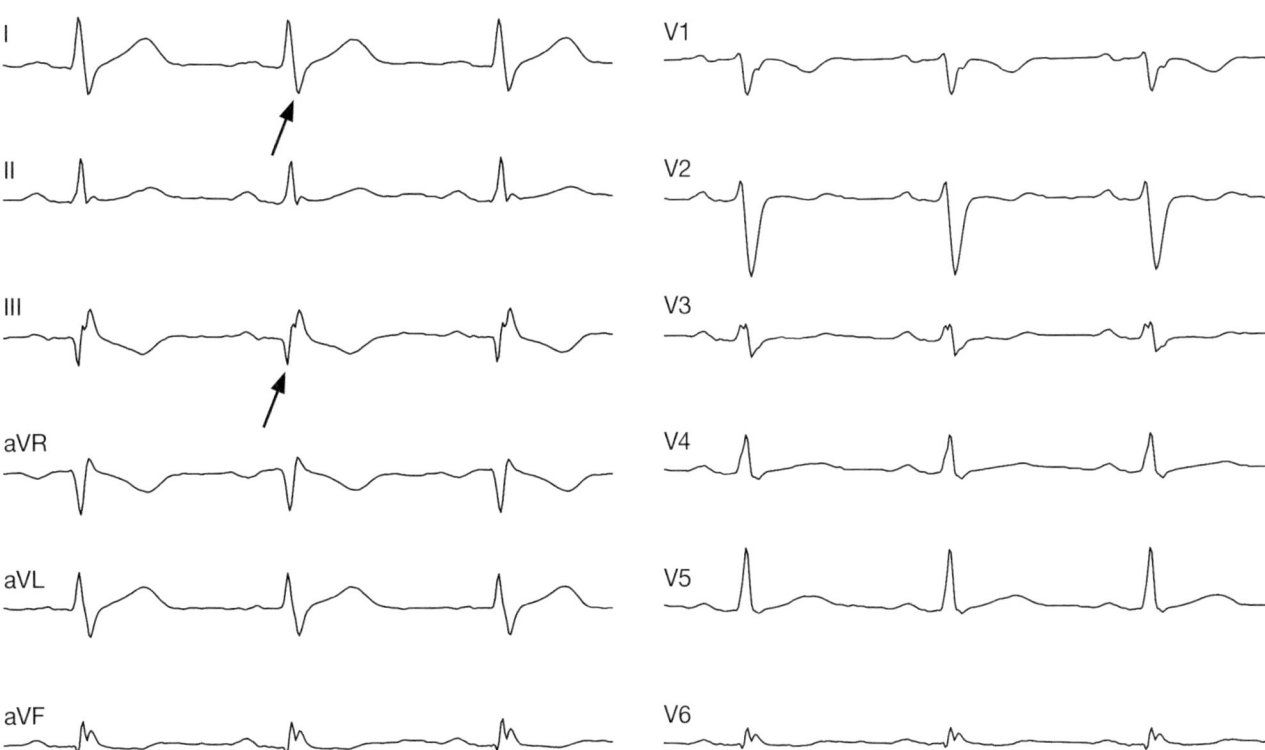

Abb. 1 EKG mit auffälligem Befund

Ergänzende Information Die elektronische Version dieses Kapitels enthält Zusatzmaterial, auf das über folgenden Link zugegriffen werden kann [https://doi.org/10.1007/978-3-662-62403-6_86]. Die Videos lassen sich durch Anklicken des DOI Links in der Legende einer entsprechenden Abbildung abspielen, oder indem Sie diesen Link mit der SN More Media App scannen.

EKG-Gesamtbeurteilung

Sinusrhythmus, HF 91/min. S-Zacke in Ableitung I und Q-Zacke in Ableitung III (SI-QIII Typ, siehe Pfeile). Deszendierende ST-Streckensenkung in V1 und (V2, V3).

Echokardiographie und Pulmonalis-CT

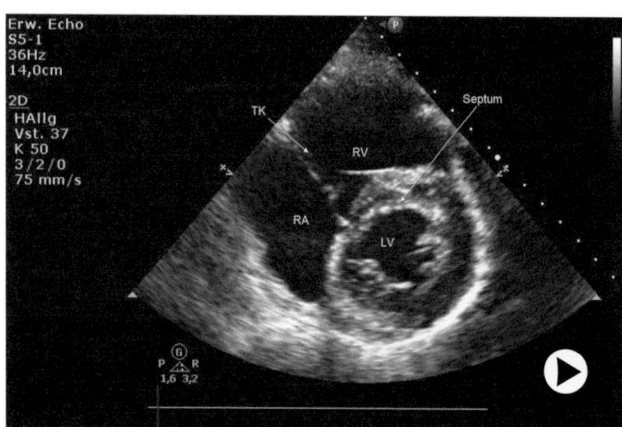

Abb. 2 Echokardiographie: parasternal kurze Achse. Akute Rechtsherzbelastung mit positivem D-Sign (paradoxe Septumbewegung). Dilatierter rechter Ventrikel mit erhöhtem RVSD (rechtsventrikulärer systolischer Druck) von 36 mmHg (+ ZVD, zentraler Venendruck) (▶ https://doi.org/10.1007/000-5b0)

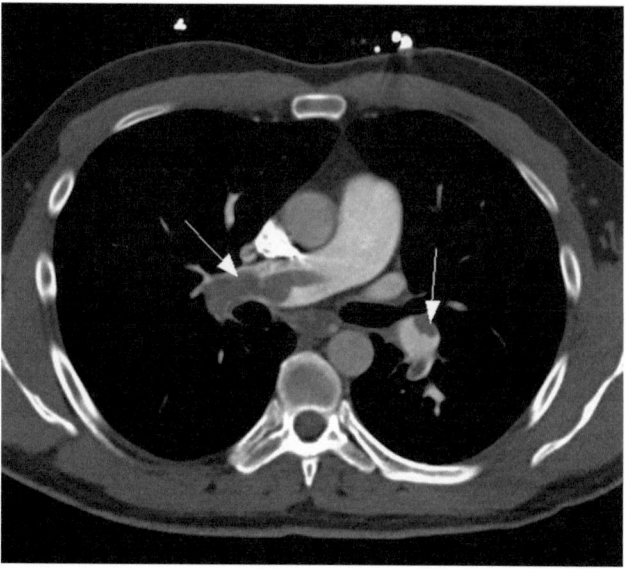

Abb. 3 CT-Bild: Zentrale Lungenarterienembolie rechts und links (Pfeile). Bildrechte mit freundlicher Genehmigung des Institutes für diagnostische und interventionelle Radiologie

Diagnose und Intervention

Zentrale Lungenembolie beidseits bei 3-Etagen tiefer Beinvenenthrombose rechts. Therapeutische Antikoagulation mit einem NOAK, in diesem Fall mit Apixaban 2x10 mg.

Kommentar: Auftreten eines SI QIII Typ im EKG in nur maximal 30% bei nachgewiesener Lungenembolie. Elektrokardiographisch ist eine Sinustachykardie häufig das alleinige Zeichen einer Lungenembolie. Weitere Hinweise sind ein (passagerer) Rechtsschenkelblock, Drehung der elektrischen Herzachse nach rechts, T-Negativierung V1–V3, passagere ST-Hebungen in den inferioren Ableitungen sowie das akute Auftreten von Vorhofflimmern.

Insgesamt ist das EKG für die Diagnose einer Lungenembolie nicht sehr sensitiv.

Wichtiger sind Klinik, Blutgase, Echokardiographie (D-Sign), Goldstandard Pulmonalis-CT.

Fall 44: 39-jähriger Patient mit Palpitationen und Belastungsangina

Anamnese

Der relativ junge Patient wird auf die CPU verwiesen. Er berichtet über unregelmäßigen Puls und das Auftreten von linksthorakalen Beschwerden sowie Engegefühl bei starker Anstrengung.

Notfall – EKG

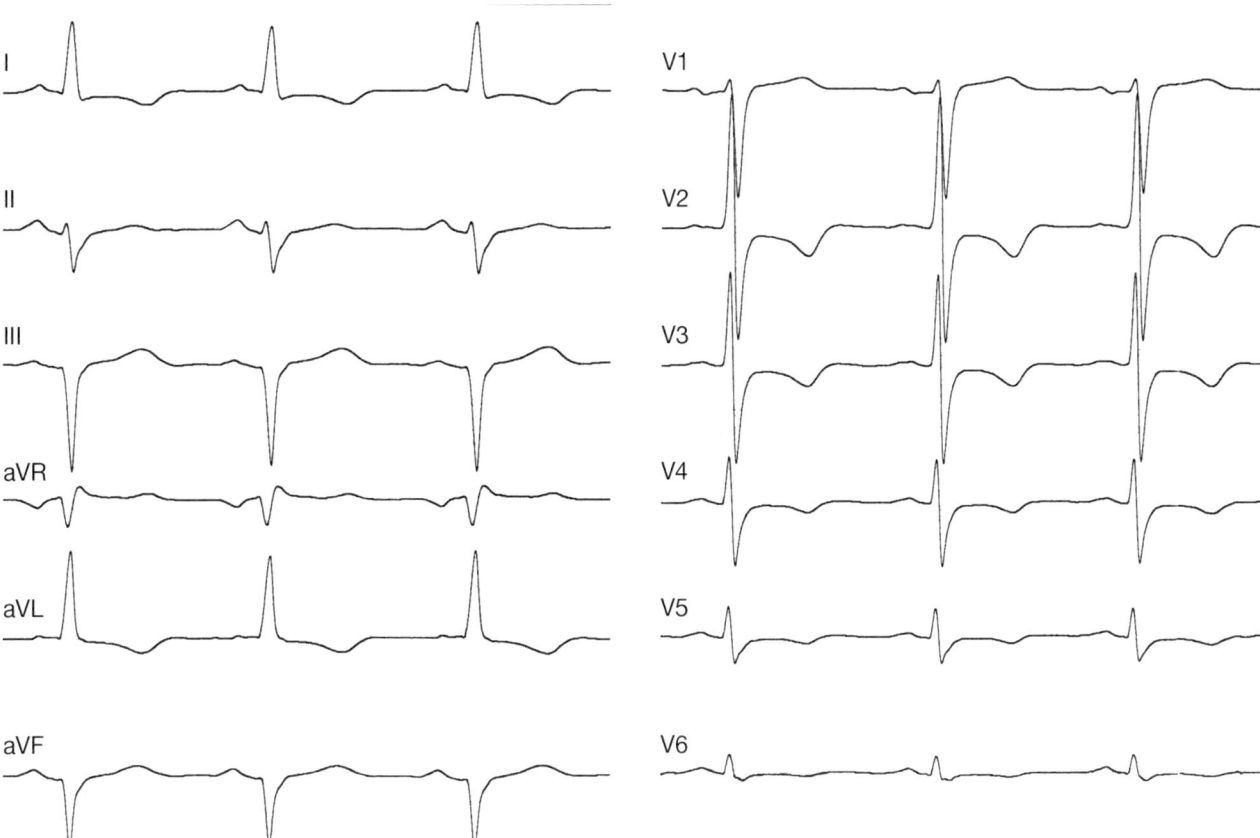

Abb. 1 EKG bei Aufnahme CPU

Ergänzende Information Die elektronische Version dieses Kapitels enthält Zusatzmaterial, auf das über folgenden Link zugegriffen werden kann [https://doi.org/10.1007/978-3-662-62403-6_87]. Die Videos lassen sich durch Anklicken des DOI Links in der Legende einer entsprechenden Abbildung abspielen, oder indem Sie diesen Link mit der SN More Media App scannen.

Echokardiographie bei Aufnahme

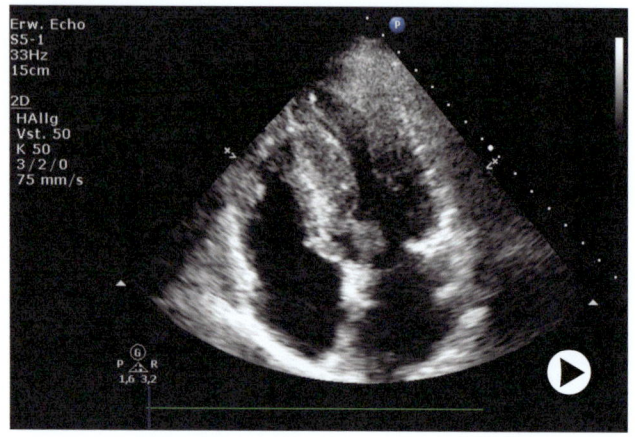

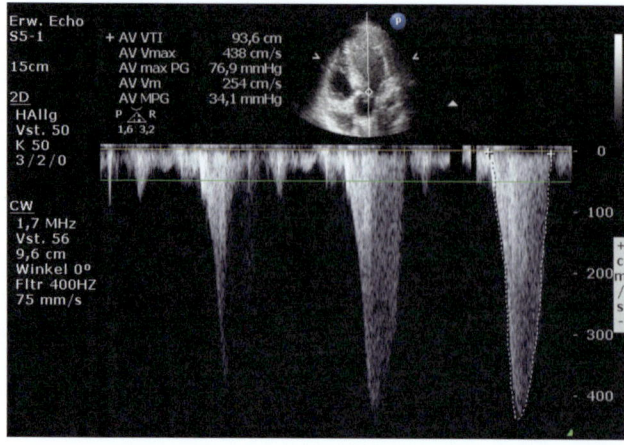

Abb. 2 Echokardiographie: Vierkammerblick
(▶ https://doi.org/10.1007/000-5b1)

Abb. 3 Dopplerdruckmessung (mittventrikulär)

EKG-Befundung

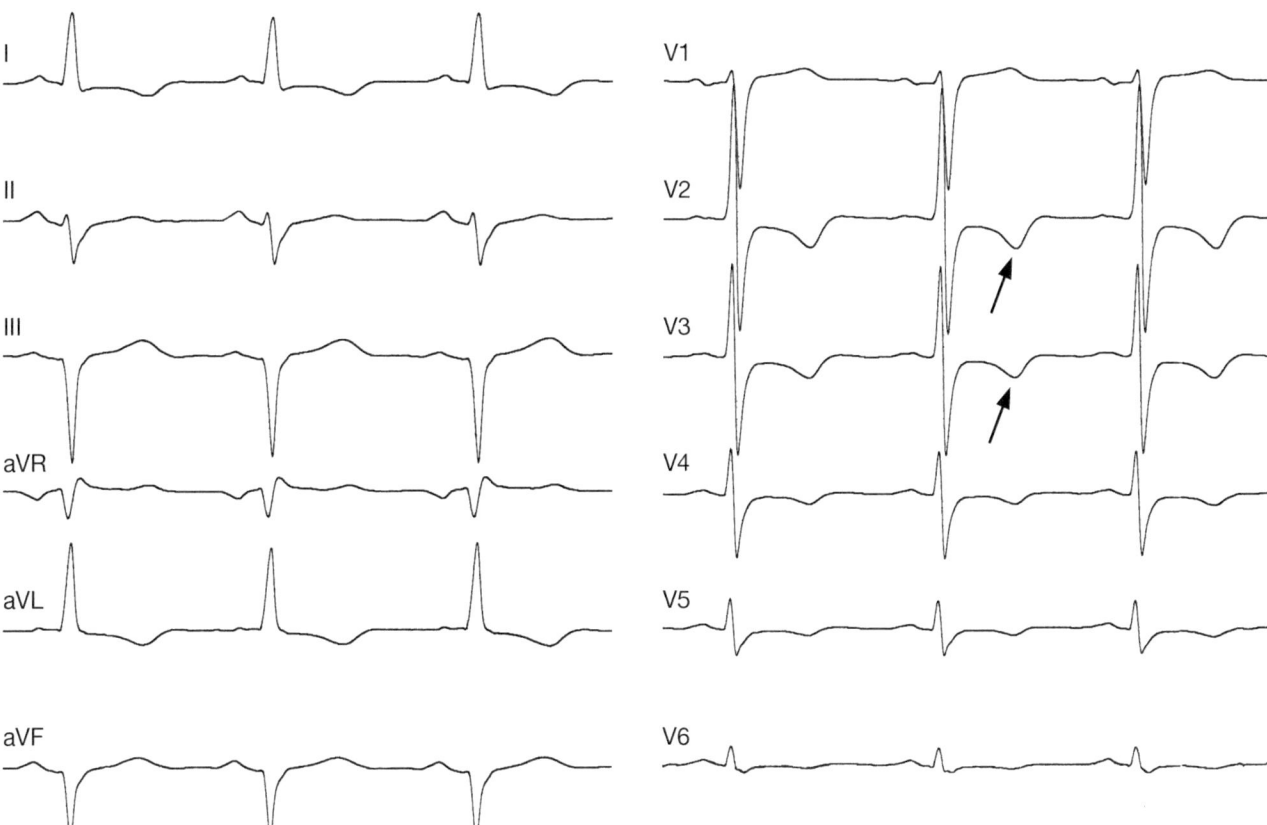

Abb. 1 EKG mit auffälligem Befund

Ergänzende Information Die elektronische Version dieses Kapitels enthält Zusatzmaterial, auf das über folgenden Link zugegriffen werden kann [https://doi.org/10.1007/978-3-662-62403-6_88]. Die Videos lassen sich durch Anklicken des DOI Links in der Legende einer entsprechenden Abbildung abspielen, oder indem Sie diesen Link mit der SN More Media App scannen.

EKG-Gesamtbeurteilung

Sinusrhythmus, HF 83/min. Überdrehter Linkslagetyp. T-Negativierungen in I und aVL. Deszendierende ST-Streckensenkungen mit T-Negativierung, gut erkennbar in V2–V3 (siehe Pfeile). Auffällig hohe R-Amplitude in den genannten Ableitungen.

Echokardiographie

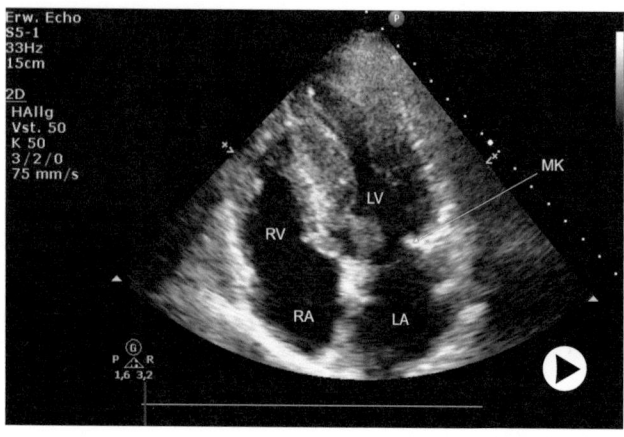

Abb. 2 Vierkammerblick: Septal betonte LV-Hypertrophie mit maximaler Wandstärke von 25 mm (▶ https://doi.org/10.1007/000-5b2)

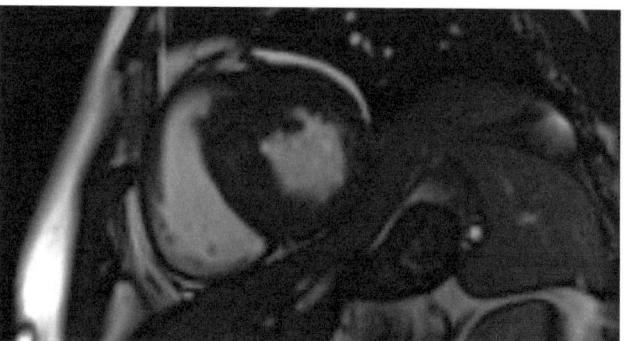

Abb. 4 Kardiales MRT: Hypertrophe Kardiomyopathie mit maximaler Septumdicke von 22 mm und Late Gadolinium Enhancement (LGE) als Zeichen der Fibrosierung. Bildrechte mit freundlicher Genehmigung des Institutes für diagnostische und interventionelle Radiologie

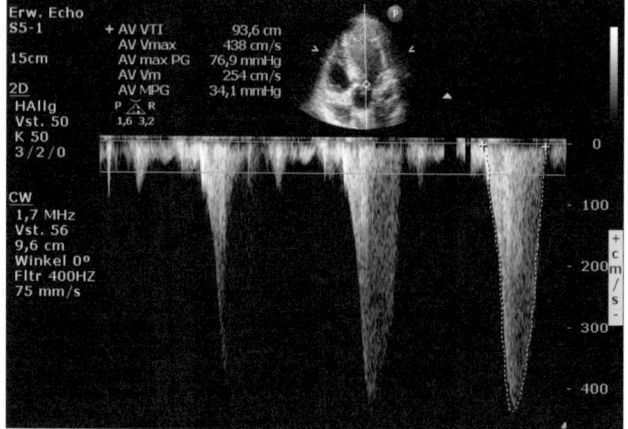

Abb. 3 Dopplerdruckmessung (mittventrikulär) unter Valsava Manöver dpmax/mean 80/34 mmHg

Diagnose und Intervention

Hypertrophe obstruktive Kardiomyopathie (HOCM) mit mittventrikulärem LV Gradienten von 80 mmHg. In der Echokardiographie kein Nachweis einer Obstruktion im linksventrikulärem Ausflusstrakt (LVOT).

Kommentar: Das EKG bei HOCM ist fast immer pathologisch verändert. Am häufigsten Zeichen der Linksherzhypertrophie mit Endstrecken-Veränderungen und T-Negativierungen. Nicht selten treten auch bizarre EKG-Muster auf mit tiefen Q-Zacken ohne infarkttypische Lokalisationsmuster.

Häufigste Ursache des plötzlichen Herztodes bei jungen Sportlern durch maligne ventrikuläre Arrhythmien. Bei auffälligen EKG-Befunden bei sportmedizinischen Untersuchungen ist eine echokardiographische Untersuchung indiziert.

Fall 45: 67-jähriger Patient mit Dyspnoe

Anamnese

Patient nach Tumorerkrankung und Chemotherapie mit hochgradig eingeschränkter Pumpfunktion und zunehmender Dyspnoe.

Notfall – EKG

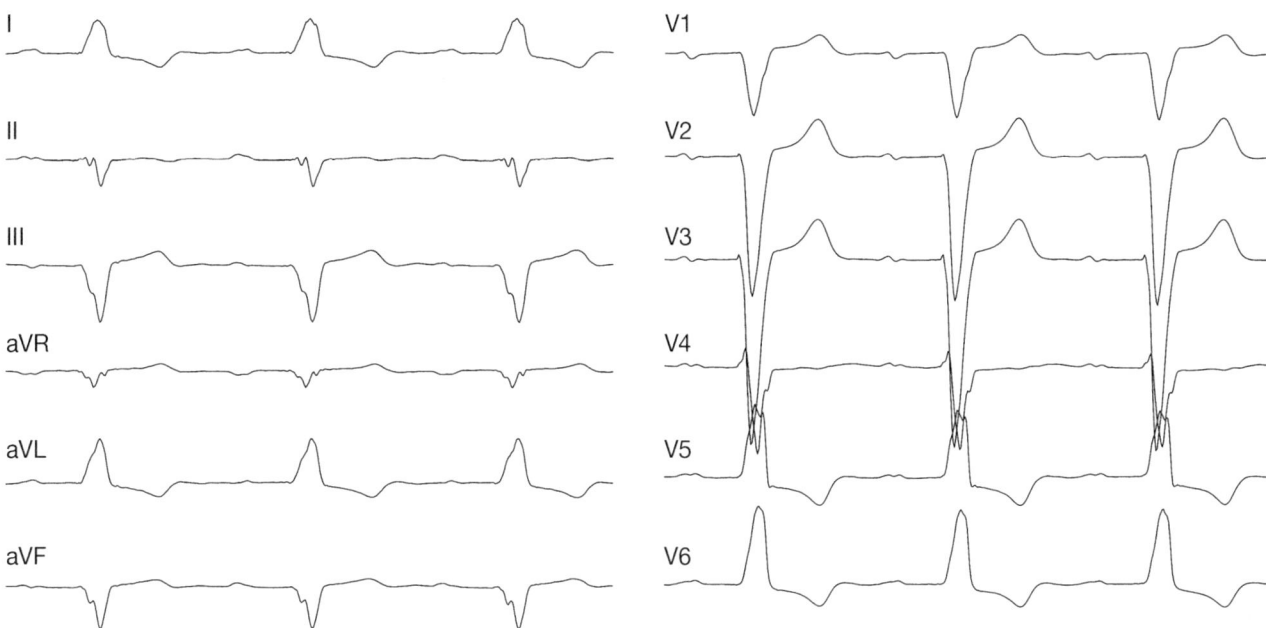

Abb. 1 EKG bei Aufnahme

Ergänzende Information Die elektronische Version dieses Kapitels enthält Zusatzmaterial, auf das über folgenden Link zugegriffen werden kann [https://doi.org/10.1007/978-3-662-62403-6_89]. Die Videos lassen sich durch Anklicken des DOI Links in der Legende einer entsprechenden Abbildung abspielen, oder indem Sie diesen Link mit der SN More Media App scannen.

Echokardiographie

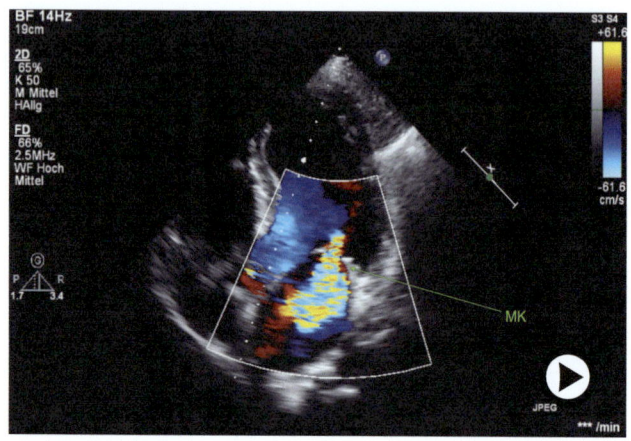

Abb. 2 Farbdoppler Echokardiographie (Apikaler Vierkammerblick) (▶ https://doi.org/10.1007/000-5b4)

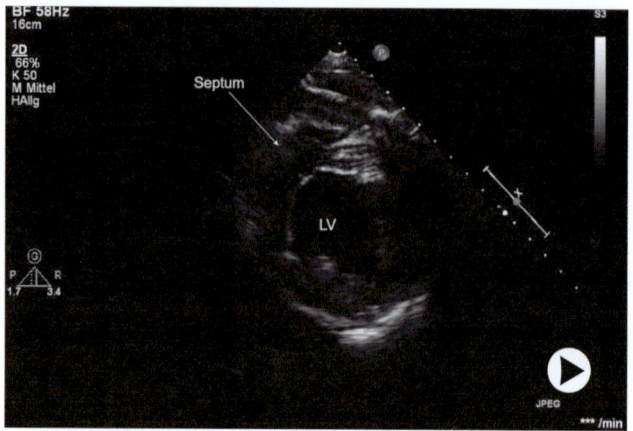

Abb. **3** Echokardiographie: parasternal kurze Achse (▶ https://doi.org/10.1007/000-5b3)

Fall 45: Auflösung

EKG-Befundung

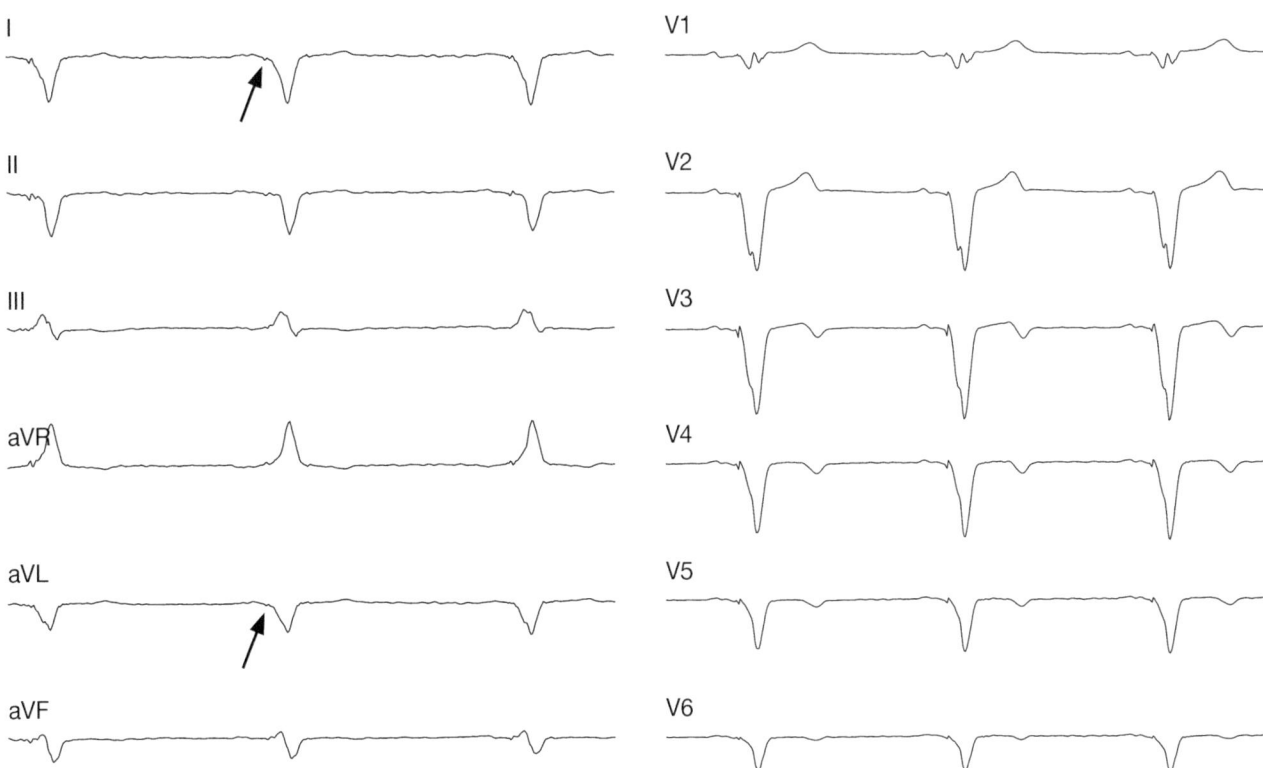

Abb. 1 EKG mit auffälligem Befund

Ergänzende Information Die elektronische Version dieses Kapitels enthält Zusatzmaterial, auf das über folgenden Link zugegriffen werden kann [https://doi.org/10.1007/978-3-662-62403-6_90]. Die Videos lassen sich durch Anklicken des DOI Links in der Legende einer entsprechenden Abbildung abspielen, oder indem Sie diesen Link mit der SN More Media App scannen.

EKG-Gesamtbeurteilung

Sinusrhythmus, HF 58/min. Q-Zacken in I, II und aVL (siehe Pfeile) sowie V1–V6. Ungewöhnlicher Lagetyp (überdrehter Rechtstyp).

Röntgenbild und Echokardiographie

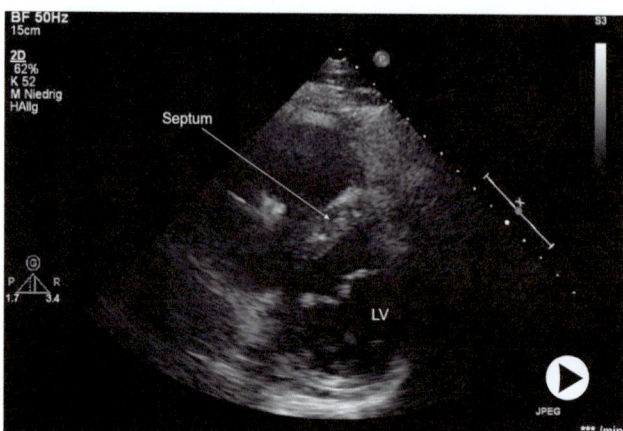

Abb. 4 Echokardiographie parasternal kurze Achse: Nach CRT-Implantation deutliche Verbesserung der LV-Funktion mit Resynchronisierung des LV-Kontraktionsverhaltens. Erkennbare Sonde im RV. (▶ https://doi.org/10.1007/000-5b5)

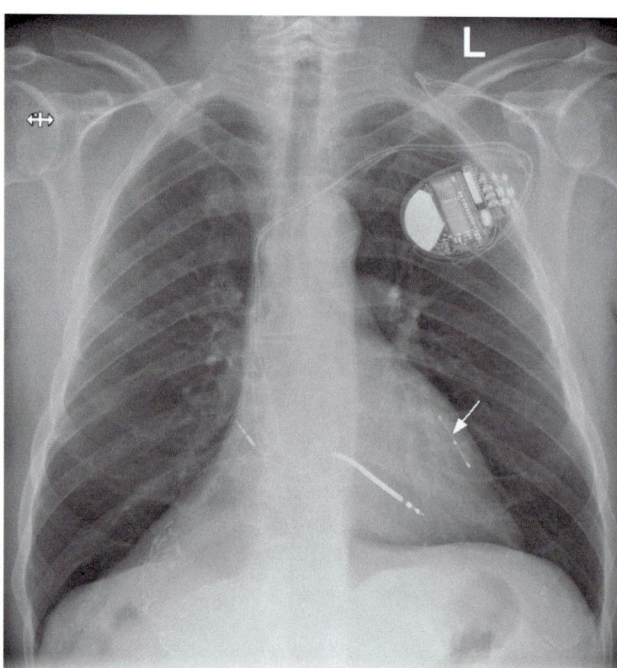

Abb. 2 Röntgen p.a.: Zustand nach CRT-Implantation (Cardiale Resynchronisations-Therapie) mit erkennbarer RA- und RV-Sonde sowie LV-Sonde (siehe Pfeil) Bildrechte mit freundlicher Genehmigung des Institutes für diagnostische und interventionelle Radiologie

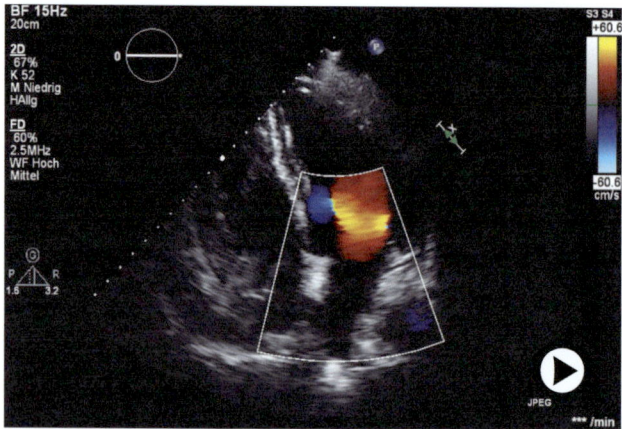

Abb. 3 Farbdoppler Echokardiographie (Apikaler Vierkammerblick). Nach CRT-Implantation synchronisierte LV-Funktion mit nur noch minimaler Mitralklappeninsuffizienz (▶ https://doi.org/10.1007/000-5b6)

Diagnose und Intervention

Dilatative Kardiomyopathie bei Zustand nach Chemotherapie. Linksschenkelblock mit AV-Block 1. Grades (Abb. 1 EKG bei Aufnahme). Nach CRT-Implantation deutliche Verschmälerung des QRS-Komplexes, mit Beseitigung der Asynchronie des LV (siehe Abb. 4). Deutliche Verbesserung der LV-Funktion mit einer Steigerung der EF von 30 % auf 55–60 %. Die zuvor erkennbare Mitralklappeninsuffizienz II.-III. Grades ist nicht mehr nachweisbar.

Kommentar: Die Q-Zacken in I und aVL (Abb. 1 EKG mit auffälligem Befund) sind durch die linksventrikuläre Stimulation bedingt. Häufig ist nach CRT-Implantation auch ein rechtsschenkelblockförmiges Muster erkennbar, was in diesem Fall nur andeutungsweise zu sehen ist.

Fall 46: 58-jähriger Patient mit „Verspannungen im Nacken-Rückenbereich"

Anamnese

Vor zwei Wochen Einnahme von nichtsteroidalem Antirheumatikum (NSAR) wegen Verspannungen im Nacken-Rückenbereich. Wegen Auftretens von Sodbrennen Absetzen des NSAR. Aufgrund zunehmender thorakaler Schmerzen Aufnahme auf die CPU mit folgendem EKG.

Zustand nach PCI des RIVA mit BM-Stentimplantation, fortgesetzter Nikotinabusus.

Labor bei Aufnahme hs TnI 2945 ng/l (Norm < 2,00).

Notfall – EKG

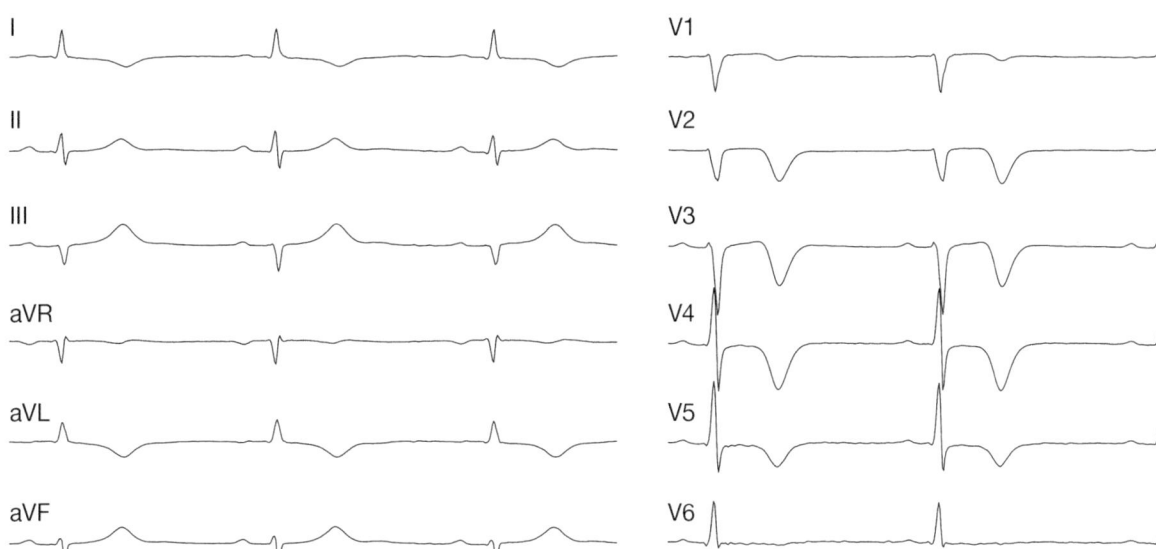

Abb. 1 EKG von der CPU

Ergänzende Information Die elektronische Version dieses Kapitels enthält Zusatzmaterial, auf das über folgenden Link zugegriffen werden kann [https://doi.org/10.1007/978-3-662-62403-6_91]. Die Videos lassen sich durch Anklicken des DOI Links in der Legende einer entsprechenden Abbildung abspielen, oder indem Sie diesen Link mit der SN More Media App scannen.

C. Schmitt, A. Radzewitz, *Akuter Thoraxschmerz*, https://doi.org/10.1007/978-3-662-62403-6_91

Notfallmäßig durchgeführte Koronarangiographie

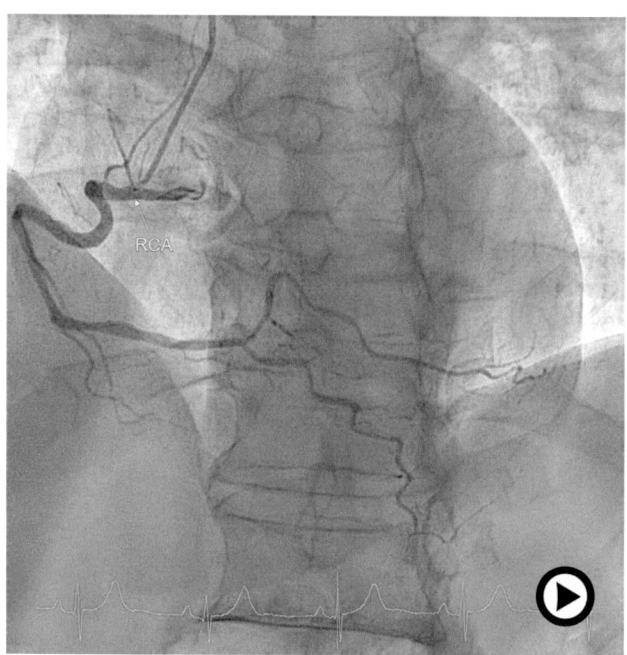

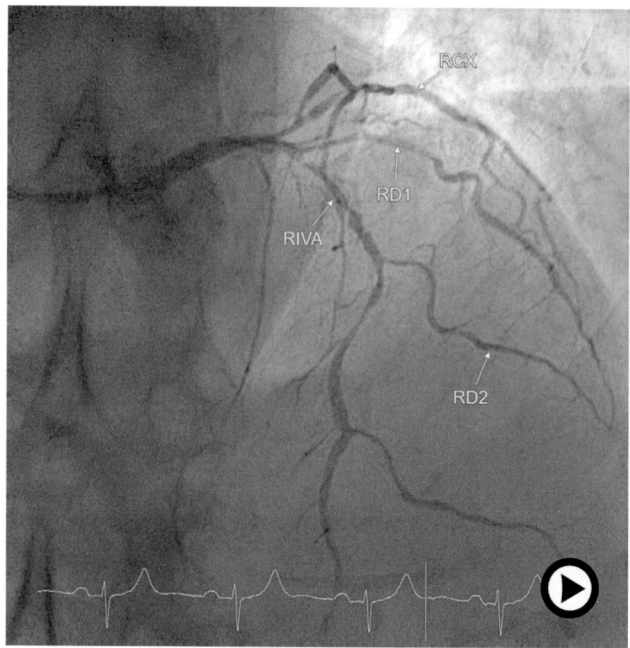

Abb. 2 Darstellung rechten Koronararterie (LAO-Projektionsebene 26°, cranial 13°) (▶ https://doi.org/10.1007/000-5b8)

Abb. 3 Darstellung linke Koronararterie (LAO-Projektionsebene 11°, cranial 45°) (▶ https://doi.org/10.1007/000-5b7)

EKG-Befundung

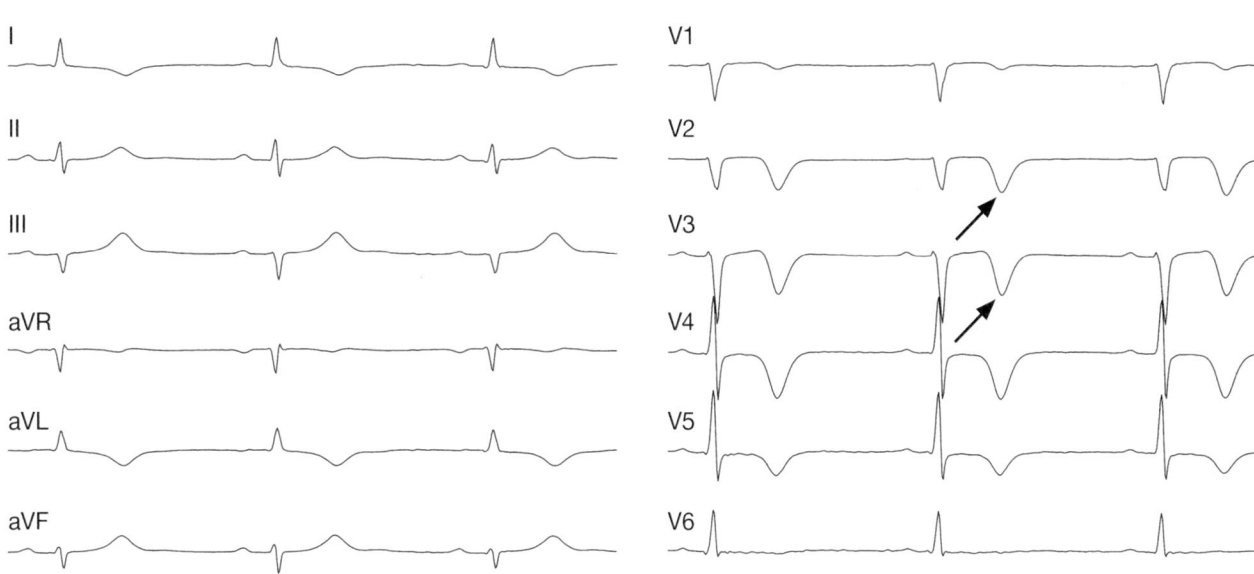

Abb. 1 EKG mit auffälligem Befund

Ergänzende Information Die elektronische Version dieses Kapitels enthält Zusatzmaterial, auf das über folgenden Link zugegriffen werden kann [https://doi.org/10.1007/978-3-662-62403-6_92]. Die Videos lassen sich durch Anklicken des DOI Links in der Legende einer entsprechenden Abbildung abspielen, oder indem Sie diesen Link mit der SN More Media App scannen.

EKG-Gesamtbeurteilung

Sinusrhythmus, HF 56/min. Linkslagetyp. Terminal-negative T-Wellen in Ableitung I und aVL sowie V2–V6 (siehe Pfeile).

Koronarbefundung

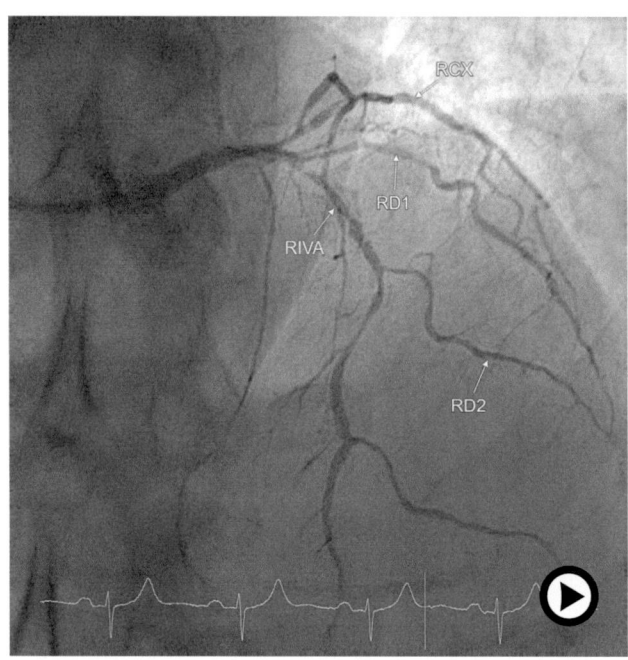

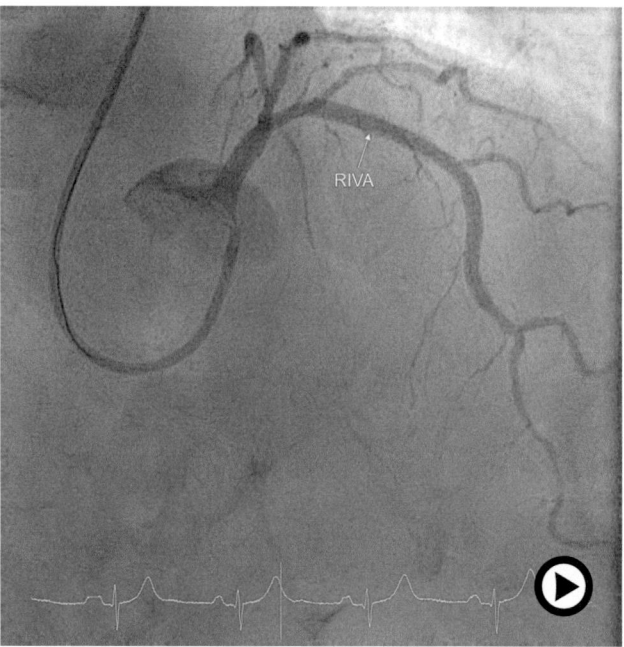

Abb. 2 Langstreckige, hochgradige Stenosierung des RIVA. BM-Stent ist zu Beginn des Films erkennbar. Langstreckige RIVA- Stenose mit Instent-Restenose und Progression distal. Zusätzlich in RD2 50 % Stenosierung. Der dünnkalibrige RCX weist ebenfalls eine Stenosierung von 50–75 % auf (▶ https://doi.org/10.1007/000-5ba)

Abb. 3 Erfolgreiche Re-PCI des RIVA mit dreifach DE-Stent-implantation in Segment 6 und 7 (▶ https://doi.org/10.1007/000-5b9)

Diagnose und Intervention

Akuter Nicht-ST-Hebungsinfarkt des RIVA bei Zustand nach BM-Stentimplantation vor 7 Jahren und fortgesetztem Nikotinabusus. Erfolgreich Re-PCI mit dreifach Stenting.

Kommentar: Klassisches EKG bei proximaler RIVA-Stenose mit symmetrisch negativem T (synonym terminal negatives T) in den Brustwandableitungen (sowie in I und aVL).

Fall 47: 53-jährige Patientin mit Angina pectoris Beschwerden beim Treppensteigen

Anamnese

Patientin wird vom Notarzt mit Verdacht auf akutes Koronarsyndrom übernommen. Seit einer Woche rezidivierende Angina pectoris Beschwerden bei Belastung. Das unten abgebildete EKG führte zur notfallmäßigen stationären Ein-

weisung durch den Hausarzt. Notarzt verabreicht 500 mg Aspirin sowie 5000 IE Heparin intravenös.

Bei Aufnahme ist die Patientin beschwerdefrei, das Troponin I ist mit 0,1 ng/ml leicht erhöht (Norm < 0,040). Patientin wird notfallmäßig koronarangiographiert.

Notfall – EKG

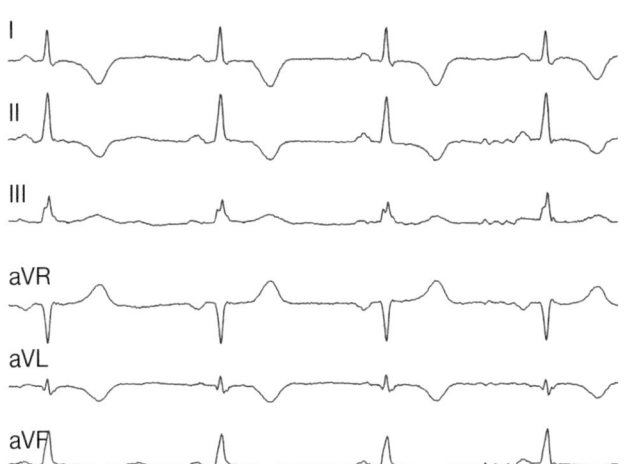 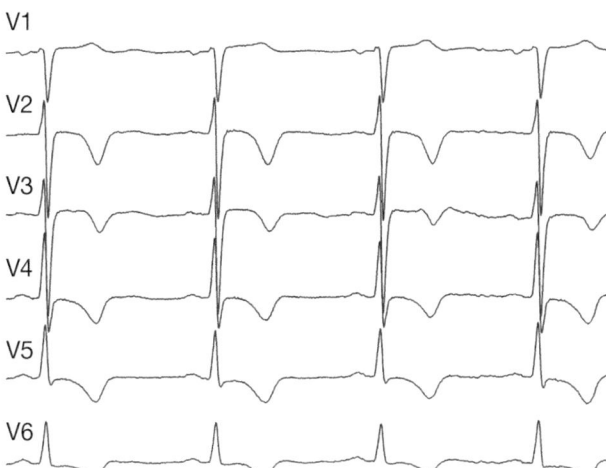

Abb. 1 EKG von der Intensivstation

Ergänzende Information Die elektronische Version dieses Kapitels enthält Zusatzmaterial, auf das über folgenden Link zugegriffen werden kann [https://doi.org/10.1007/978-3-662-62403-6_93]. Die Videos lassen sich durch Anklicken des DOI Links in der Legende einer entsprechenden Abbildung abspielen, oder indem Sie diesen Link mit der SN More Media App scannen.

Notfallmäßig durchgeführte Koronarangiographie

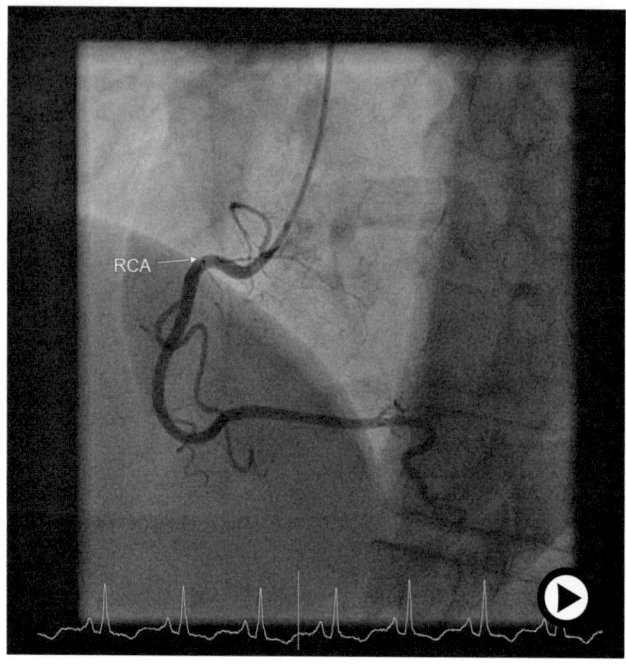

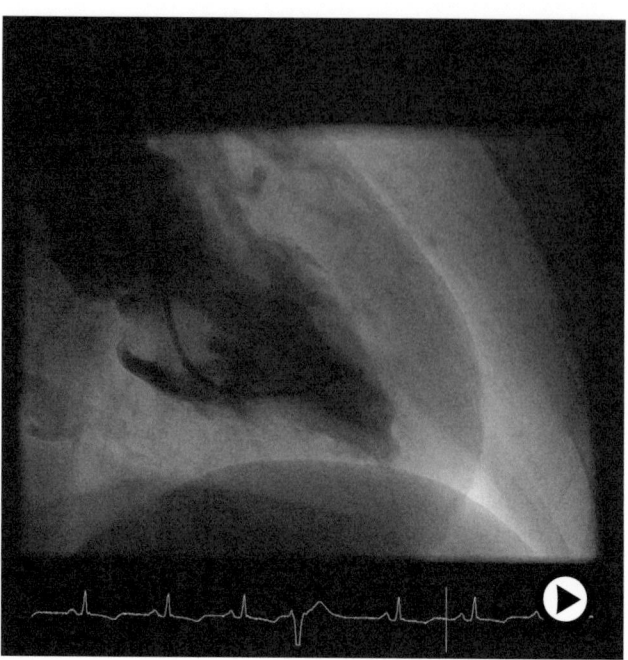

Abb. 2 Darstellung rechten Koronararterie (LAO-Projektionsebene 31°, cranial 18°) (▶ https://doi.org/10.1007/000-5bc)

Abb. 4 Ventrikulographie des LV (RAO-Projektionsebene 25°) (▶ https://doi.org/10.1007/000-5bd)

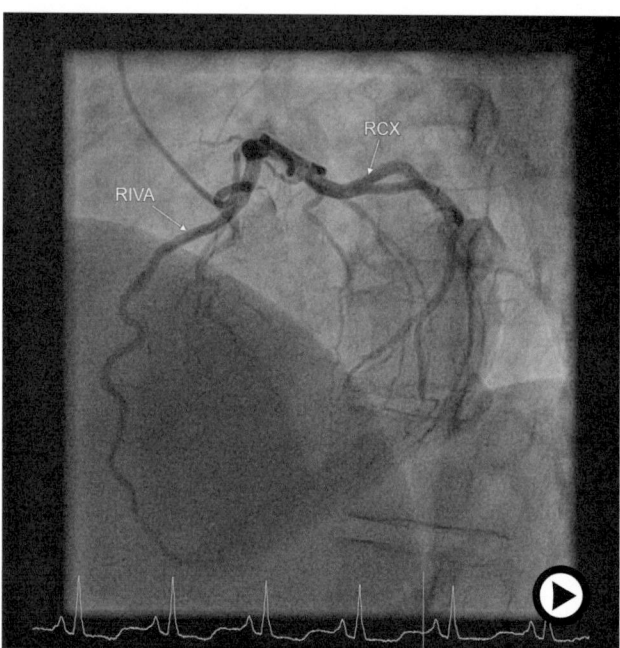

Abb. 3 Darstellung linke Koronararterie (LAO-Projektionsebene 53°, cranial 6°) (▶ https://doi.org/10.1007/000-5bb)

EKG-Befundung

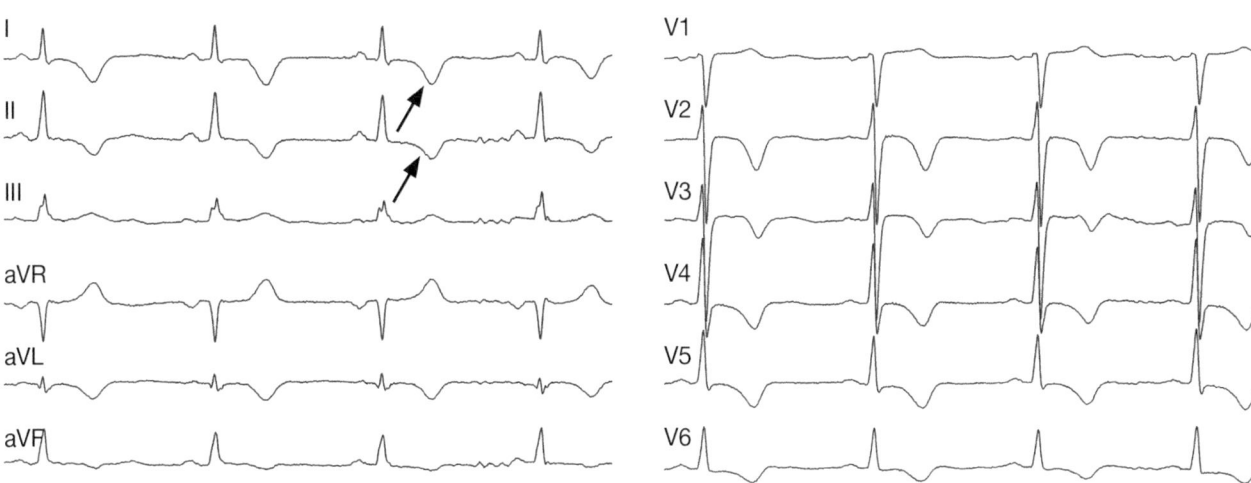

Abb. 1 EKG mit auffälligem Befund

Ergänzende Information Die elektronische Version dieses Kapitels enthält Zusatzmaterial, auf das über folgenden Link zugegriffen werden kann [https://doi.org/10.1007/978-3-662-62403-6_94]. Die Videos lassen sich durch Anklicken des DOI Links in der Legende einer entsprechenden Abbildung abspielen, oder indem Sie diesen Link mit der SN More Media App scannen.

EKG-Gesamtbeurteilung

Sinusrhythmus HF 62/min. Ausgeprägte T-Negativierungen in Ableitungen I, II ! (siehe Pfeile) und aVL, sowie in V2–V6.

Koronarbefundung

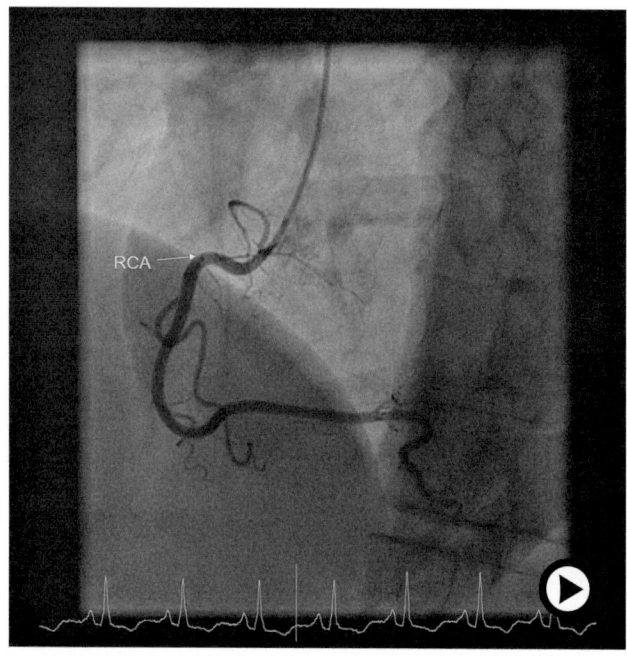

Abb. 2 RCA unauffällig (▶ https://doi.org/10.1007/000-5bf)

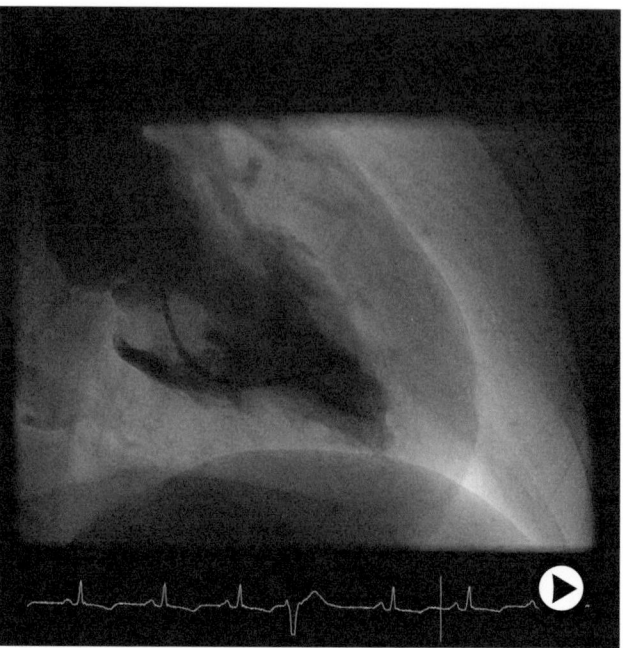

Abb. 4 Ventrikulographie des LV. Ace-of-spades sign des LV. Ausgeprägte apikale Hypertrophie mit Einengung des Apex und normaler mittventrikulärer und basaler Kontraktion (▶ https://doi.org/10.1007/000-5bg)

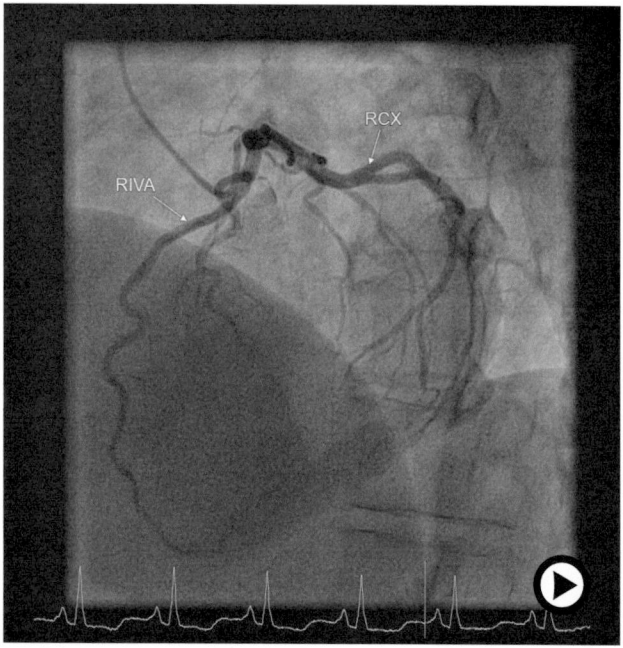

Abb. 3 Linkes Koronarsystem unauffällig (▶ https://doi.org/10.1007/000-5be)

Diagnose und Intervention

Apikale hypertrophe Kardiomyopathie. Das Ventrikulographie-Bild ähnelt einem Pik As beim Kartenspiel.

Kommentar: Die hypertrophe Kardiomyopathie vom apikalen Typ ist eine seltene Form der hypertrophen Kardiomyopathie. Sie ist unter anderem gekennzeichnet durch „giant negative T-waves" im EKG. Das gleichzeitige Auftreten der T-Negativierung in Ableitung I und II ist nicht infarkttypisch im Gegensatz zu vorliegendem Fall 46.

Fall 48: Angina pectoris-Beschwerden und Belastungsdyspnoe

Anamnese

Patientin berichtet seit vier Wochen über zunehmende Brustschmerzen und Atemnot bei Belastung.

Kardiale Risikofaktoren: familiäre Disposition und Hyperlipidämie.

Aufnahme EKG

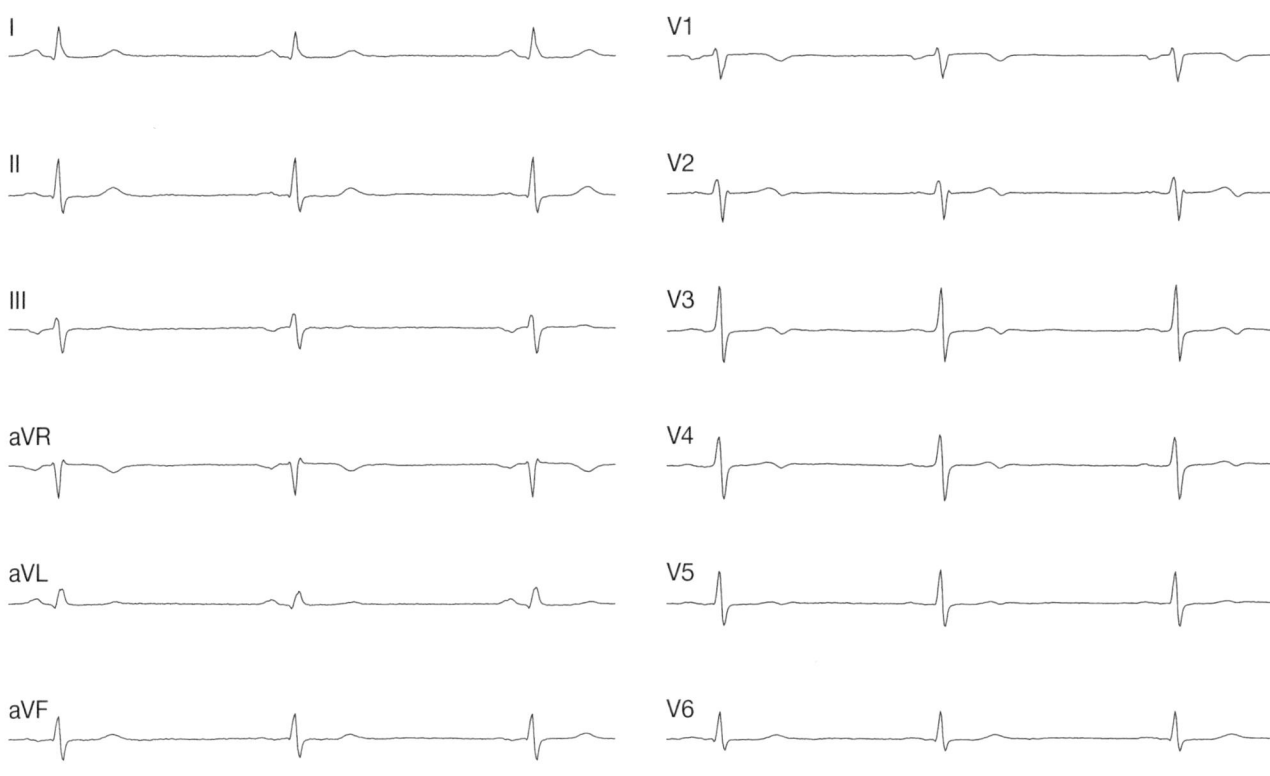

Abb. 1 EKG von der CPU

Ergänzende Information Die elektronische Version dieses Kapitels enthält Zusatzmaterial, auf das über folgenden Link zugegriffen werden kann [https://doi.org/10.1007/978-3-662-62403-6_95]. Die Videos lassen sich durch Anklicken des DOI Links in der Legende einer entsprechenden Abbildung abspielen, oder indem Sie diesen Link mit der SN More Media App scannen.

Koronarangiographie

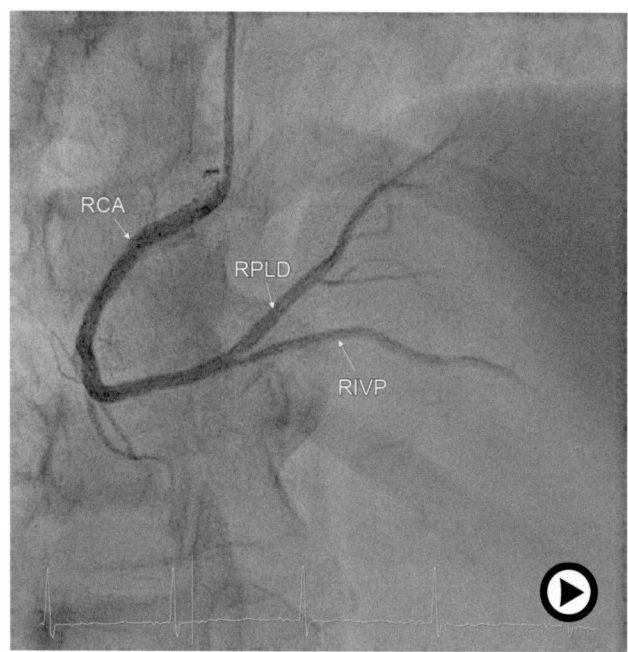 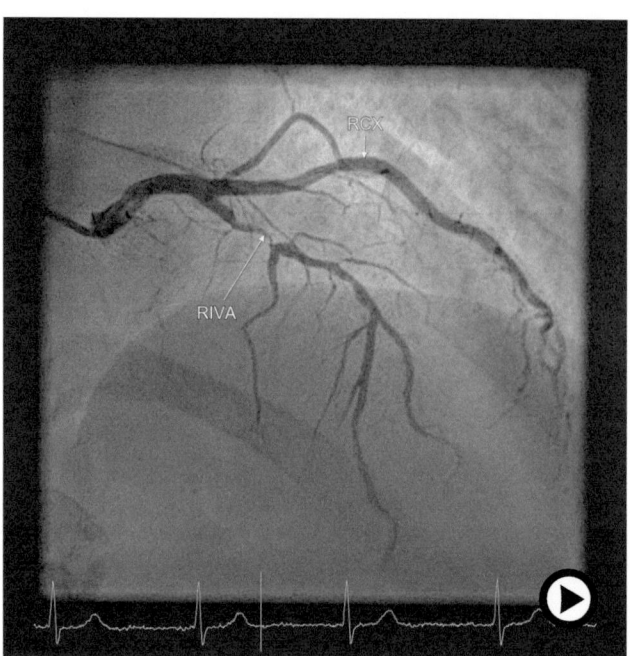

Abb. 2 Darstellung rechte Koronararterie (RAO-Projektionsebene 5°, cranial 32°) (▶ https://doi.org/10.1007/000-5bj)

Abb. 3 Darstellung linke Koronararterie in der Projektionsebene cranial 31° (▶ https://doi.org/10.1007/000-5bh)

EKG-Befundung

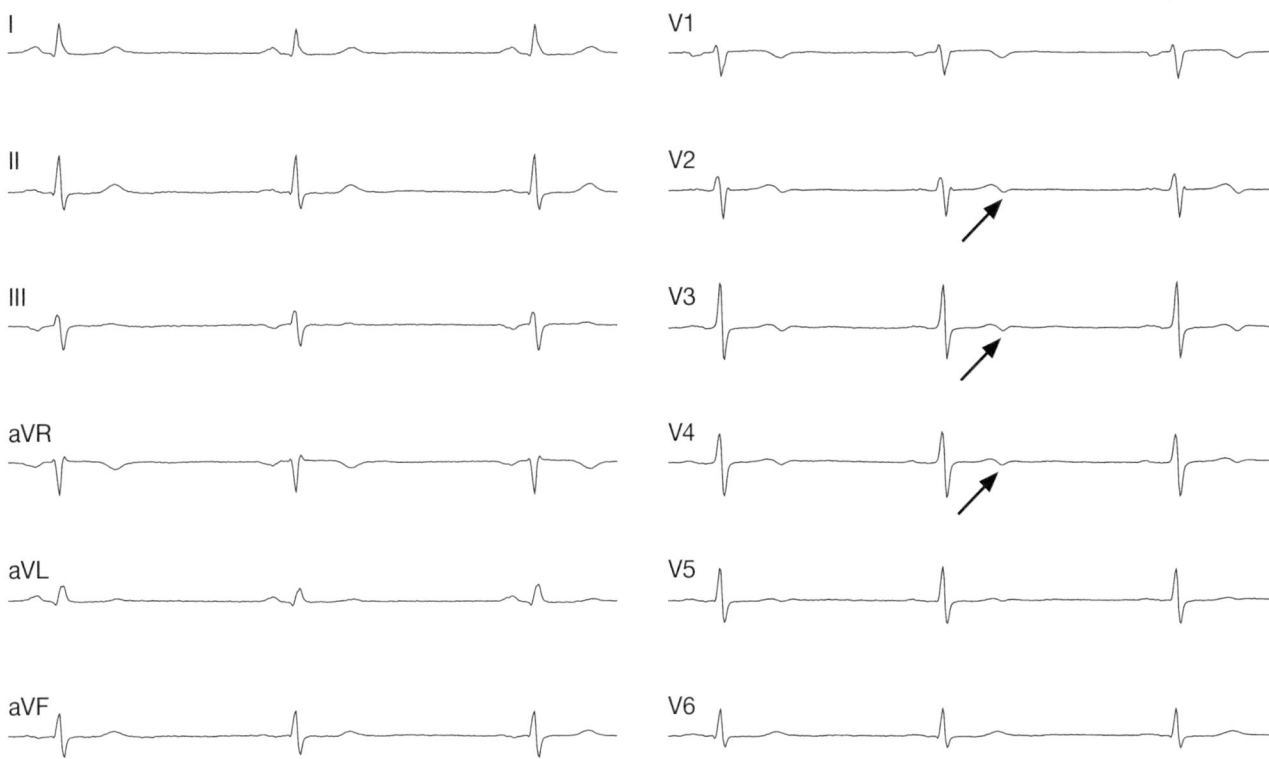

Abb. 1 EKG mit auffälligem Befund

Ergänzende Information Die elektronische Version dieses Kapitels enthält Zusatzmaterial, auf das über folgenden Link zugegriffen werden kann [https://doi.org/10.1007/978-3-662-62403-6_96]. Die Videos lassen sich durch Anklicken des DOI Links in der Legende einer entsprechenden Abbildung abspielen, oder indem Sie diesen Link mit der SN More Media App scannen.

EKG-Gesamtbeurteilung

Sinusrhythmus, HF 51/min. Biphasische T-Welle in V2–V4
mit diskreter T-Negativierung (siehe Pfeile).

Die T-Negativierung in V1 ist physiologisch.

Koronarbefundung

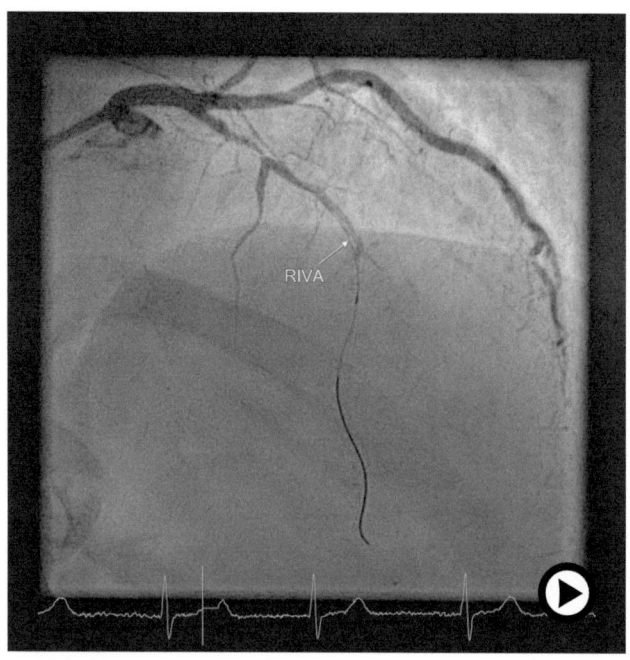 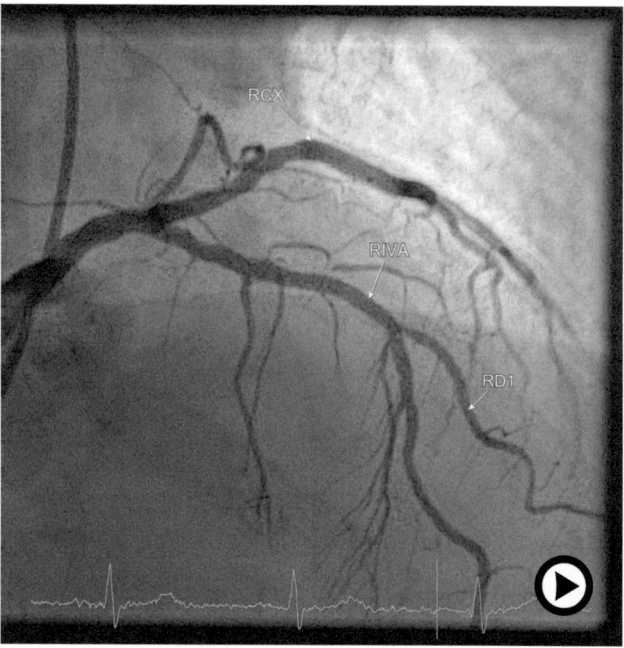

Abb. 2 Hochgradige proximale RIVA Stenose vor Abgang des ersten Septalasts. Erfolgreiche Drahtpassage (▶ https://doi.org/10.1007/000-5bm)

Abb. 3 Erfolgreiche PCI des RIVA mit dreifach DE-Stentimplantation in den Segmenten 6, 7 und 8 (▶ https://doi.org/10.1007/000-5bk)

Diagnose und Intervention

Stabile Angina pectoris bei koronarer 1-Gefäßerkrankung. Erfolgreiche Stentimplantation des RIVA.

Kommentar: Im EKG nur angedeutete T-Negativierungen in den Brustwandableitungen, trotz hochgradiger, langstreckiger RIVA Stenose.

Fall 49: Plötzliche Brustschmerzen bei auffälligem EKG

Anamnese

Der Patient berichtet über plötzlich starke Brustschmerzen gegen Abend. Die Schmerzen strahlten in den Rücken aus. Der Notarzt wird gerufen. Bei dessen Eintreffen noch starke thorakale Beschwerden, bei Aufnahme auf die CPU fast beschwerdefrei. Keine Analgetika durch den Notarzt verabreicht. Blutdruck 124/72 mmHg unter antihypertensiver Medikation mit ACE-Hemmer.

Weitere kardiovaskuläre Risikofaktoren: Hyperlipidämie und positive familiäre Anamnese.

Notfall – EKG

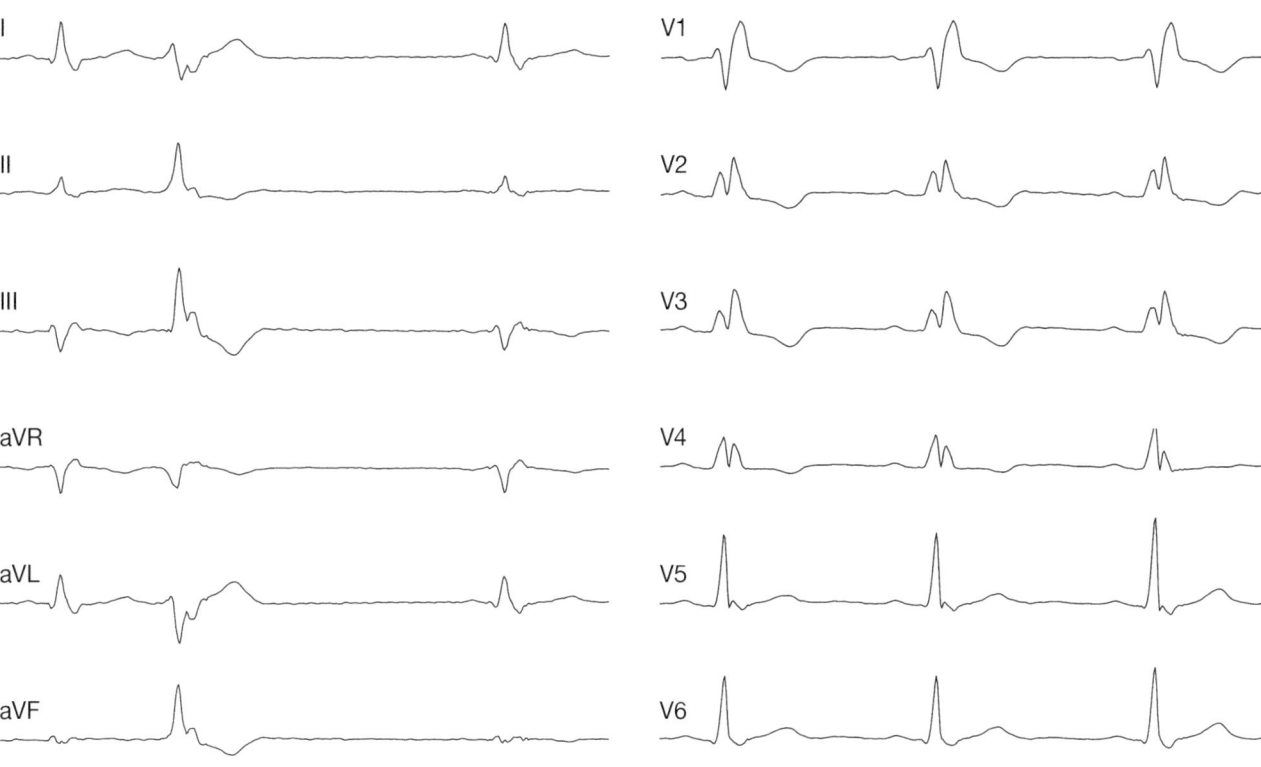

Abb. 1 EKG CPU

Ergänzende Information Die elektronische Version dieses Kapitels enthält Zusatzmaterial, auf das über folgenden Link zugegriffen werden kann [https://doi.org/10.1007/978-3-662-62403-6_97]. Die Videos lassen sich durch Anklicken des DOI Links in der Legende einer entsprechenden Abbildung abspielen, oder indem Sie diesen Link mit der SN More Media App scannen.

Notfallmäßig durchgeführte Koronarangiographie

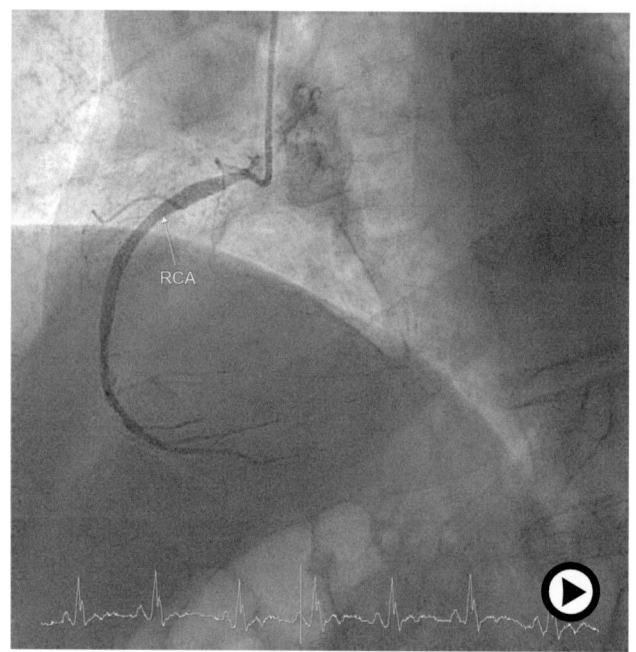

Abb. 2 Darstellung rechte Koronararterie cranial 32° (► https://doi.org/10.1007/000-5bp)

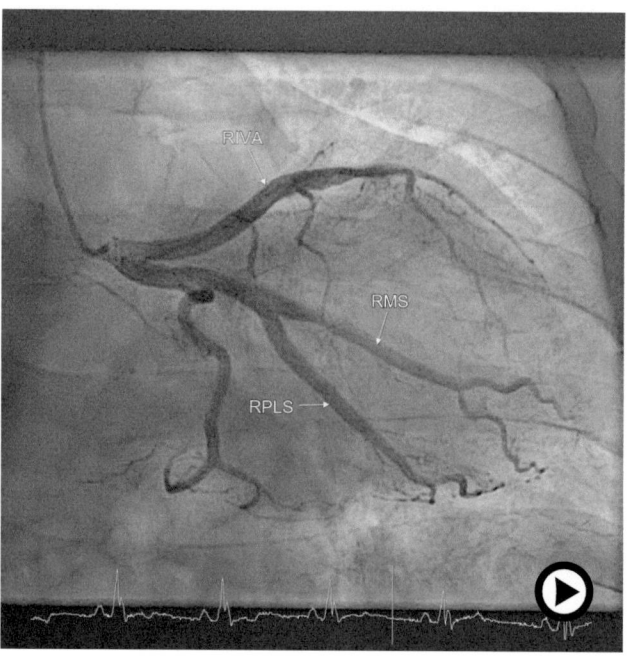

Abb. 3 Darstellung linke Koronararterie caudal 35° (► https://doi.org/10.1007/000-5bn)

EKG-Befundung

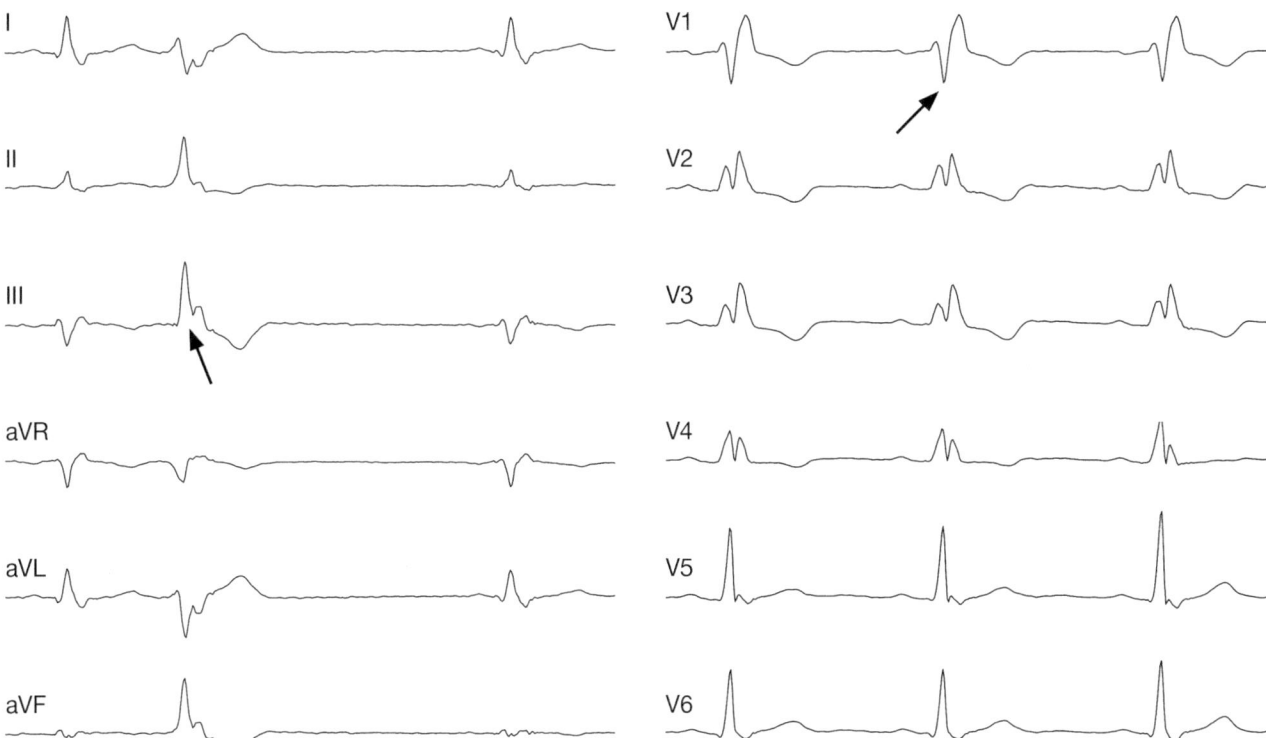

Abb. 1 EKG mit auffälligem Befund

Ergänzende Information Die elektronische Version dieses Kapitels enthält Zusatzmaterial, auf das über folgenden Link zugegriffen werden kann [https://doi.org/10.1007/978-3-662-62403-6_98]. Die Videos lassen sich durch Anklicken des DOI Links in der Legende einer entsprechenden Abbildung abspielen, oder indem Sie diesen Link mit der SN More Media App scannen.

EKG-Gesamtbeurteilung

Sinusrhythmus, HF 60/min. Linkslagetyp. In den Extremitätenableitungen ventrikuläre Extrasystole (Pfeil links), kompletter Rechtsschenkelblock (Pfeil rechts), T-Negativierung bis V4.

Notfallmäßige Koronarbefundung

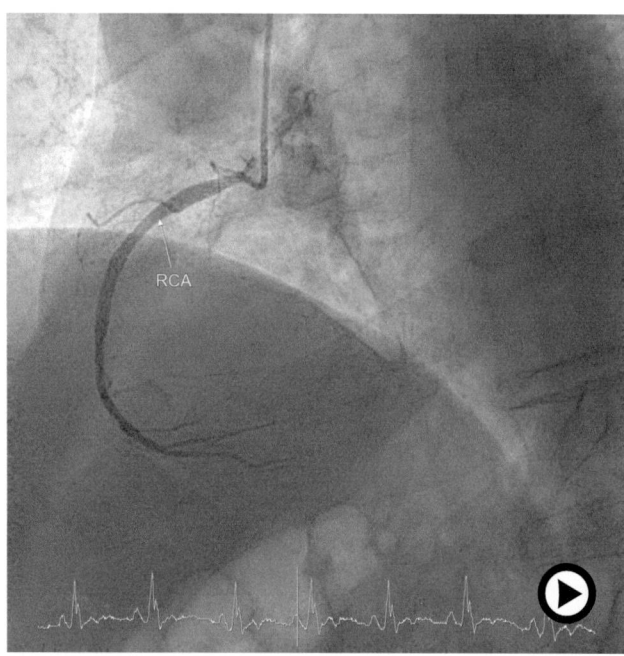

Abb. 2 Rechte Koronararterie. Geringe Koronarsklerose (▶ https://doi.org/10.1007/000-5br)

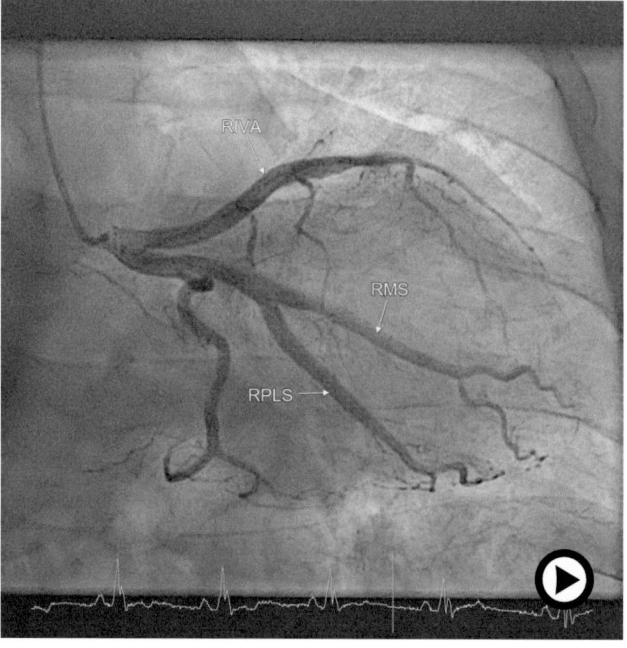

Abb. 3 Linke Koronararterie mit dominantem RCX. Keine höhergradigen Koronarstenosen (▶ https://doi.org/10.1007/000-5bq)

Diagnose und Intervention

Atypische Angina pectoris. Kompletter Rechtsschenkelblock. Geringe Koronarsklerose. Differentialdiagnostisch konnte eine Lungenembolie bzw. eine Aortendissektion ausgeschlossen werden. Die Genese des Rechtsschenkelblocks konnte nicht eruiert werden.

Aufgrund der ausgeprägten Symptomatik notfallmäßig durchgeführte Koronarangiographie, die Troponin-Werte lagen zu diesem Zeitpunkt noch nicht vor, waren aber unauffällig.

Kommentar: Die T-Negativierungen in den Brustwandableitungen sind durch den Rechtsschenkelblock erklärbar.

Fall 50: 85-jährige Patientin mit allgemeiner Schwäche und Atemnot

Anamnese

Bei der Patientin besteht seit einem Jahr persistierendes Vorhofflimmern. Im Rahmen der Behandlung eines Harnwegsinfektes habe die Patientin für die Dauer der Einnahme ihres Antibiotikums die orale Antikoagulation mit Apixaban pausiert.

Zunehmende Schwäche, Atemnot, stationäre Aufnahme.

Notfall – EKG

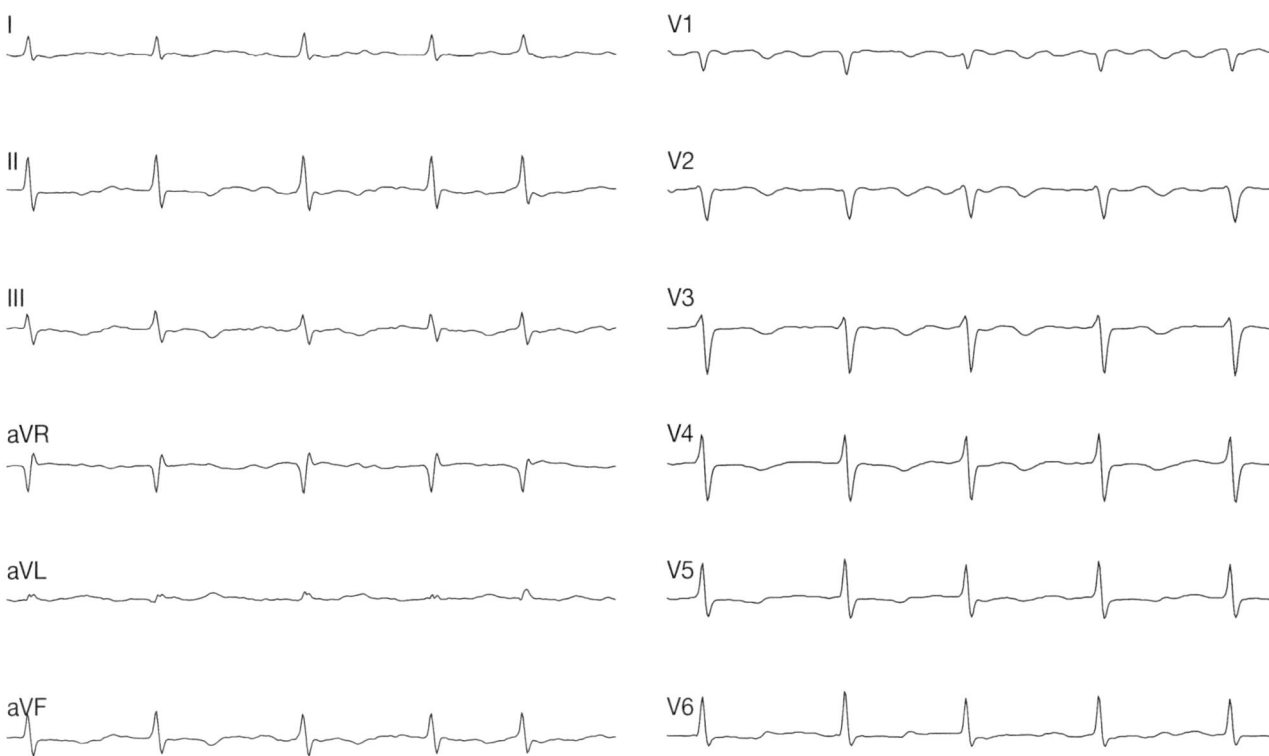

Abb. 1 EKG bei Aufnahme

Ergänzende Information Die elektronische Version dieses Kapitels enthält Zusatzmaterial, auf das über folgenden Link zugegriffen werden kann https://doi.org/10.1007/978-3-662-62403-6_99. Die Videos lassen sich durch Anklicken des DOI Links in der Legende einer entsprechenden Abbildung abspielen, oder indem Sie diesen Link mit der SN More Media App scannen.

Bedside-Echokardiographie

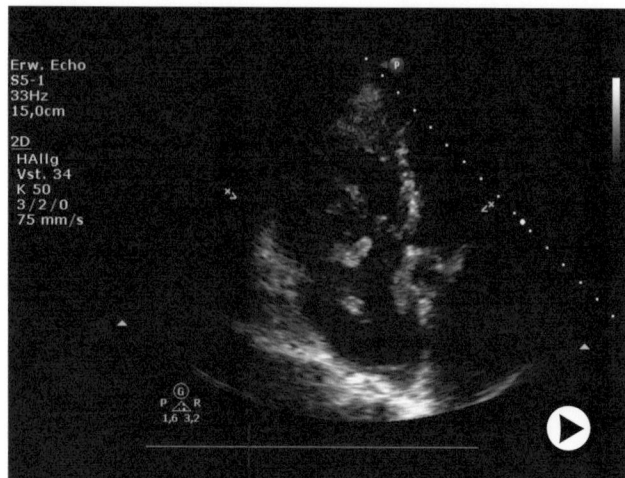

Abb. 2 Echokardiographie: Vierkammerblick
(▶ https://doi.org/10.1007/000-5bt)

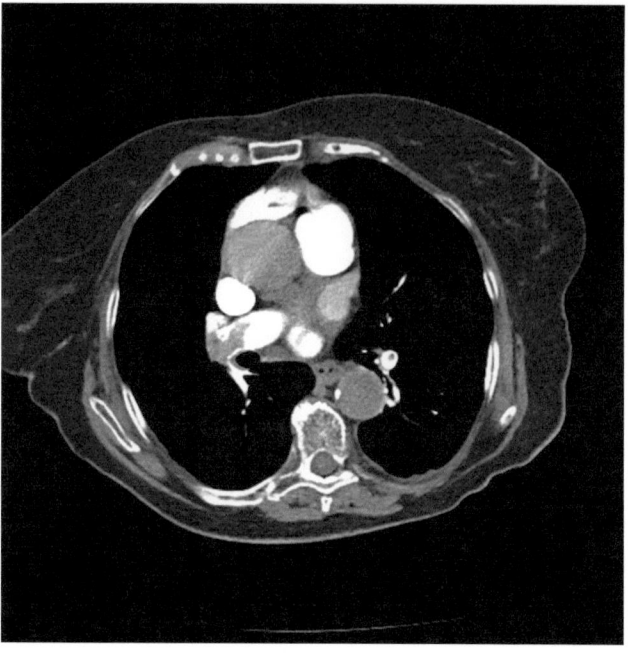

Abb. 4 Pulmonalis-CT. Bildrechte mit freundlicher Genehmigung des Institutes für diagnostische und interventionelle Radiologie

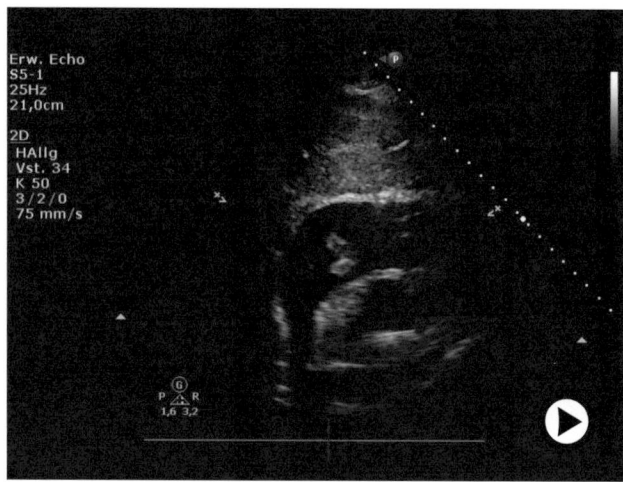

Abb. 3 Echokardiographie: Subkostale Anlotung
(▶ https://doi.org/10.1007/000-5bs)

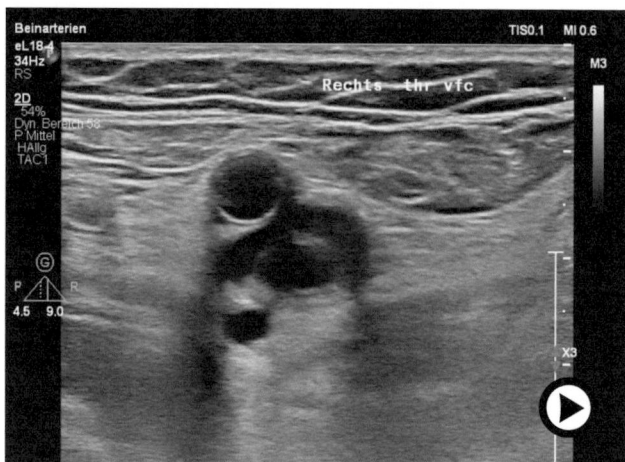

Abb. 5 Beinvenenduplex (▶ https://doi.org/10.1007/000-5bv)

EKG-Befundung

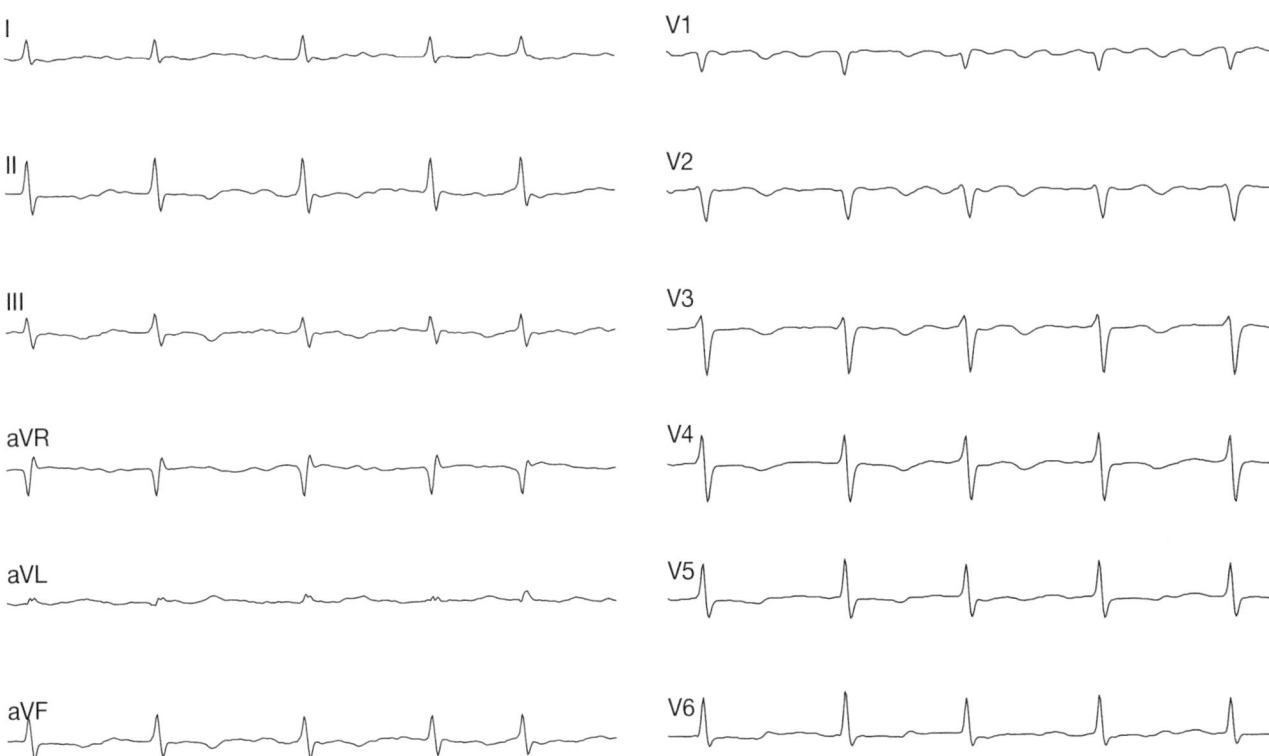

I

II

III

aVR

aVL

aVF

V1

V2

V3

V4

V5

V6

Abb. 1 EKG mit auffälligem Befund

Ergänzende Information Die elektronische Version dieses Kapitels enthält Zusatzmaterial, auf das über folgenden Link zugegriffen werden kann [https://doi.org/10.1007/978-3-662-62403-6_100]. Die Videos lassen sich durch Anklicken des DOI Links in der Legende einer entsprechenden Abbildung abspielen, oder indem Sie diesen Link mit der SN More Media App scannen.

C. Schmitt, A. Radzewitz, *Akuter Thoraxschmerz*, https://doi.org/10.1007/978-3-662-62403-6_100

EKG-Gesamtbeurteilung

Absolute Arrhythmie bei Vorhofflimmern, HF um 90/min.
T-Negativierungen in II, III und aVF sowie V1–V4.

Echokardiographiebefundung

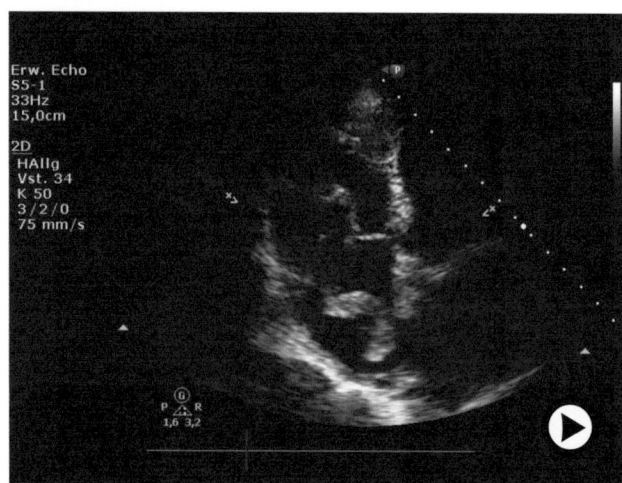

Abb. 2 Flottierender Thrombus im rechten Vorhof. Deutlich ver-
größerte rechtsseitige Herzhöhlen, angedeutetes D-Sign. RVSD
38 mmHg + ZVD als Zeichen einer akuten Rechtherzbelastung
(▶ https://doi.org/10.1007/000-5bx)

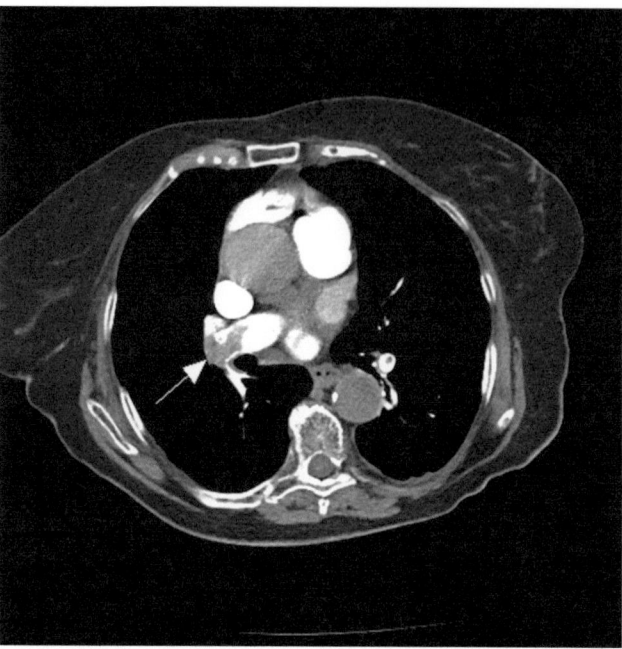

Abb. 4 Pulmonalis-CT: Zentrale Lungenembolie beidseits (siehe
Pfeil) Bildrechte mit freundlicher Genehmigung des Institutes für diagnostische und interventionelle Radiologie

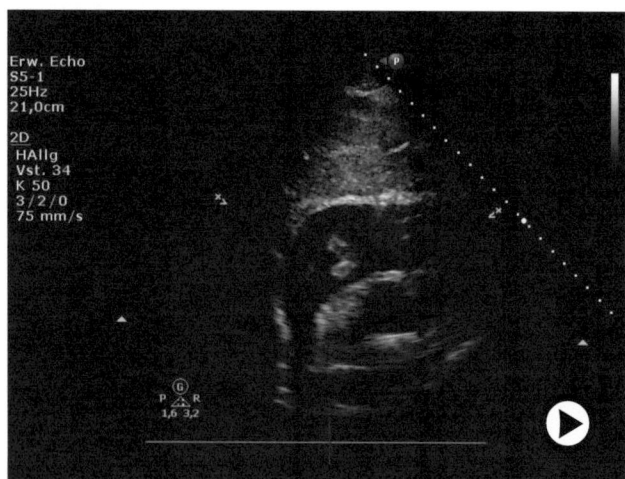

Abb. 3 In der subkostalen Anlotung ebenfalls gut erkennbarer
RA-Thrombus (rechter Herzvorhof) (▶ https://doi.org/10.1007/000-5bw)

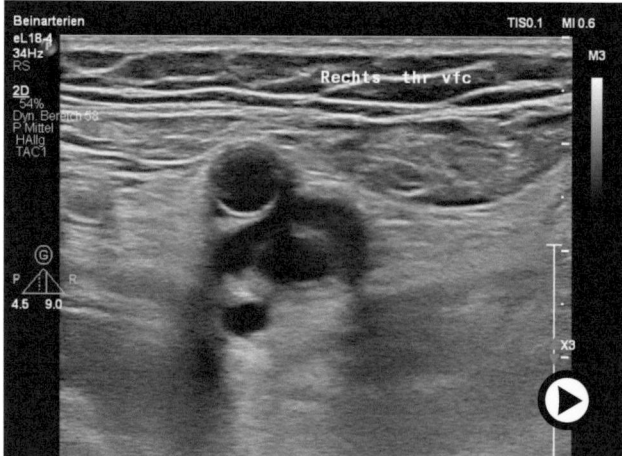

Abb. 5 Beinvenenduplex: Nachweis einer subakuten, schon in Organi-
sation befindlichen Thrombose der Vena femoralis communis rechts
(▶ https://doi.org/10.1007/000-5by)

Diagnose und Intervention

Zentrale Lungenarterienembolie beidseits bei Nachweis einer frischen Oberschenkelvenenthrombose rechts.

Ungewöhnlicher Befund mit Dokumentation eines flottierenden Thrombus im rechten Vorhof. Nach erneutem Ansetzen der oralen Antikoagulation (mit passager erhöhter Dosierung von 2×10 mg Apixaban über 7 d) war der Thrombus im rechten Vorhof echokardiographisch nicht mehr nachweisbar.

Kommentar: Bei der Patientin war persistierendes Vorhofflimmern bekannt. Die Patientin war tachyarrhythmisch. Ansonsten ist das EKG bei dieser Patientin nicht wegweisend: Kein Rechtsschenkelblock, kein SI-QIII-Typ, auch die beschriebenen T-Negativierungen waren in den Vor-EKGs schon nachweisbar.

Goldstandard für die Diagnose der Lungenembolie ist die CT-Bildgebung.

Fall 51: Notfallmäßige Vorstellung eines Patienten aus der hausärztlichen Praxis

Anamnese

51-jähriger Patient mit seit drei Tagen bestehender Angina pectoris-Symptomatik. Auftreten der Beschwerden schon bei geringer Belastung, teilweise schon in Ruhe, begleitet von Übelkeit.

Kardiovaskuläre Risikofaktoren: Adipositas, Nikotinabusus und arterielle Hypertonie.

Notfall – EKG

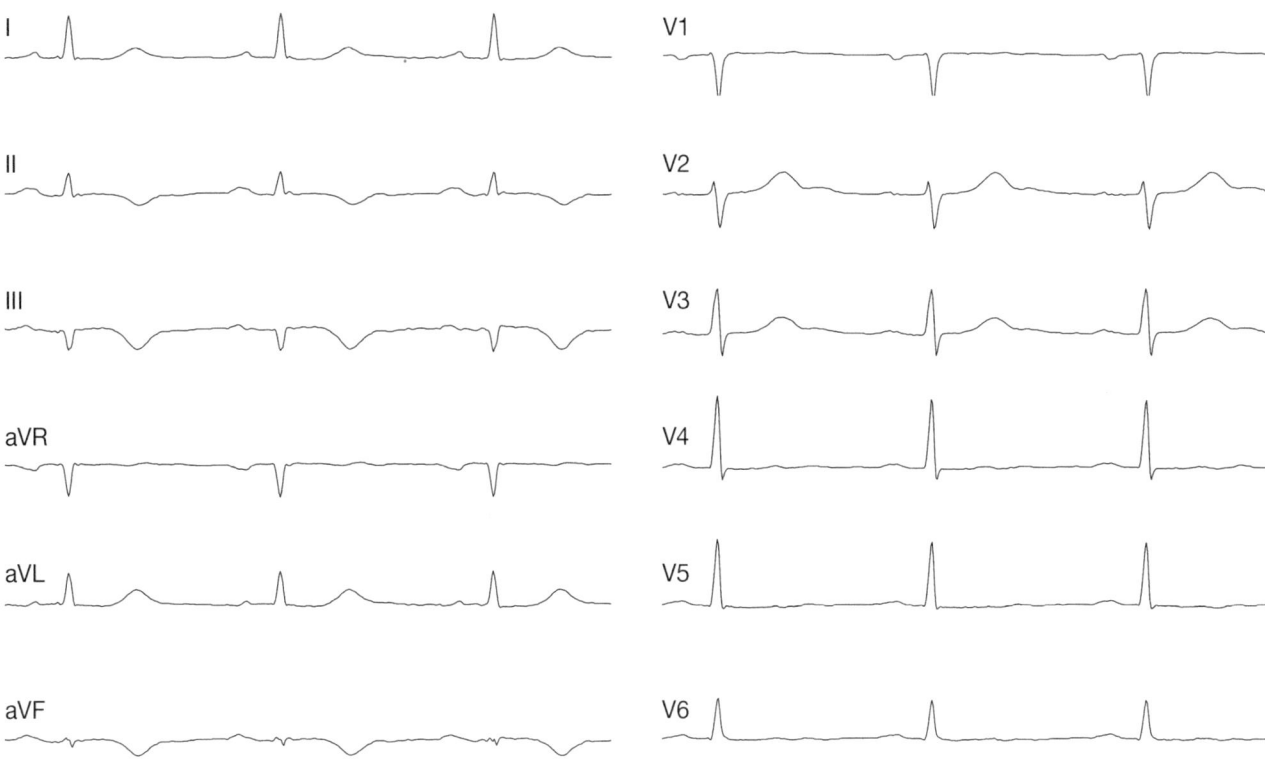

Abb. 1 EKG CPU

Ergänzende Information Die elektronische Version dieses Kapitels enthält Zusatzmaterial, auf das über folgenden Link zugegriffen werden kann [https://doi.org/10.1007/978-3-662-62403-6_101]. Die Videos lassen sich durch Anklicken des DOI Links in der Legende einer entsprechenden Abbildung abspielen, oder indem Sie diesen Link mit der SN More Media App scannen.

Notfallmäßig durchgeführte Koronarangiographie

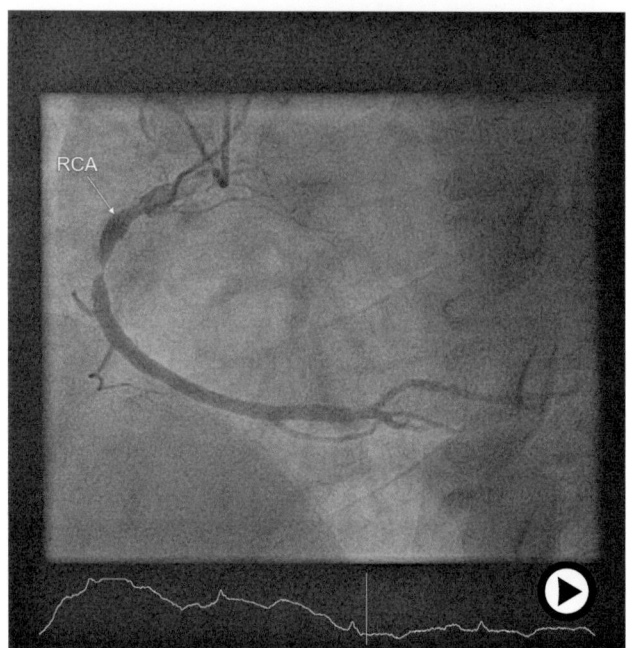

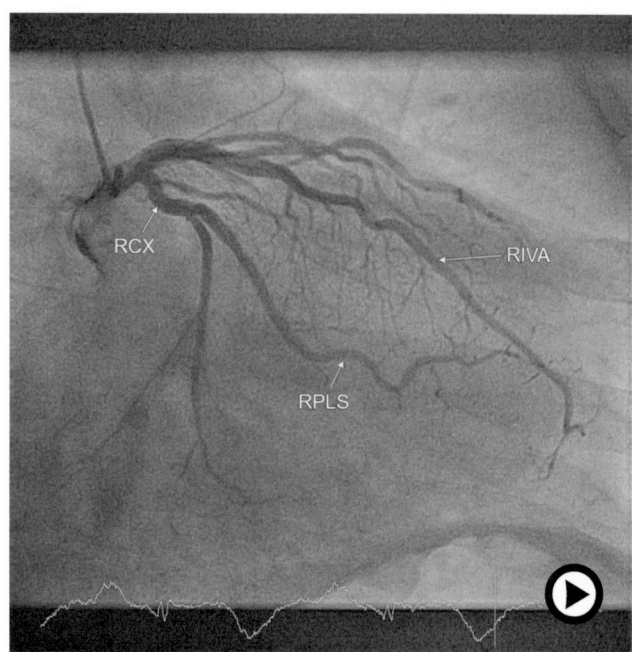

Abb. 2 Darstellung rechte Koronararterie LAO-Projektionsebene 40°
(▶ https://doi.org/10.1007/000-5c0)

Abb. 3 Darstellung linke Koronararterie (RAO-Projektionsebene 28°,
caudal 22°) (▶ https://doi.org/10.1007/000-5bz)

EKG-Befundung

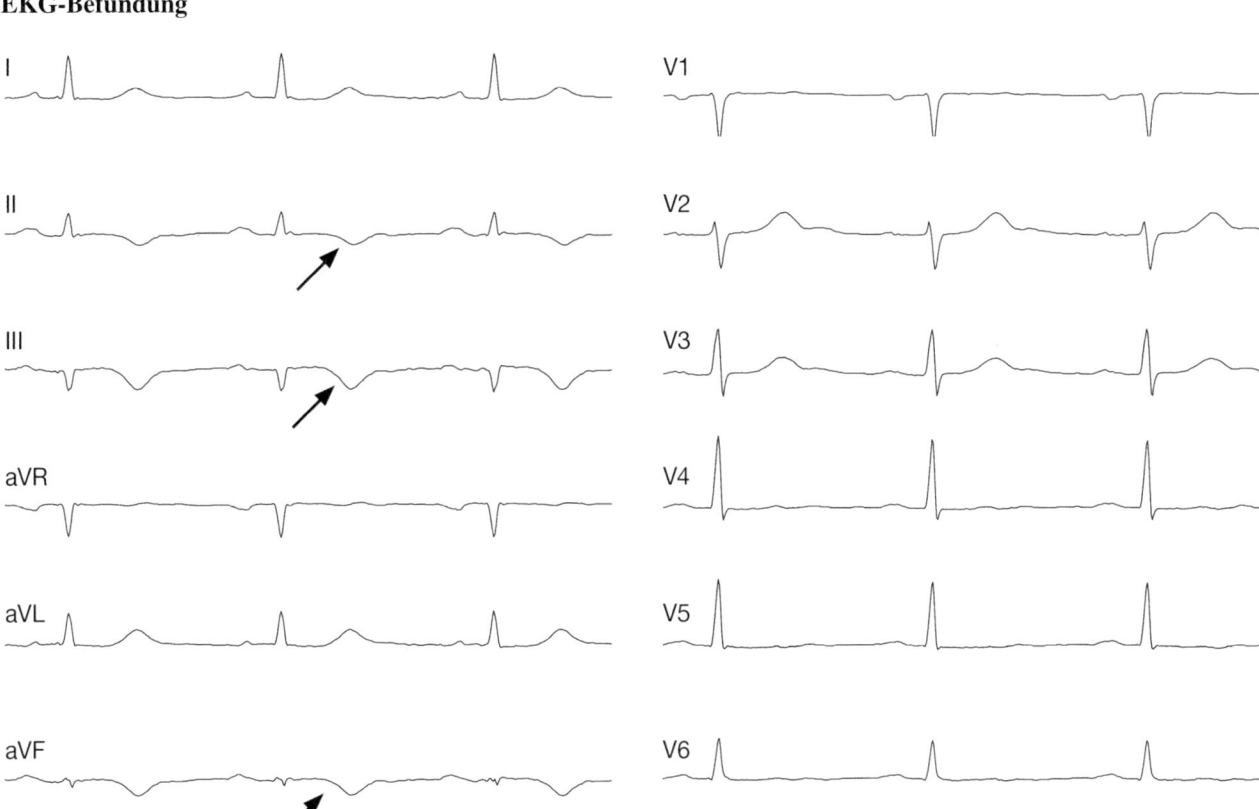

Abb. 1 EKG mit auffälligem Befund

Ergänzende Information Die elektronische Version dieses Kapitels enthält Zusatzmaterial, auf das über folgenden Link zugegriffen werden kann [https://doi.org/10.1007/978-3-662-62403-6_102]. Die Videos lassen sich durch Anklicken des DOI Links in der Legende einer entsprechenden Abbildung abspielen, oder indem Sie diesen Link mit der SN More Media App scannen.

EKG-Gesamtbeurteilung

Sinusrhythmus, 58/min. Linkslagetyp. T-Negativierung in II, III und aVF (siehe Pfeile). Flache, leichte deszendierende ST-Streckensenkungen in V5 und V6.

Koronarbefundung

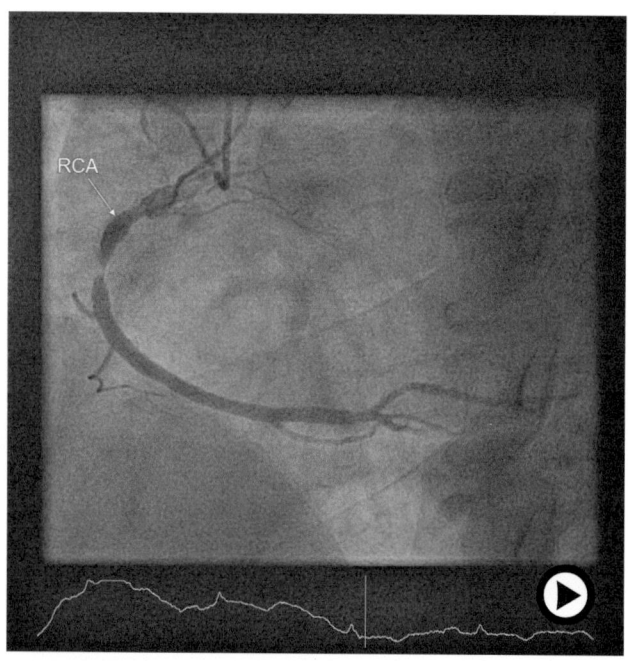

Abb. 2 Rechte Koronararterie: Filiforme Stenose in Segment 2 (▶ https://doi.org/10.1007/000-5c2)

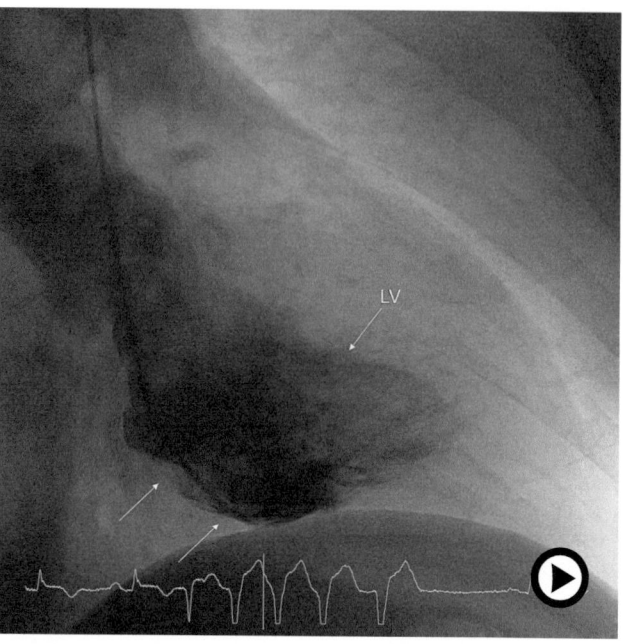

Abb. 4 Ventrikulographie des LV mit inferiorer Hypo- und Akinesie (siehe Pfeile) (▶ https://doi.org/10.1007/000-5c3)

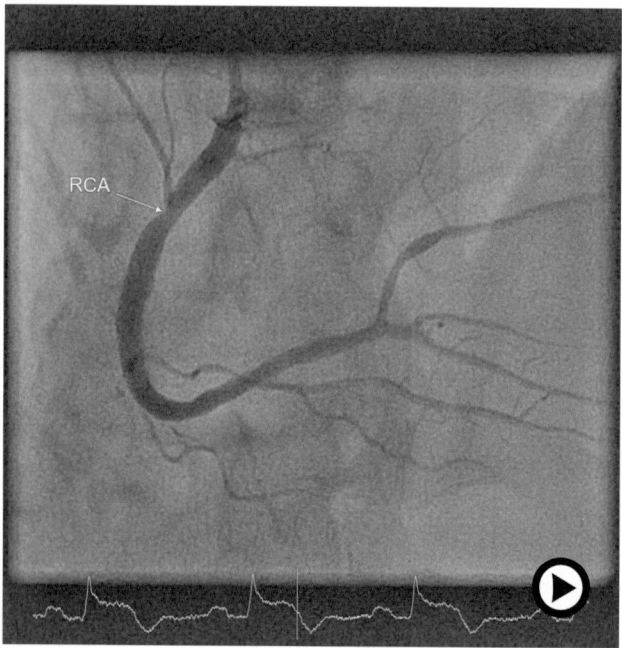

Abb. 3 Erfolgreiche PCI der RCA mittels DE-Stentimplantation in Segment 1 und 2 (▶ https://doi.org/10.1007/000-5c1)

Diagnose und Intervention

Akuter Nicht-ST-Hebungsinfarkt. Erfolgreiche PCI der RCA bei koronarer 1-Gefäßerkrankung.

Kommentar: Typische T-Negativierungen in den inferioren Ableitungen bei subtotaler RCA-Stenose. Die beschriebenen Endstreckenveränderungen in V5 und V6 sind gut vereinbar mit dem langjährigen Hypertonus des Patienten.

Fall 52: Retrosternales Brennen, bekanntes Sodbrennen

Anamnese

Retrosternales Brennen seit 10–14 Tagen. Auftreten der Beschwerden erstmals bei körperlicher Tätigkeit (Gartenstühle rausstellen). Der Patient dachte initial an Sodbrennen, welches seit langem bekannt sei.

Kardiovaskuläre Risikofaktoren: Arterielle Hypertonie, Hyperlipidämie, Adipositas Grad I, BMI 30,4 kg/m^2 (Body-Mass-Index) und Diabetes mellitus Typ 2.

Patient stellt sich beim Hausarzt mit folgenden EKG vor. Labor bei Aufnahme: hsTnI 2846 ng/l (Norm < 2,00).

Notfall – EKG

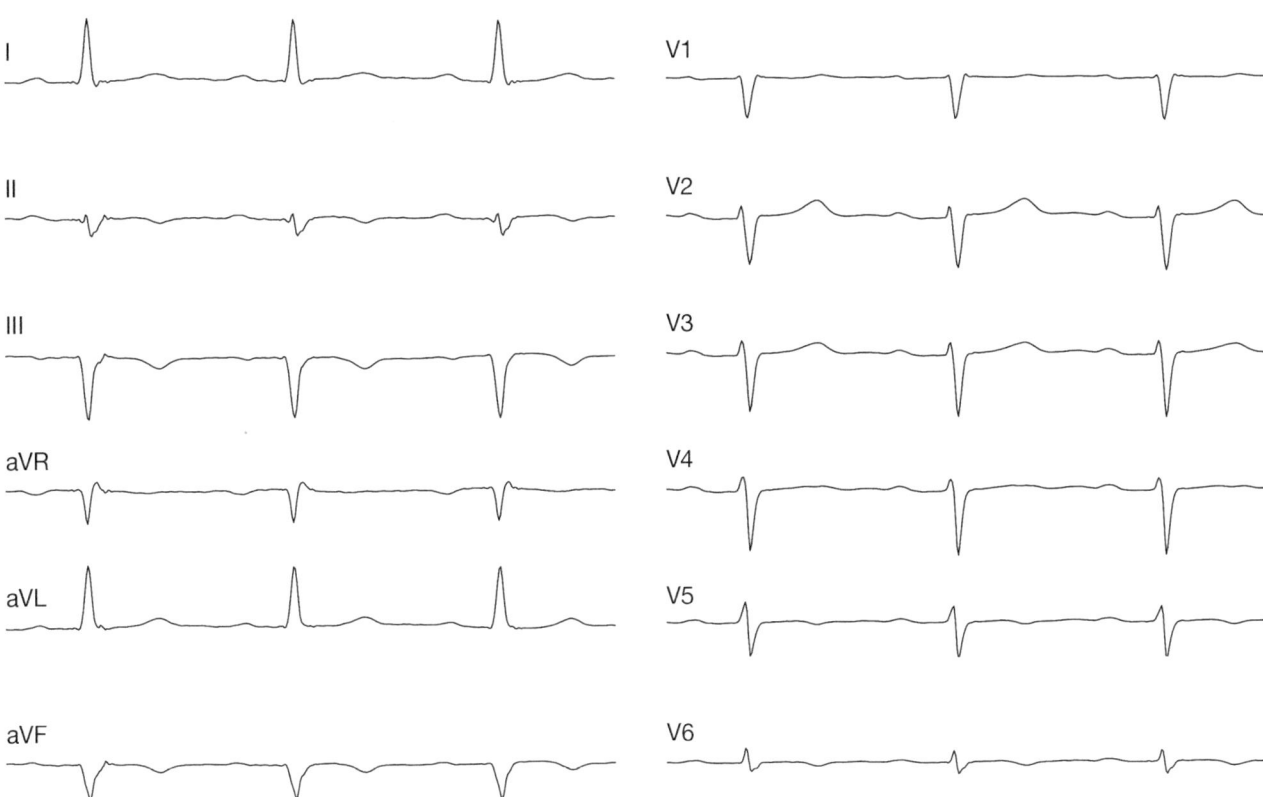

Abb. 1 EKG CPU

Ergänzende Information Die elektronische Version dieses Kapitels enthält Zusatzmaterial, auf das über folgenden Link zugegriffen werden kann [https://doi.org/10.1007/978-3-662-62403-6_103]. Die Videos lassen sich durch Anklicken des DOI Links in der Legende einer entsprechenden Abbildung abspielen, oder indem Sie diesen Link mit der SN More Media App scannen.

Notfallmäßig durchgeführte Koronarangiographie

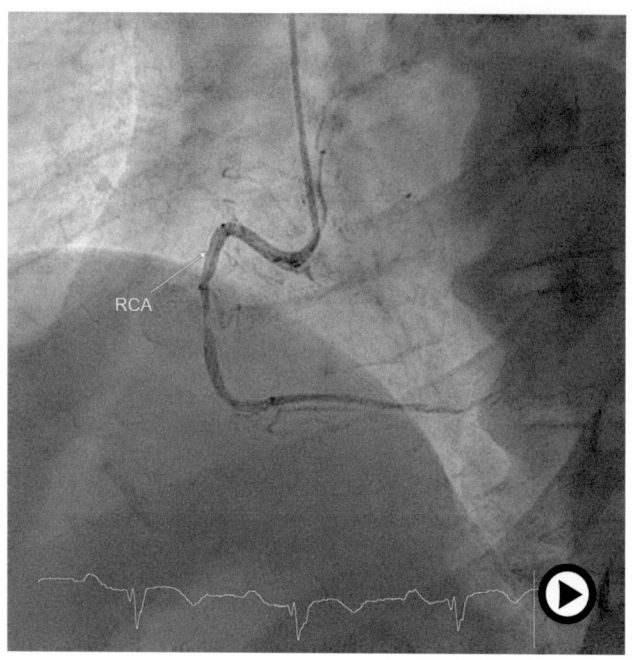

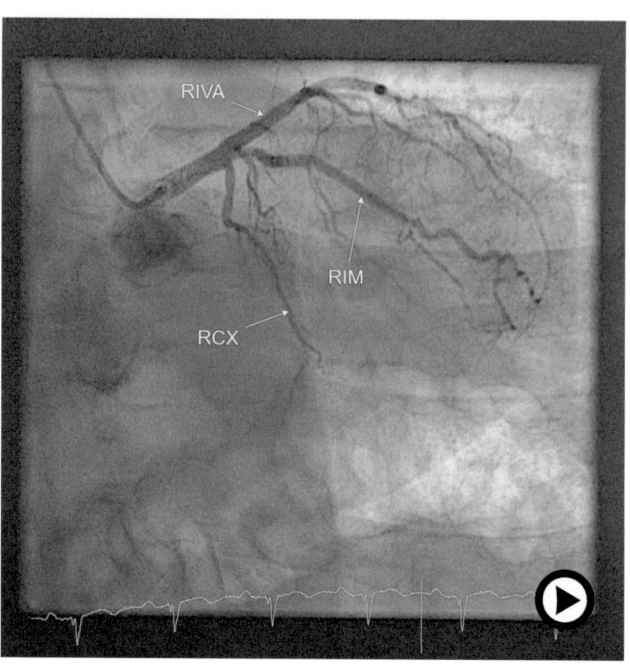

Abb. 2 Darstellung rechte Koronararterie (LAO-Projektionsebene 41°) (▶ https://doi.org/10.1007/000-5c5)

Abb. 4 Darstellung linke Koronararterie (caudal 37°) (▶ https://doi.org/10.1007/000-5c6)

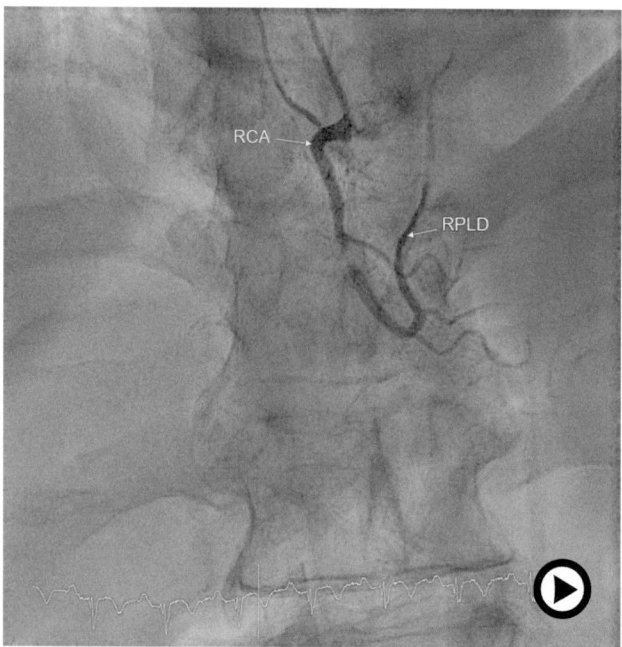

Abb. 3 Rechte Koronararterie (RAO-Projektionsebene 4°, cranial 27°) (▶ https://doi.org/10.1007/000-5c4)

Fall 52: Auflösung

EKG-Befundung

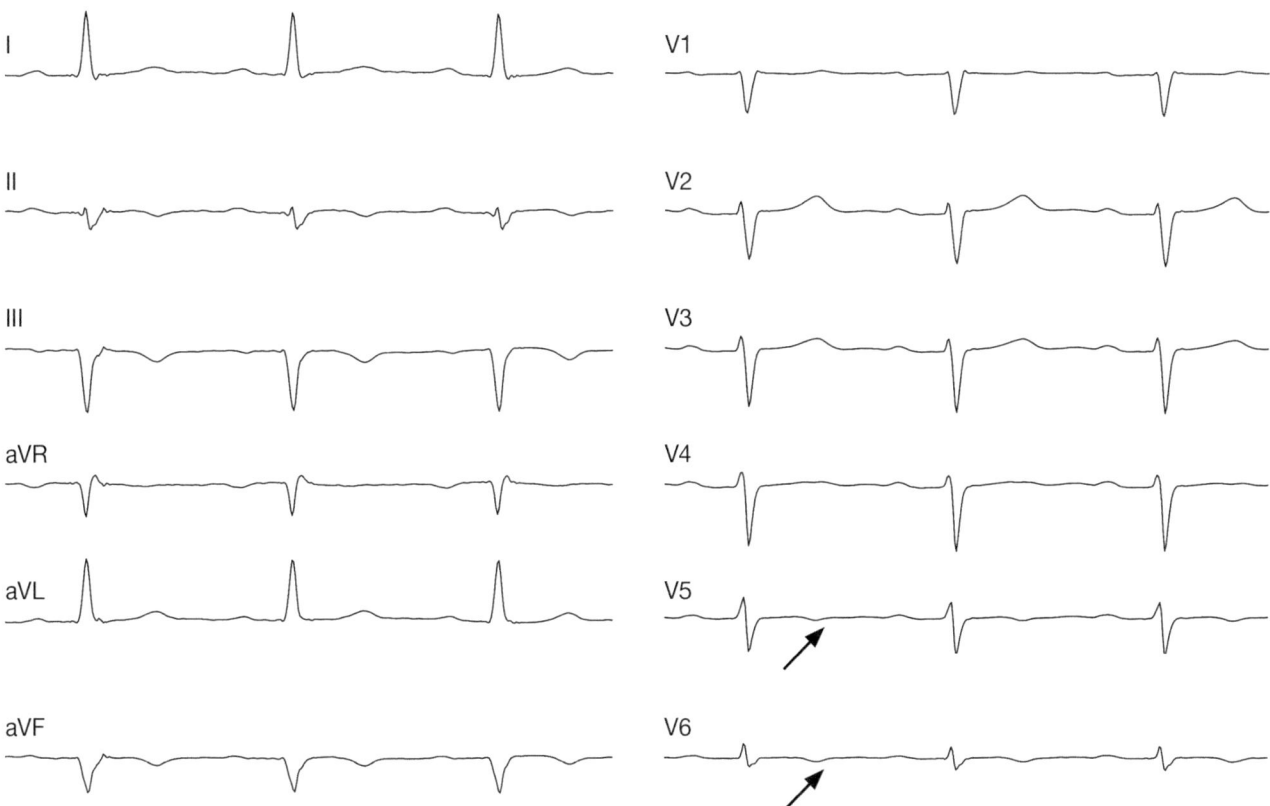

Abb. 1 EKG mit auffälligem Befund

Ergänzende Information Die elektronische Version dieses Kapitels enthält Zusatzmaterial, auf das über folgenden Link zugegriffen werden kann [https://doi.org/10.1007/978-3-662-62403-6_104]. Die Videos lassen sich durch Anklicken des DOI Links in der Legende einer entsprechenden Abbildung abspielen, oder indem Sie diesen Link mit der SN More Media App scannen.

EKG-Gesamtbeurteilung

Sinusrhythmus, HF 76/min. AV-Block 1. Grades, überdrehter Linkstyp. T-Negativierung II, III und aVF. Zögerliche R-Progression über der Vorderwand mit S-Persistenz bis V6. Diskrete T-Negativierung V5 und V6 (siehe Pfeile).

Notfallmäßige Koronarbefundung

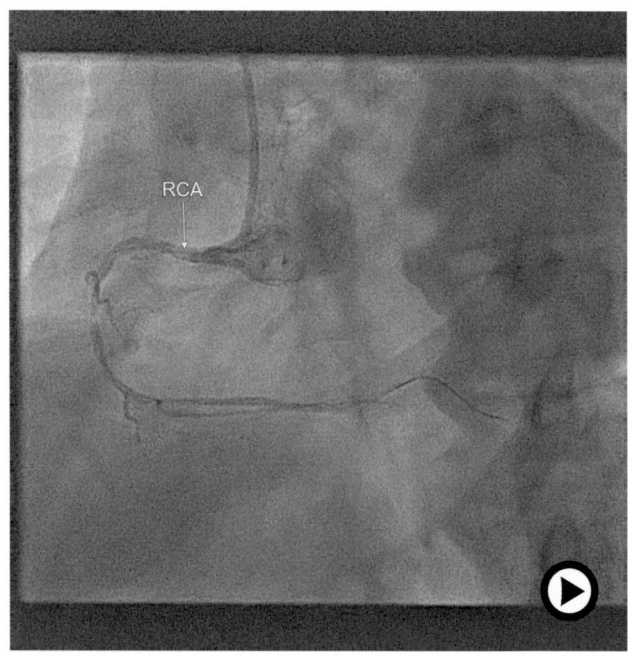

Abb. 2 Rechte Koronararterie: Drahtpassage durch zirka 90 % RCA Stenose (▶ https://doi.org/10.1007/000-5c9)

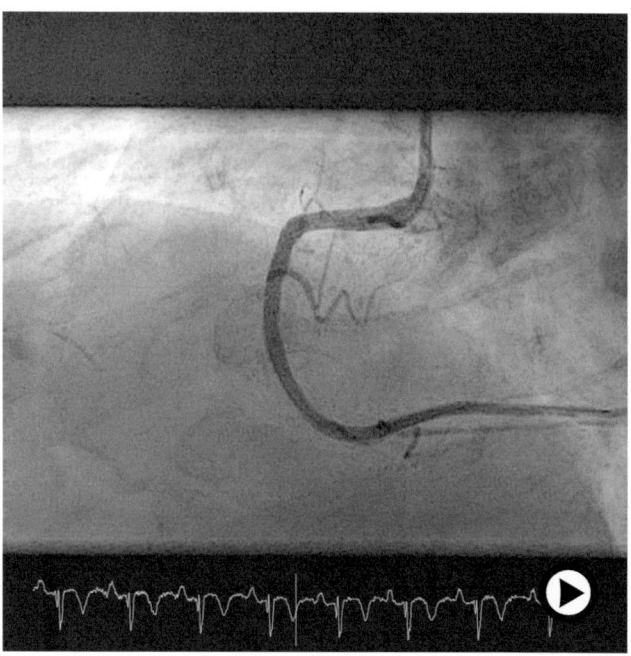

Abb. 4 Gutes Primärergebnis nach Stentimplantation (▶ https://doi.org/10.1007/000-5c7)

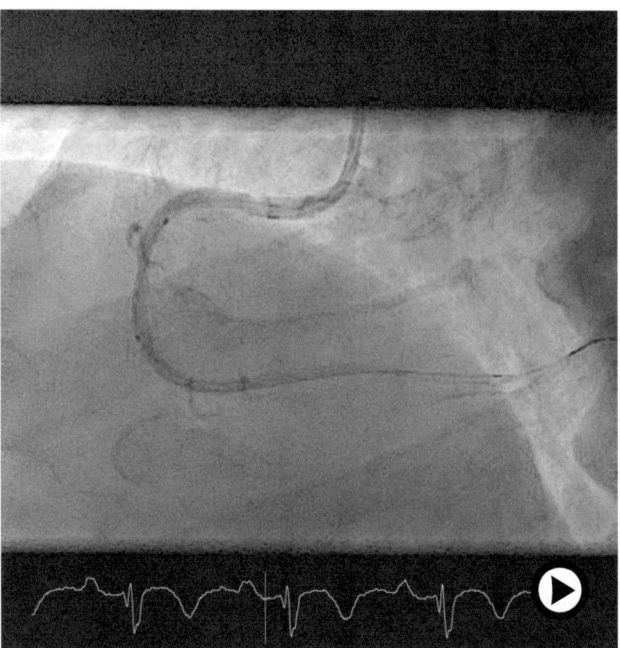

Abb. 3 DE-Stentimplantation im Segment 2 (siehe Markierungspunkte) (▶ https://doi.org/10.1007/000-5c8)

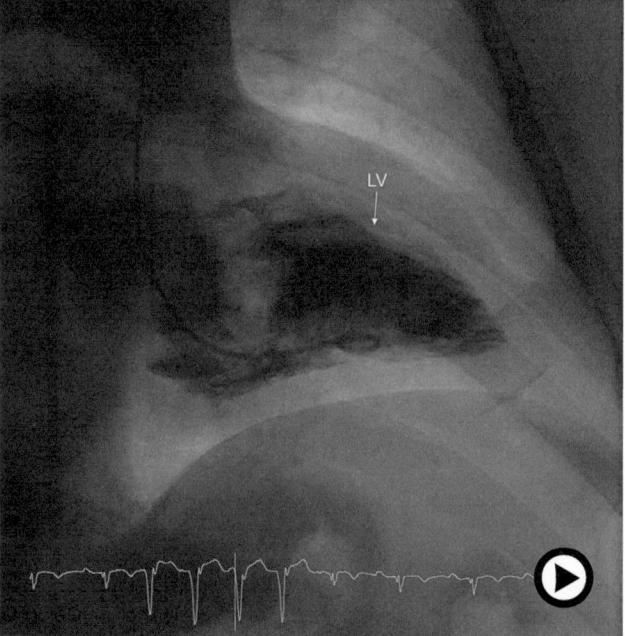

Abb. 5 Ventrikulographie des LV mit basaler, inferiorer Hypokinesie (▶ https://doi.org/10.1007/000-5ca)

Diagnose und Intervention

Akuter Nicht-ST-Hebungsinfarkt, erfolgreiche DE-Stentimplantation der RCA bei koronarer 1-Gefäßerkrankung.

Kommentar: Bei überdrehtem Linkstyp sind T-Negativierungen in II, III und aVF nicht pathologisch, auch die mangelnde R-Progression präkordial mit S-Persistenz in V6 ist typisch. Auffällig sind die T-Negativierungen in V5 und V6.

Fall 53: Junger Patient mit stechendem Schmerz und Druckgefühl linksthorakal

Anamnese

Der 24-jährige Patient berichtet über seit zwei Tagen bestehende stechende Schmerzen, Druckgefühl linksthorakal und in der Schulter links. Keine Verschlimmerung unter Belastung.

Bei der Untersuchung in der Notaufnahme Temperatur von 38,7° Celsius. Kein Schnupfen/Husten, kein Durchfall.

Labor bei Aufnahme hs TnI 9422 ng/l (Norm < 2,00). CRP 12,4 mg/dl (Norm < 0,5), Leukozytose von 16.000/nl.

Kardiovaskuläre Risikofaktoren: Nikotin und Shisha-Rauchen seit mehreren Jahren.

Auffälliges Ruhe-EKG, Indikationsstellung zur Koronarangiographie.

Notfall – EKG

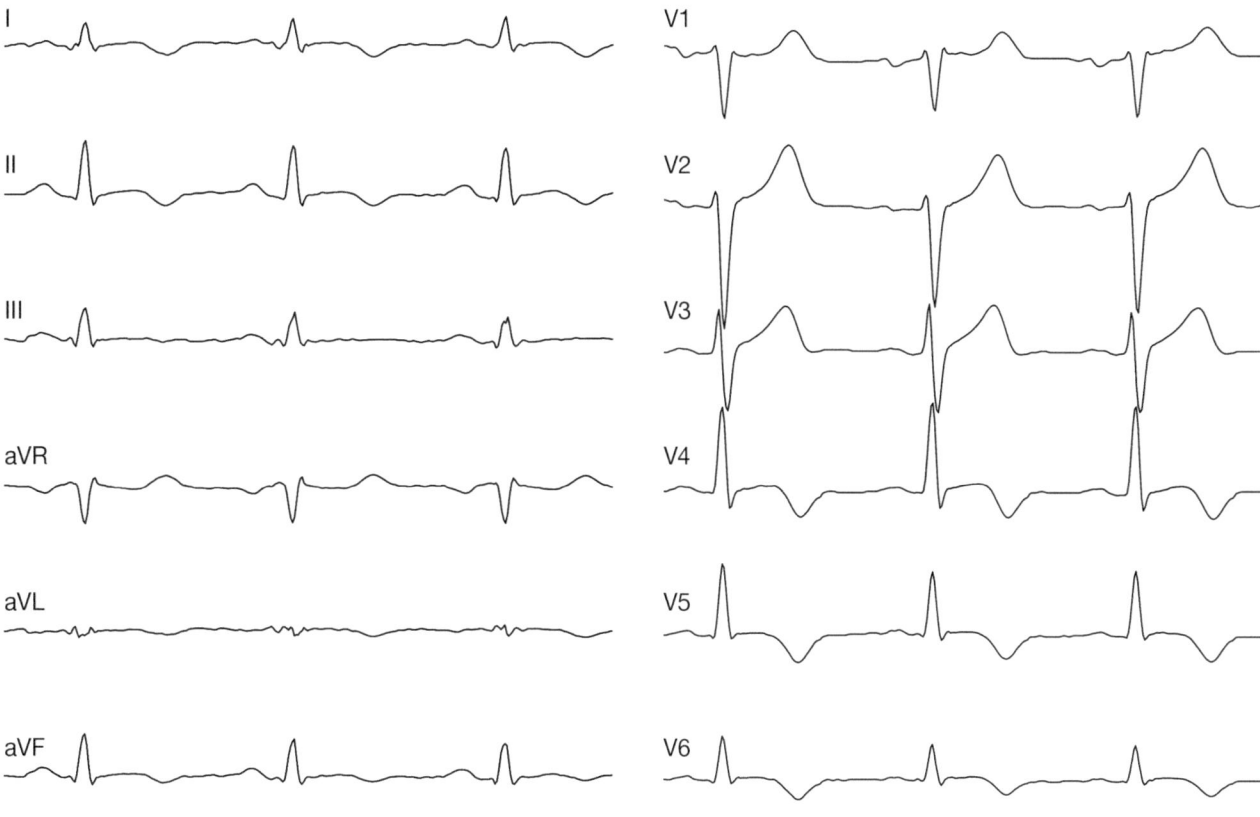

Abb. 1 EKG

Ergänzende Information Die elektronische Version dieses Kapitels enthält Zusatzmaterial, auf das über folgenden Link zugegriffen werden kann [https://doi.org/10.1007/978-3-662-62403-6_105]. Die Videos lassen sich durch Anklicken des DOI Links in der Legende einer entsprechenden Abbildung abspielen, oder indem Sie diesen Link mit der SN More Media App scannen.

C. Schmitt, A. Radzewitz, *Akuter Thoraxschmerz*, https://doi.org/10.1007/978-3-662-62403-6_105

Ultraschall und notfallmäßig durchgeführte Koronarangiographie

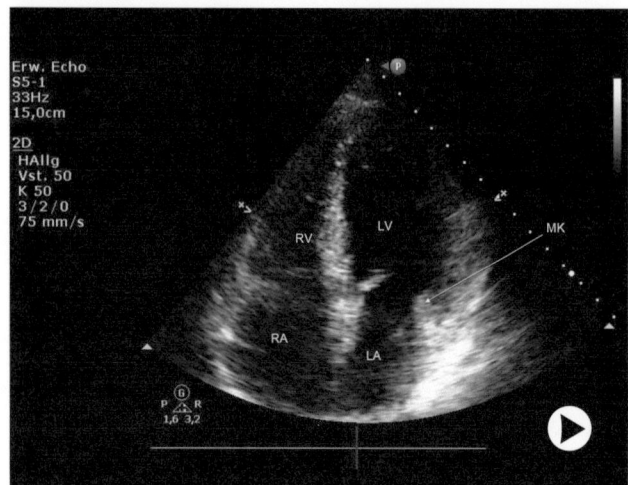

Abb. 2 Herzultraschall im apikalen Vierkammerblick
(▶ https://doi.org/10.1007/000-5cd)

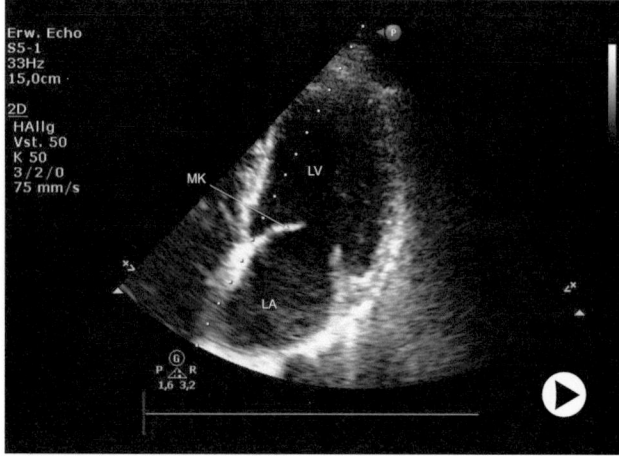

Abb. 3 Ultraschall vom Herzen: modifizierter Zweikammerblick
(▶ https://doi.org/10.1007/000-5cc)

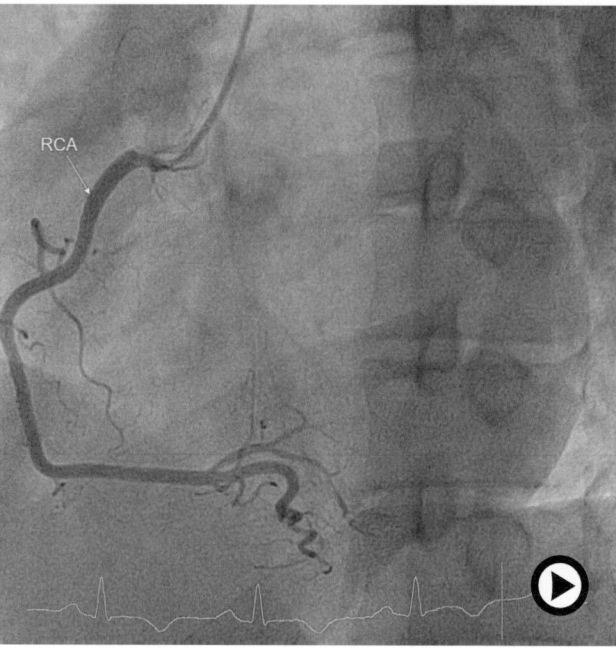

Abb. 4 Darstellung rechte Koronararterie (LAO-Projektionsebene
35°) (▶ https://doi.org/10.1007/000-5cb)

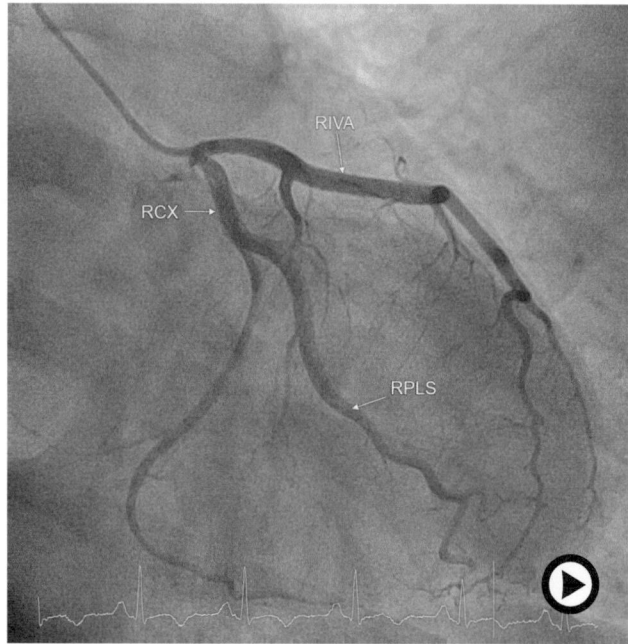

Abb. 5 Darstellung linke Koronararterie (RAO-Projektionsebene 28°,
caudal 21°) (▶ https://doi.org/10.1007/000-5ce)

Fall 53: Auflösung

EKG-Befundung

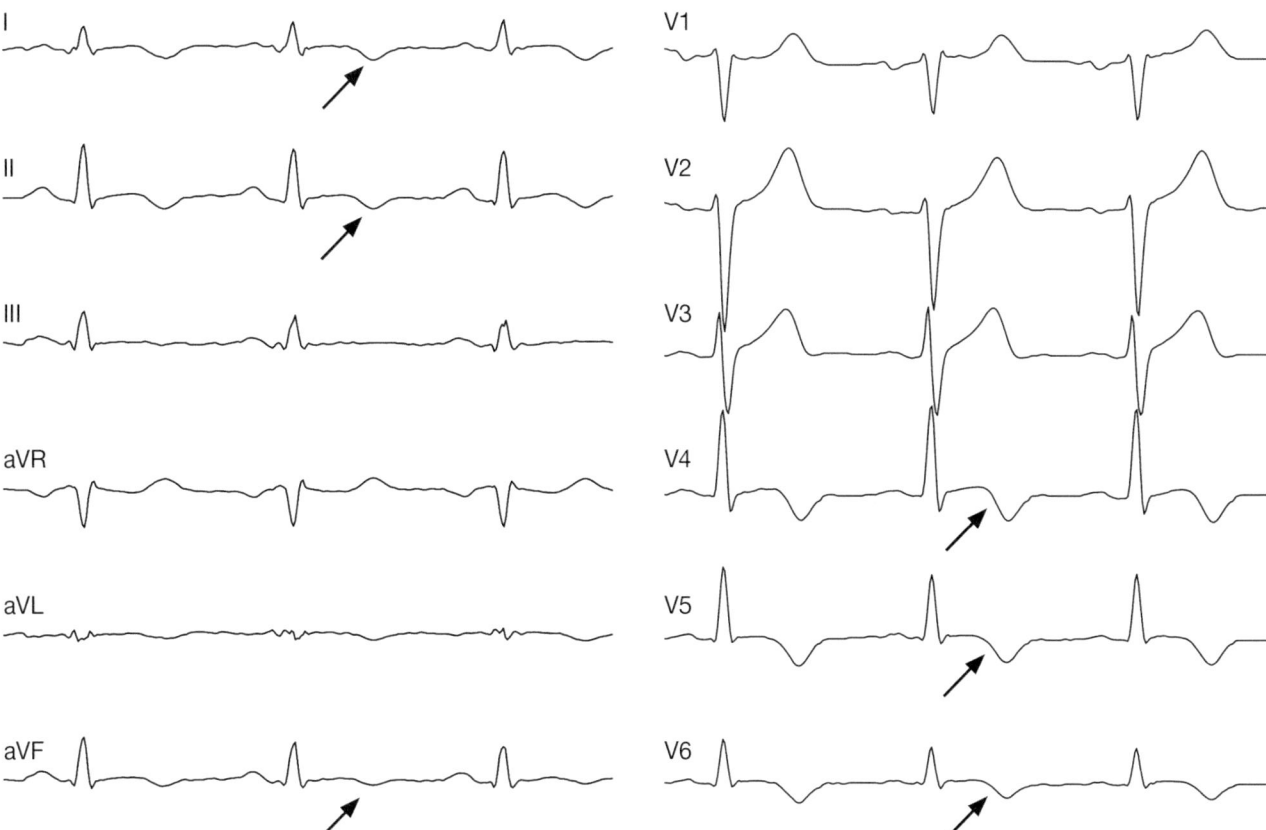

Abb. 1 EKG bei Aufnahme mit auffälligem Befund

Ergänzende Information Die elektronische Version dieses Kapitels enthält Zusatzmaterial, auf das über folgenden Link zugegriffen werden kann [https://doi.org/10.1007/978-3-662-62403-6_106]. Die Videos lassen sich durch Anklicken des DOI Links in der Legende einer entsprechenden Abbildung abspielen, oder indem Sie diesen Link mit der SN More Media App scannen.

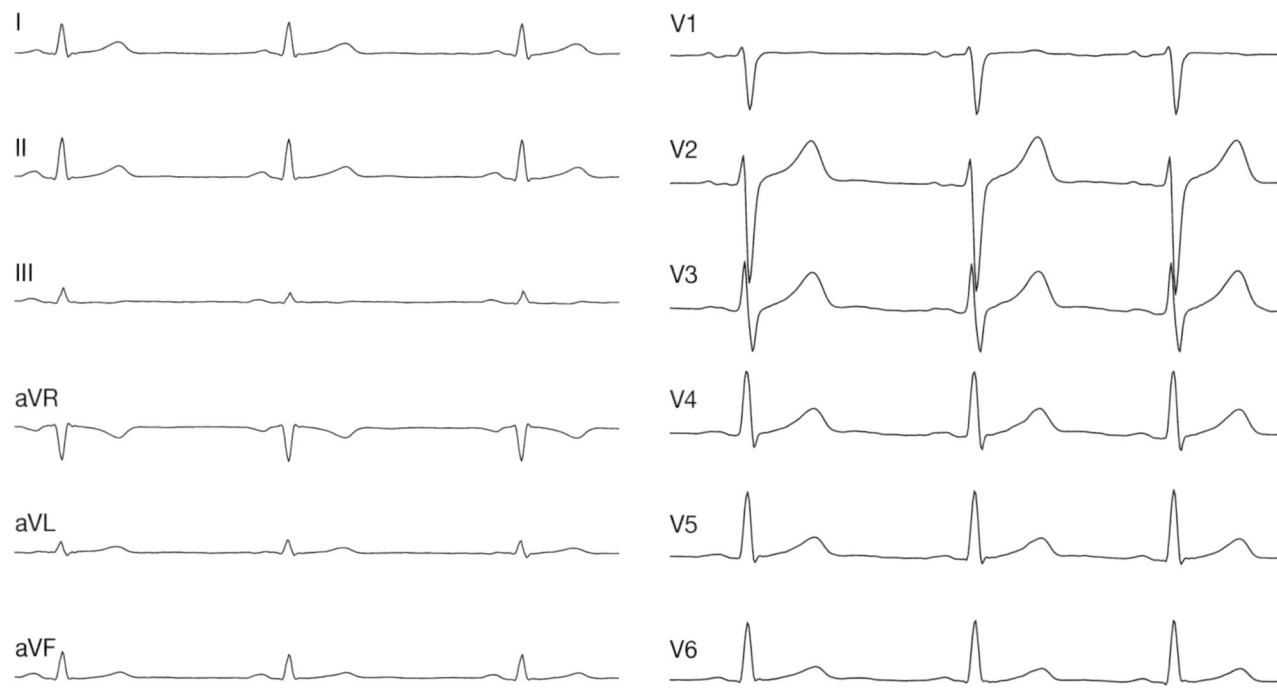

Abb. 2 Verlaufs-EKG drei Monate später

EKG-Gesamtbeurteilung

Sinusrhythmus, HF 88/min. T-Negativierung in Ableitung I, II und aVF (Pfeile links). Minimale ST-Streckenhebung in V4, T-Negativierungen in V4–V6 (Pfeile rechts).

Erneute Vorstellung nach drei Monaten: Sinusrhythmus, HF 66/min. Aufrichtung der T-Negativierungen mit kompletter Normalisierung des EKGs. Indifferenztyp (Abb. 2).

Ventrikulographie und kardiale Kernspinntomographie

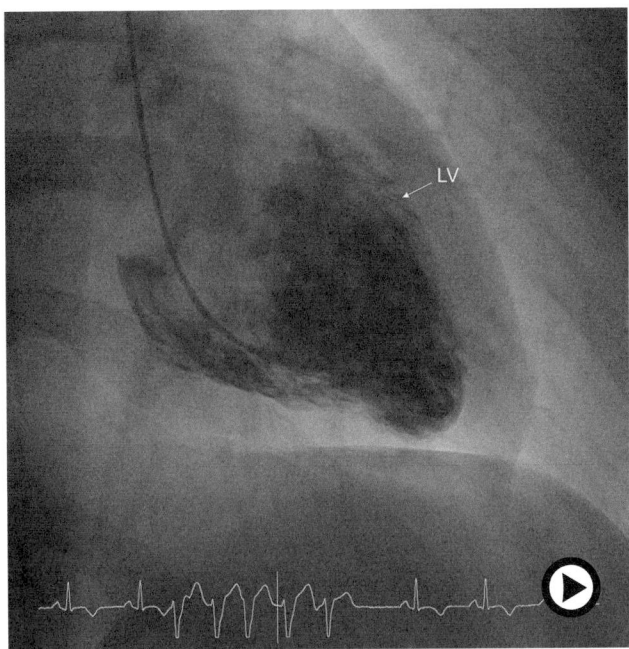

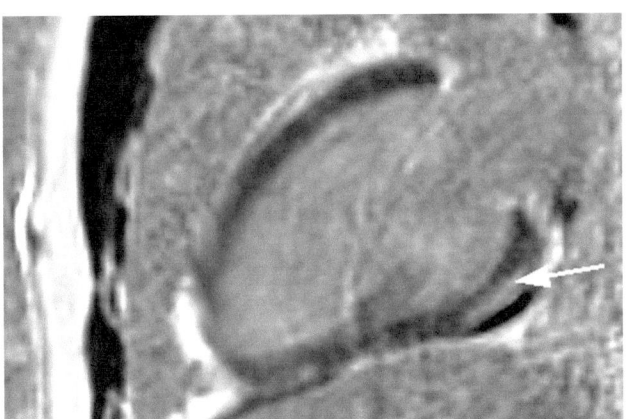

Abb. 5 MRT-Herz im Längsschnitt. Bildrechte mit freundlicher Genehmigung des Institutes für diagnostische und interventionelle Radiologie (Abb. 4 und 5)

Abb. 3 Ventrikulographie des LV: Infero-apikale Kontraktionsminderung (▶ https://doi.org/10.1007/000-5cf)

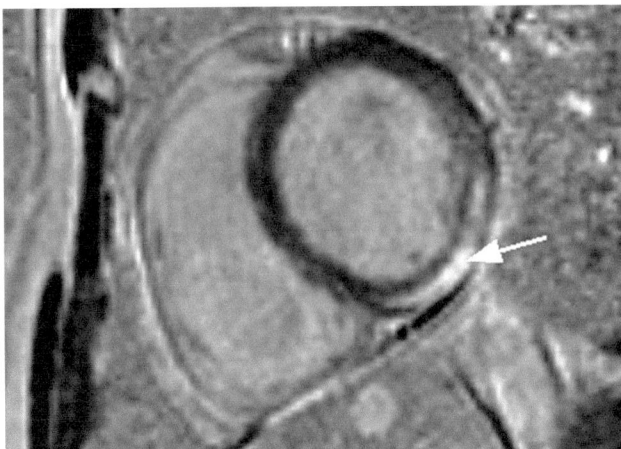

Abb. 4 MRT-Herz im Querschnitt: Erkennbares LGE, Infero-lateral, mittventrikulär, Auswurffraktion vermindert auf 54 %

Diagnose und Intervention

Akute Myokarditis, Ausschluss Koronare Herzerkrankung, leicht verminderte Ejektionsfraktion.

Kommentar: Die T-Negativierungen sind nicht infarkttypisch (in Ableitung I und II). Aufgrund des erhöhten hsTnI, der Raucheranamnese und der minimalen ST-Streckenhebungen in den Brustwandableitungen wurde eine Koronarangiographie durchgeführt, die einen unauffälligen Befund zeigt. Die Echountersuchung und die Ventrikulographie zeigt eine lokale Minderung der Ejektionsfraktion inferoapikal bis lateral. Typischer MRT-Befund mit epikardialem LGE (siehe Pfeile). Nach drei Monaten komplette Normalisierung des EKGs und echokardiographisch normale LV-Funktion.

Fall 54: Luftnot mit linksthorakalen Beschwerden

Anamnese

Die 68-jährige Patientin berichtet, dass sie vor drei Wochen erkältet gewesen sei, seitdem habe sie Belastungsdyspnoe. Nun stellt sie sich erneut mit linksthorakalen Beschwerden und Herzrasen beim Hausarzt vor.

Bekannter Nikotinabusus, arterielle Hypertonie und Hyperlipoproteinämie. Bei der Vorstellung beim Hausarzt fällt der Troponin Schnelltest positiv aus, sofortige Klinikeinweisung mit folgendem EKG.

Notfall – EKG

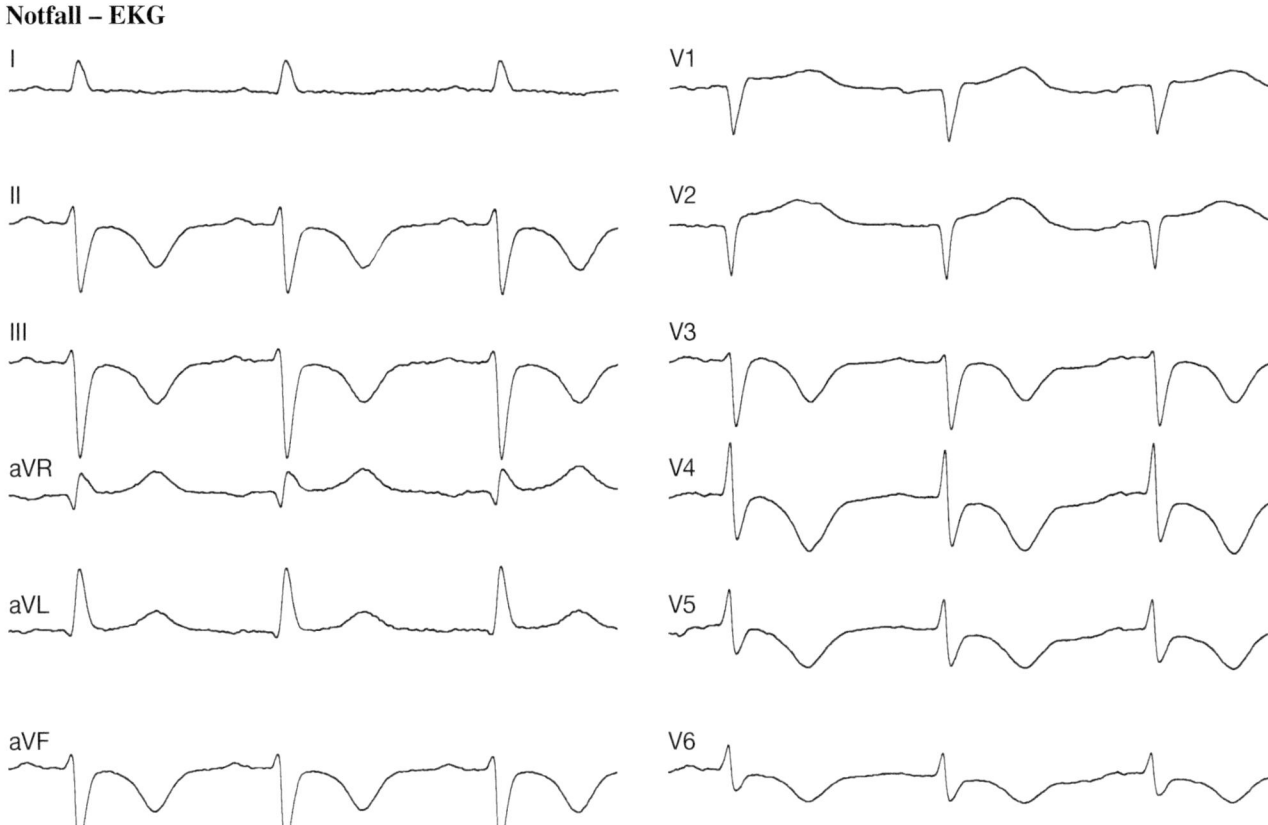

Abb. 1 12-Kanal-EKG

Ergänzende Information Die elektronische Version dieses Kapitels enthält Zusatzmaterial, auf das über folgenden Link zugegriffen werden kann [https://doi.org/10.1007/978-3-662-62403-6_107]. Die Videos lassen sich durch Anklicken des DOI Links in der Legende einer entsprechenden Abbildung abspielen, oder indem Sie diesen Link mit der SN More Media App scannen.

Notfallmäßig durchgeführte Koronarangiographie

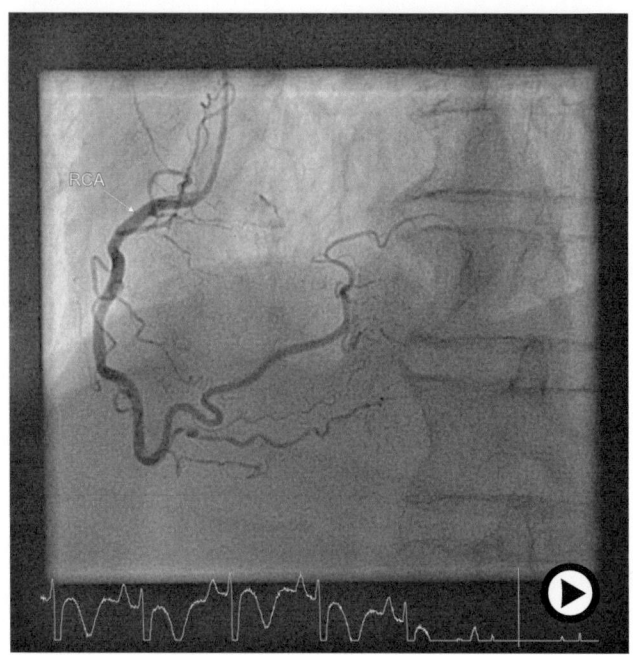

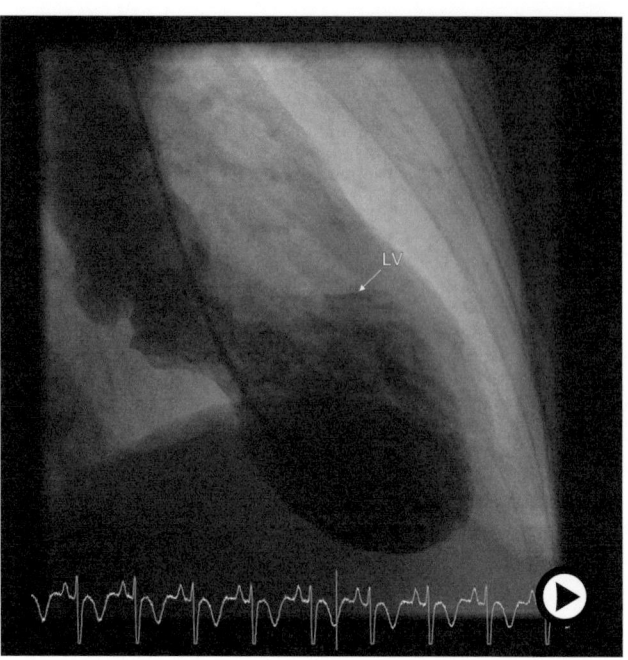

Abb. 2 Rechte Koronararterie in LAO-Projektion 33°, cranial 26° (▶ https://doi.org/10.1007/000-5ch)

Abb. 4 Ventrikulographie des LV (▶ https://doi.org/10.1007/000-5cj)

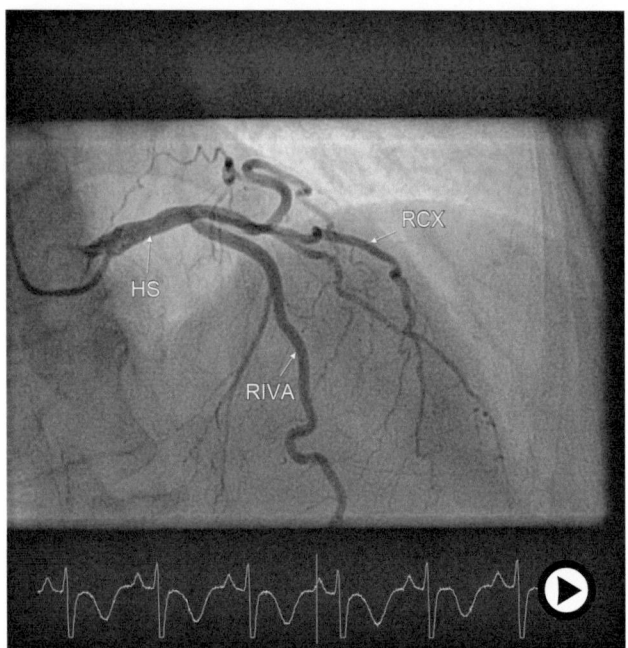

Abb. 3 Linke Koronararterie in RAO-Projektion 17°, cranial 29° (▶ https://doi.org/10.1007/000-5cg)

Fall 54: Auflösung

EKG-Befundung

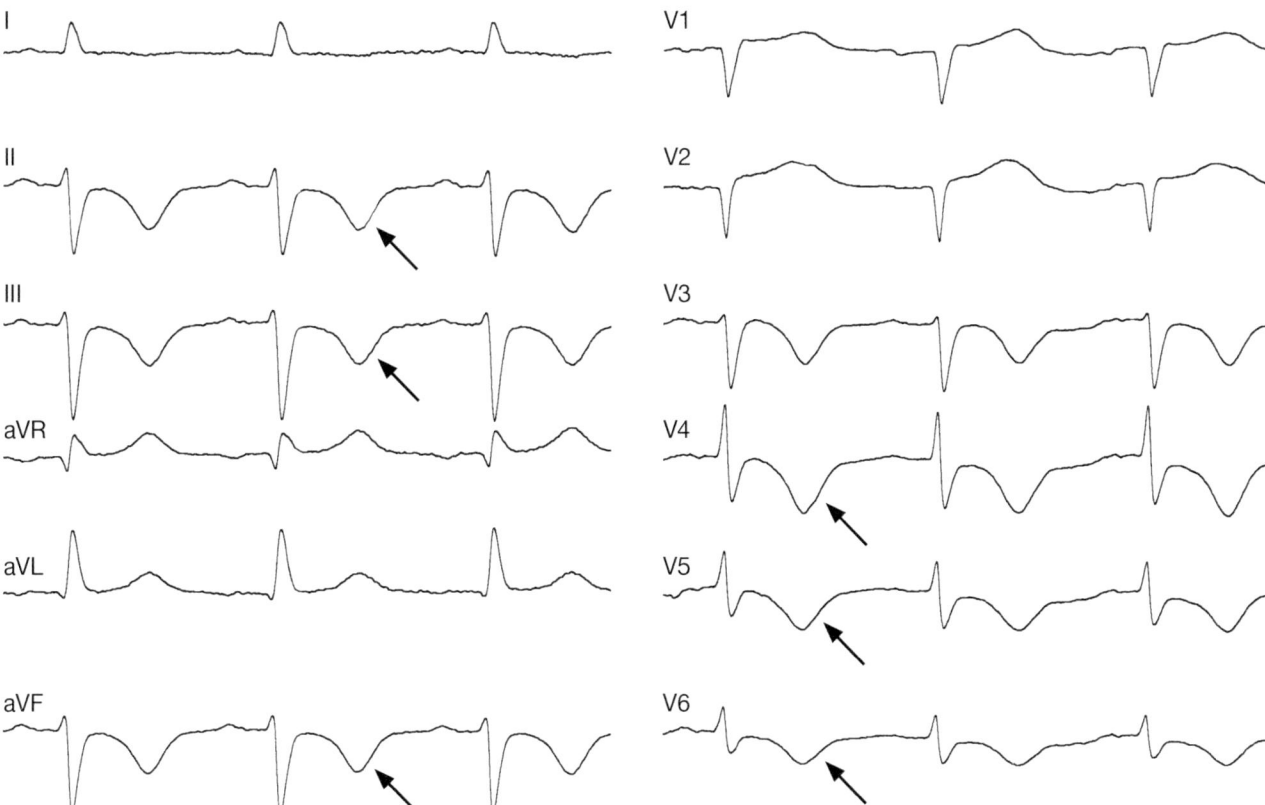

Abb. 1 EKG mit auffälligem Befund

Ergänzende Information Die elektronische Version dieses Kapitels enthält Zusatzmaterial, auf das über folgenden Link zugegriffen werden kann [https://doi.org/10.1007/978-3-662-62403-6_108]. Die Videos lassen sich durch Anklicken des DOI Links in der Legende einer entsprechenden Abbildung abspielen, oder indem Sie diesen Link mit der SN More Media App scannen.

C. Schmitt, A. Radzewitz, *Akuter Thoraxschmerz*, https://doi.org/10.1007/978-3-662-62403-6_108

EKG-Gesamtbeurteilung

Sinusrhythmus, HF 81/min. Überdrehter Linkstyp, ST-Streckensenkungen mit terminaler T-Negativierung in II, III, aVF (Pfeile links). Angedeutete ST-Streckenhebungen in V1 und V2 (mit positiver T-Welle in V1!). Leichte ST-Streckensenkungen und terminale T-Negativierung in V3–V6 (Pfeile rechts).

Koronarbefundung

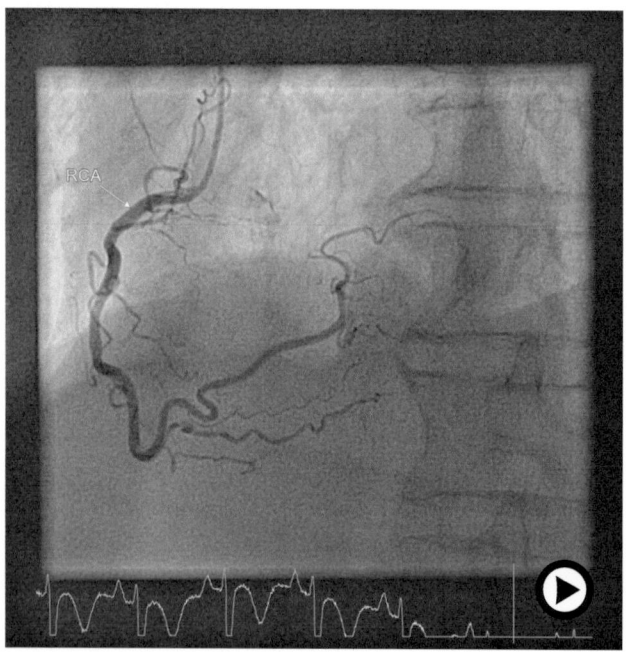

Abb. 2 Rechte Koronararterie unauffällig
(▶ https://doi.org/10.1007/000-5cm)

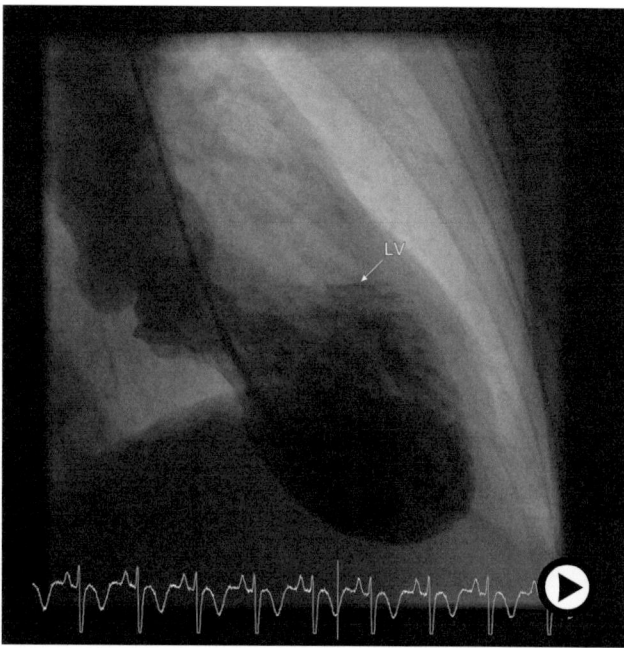

Abb. 4 Ventrikulographie LV. Ausgeprägtes apikales Ballooning mit Akinesie der apikalen und mittventrikulären Wandabschnitte
(▶ https://doi.org/10.1007/000-5cn)

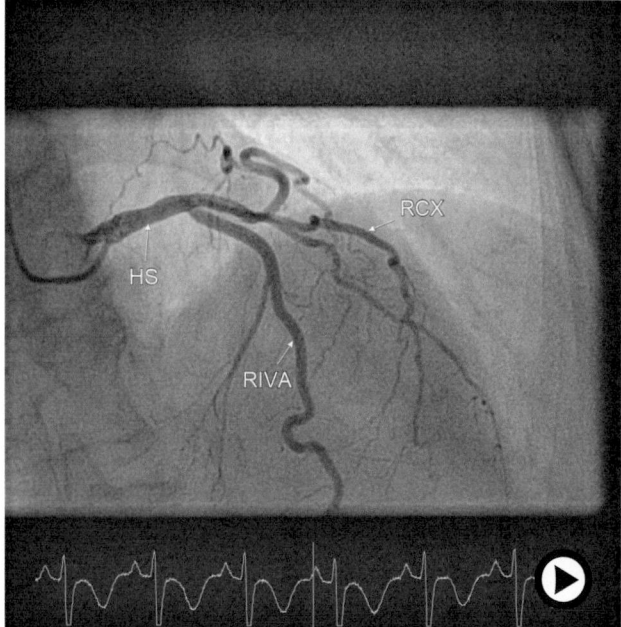

Abb. 3 Linke Koronararterie geringe Koronarsklerose
(▶ https://doi.org/10.1007/000-5ck)

Diagnose und Intervention

Akuter Nicht-ST-Hebungsinfarkt bei Takotsubo-Syndrom.

Diese Form wird auch Stress-Kardiomyopathie oder Broken-Heart-Syndrom genannt. Pathophysiologisch vermutet man eine übermäßige Katecholamin-Freisetzung, Auslöser typischerweise starker psychischer Stress. Vorwiegend Auftreten bei postmenopausalen Frauen. Die Kontrastmitteluntersuchung des linken Ventrikels ähnelt einer japanischen Tintenfischfalle (Takotsubo).

Kommentar: EKG bei Takotsubo-Syndrom ist nicht spezifisch. Es können wie im vorliegenden Fall T-Negativierungen auftreten, auch ST-Streckenhebungen, die sich nicht sicher von einem akuten Koronarsyndrom unterscheiden lassen. Dieser Infarktsubtyp zählt zu der Gruppe der MINOCA, eines Myokardinfarktes mit nichtobstruktiven Koronararterien. In vorliegendem Fall klassisches ventrikulographisches Bild mit apikaler Ballonierung.

Eine vorausgegangene starke psychische Belastung ließ sich in diesem Fall nicht eruieren.

Fall 55: Dyspnoe und Beinödeme

Anamnese

Einweisung durch den Hausarzt bei zunehmender Dyspnoe und Beinödeme. Die Patientin beklagt seit gestern zunehmende Dyspnoe.

Zustand nach rezidivierenden Lungenembolien, unter Marcumar Dauertherapie.

Notfall – EKG

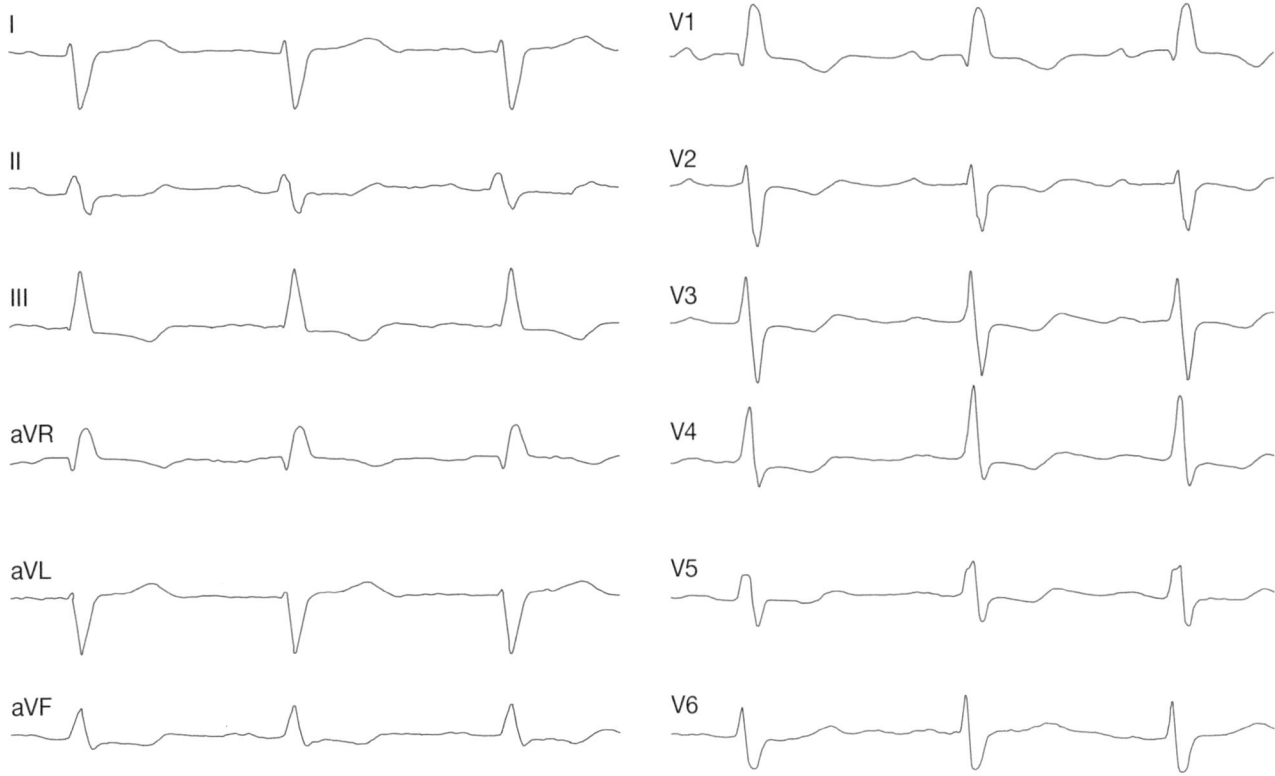

Abb. 1 EKG

Ergänzende Information Die elektronische Version dieses Kapitels enthält Zusatzmaterial, auf das über folgenden Link zugegriffen werden kann [https://doi.org/10.1007/978-3-662-62403-6_109]. Die Videos lassen sich durch Anklicken des DOI Links in der Legende einer entsprechenden Abbildung abspielen, oder indem Sie diesen Link mit der SN More Media App scannen.

Echokardiographie

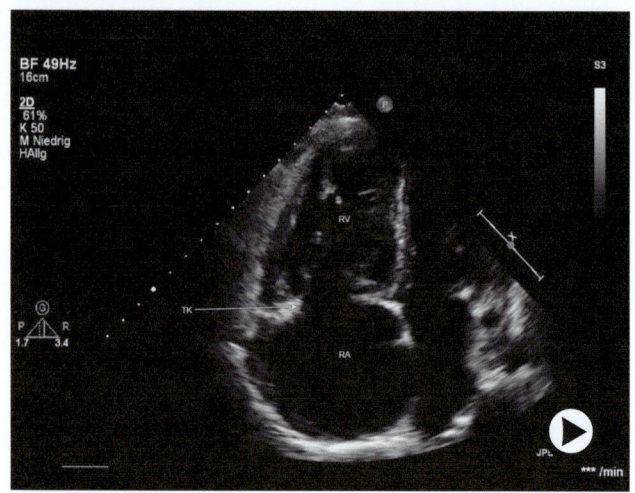

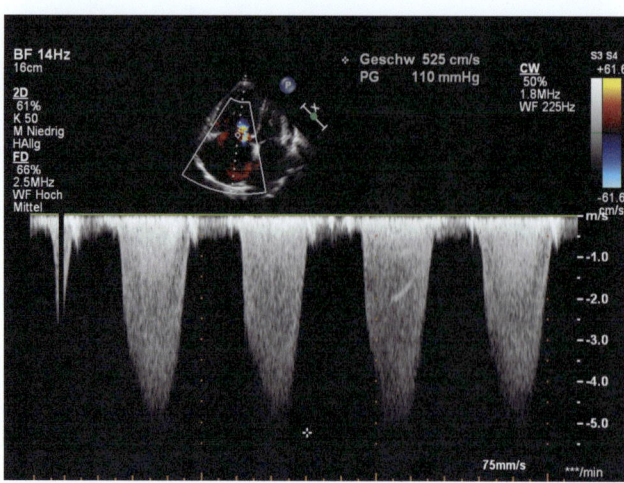

Abb. 2 Apikaler Vierkammerblick (▶ https://doi.org/10.1007/000-5cq)

Abb. 4 Dopplerechokardiographie Trikuspidalklappe

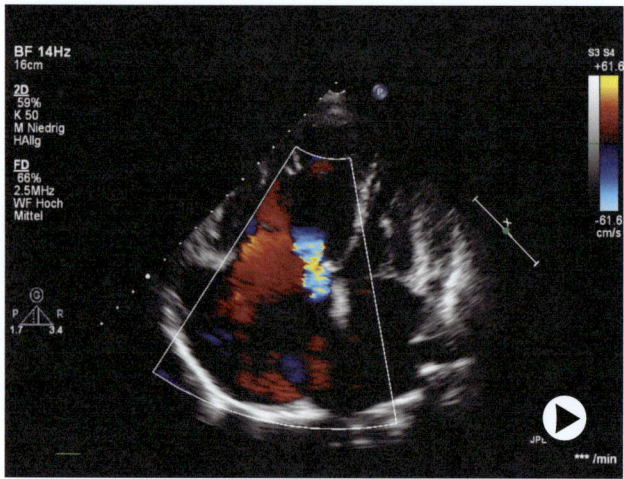

Abb. 3 Farbdoppler Echokardiographie
(▶ https://doi.org/10.1007/000-5cp)

Fall 55: Auflösung

EKG-Befundung

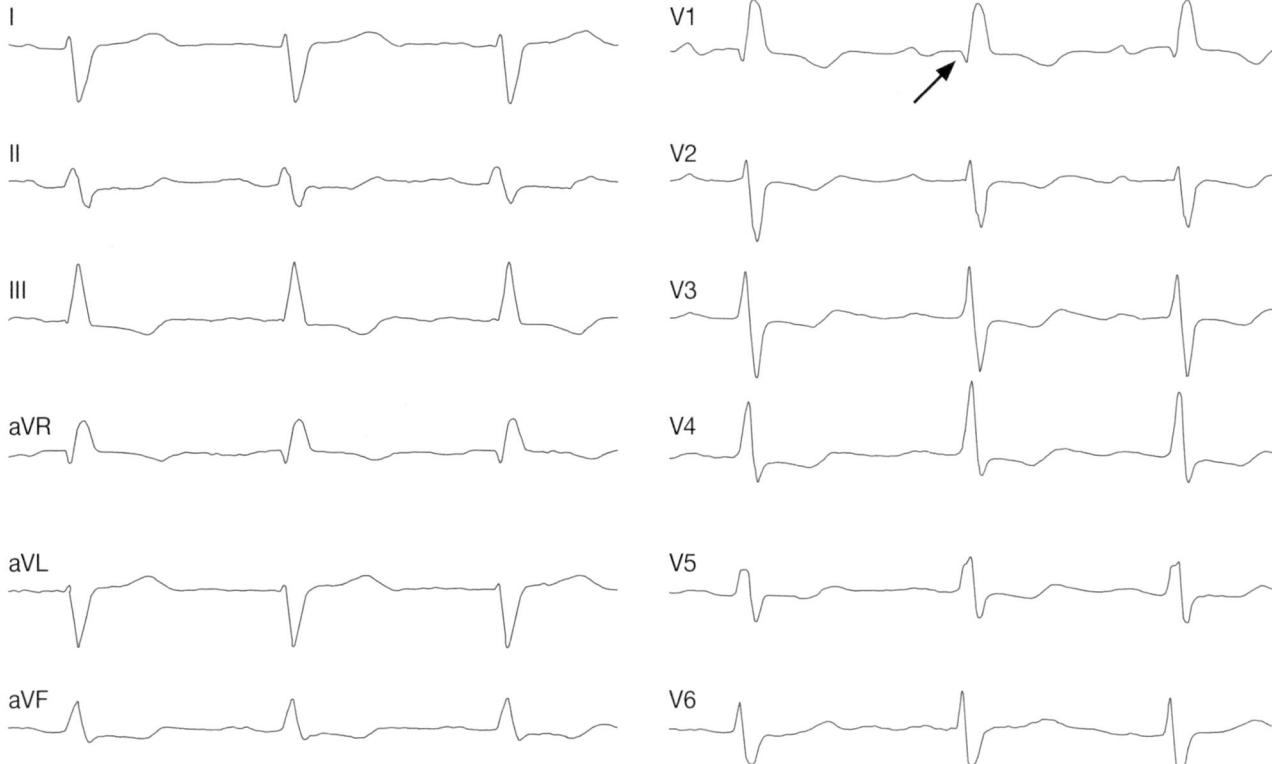

Abb. 1 EKG mit auffälligem Befund

Ergänzende Information Die elektronische Version dieses Kapitels enthält Zusatzmaterial, auf das über folgenden Link zugegriffen werden kann [https://doi.org/10.1007/978-3-662-62403-6_110]. Die Videos lassen sich durch Anklicken des DOI Links in der Legende einer entsprechenden Abbildung abspielen, oder indem Sie diesen Link mit der SN More Media App scannen.

EKG-Gesamtbeurteilung

Sinusrhythmus, 86 HF/min. Rechtslagetyp. Deszendierende ST-Streckensenkung besonders ausgeprägt in Ableitung III und aVF. Zeichen der chronischen Rechtsherzbelastung mit qR in V1 (siehe Pfeil) und deszendierende ST-Streckensenkungen von V2–V5.

Echokardiographiebefundung

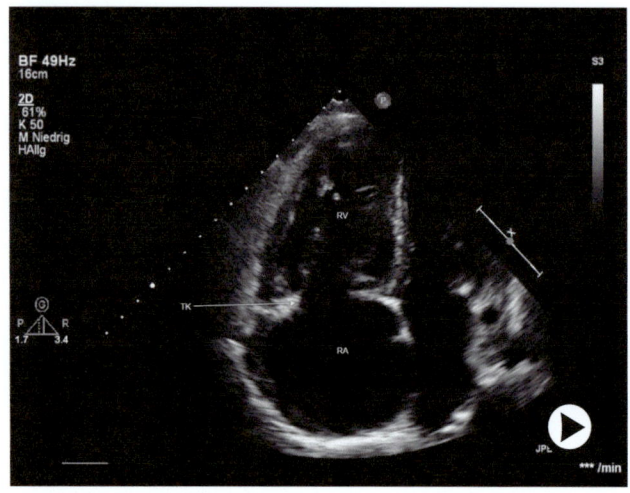

Abb. 2 Apikaler Vierkammerblick: RA und RV stark dilatiert, RV-Hypertrophie, ausgeprägtes D-Sign (▶ https://doi.org/10.1007/000-5cs)

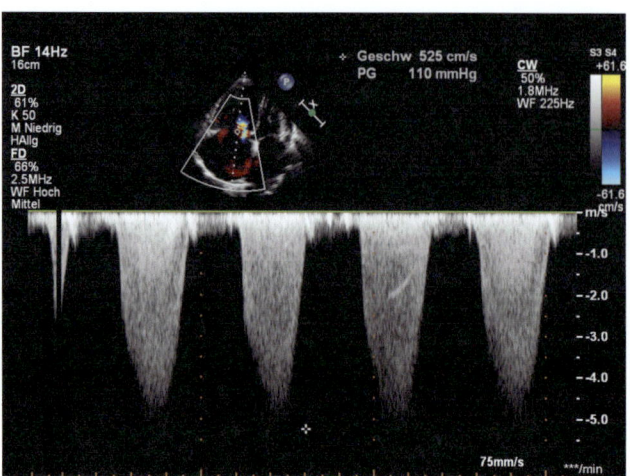

Abb. 4 RVSD 110 mmHg

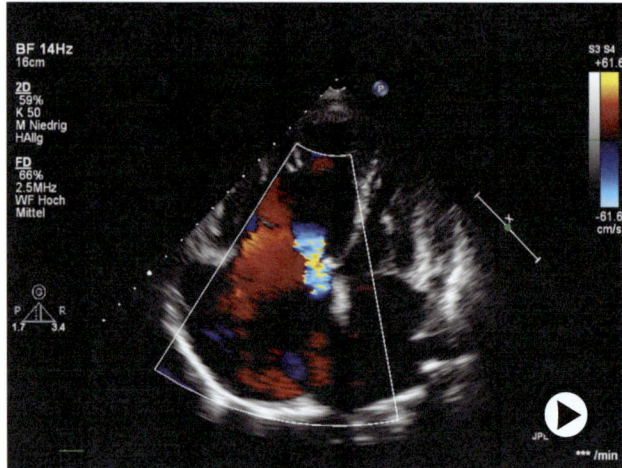

Abb. 3 Trikuspidalklappeninsuffizienz II-III° (▶ https://doi.org/10.1007/000-5cr)

Diagnose und Intervention
Chronisch thrombo-embolische pulmonale Hypertonie (CTEPH).

Kommentar: Typisches elektrokardiographisches Bild einer chronischen Rechtsherzbelastung mit Rechtstyp und deszendierenden ST-Streckensenkungen in den inferioren Ableitungen. In V1 findet sich eine typische qR-Morphologie als Zeichen der Rechtsherzhypertrophie, kein Rechtsschenkelblock.

Fall 56: 84-jähriger Patient mit Schrittmacher und auffälligem Belastungs-EKG

Anamnese

Patient kommt zur Schrittmacher-Routinekontrolle. Vor 18 Jahren war bei Bradyarrhythmia absoluta ein VVI-System implantiert worden.

Insgesamt stabile kardiale Situation, leichte Dyspnoe bei Belastung.

Ruhe – EKG

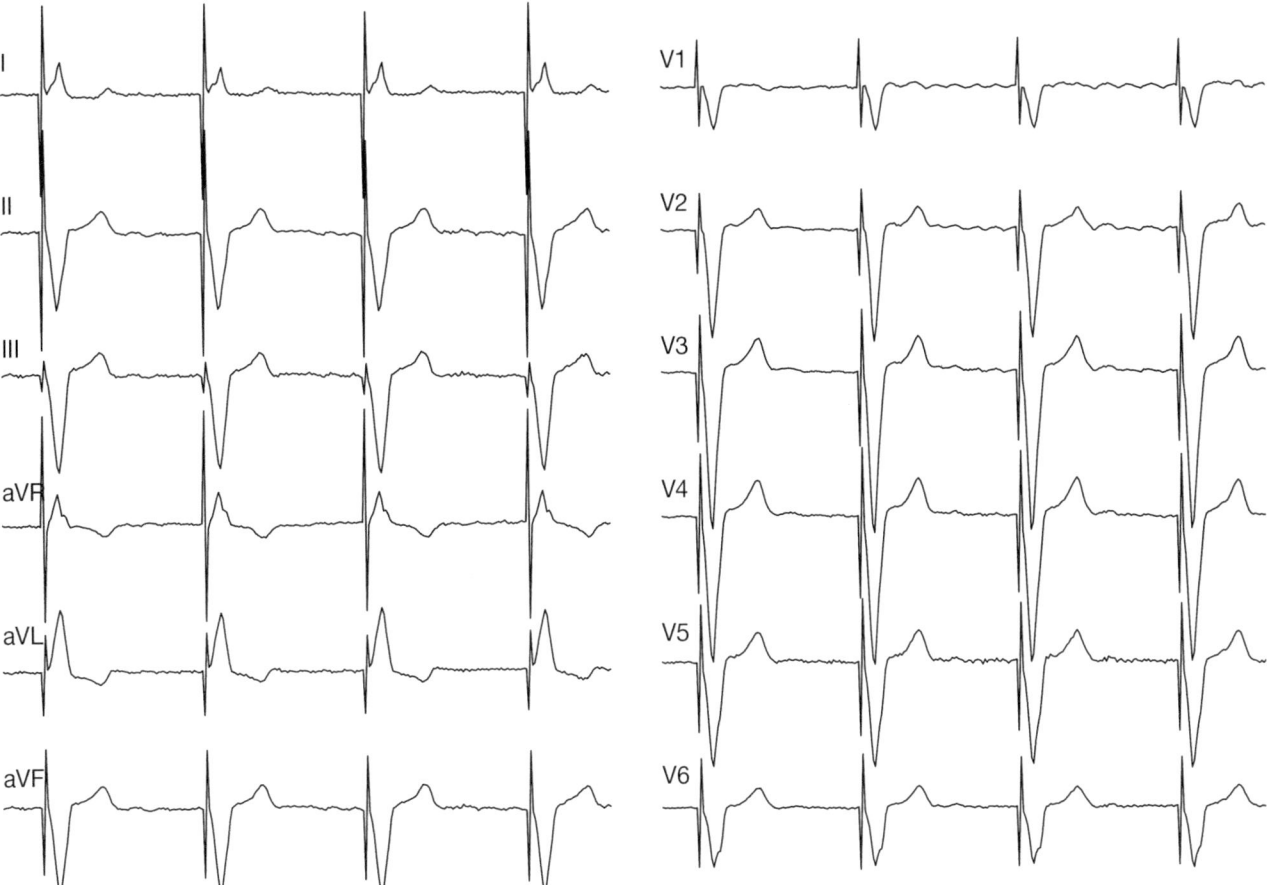

Abb. 1 EKG bei 25 Watt

Belastungs-EKG

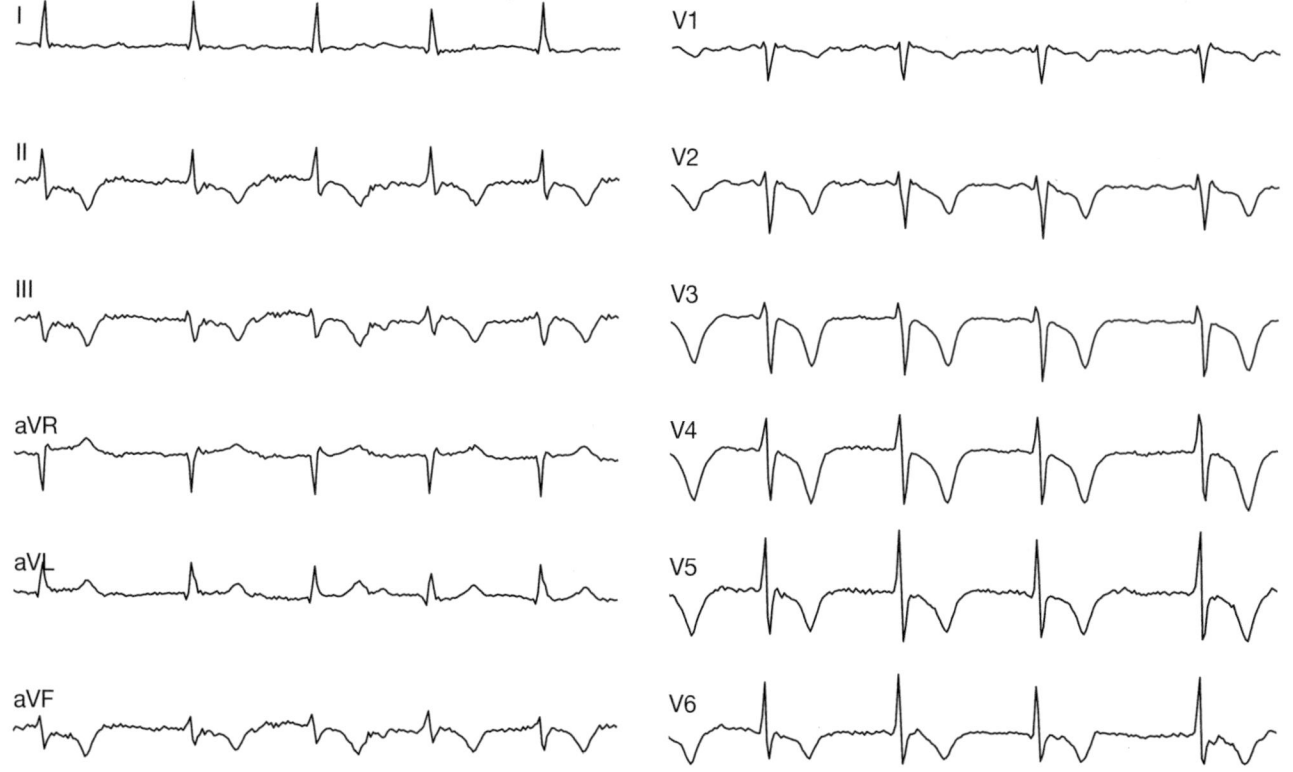

Abb. 2   EKG: Belastungsstufe 2, 75 Watt

EKG-Befundung

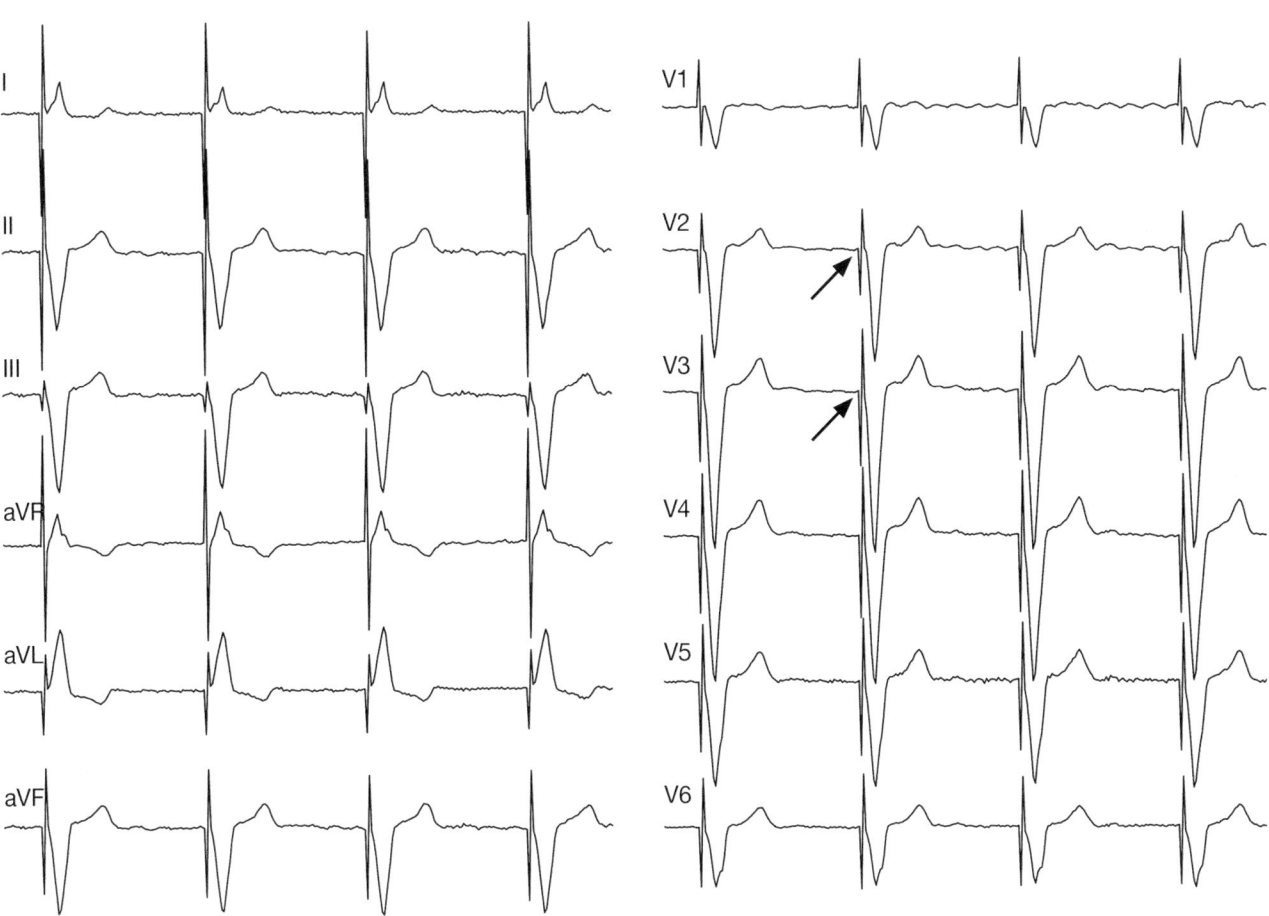

Abb. 1 Ruhe-EKG

EKG-Gesamtbeurteilung

VVI Modus mit 60 HF/min. Deutlich sichtbare Schrittmacher-
Spikes (siehe Pfeile) mit einem Linksschenkelblock ähn-
lichem Bild und konsekutiven Endstreckenveränderungen.
In V1 und V2 gut erkennbare Vorhofflimmerwellen.

Belastungs-EKG Befundung

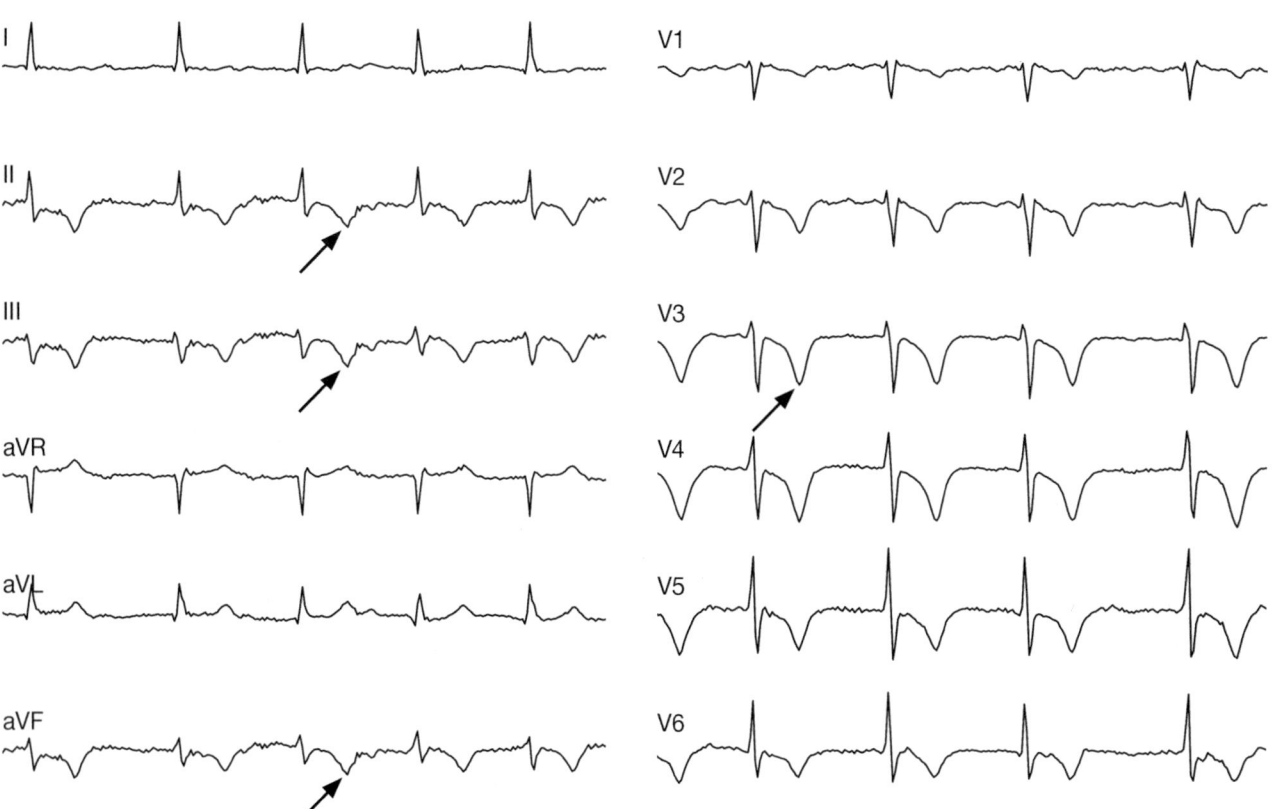

Abb. 2 EKG bei 75 Watt Belastung

Belastungs-EKG Befundung

Ab einer Belastungsstufe von 75 Watt Anstieg der Herzfrequenz mit Eigenaktionen und terminalen T-Negativierungen in II, III, aVF sowie V2–V6 (siehe Pfeile). Keine Angina pectoris, Abbruch der Belastung wegen zunehmender Dyspnoe bei 150 Watt.

Diagnose und Intervention

Permanentes Vorhofflimmern, Zustand nach VVI Schrittmacherimplantation bei Bradyarrhythmia absoluta.

Kommentar: Initial durchgehende ventrikuläre Stimulation. T-Negativierungen bei intrinsischer Überleitung unter Belastung. Diese Repolarisationsstörungen sind höchstwahrscheinlich, als „Cardiac memory" Phänomen zu deuten und nicht als ischämie-typische Veränderungen zu werten (siehe Abb. 2, siehe Pfeile). „Cardiac memory" steht für eine persistierende Repolarisationsstörung, obwohl sich der QRS-Komplex normalisiert hat und keine Schrittmacherimpulse vorliegen. Die genauen Mechanismen sind ungeklärt.

Fall 57: Leistungsabfall, Müdigkeit und Abgeschlagenheit

Anamnese

Die 80-jährige Patientin berichtet, dass sie seit sechs Monaten eine Leistungseinschränkung beim Schwimmen sowie bei der Gartenarbeit bemerkt habe. Jetzt notfallmäßige Aufnahme mit Dyspnoe, Beinödemen und thorakales Druckgefühl.

Aufnahmelabor: hsTnI 70 ng/l (Norm < 2,00), NT Pro BNP 15822 pg/ml (< 125).

Notfall – EKG

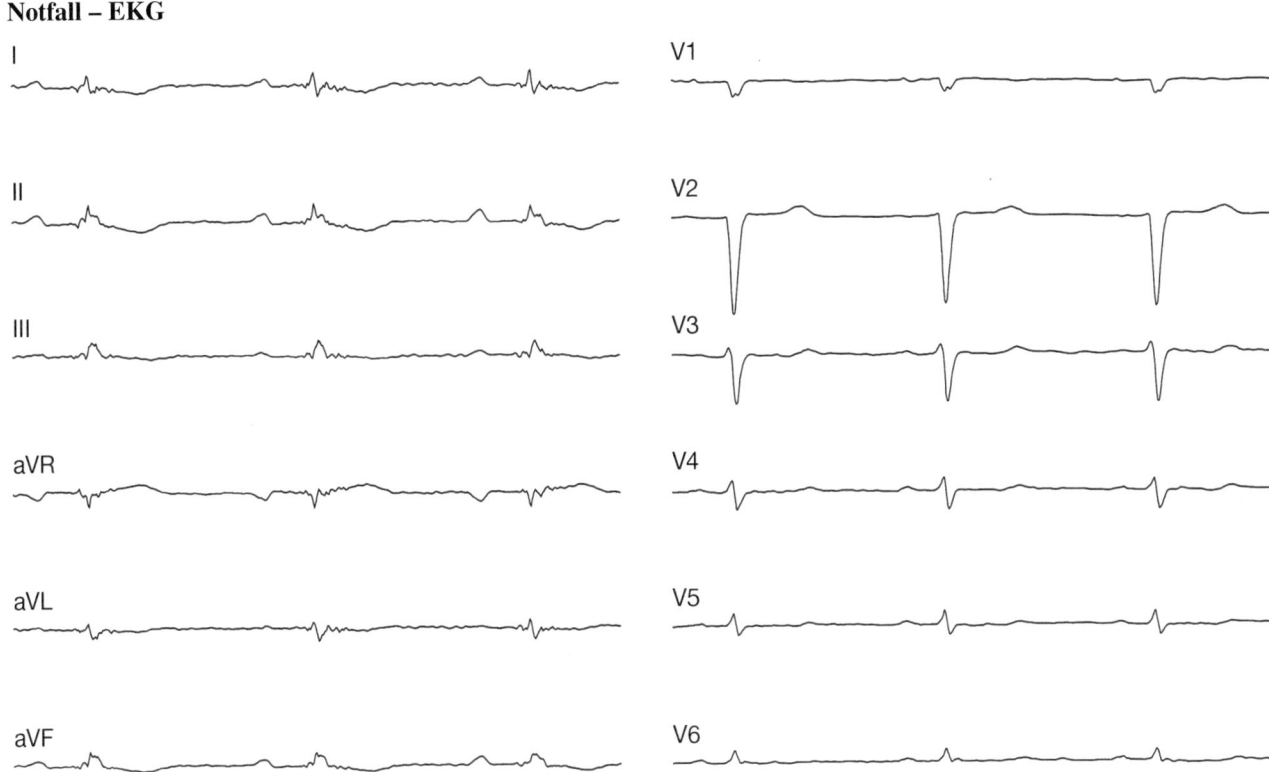

Abb. 1 EKG Kommentar bei Aufnahme

Ergänzende Information Die elektronische Version dieses Kapitels enthält Zusatzmaterial, auf das über folgenden Link zugegriffen werden kann [https://doi.org/10.1007/978-3-662-62403-6_113]. Die Videos lassen sich durch Anklicken des DOI Links in der Legende einer entsprechenden Abbildung abspielen, oder indem Sie diesen Link mit der SN More Media App scannen.

Notfallmäßig durchgeführte Echokardiographie und Koronarangiographie

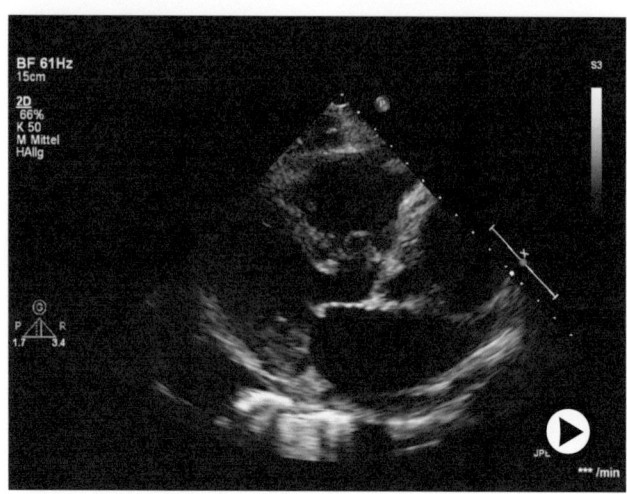

Abb. 2 Echokardiographie: parasternal lange Achse
(▶ https://doi.org/10.1007/000-5cw)

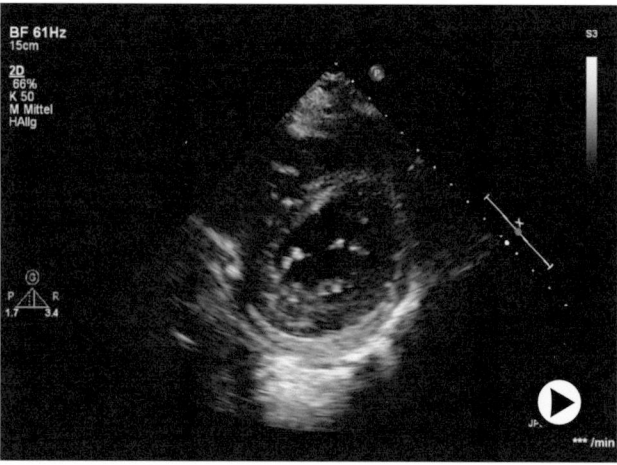

Abb. 3 Echokardiographie: parasternal kurze Achse
(▶ https://doi.org/10.1007/000-5cv)

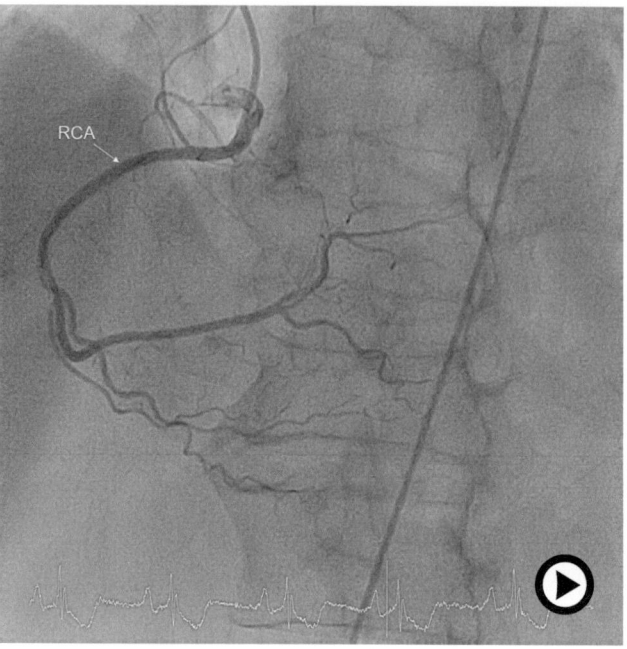

Abb. 4 Darstellung rechte Koronararterie in LAO-Projektion 26°, cranial 18° (▶ https://doi.org/10.1007/000-5ct)

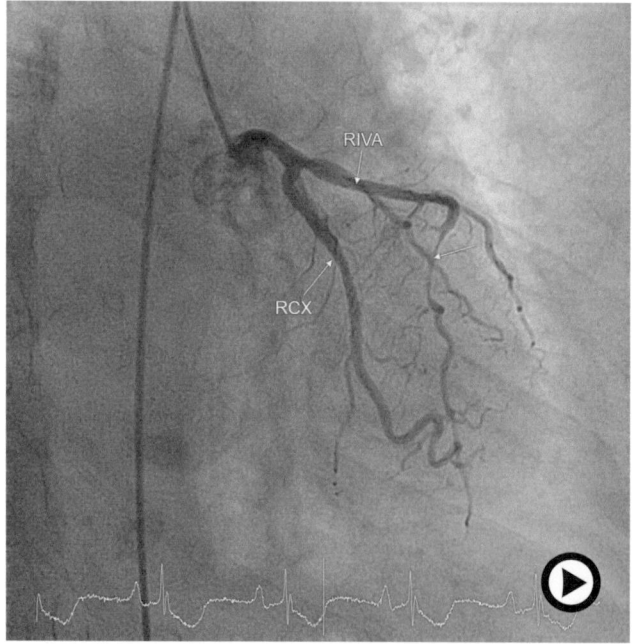

Abb. 5 Darstellung linke Koronararterie in RAO-Projektion 24°, caudal 27° im Bereich der mittleren RIVA sogenannte Muskelbrücke (siehe Pfeil), keine Stenose (▶ https://doi.org/10.1007/000-5cx)

Fall 57: Auflösung

EKG-Befundung

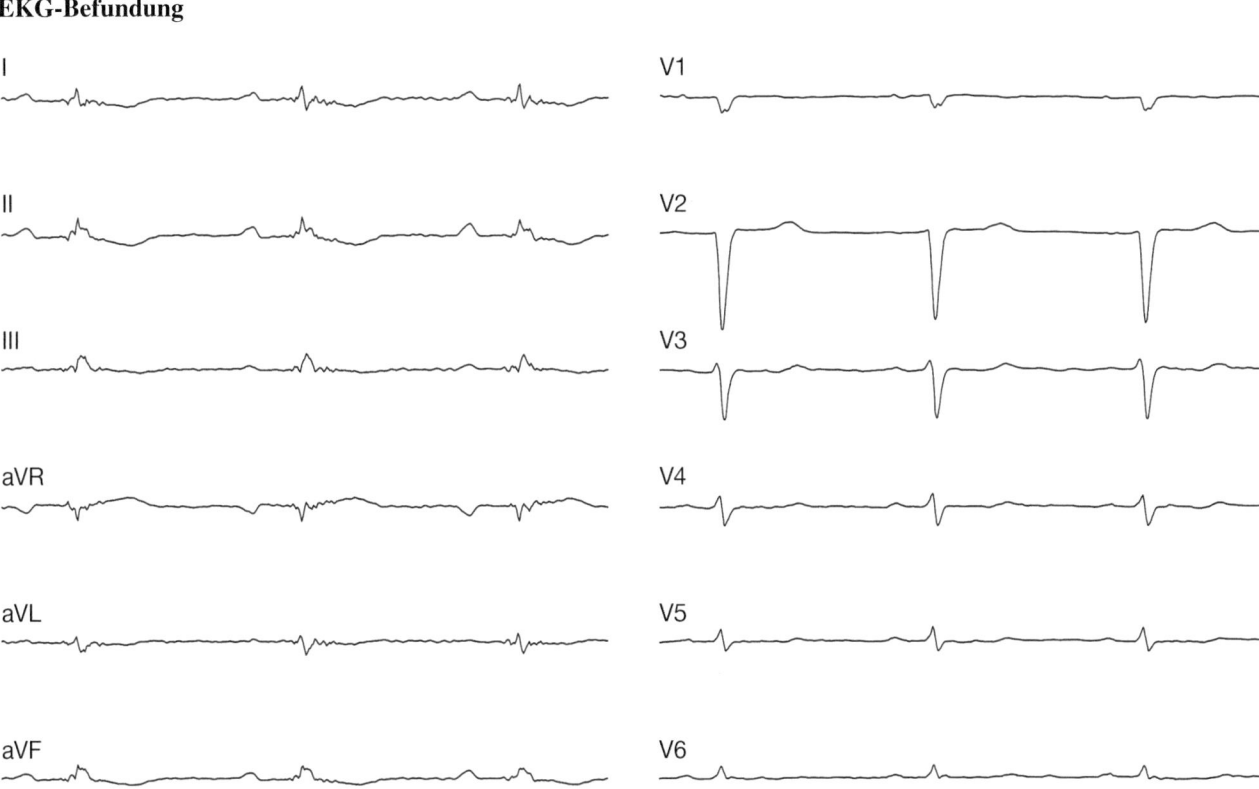

I

II

III

aVR

aVL

aVF

V1

V2

V3

V4

V5

V6

Abb. 1 EKG mit auffälligem Befund

Ergänzende Information Die elektronische Version dieses Kapitels enthält Zusatzmaterial, auf das über folgenden Link zugegriffen werden kann [https://doi.org/10.1007/978-3-662-62403-6_114]. Die Videos lassen sich durch Anklicken des DOI Links in der Legende einer entsprechenden Abbildung abspielen, oder indem Sie diesen Link mit der SN More Media App scannen.

EKG-Gesamtbeurteilung

Sinusrhythmus, 65 HF/min. AV-Block 1. Grades mit einer PQ-Zeit 230 ms. Periphere Niedervoltage.

ST-Streckensenkungen mit T-Negativierungen in Ableitung I, II, aVF sowie V4–V6. Zögerliche R-Progression bis V5.

Echokardiographie und Koronarbefundung

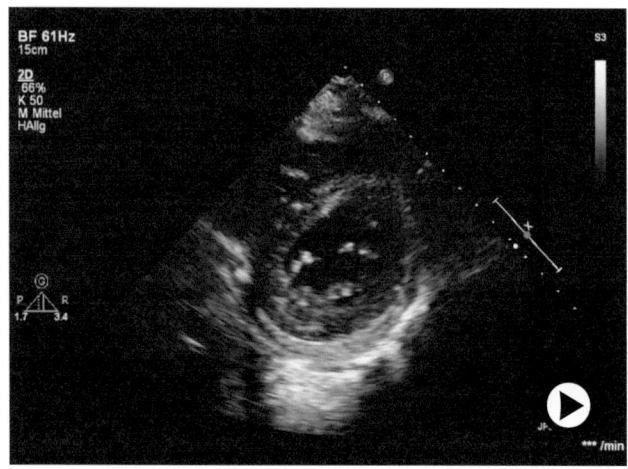

Abb. 2 Echokardiographie: parasternal kurze Achs. LV normal groß mit konzentrischer Hypertrophie. Auffällige Textur des Ventrikelmyokards. Zirkulärer Perikarderguss von ca. 0,8 cm (▸ https://doi.org/10.1007/000-5cz)

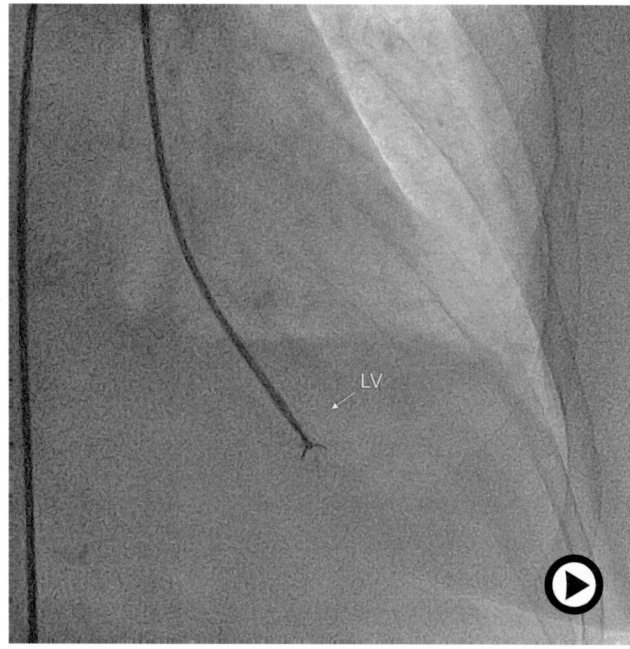

Abb. 4 Beispiel für Myokardbiopsie des LV (▸ https://doi.org/10.1007/000-5d0)

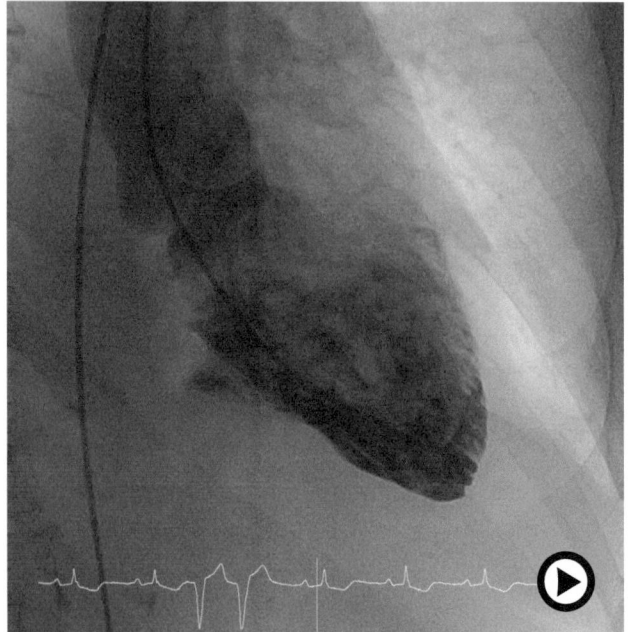

Abb. 3 Ventrikulographie des LV. Normale LV-Funktion mit erhöhten Füllungsdrucken (nicht gezeigt) (▸ https://doi.org/10.1007/000-5cy)

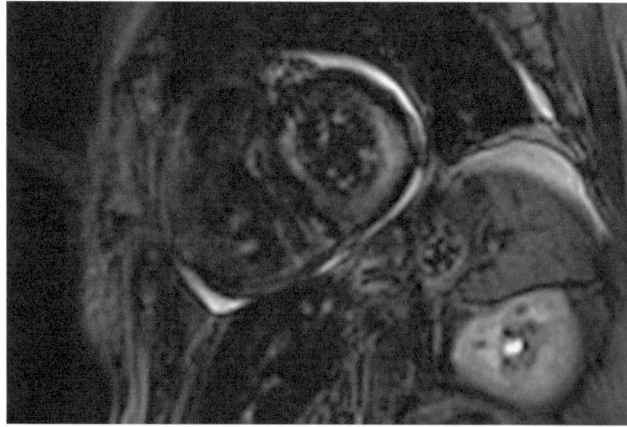

Abb. 5 MRT-Herz: LGE. Fleckige Signalerhöhung des kompletten Myokards des LV, lateral betont. Bildrechte mit freundlicher Genehmigung des Institutes für diagnostische und interventionelle Radiologie

Diagnose und Intervention

Kardiale Amyloidose (AL lambda Amyloidose).

Bei der Patientin fand sich außerdem eine Organmanifestation des peripheren Nervensystems sowie nachweisbares Amyloid in einer Magenbiopsie.

Kommentar: Das EKG gibt nur indirekte Hinweise zur Diagnosestellung einer kardialen Amyloidose. Zeichen für diese Systemerkrankung ergeben sich durch eine periphere Niedervoltage (Perikarderguss!), eine mangelnde R-Progression und unspezifische Endstreckenveränderungen.

Diagnostisch wegweisend sind die kardiale MRT-Untersuchung sowie die Myokardbiopsie. Für die ATTR-Amyloidose (Transthyretin-Amyloidose) sind knochen-szintigraphische Untersuchungen mit kardialer Anreicherung ein relativ neues zusätzliches Untersuchungsverfahren.

Fall 58: Sportlicher 43-jähriger Mann mit Palpitationen und linksthorakalem Druck

Anamnese

Macht viel Sport, spielt Tennis und fährt Mountainbike. Kurze Episoden mit Atemnot, Schwindel.

Deswegen stellt er sich in der Notfallpraxis mit Herzrhythmusstörungen (Ventrikuläre Extrasystolen bis hin zu Triplets) vor. Er wird in die CPU übernommen. Aufgrund der elektrokardiographischen und echokardiographischen Befunde primärprophylaktische Defibrillatorversorgung mit einer LifeVest®.

Notfall – EKG

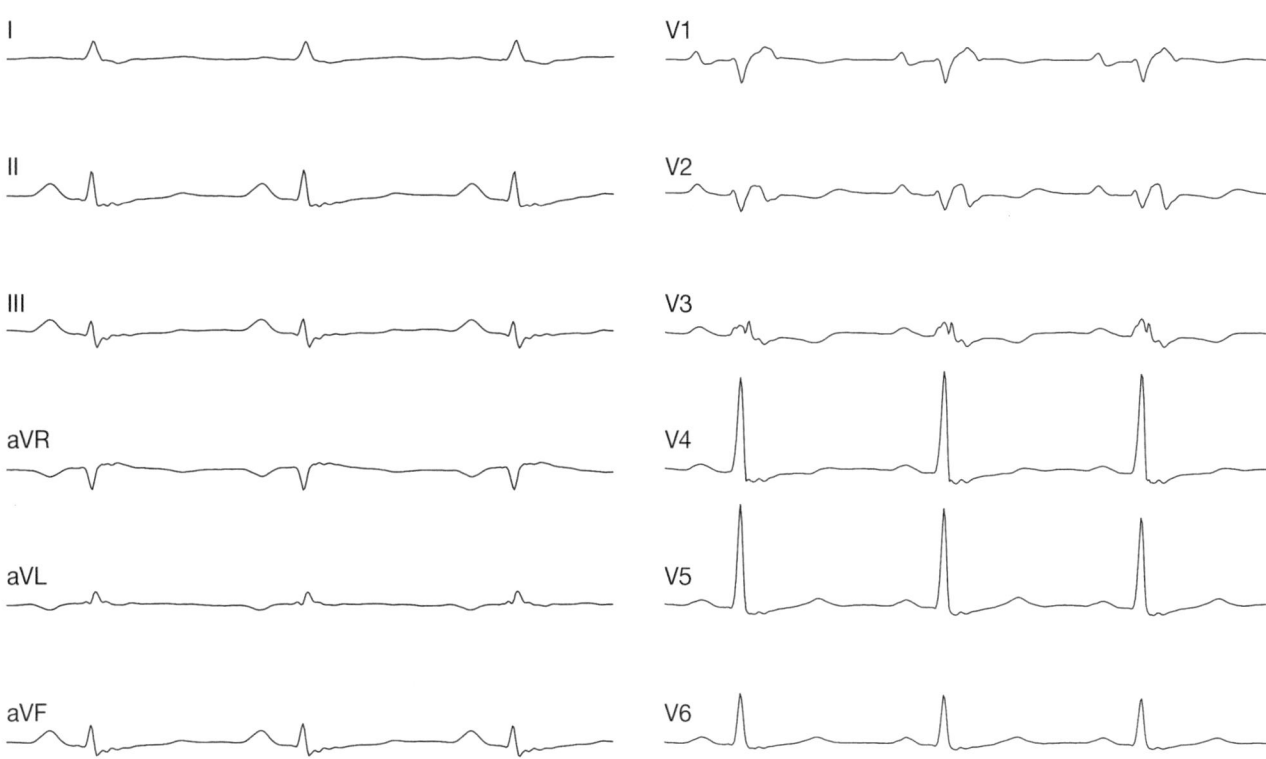

Abb. 1 EKG von der CPU

Ergänzende Information Die elektronische Version dieses Kapitels enthält Zusatzmaterial, auf das über folgenden Link zugegriffen werden kann [https://doi.org/10.1007/978-3-662-62403-6_115]. Die Videos lassen sich durch Anklicken des DOI Links in der Legende einer entsprechenden Abbildung abspielen, oder indem Sie diesen Link mit der SN More Media App scannen.

C. Schmitt, A. Radzewitz, *Akuter Thoraxschmerz*, https://doi.org/10.1007/978-3-662-62403-6_115

Notfallmäßig durchgeführte Echokardiographie

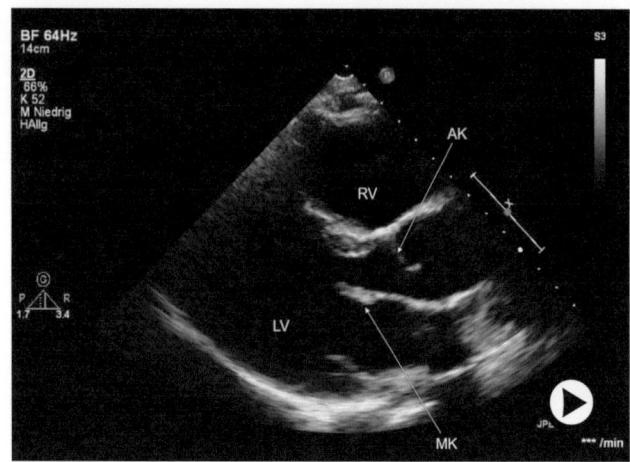

Abb. 2   Ultraschall: parasternal lange Achse
(▶ https://doi.org/10.1007/000-5d2)

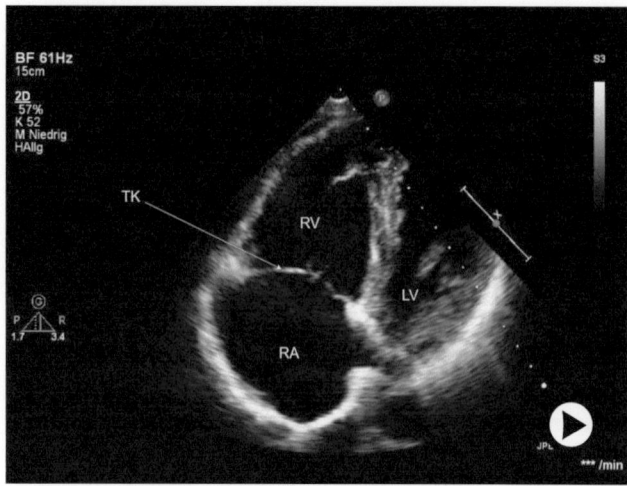

Abb. 3   Ultraschall: apikaler Vierkammerblick
(▶ https://doi.org/10.1007/000-5d1)

EKG-Befundung

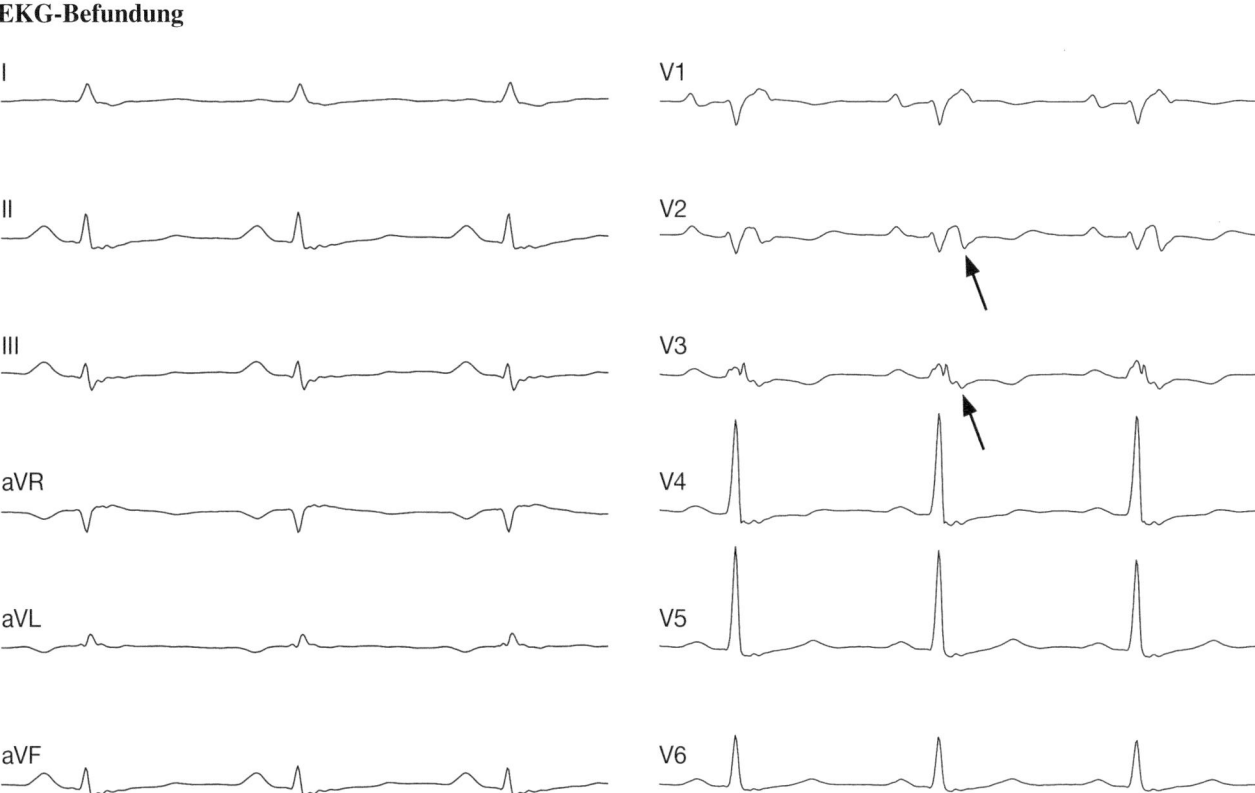

Abb. 1 EKG mit auffälligem Befund

—————————————————

Ergänzende Information Die elektronische Version dieses Kapitels enthält Zusatzmaterial, auf das über folgenden Link zugegriffen werden kann [https://doi.org/10.1007/978-3-662-62403-6_116]. Die Videos lassen sich durch Anklicken des DOI Links in der Legende einer entsprechenden Abbildung abspielen, oder indem Sie diesen Link mit der SN More Media App scannen.

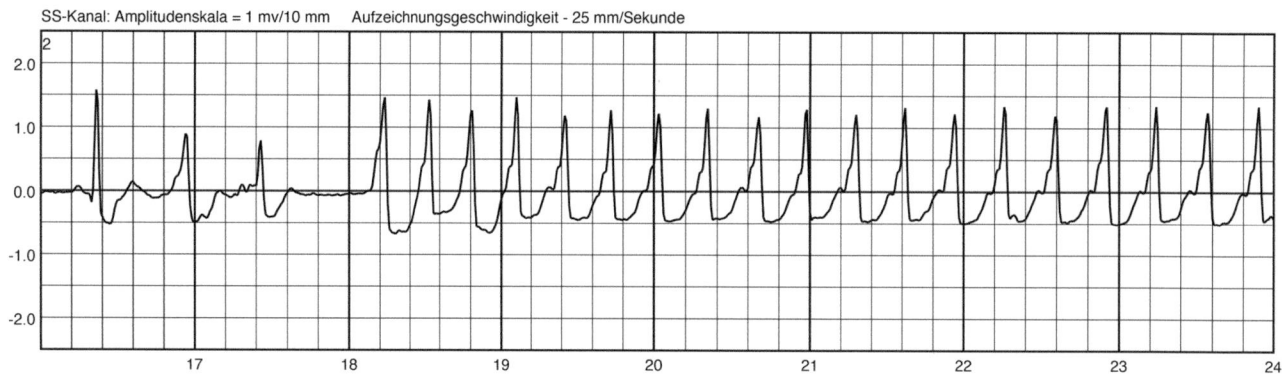

Abb. 2 Protokoll der LifeVest®: Aufzeichnung einer nicht anhaltenden ventrikulären Tachykardie

EKG-Gesamtbeurteilung

Sinusrhythmus, 69 HF/min. Indifferenztyp. Am Ende des QRS-Komplexes in Ableitung II und III, ist ein kleinamplitudiges Nachpotential zu erkennen. In den Brustwandableitungen erkennbare Epsilon-Welle (siehe Pfeile).

Echokardiographie

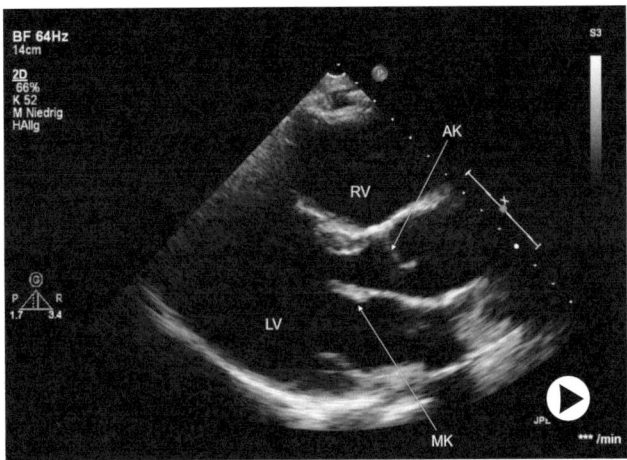

Abb. 3 Ultraschall parasternal lange Achse: Leicht reduzierte systolische LV-Funktion (▶ https://doi.org/10.1007/000-5d4)

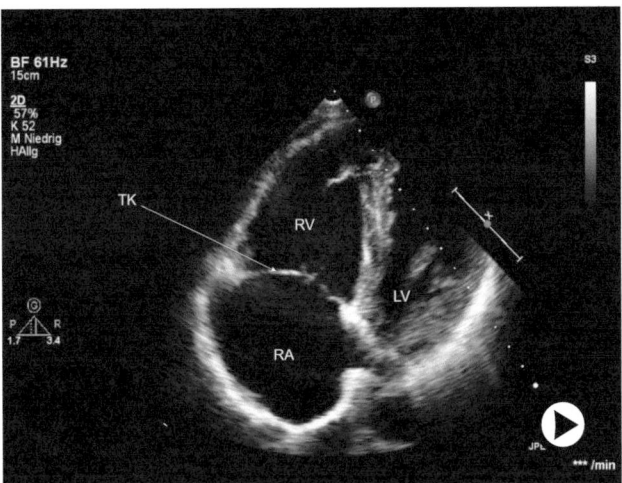

Abb. 4 Ultraschall Vierkammerblick: Dilatierter rechter Ventrikel mit deutlich eingeschränkter rechtsventrikulärer Pumpfunktion (▶ https://doi.org/10.1007/000-5d3)

Diagnose und Intervention

Arrhythmogene rechtsventrikuläre Kardiomyopathie (ARVD). Nicht-anhaltende ventrikuläre Tachykardien.

Kommentar: Für die Diagnose der ARVD sind in diesem Fall zwei Major Kriterien erfüllt: Ausgeprägte RV-Dilatation und Reduktion der RV-Funktion sowie das Vorliegen einer Epsilon-Welle. Als Ergänzung der Diagnostik ist eine MRT-Herz Untersuchung indiziert (nicht gezeigt).

Gefahr des plötzlichen Herztodes, der Patient wurde zunächst mit einer LifeVest® versorgt, die nicht anhaltende ventrikuläre Tachykardien aufzeichnete (siehe Abb. 2 Protokoll LifeVest®). Daraufhin wurde ein interner Defibrillator (ICD) implantiert, im Verlauf mehrfache adäquate Schockabgaben.

Fall 59: Junger Patient mit plötzlichem Thoraxschmerz beim Fußballtraining

Anamnese

Plötzlich aufgetretener Brustschmerz und Atemnot nach dem Fußballspielen. Stationäre Aufnahme bei linksseitig abgeschwächtem Atemgeräusch.

Notfall – EKG

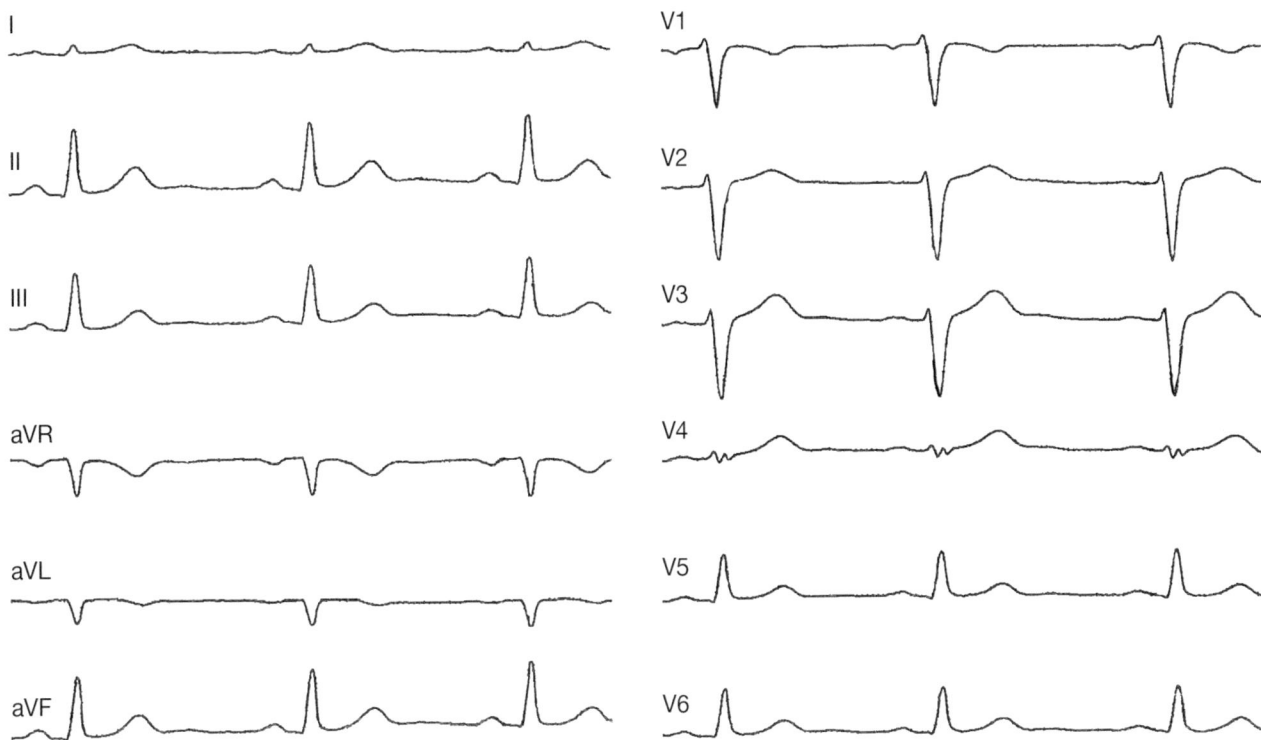

Abb. 1 Aufnahme-EKG

Röntgenthorax

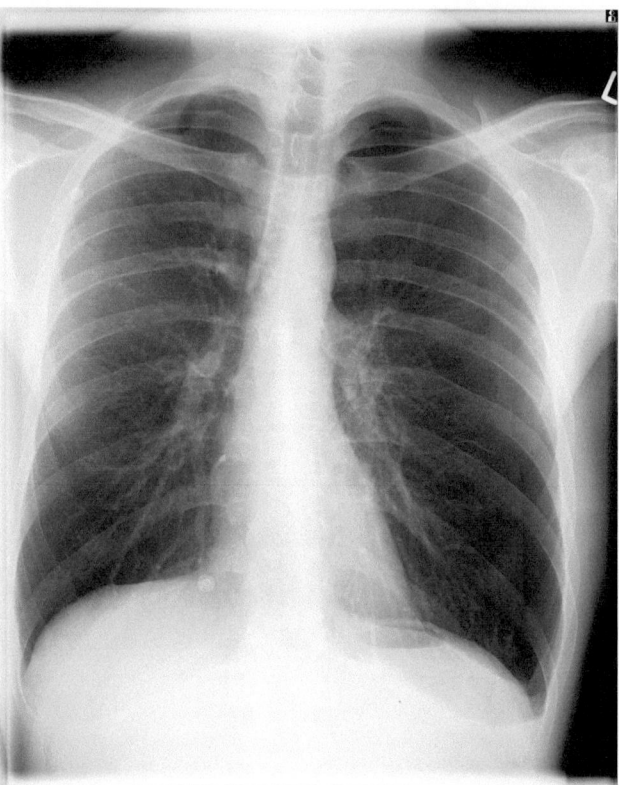

Abb. 2 Röntgenthorax. Bildrechte mit freundlicher Genehmigung des Institutes für diagnostische und interventionelle Radiologie

EKG-Befundung

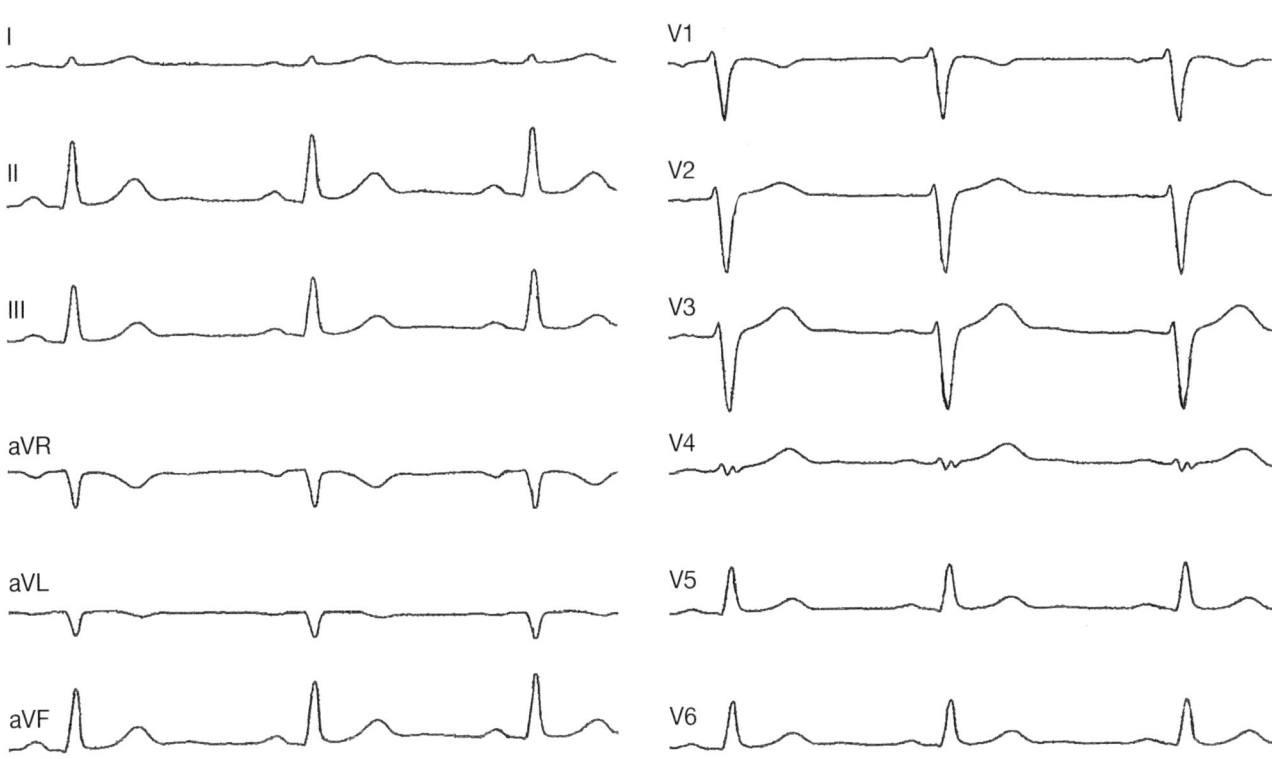

Abb. 1 EKG mit auffälligem Befund

C. Schmitt, A. Radzewitz, *Akuter Thoraxschmerz*, https://doi.org/10.1007/978-3-662-62403-6_118

EKG-Gesamtbeurteilung

Sinusrhythmus, 70 HF/min. Steiltyp. Zögerliche R-Progression bis V5. Knotung in V4. Keine Erregungsrück-bildungsstörungen.

Röntgenthorax

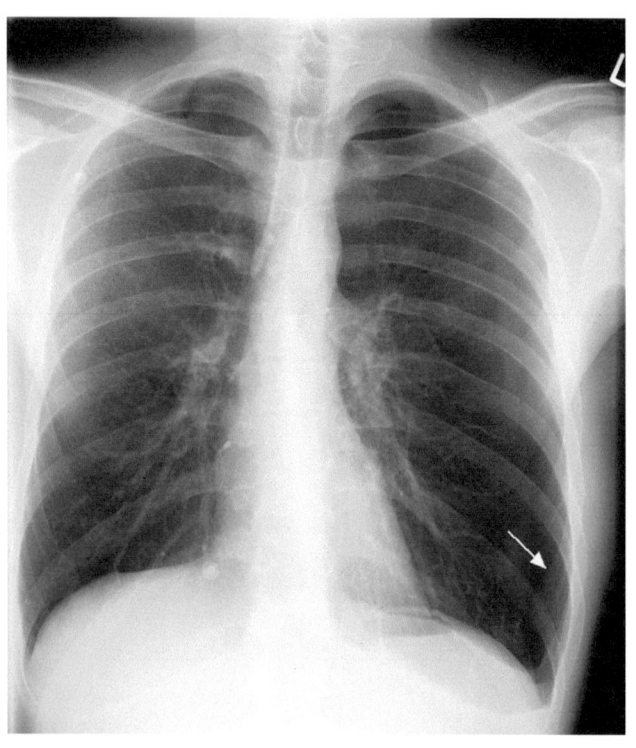

Abb. 2 Röntgenthorax p.a. mit Pneu (siehe Pfeil)

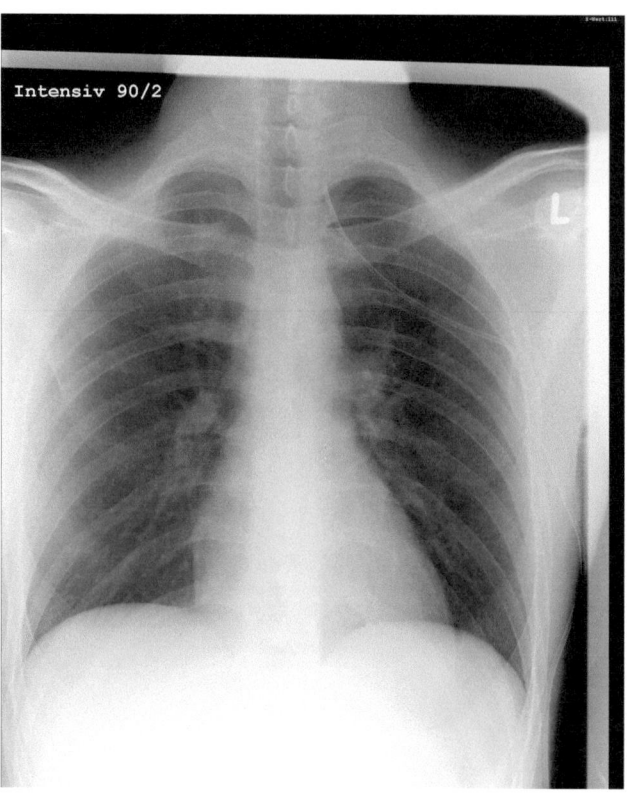

Abb. 3 Röntgenthorax im Liegen (Intensivstation): Matthyskatheter nach links apikal bei mantelförmigem linksseitigem Pneumothorax. Bildrechte mit freundlicher Genehmigung des Institutes für diagnostische und interventionelle Radiologie für Abb. 2 und 3

Diagnose und Intervention

Spontanpneumothorax links. Matthyskatheteranlage zur Thoraxdrainage.

Kommentar: Bei dem jungen Patienten war der Thoraxschmerz durch einen Spontanpneumothorax bedingt. Eine zögerliche R-Progression in den Brustwandableitungen kann durch die Verdrängung des Herzens bzw. durch die veränderte anatomische Lage des Herzens nach ausgeprägtem linksseitigem Pneumothorax erklärt werden. Im vorliegenden Fall ist sie eher durch die steil gestellte Herzachse bedingt.

Fall 60: Stärkste linksseitige Thoraxschmerzen seit einer Stunde

Anamnese

Der Patient kommt bei dem Notarzt mit Verdacht auf Herzinfarkt. Er klagt über extreme linksseitige Brustschmerzen seit ca. einer Stunde.

Notfall–EKG

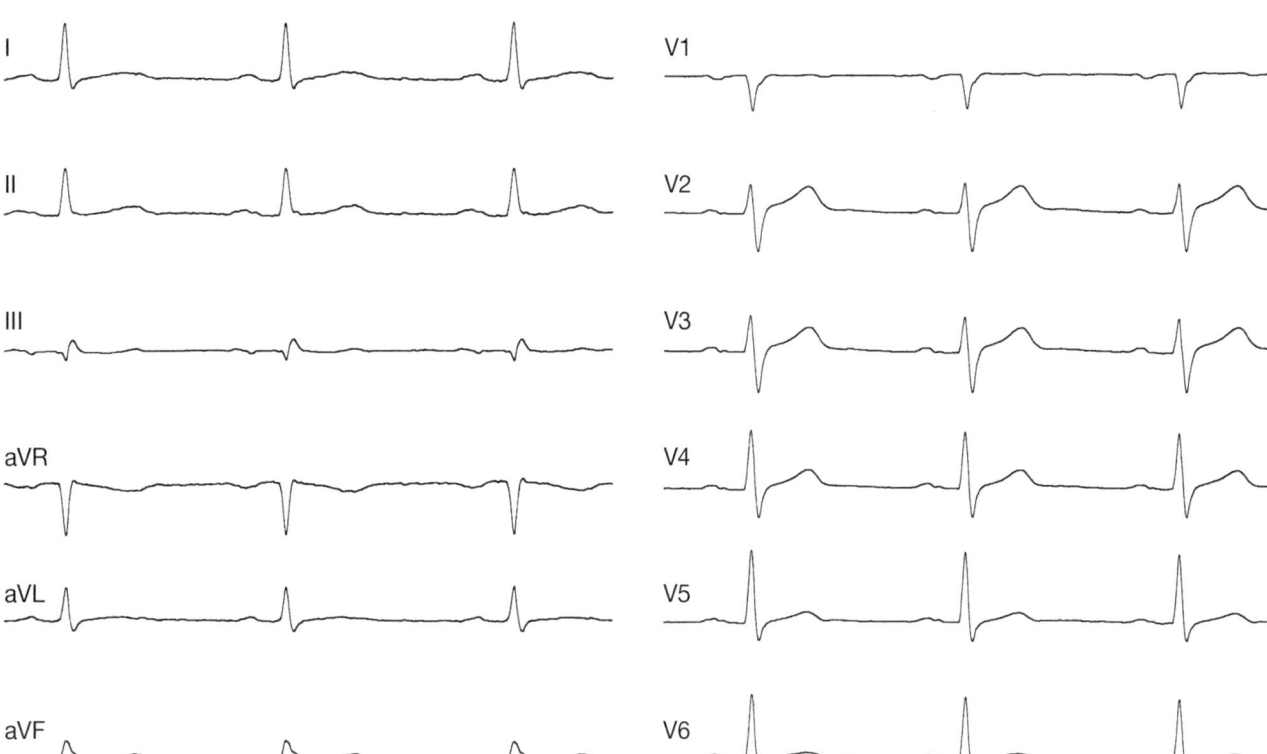

Abb. 1 EKG bei Aufnahme

Ergänzende Information Die elektronische Version dieses Kapitels enthält Zusatzmaterial, auf das über folgenden Link zugegriffen werden kann [https://doi.org/10.1007/978-3-662-62403-6_119]. Die Videos lassen sich durch Anklicken des DOI Links in der Legende einer entsprechenden Abbildung abspielen, oder indem Sie diesen Link mit der SN More Media App scannen.

Notfallmäßig durchgeführte Bedside-Echokardiographie

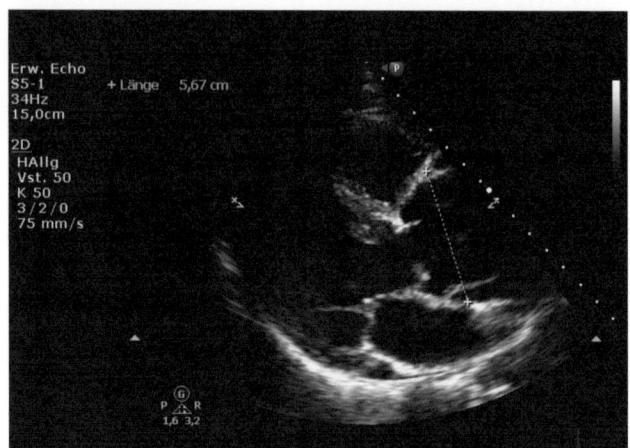

Abb. 2 Ultraschall: parasternal lange Achse

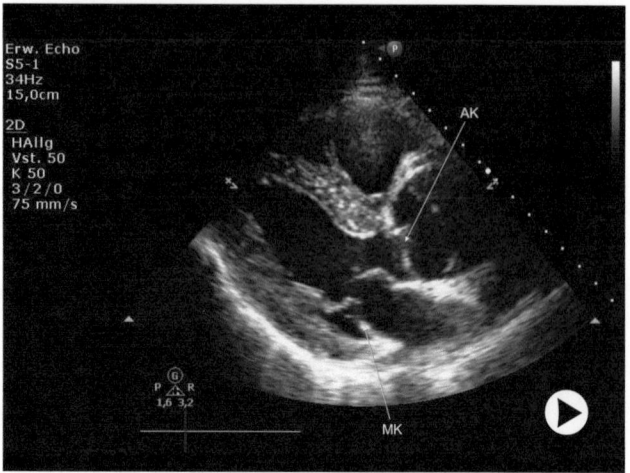

Abb. 3 Ultraschall: parasternal lange Achse
(▶ https://doi.org/10.1007/000-5d5)

EKG-Befundung

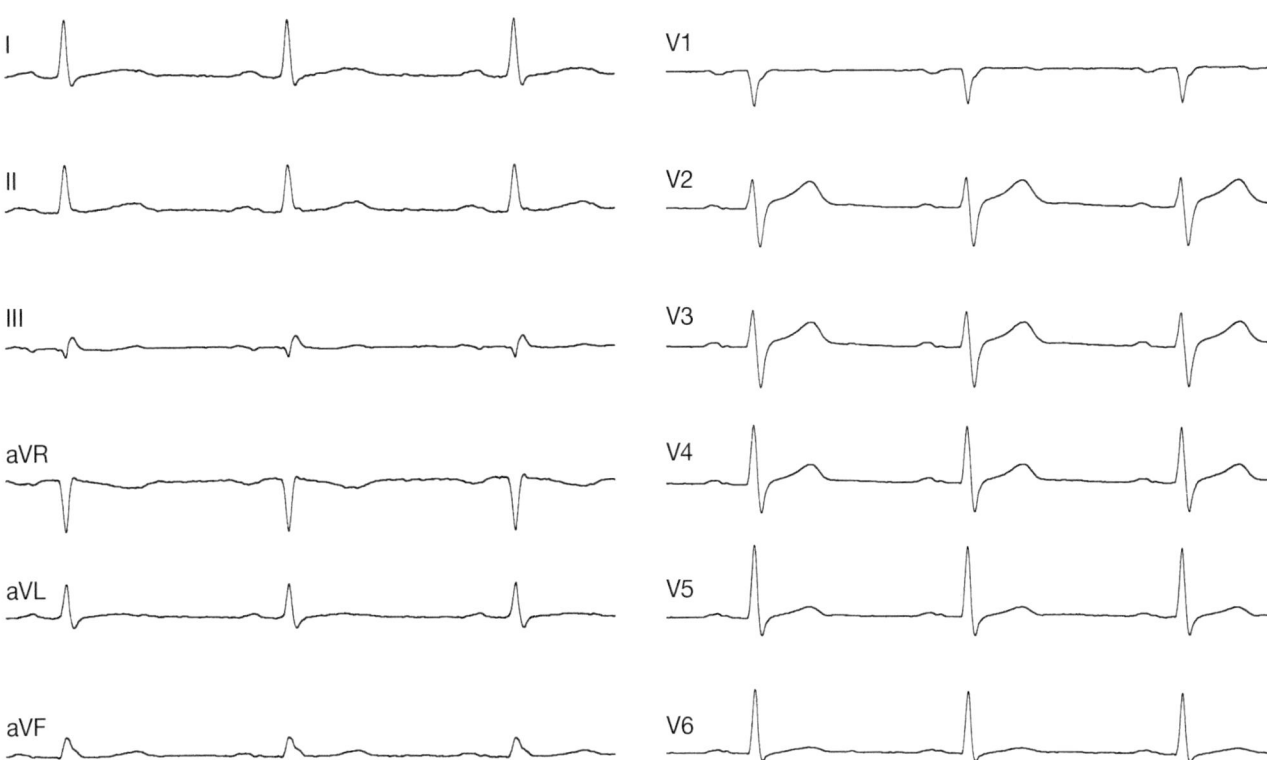

Abb. 1 EKG mit auffälligem Befund

© Der/die Autor(en), exklusiv lizenziert durch Springer-Verlag GmbH, DE, ein Teil von Springer Nature 2022

C. Schmitt, A. Radzewitz, *Akuter Thoraxschmerz*, https://doi.org/10.1007/978-3-662-62403-6_120

EKG-Gesamtbeurteilung

Sinusrhythmus, 68 HF/min. Linkslagetyp. Normale R-Progression. Leicht erhöhter ST-Abgang in V2–V4, keine Infarktzeichen.

Echokardiographie Befund

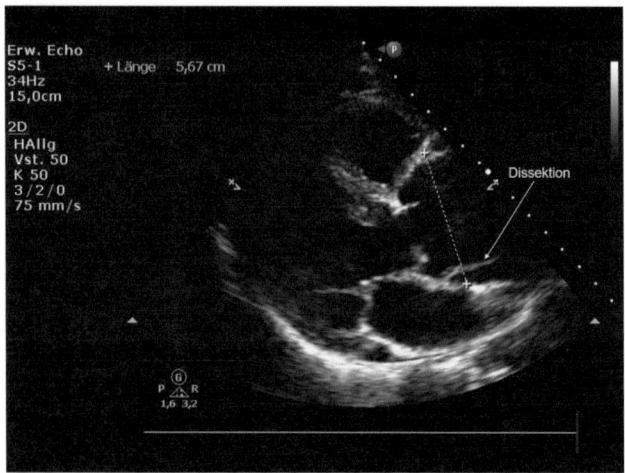

Abb. 2 Ultraschall parasternal lange Achse: Aorta thorakalis ascendens erweitert auf 58 mm mit erkennbarer Dissektionsmembran (siehe Pfeil)

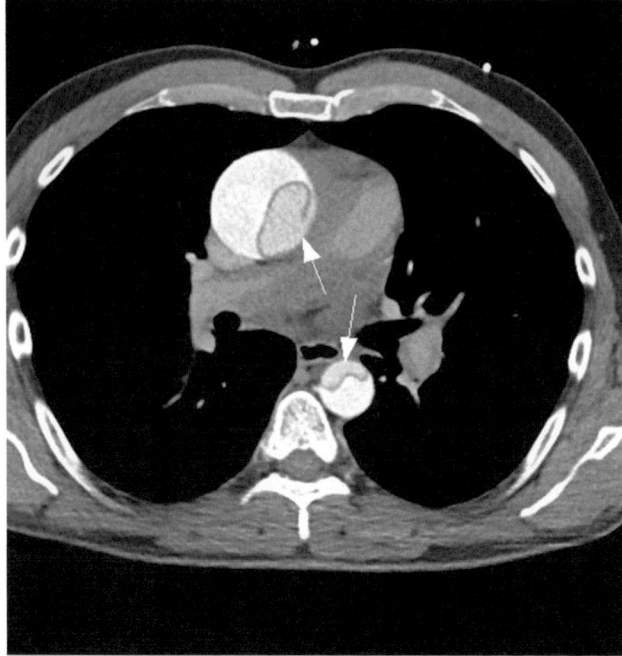

Abb. 3 CT der Aorta: Typ A Dissektion mit zusätzlicher Ruptur der Aorta ascendens (siehe Pfeile). Bildrechte mit freundlicher Genehmigung des Institutes für diagnostische und interventionelle Radiologie

Diagnose und Intervention

Akute Typ-A-Dissektion der Aorta.

Kommentar: Der Patient wurde ursprünglich vom Notarzt mit Verdacht auf akuten Herzinfarkt auf die CPU gebracht. Im Notfall-EKG fanden sich keine Infarktzeichen, die orientierende Bedside-Echokardiographie zeigte eine deutlich dilatierte Aorta ascendens mit einer erkennbaren Dissektionsmembran. Weitere typische Zeichen einer akuten Typ-A-Dissektion sind eine akut aufgetretene Aorteninsuffizienz sowie ein Perikarderguss, der sich zu diesem Zeitpunkt echokardiographisch noch nicht nachweisen ließ. Beweisend war das sofort anschließend durchgeführte CT der Aorta. Der Patient wurde notfallmäßig in die Herzchirurgie zur operativen Versorgung der Aortendissektion verlegt.

Cave: Bei stärkstem Thoraxschmerz ohne wegweisende EKG-Veränderungen immer die Differentialdiagnose Aortendissektion in Erwägung ziehen. Pulsstatus, Auskultation!

Fall 61: Retrosternales Brennen beim Fahrradfahren

Anamnese

Die Patientin berichtet beim Fahrradfahren im Urlaub über mehrmals aufgetretenes retrosternales Brennen. Zudem sei sie nachts durch Angina pectoris aufgewacht.

Labor bei Aufnahme: Troponin I leicht erhöht auf 0,11 ng/ml (Norm < 0,04). Aufnahme EKG zeigte folgenden Befund (Abb. 1).

Aufgrund der Beschwerdesymptomatik und der erhöhten Troponinwerte, Indikationsstellung zur Herzkatheteruntersuchung.

Notfall – EKG

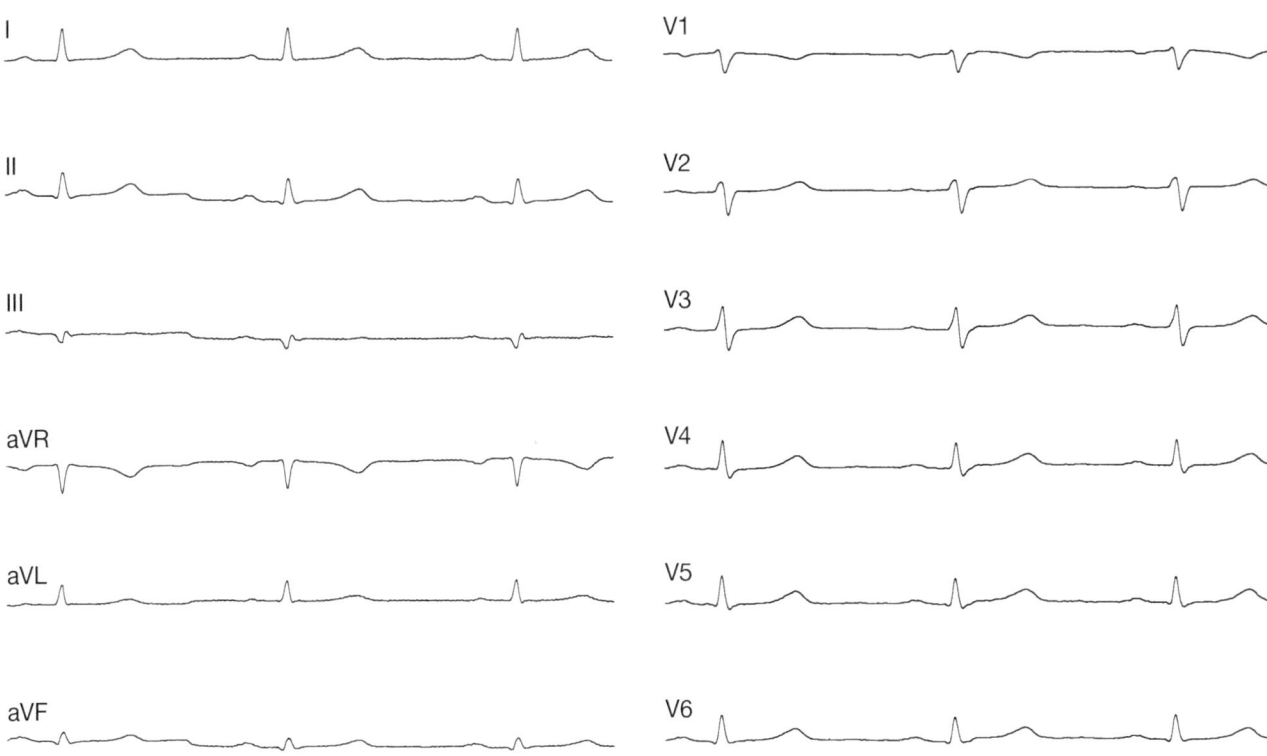

Abb. 1 EKG bei Aufnahme

Ergänzende Information Die elektronische Version dieses Kapitels enthält Zusatzmaterial, auf das über folgenden Link zugegriffen werden kann [https://doi.org/10.1007/978-3-662-62403-6_121]. Die Videos lassen sich durch Anklicken des DOI Links in der Legende einer entsprechenden Abbildung abspielen, oder indem Sie diesen Link mit der SN More Media App scannen.

Notfallmäßig durchgeführte Koronarangiographie

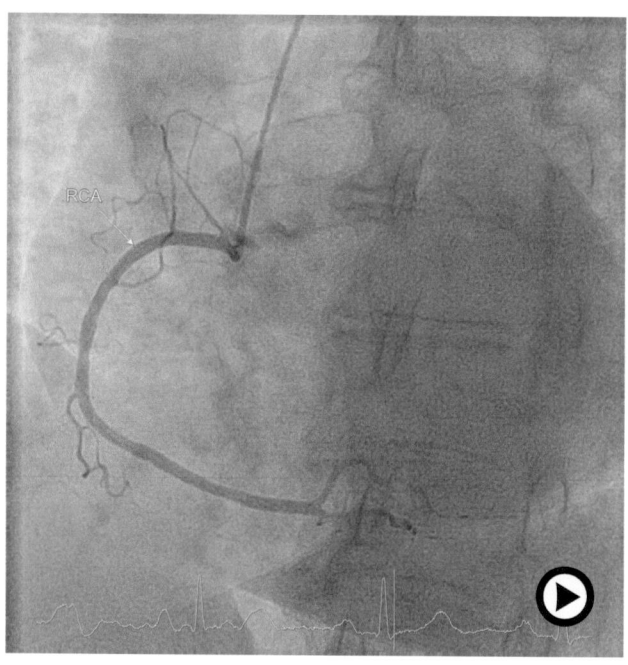

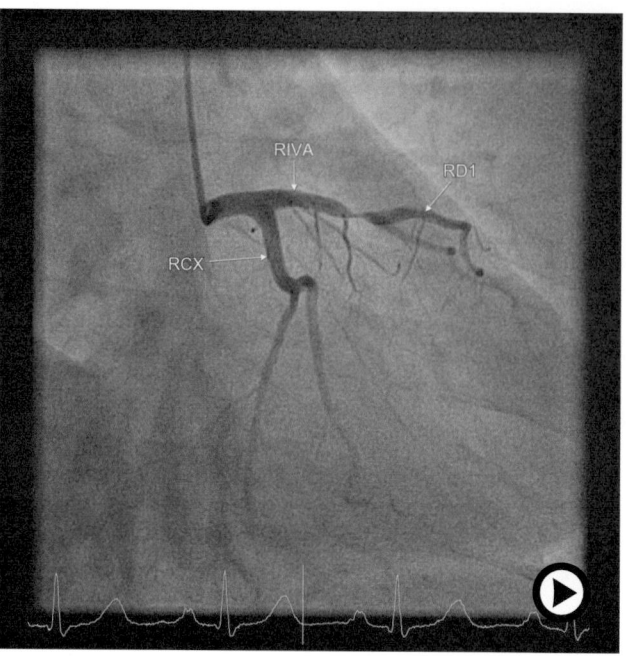

Abb. 2 Darstellung rechte Koronararterie (LAO-Projektionsebene 38°) (▶ https://doi.org/10.1007/000-5d7)

Abb. 3 Darstellung linke Koronararterie (RAO-Projektionsebene 26°, caudal 18°) (▶ https://doi.org/10.1007/000-5d6)

Fall 61: Auflösung

EKG-Befundung

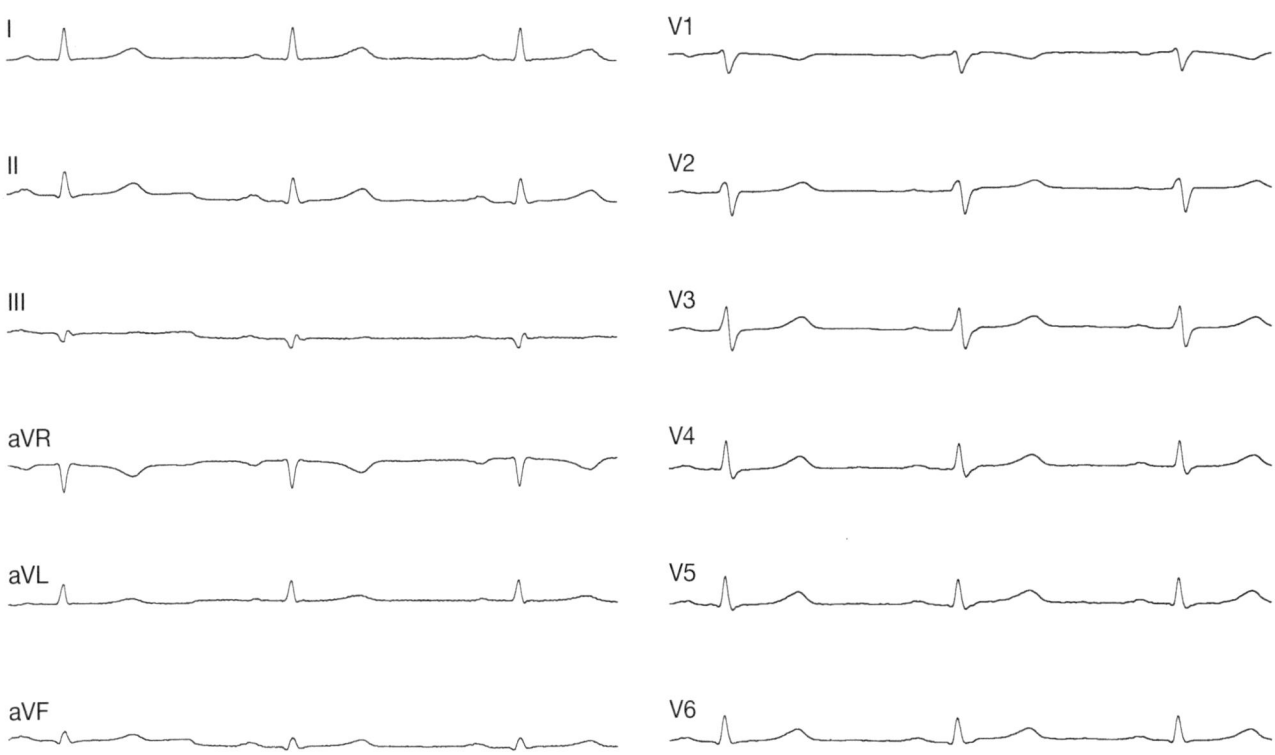

I

II

III

aVR

aVL

aVF

V1

V2

V3

V4

V5

V6

Abb. 1 EKG mit auffälligem Befund

Ergänzende Information Die elektronische Version dieses Kapitels enthält Zusatzmaterial, auf das über folgenden Link zugegriffen werden kann [https://doi.org/10.1007/978-3-662-62403-6_122]. Die Videos lassen sich durch Anklicken des DOI Links in der Legende einer entsprechenden Abbildung abspielen, oder indem Sie diesen Link mit der SN More Media App scannen.

EKG-Gesamtbeurteilung

Sinusrhythmus, HF 60/min. Linkslagetyp. Keine relevanten
Erregungsrückbildungsstörungen, keine Infarktzeichen.

Koronarbefundung

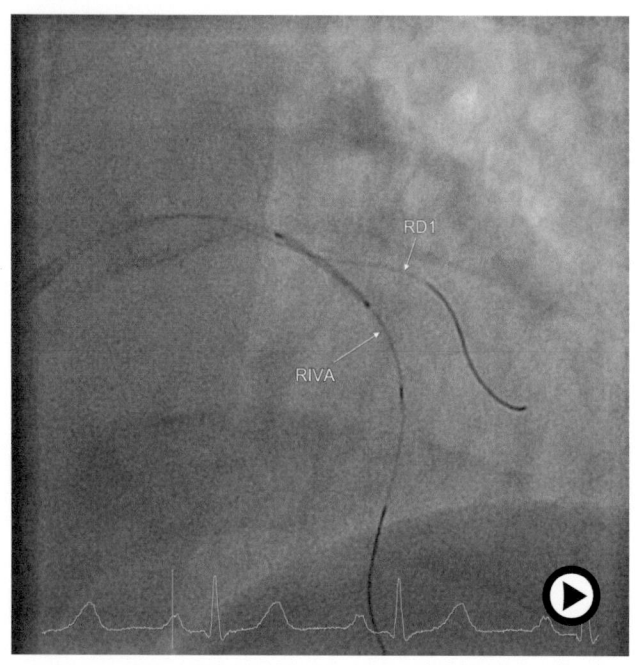 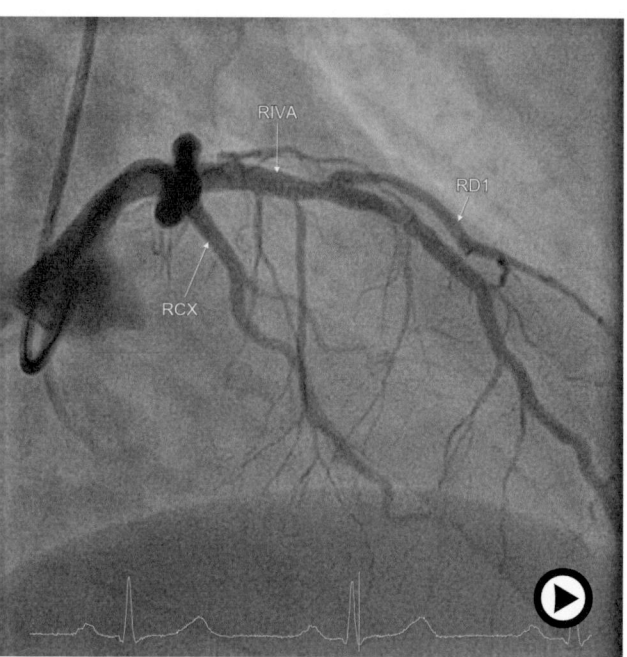

Abb. 2 Drahtpassage: Sondierung der hochgradigen RIVA-Stenose mit Stentimplantation. Zusätzlich Sondierung des RD1
(▶ https://doi.org/10.1007/000-5d9)

Abb. 3 Erfolgreiche Stentimplantation
(▶ https://doi.org/10.1007/000-5d8)

Diagnose und Intervention

Akuter Nicht-ST-Hebungsinfarkt der Vorderwand, erfolgreiche Stentimplantation einer hochgradigen RIVA-Stenose bei koronarer 1-Gefäßerkrankung.

Kommentar: Keine erkennbaren EKG-Veränderungen trotz subtotalem Verschluss des RIVA mit Nicht-ST-Hebungsinfarkt.

Fall 62: Brennendes Gefühl retrosternal nach Squashspiel

Anamnese

45-jähriger Patient habe gestern nach Sport (intensives Squash-spiel) ein initial stechendes, dann brennendes Gefühl thorakal im Bereich des Sternums verspürt. Ausstrahlung in den Rücken. Die Beschwerden hätten einige Stunden angehalten.

Keine relevanten Vorerkrankungen.

Aufnahmelabor Troponin I 13,2 ng/ml (Norm < 0.04). Aufnahme-EKG zeigte unten abgebildeten Befund. Indikationsstellung zur sofortigen Koronarangiographie nach Bedside-Echokardiographie.

Notfall – EKG

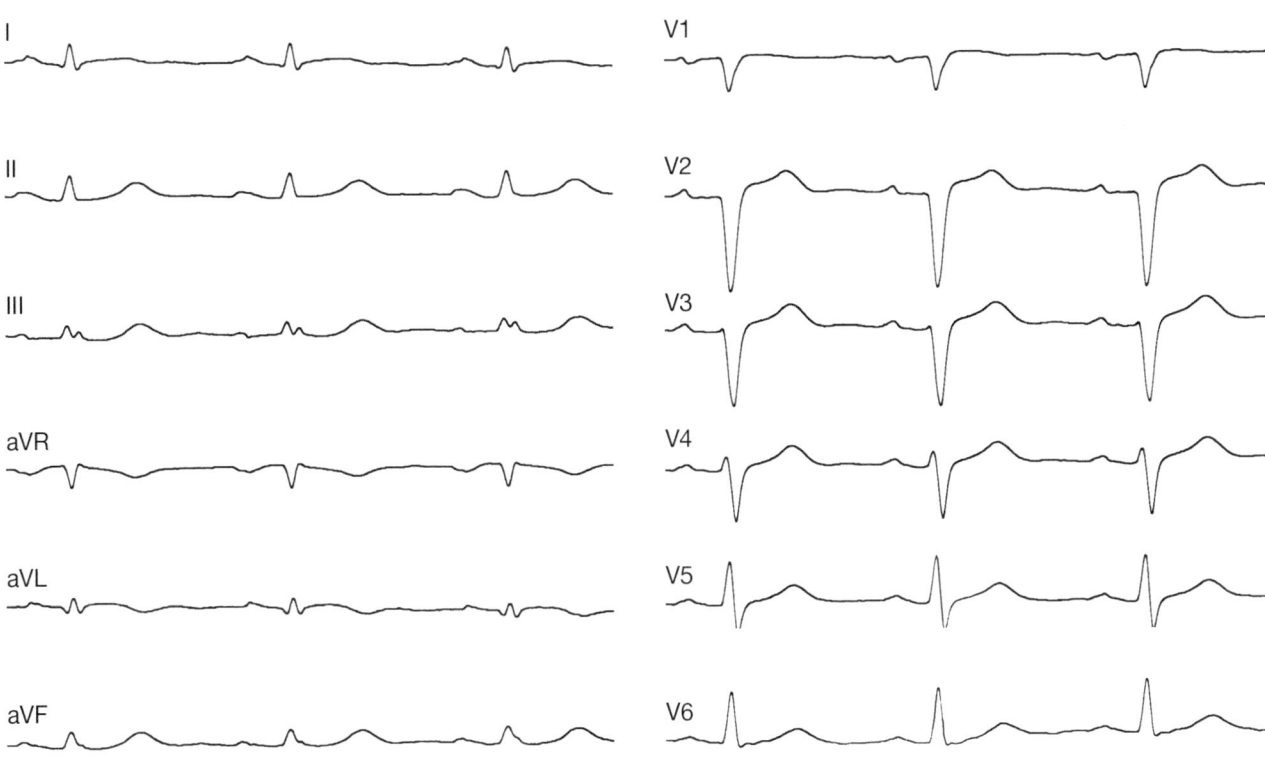

Abb. 1 Aufnahme-EKG CPU

Ergänzende Information Die elektronische Version dieses Kapitels enthält Zusatzmaterial, auf das über folgenden Link zugegriffen werden kann [https://doi.org/10.1007/978-3-662-62403-6_123]. Die Videos lassen sich durch Anklicken des DOI Links in der Legende einer entsprechenden Abbildung abspielen, oder indem Sie diesen Link mit der SN More Media App scannen.

C. Schmitt, A. Radzewitz, *Akuter Thoraxschmerz*, https://doi.org/10.1007/978-3-662-62403-6_123

Notfallmäßig durchgeführte Echokardiographie und   Koronarangiographie

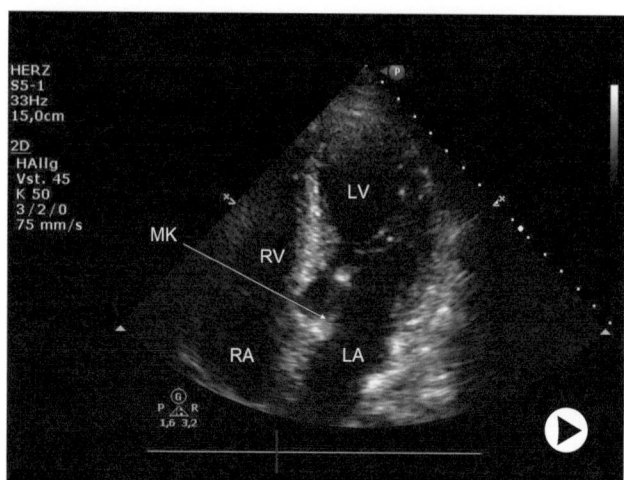

Abb. 2 Bedside-Ultraschall: Vierkammerblick
(▶ https://doi.org/10.1007/000-5dc)

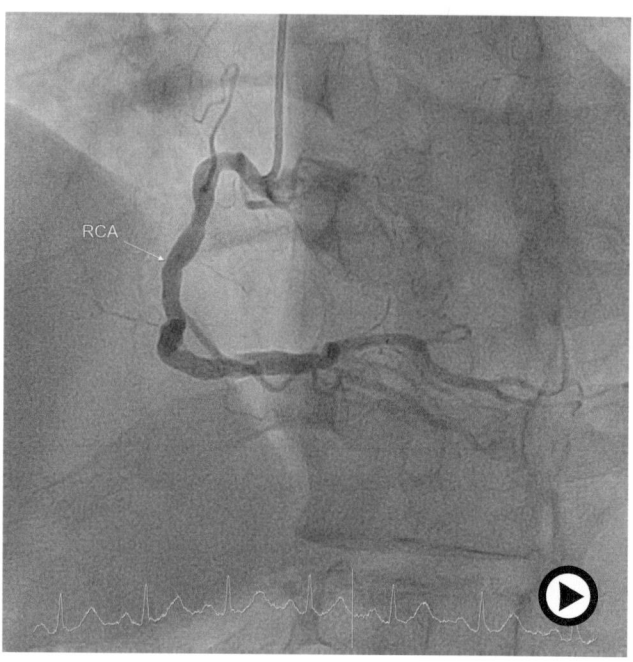

Abb. 4 Darstellung rechte Koronararterie (LAO-Projektionsebene 29°, cranial 10°) (▶ https://doi.org/10.1007/000-5da)

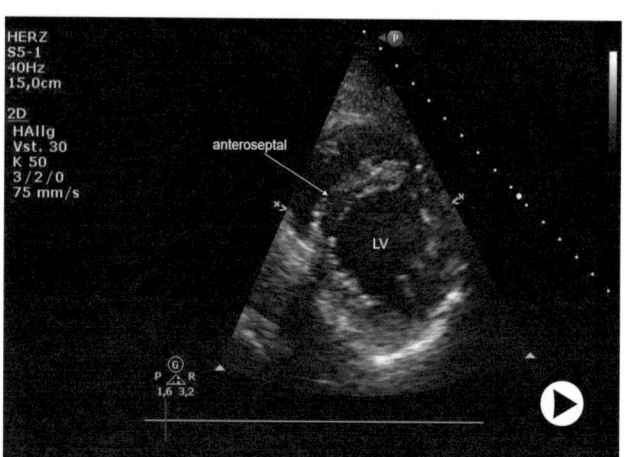

Abb. 3 Bedside-Ultraschall: parasternal kurze Achse
(▶ https://doi.org/10.1007/000-5db)

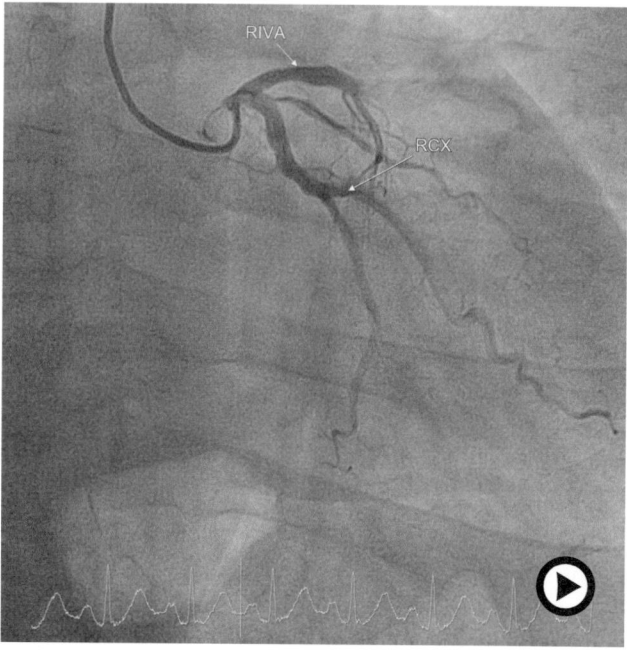

Abb. 5 Darstellung linke Koronararterie (Projektionsebene RAO 3°, caudal 24°) (▶ https://doi.org/10.1007/000-5dd)

Fall 62: Auflösung

EKG-Befundung

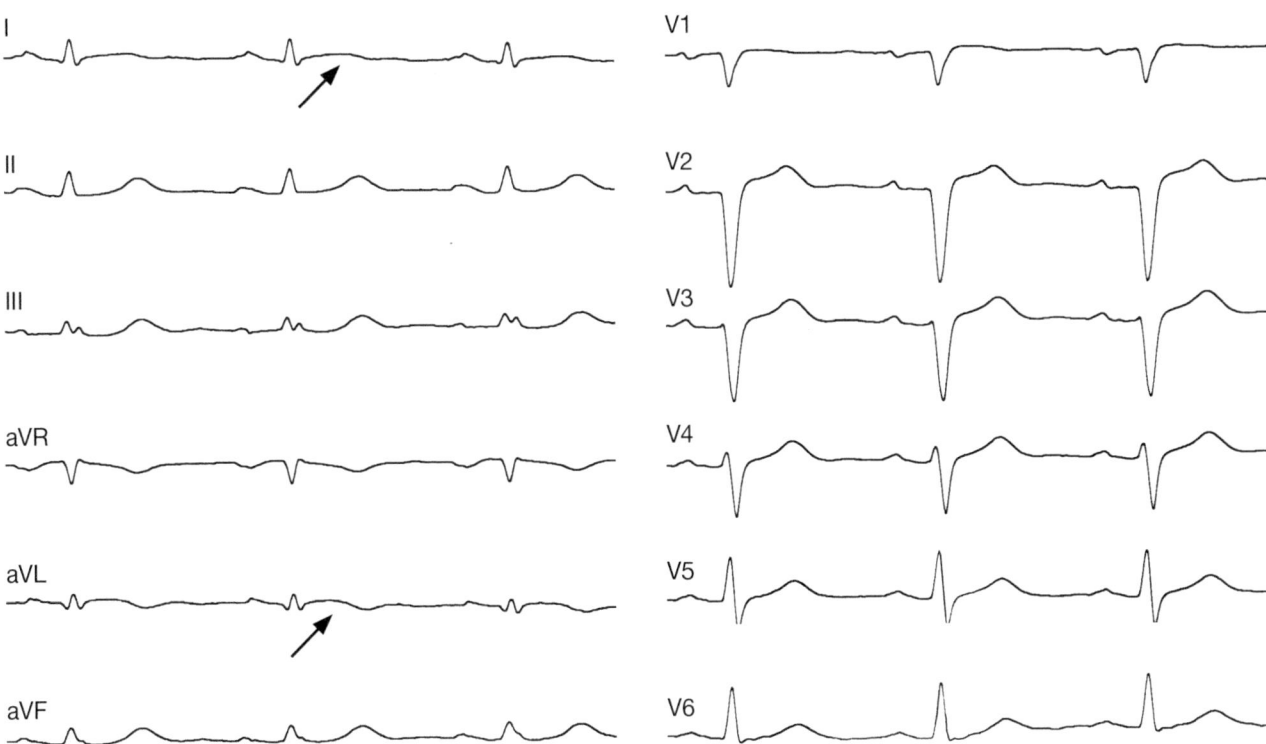

Abb. 1 EKG mit auffälligem Befund

Ergänzende Information Die elektronische Version dieses Kapitels enthält Zusatzmaterial, auf das über folgenden Link zugegriffen werden kann [https://doi.org/10.1007/978-3-662-62403-6_124]. Die Videos lassen sich durch Anklicken des DOI Links in der Legende einer entsprechenden Abbildung abspielen, oder indem Sie diesen Link mit der SN More Media App scannen.

EKG-Gesamtbeurteilung

Sinusrhythmus, 81 HF/min. Indifferenztyp. Knotung in Ableitung III, minimale ST-Streckenhebung in Ableitung I und aVL (unter 1 mm, siehe Pfeile). Zögerliche R-Progression bis V4 mit leicht erhöhtem ST-Streckenabgang, nicht infarkttypisch.

Koronarbefundung

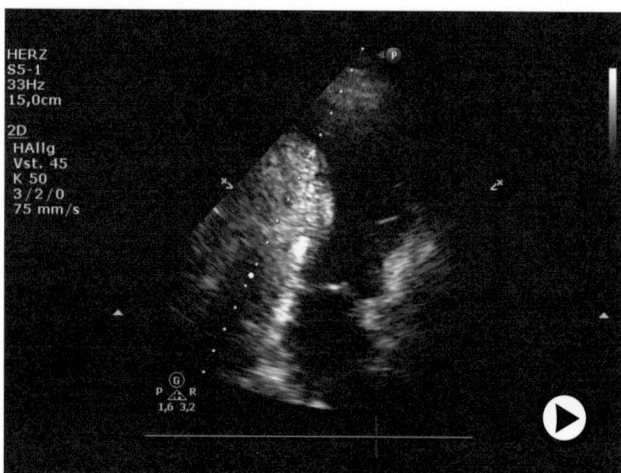

Abb. 2 Bedside-Ultraschall: Zweikammerblick mit apikaler A- bis Dyskinesie des LV (▶ https://doi.org/10.1007/000-5dg)

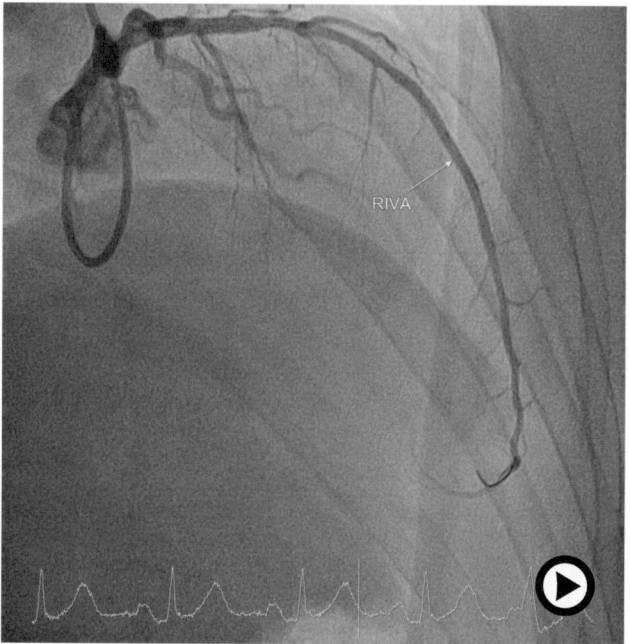

Abb. 4 Erfolgreiche Stentimplantation des proximalen RIVA (Projektionsebene RAO 35°, cranial 29°) (▶ https://doi.org/10.1007/000-5de)

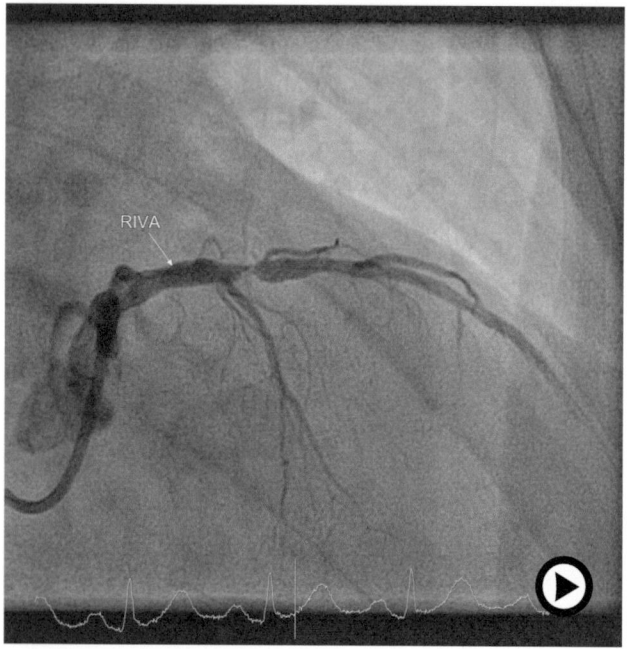

Abb. 3 Drahtpassage. Rekanalisation des RIVA mit 99 %iger Stenose nach Abgang eines kräftigen Septalasts (▶ https://doi.org/10.1007/000-5df)

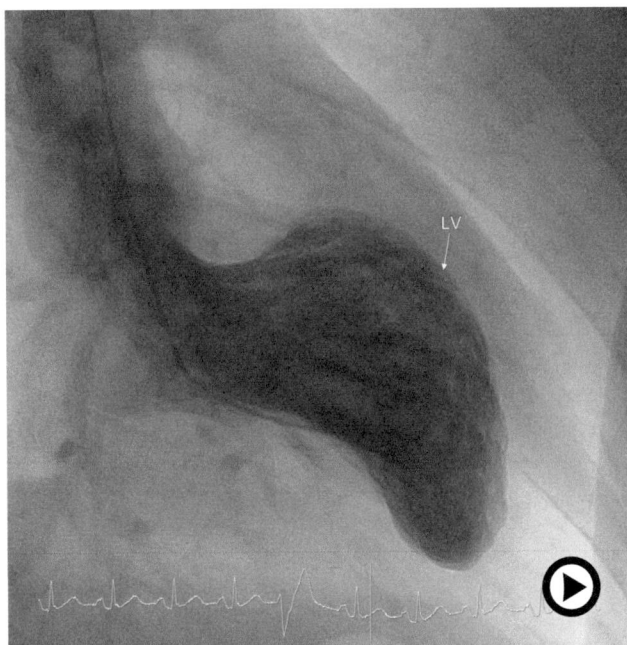

Abb. 5 Ventrikulographie des LV (Projektionsebene RAO 29°).
Ausgedehnte Akinesie der apikalen Wandabschnitte
(▶ https://doi.org/10.1007/000-5dh)

Diagnose und Intervention

Vorderwandinfarkt bei koronarer 2-Gefäßerkrankung.
Erfolgreiche Rekanalisation des RIVA mit Stentimplantation.

Kommentar: Die thorakalen Beschwerden wurden in der
ZNA zunächst als Folge des intensiven Squashspiels ge-
wertet. Die minimalen ST-Hebungen in Ableitung I und aVL
wurden nicht diagnostiziert, die präkordialen Ableitungen
zeigen trotz zögerlicher R-Progression keine sicheren Infarktzeichen. Die echokardiographischen Befunde und die
erhobenen Troponin-Werte wiesen jedoch auf einen abgelaufenen Vorderwandinfarkt hin.

Fall 63: Dyspnoe auf dem Fahrrad

Anamnese

Der 45-jährige Patient sei heute mit dem Rad unterwegs gewesen, daraufhin starke Dyspnoe, Angina pectoris sowie Ausstrahlung in den linken Arm. Keine Besserung nach kurzer Erholung. Verständigung des Notarztes. Der Patient ist Raucher, positive Familienanamnese. Seine Mutter hatte sehr früh einen Herzinfarkt.

Labor bei Aufnahme: hsTroponin I 3719 ng/ml (Norm < 2,00).

Notfall – EKG

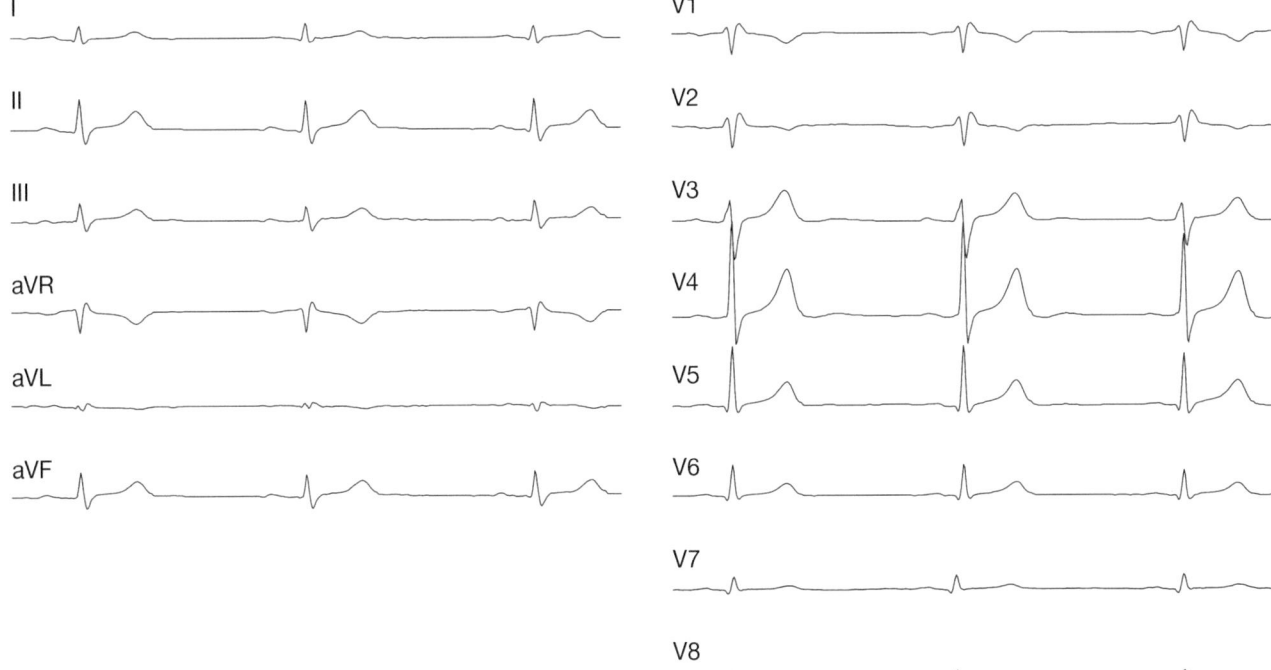

Abb. 1 EKG plus V7-V9

Ergänzende Information Die elektronische Version dieses Kapitels enthält Zusatzmaterial, auf das über folgenden Link zugegriffen werden kann [https://doi.org/10.1007/978-3-662-62403-6_125]. Die Videos lassen sich durch Anklicken des DOI Links in der Legende einer entsprechenden Abbildung abspielen, oder indem Sie diesen Link mit der SN More Media App scannen.

C. Schmitt, A. Radzewitz, *Akuter Thoraxschmerz*, https://doi.org/10.1007/978-3-662-62403-6_125

Notfallmäßig durchgeführte Koronarangiographie

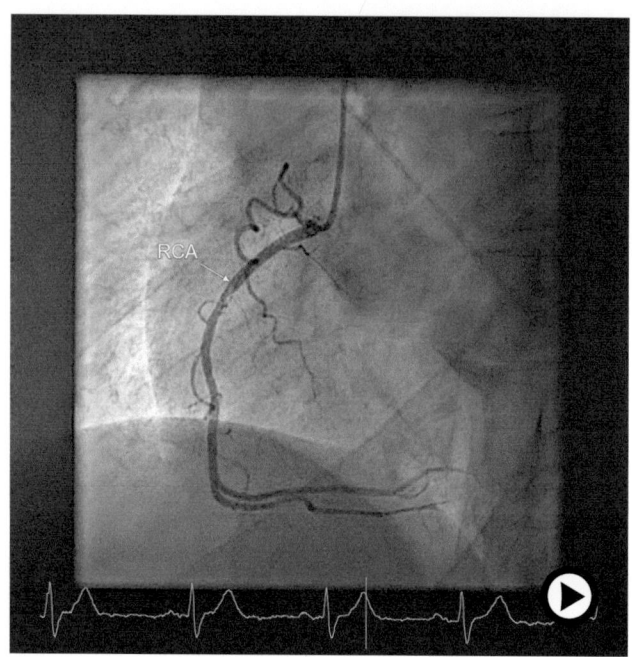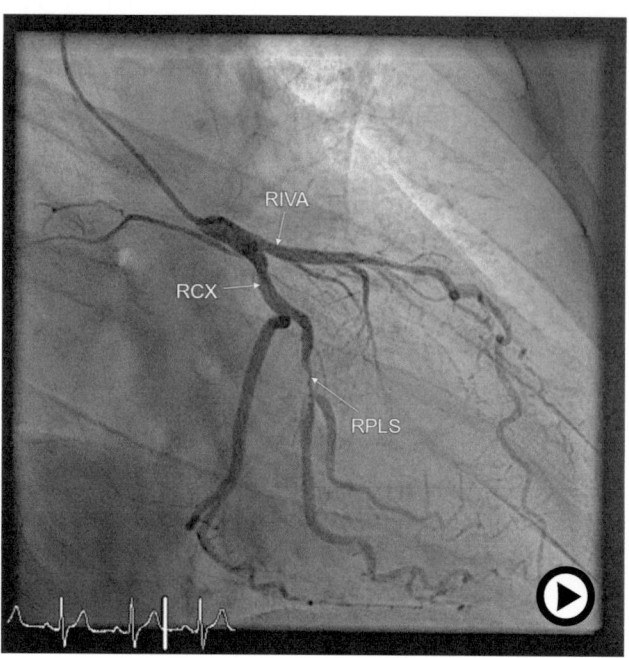

Abb. 2 Darstellung rechte Koronararterie (LAO-Projektionsebene 35°) (▶ https://doi.org/10.1007/000-5dk)

Abb. 3 Darstellung linke Koronararterie (RAO-Projektionsebene 29°, caudal 23°) (▶ https://doi.org/10.1007/000-5dj)

Fall 63: Auflösung

EKG-Befundung

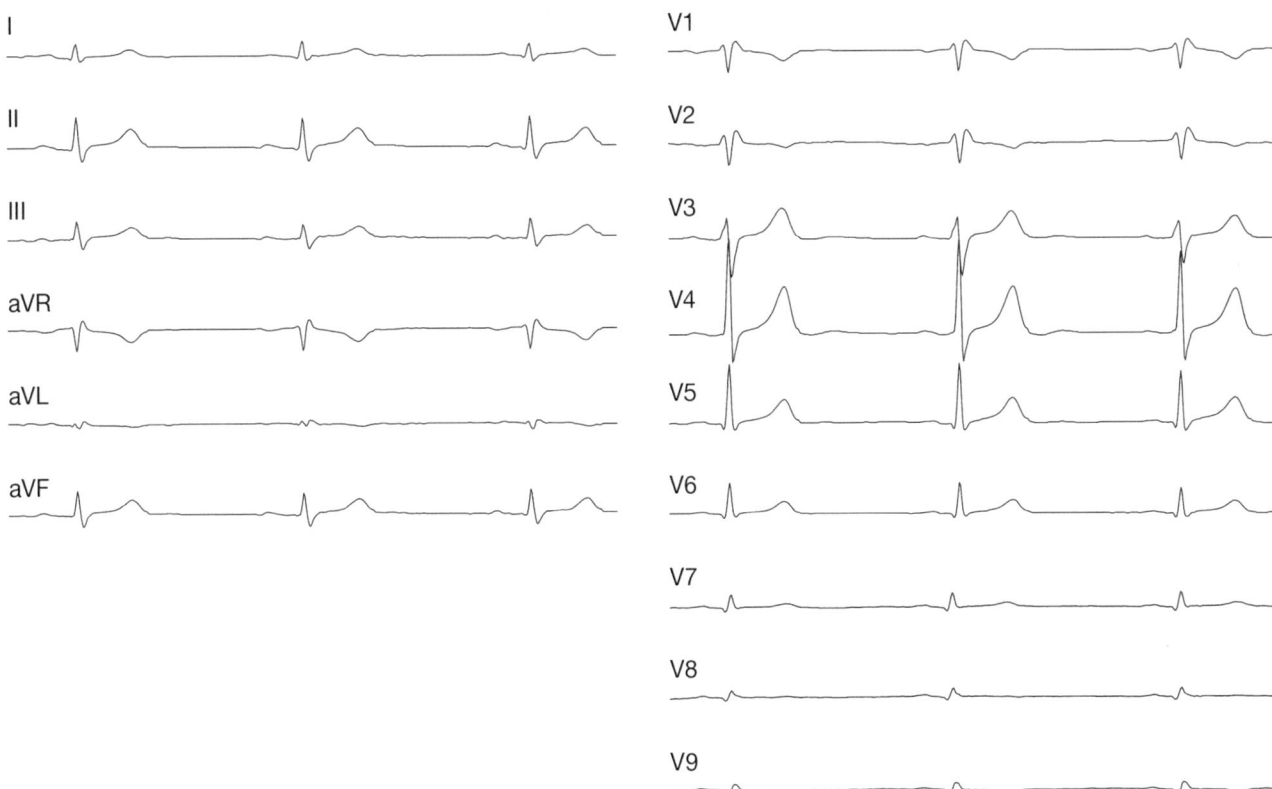

Abb. 1 EKG mit auffälligem Befund

Ergänzende Information Die elektronische Version dieses Kapitels
enthält Zusatzmaterial, auf das über folgenden Link zugegriffen werden
kann [https://doi.org/10.1007/978-3-662-62403-6_126]. Die Videos lassen
sich durch Anklicken des DOI Links in der Legende einer entsprechenden
Abbildung abspielen, oder indem Sie diesen Link mit der SN More
Media App scannen.

EKG-Gesamtbeurteilung

Sinusrhythmus, 50 HF/min. Steiltyp. Inkompletter Rechtsschenkelblock. Keine ST-Streckenhebungen, auch nicht in den erweiterten Ableitungen V7–V9.

Koronarbefundung

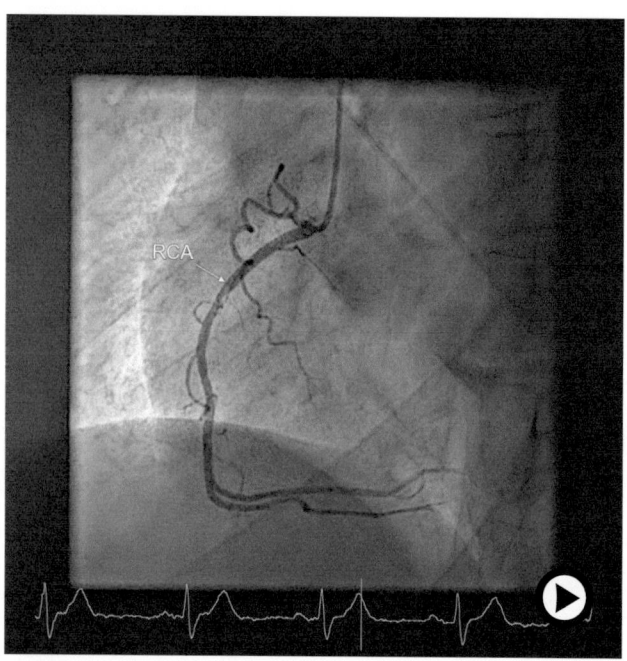

Abb. 2 Rechte Koronararterie: 50–75 %ige Stenose im Segment 1 (▶ https://doi.org/10.1007/000-5dn)

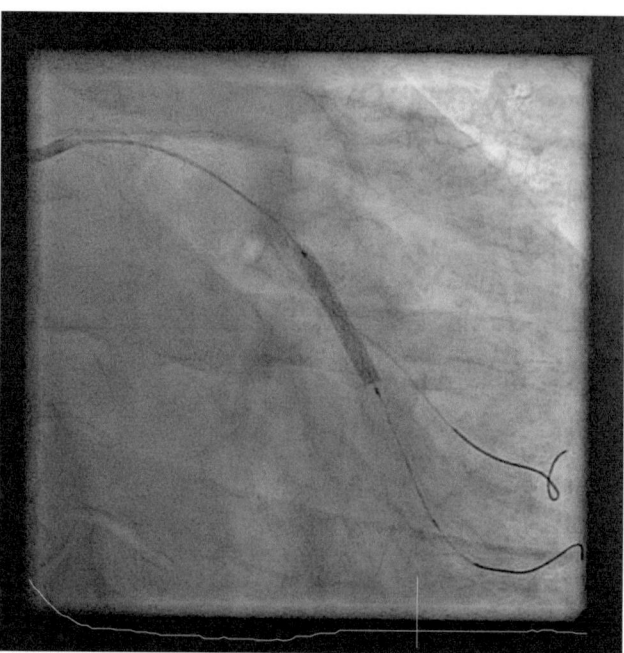

Abb. 4 Ballondilatation und Stentimplantation RPLS

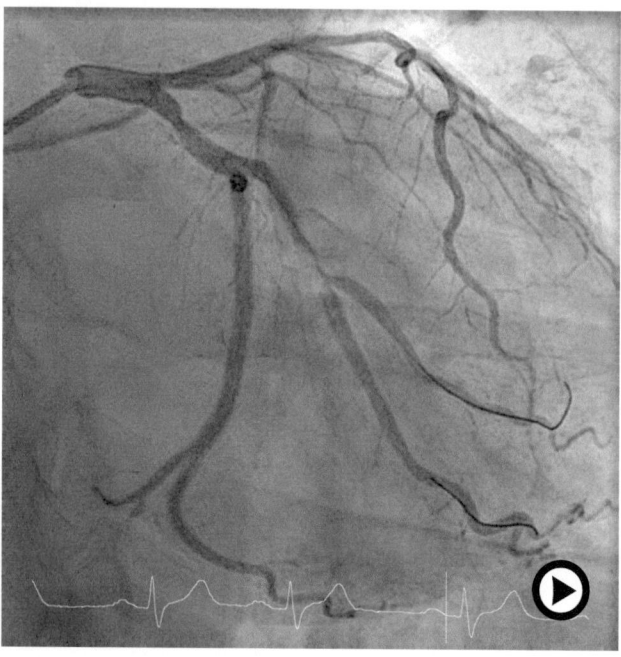

Abb. 3 Drahtpassage: Culprit-Läsion in Segment 14 mit subtotalem Verschluss des RPLS (▶ https://doi.org/10.1007/000-5dm)

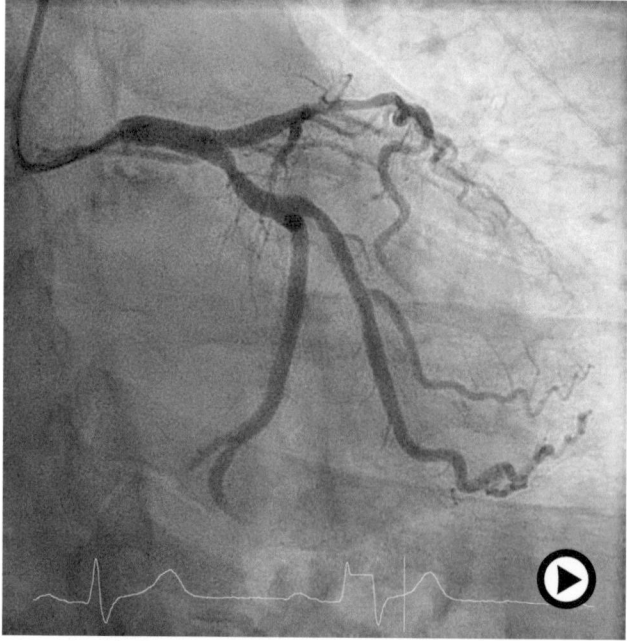

Abb. 5 Erfolgreiche Stentimplantation des RPLS (▶ https://doi.org/10.1007/000-5dp)

Diagnose und Intervention

Akuter Seitenwandinfarkt (Posterolateral-Infarkt) bei sub-totalem Verschluss eines großen RPLS. Erfolgreiche Stent-implantation im Segment 14, sowie erfolgreiche Stent-implantation der RCA (nicht gezeigt).

Kommentar: Trotz enzymatisch gesicherten Herz-infarktes mit hohem Troponin-Wert, bildet sich der RCX-Infarkt nicht im EKG ab. Auch die erweiterten Ableitungen V7–V9 zeigen in diesem Fall keine ST-Streckenhebungen, obgleich der RPLS ein großes Versorgungsgebiet aufweist.

Fall 64: 55-jähriger Patient mit atypischen thorakalen Beschwerden

Anamnese

Der Patient kommt über die ZNA, er habe gegen morgen in Ruhe linksthorakale Beschwerden gehabt, die in den Kiefer/Mund/Hals Bereich ausstrahlen. Keine Dyspnoe und gute Belastbarkeit im Alltag.

Kardiovaskuläre Risikofaktoren: Arterielle Hypertonie, Hyperlipoproteinämie, LDL-Cholesterin Wert 220 mg/dl.

Labor bei Aufnahme: hs TnI 2,00 ng/l (Norm < 2,00) bei Beschwerdebeginn >3 h.

Notfall – EKG

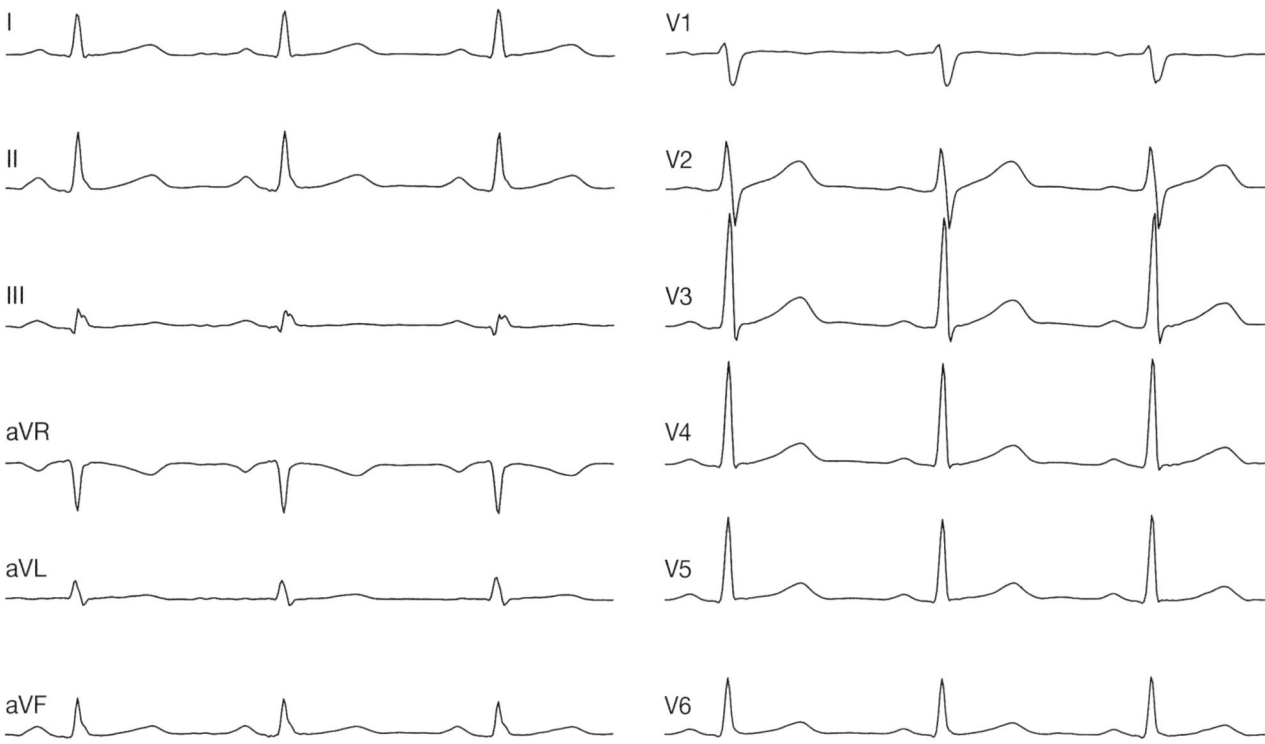

Abb. 1 EKG aus der ZNA

Koronar-CT

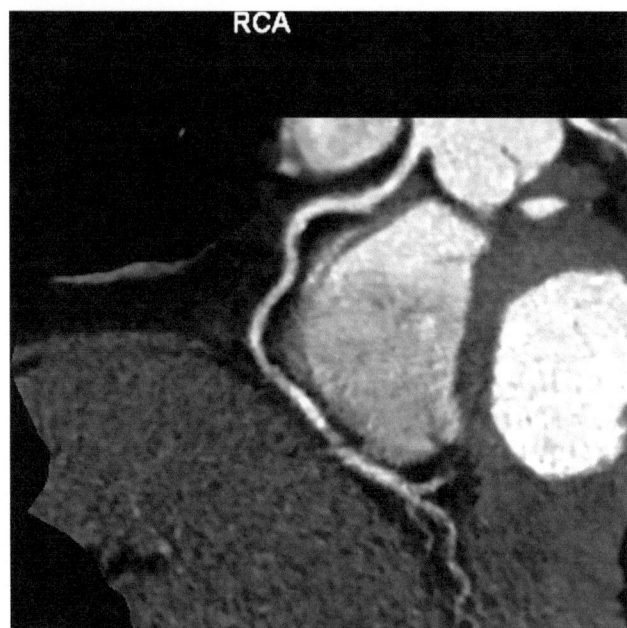

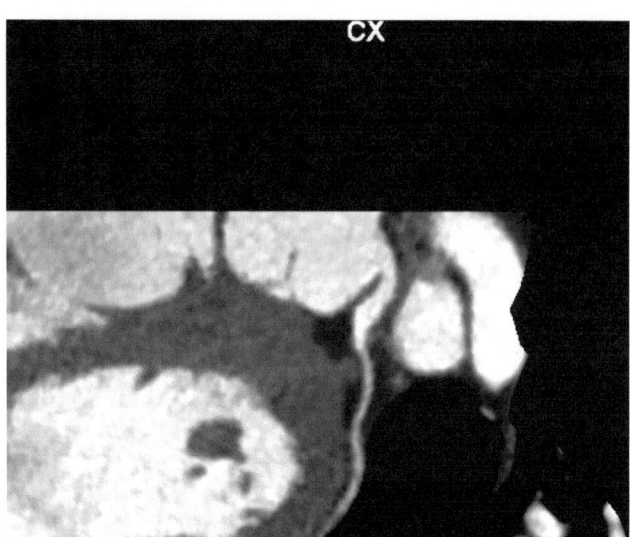

Abb. 4 Darstellung linke Koronararterie RCX

Abb. 2 Darstellung rechte Koronararterie

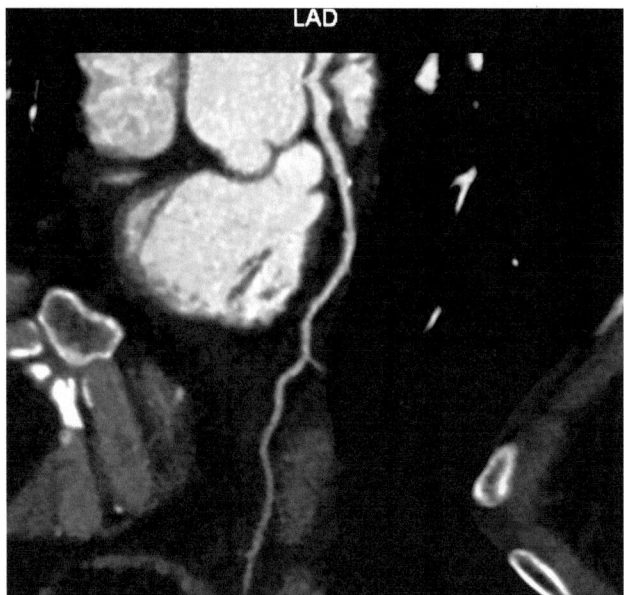

Abb. 3 Darstellung linke Koronararterie LAD (RIVA). Bildrechte mit freundlicher Genehmigung des Institutes für diagnostische und interventionelle Radiologie (Abb. 2, 3, 4)

EKG-Befundung

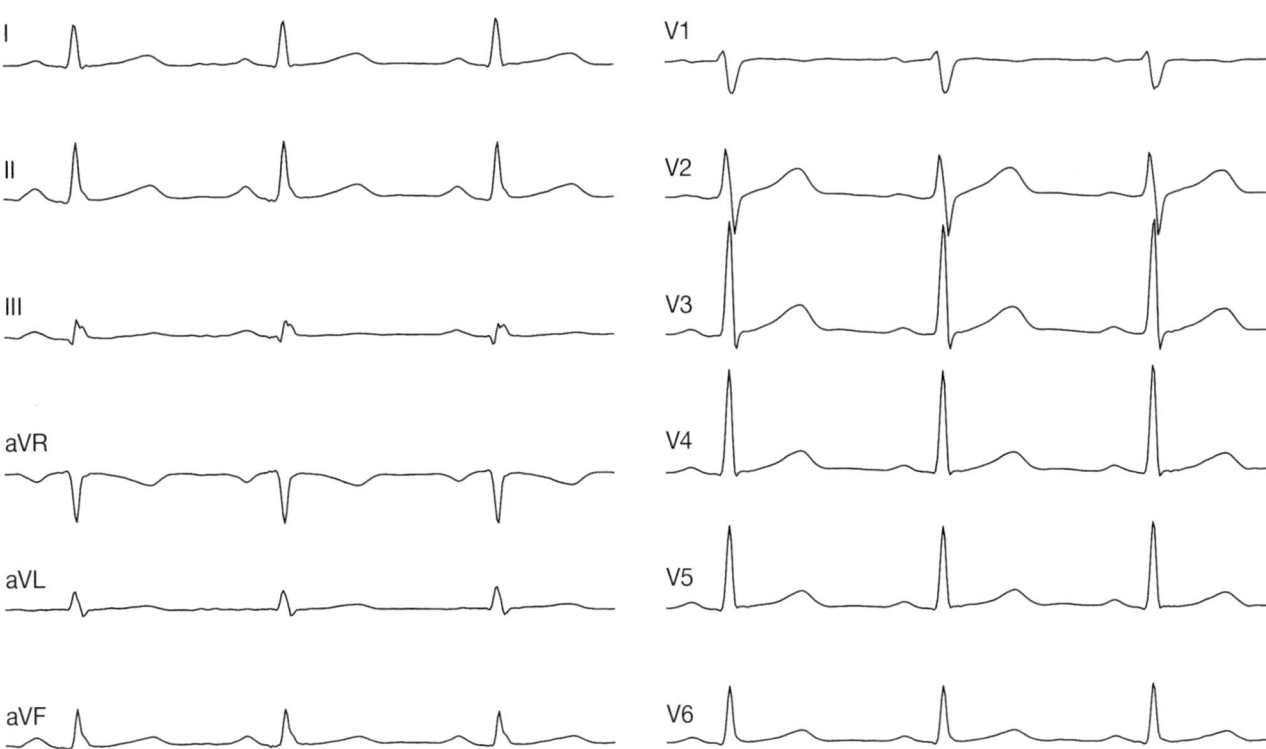

Abb. 1 EKG mit auffälligem Befund

C. Schmitt, A. Radzewitz, *Akuter Thoraxschmerz*, https://doi.org/10.1007/978-3-662-62403-6_128

EKG-Gesamtbeurteilung

Sinusrhythmus, 86 HF/min. Indifferenztyp. Keine pathologischen Q-Zacken, normale präkordiale R-Progression, keine Erregungsrückbildungsstörungen.

Koronar-CT

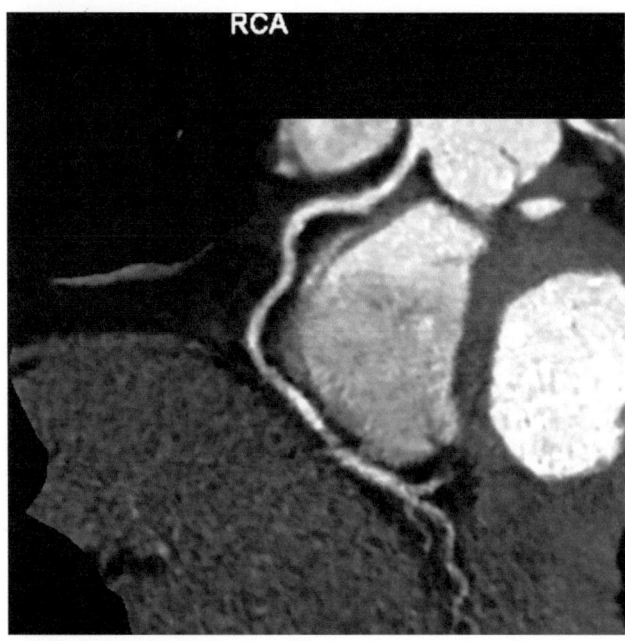

Abb. 2 Rechte Koronararterie: Bis ca. 25 %ige Stenose im Segment 2 der RCA bei Kalkplaque (CAD-RADS 1)

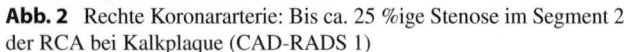

Abb. 4 Linke Koronararterie, regelrechte Darstellung des RCX

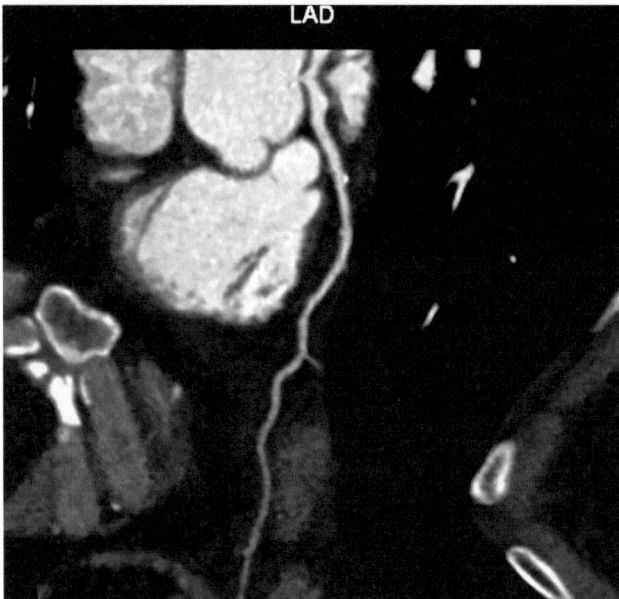

Abb. 3 Linke Koronararterie: Exzentrischer Kalkplaque in der proximalen LAD (RIVA), ohne relevante Stenosierung. Bildrechte mit freundlicher Genehmigung des Institutes für diagnostische und interventionelle Radiologie (Abb. 2, 3, 4)

Diagnose und Intervention

Atypische AP-Beschwerden, Ausschluss akuter Myokardinfarkt.

Kommentar: Bei normalem hs Troponin-Wert drei Stunden nach Schmerzbeginn, kann ein akutes Koronarsyndrom ausgeschlossen werden. Aufgrund der bekannten arteriellen Hypertonie und der ausgeprägten Hyperlipidämie wurde ein Koronar-CT durchgeführt, dass geringgradige Stenosierungen und Kalkplaques in der rechten und linken Koronararterie zeigte. Daher die Empfehlung zur Einnahme von ASS. Bei deutlich erhöhtem LDL-Cholesterin Empfehlung zu Einnahme eines Statins in Kombination mit Ezetimib (Cholesterol-Resorptionshemmer).

Zunehmende Bedeutung des Koronar-CT zur Diagnose einer koronaren Herzerkrankung bei Patienten mit kardiovaskulären Risikofaktoren. Das Belastungs-EKG tritt hingegen in den aktuellen Leitlinien in den Hintergrund, wegen der geringen Sensitivität und Spezifität der Ergometrie.

Anamnese

Der relativ junge Patient wird wegen Atemnot von seiner Hausärztin mit dem Rettungswagen in die Notaufnahme geschickt. Seit elf Tagen bestehendes Fieber, zunehmende körperliche Schwäche, Diarrhoen. Geschmacksstörungen seien nicht aufgetreten.

Labor bei Aufnahme hs TnI 12 ng/l (Normwert < 2,00). Blutgasanalyse: pO_2 67 mmHg, O_2-Sättigung 95 %, pCO_2 29 mmHg.

Notfall – EKG

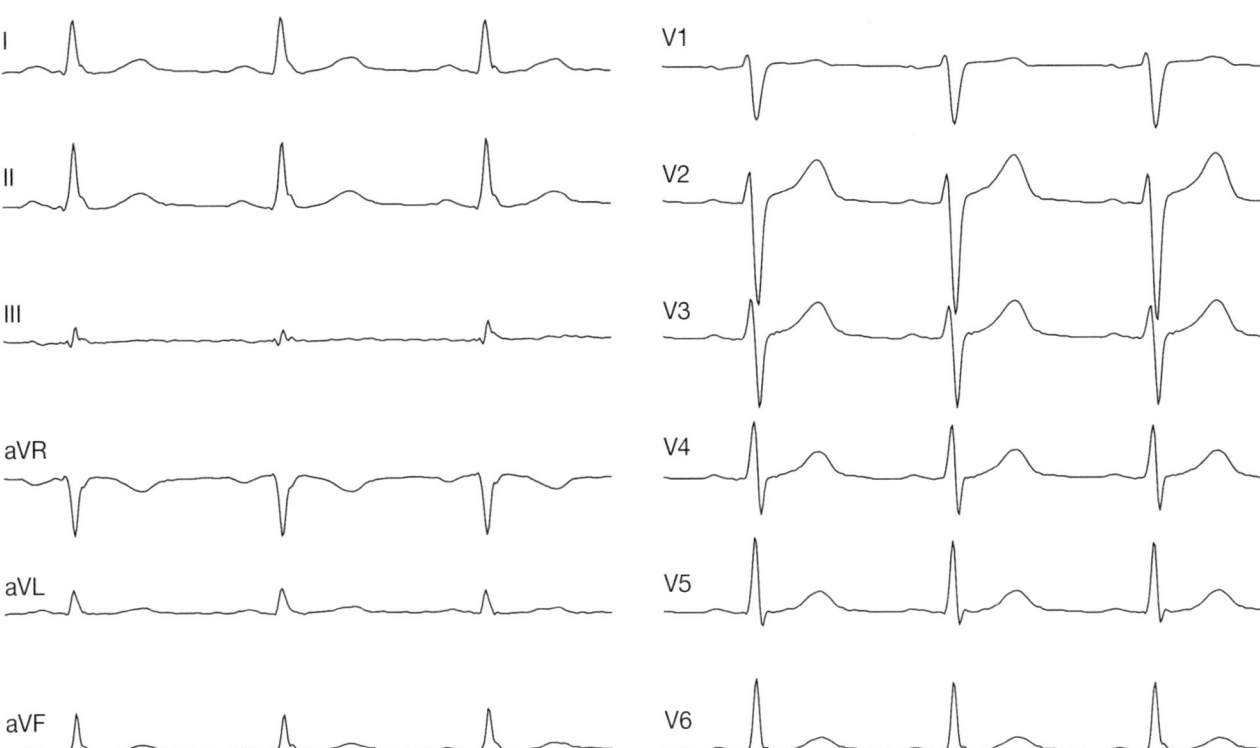

Abb. 1 EKG bei Aufnahme

C. Schmitt, A. Radzewitz, *Akuter Thoraxschmerz*, https://doi.org/10.1007/978-3-662-62403-6_129

Notfallmäßig durchgeführtes Thorax-CT

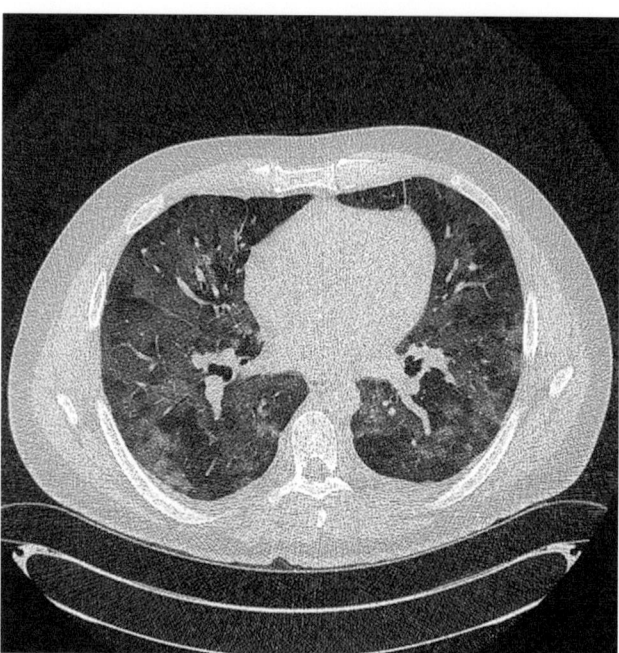

Abb. 2 Thorax CT. Bildrechte mit freundlicher Genehmigung des Institutes für diagnostische und interventionelle Radiologie

EKG-Befundung

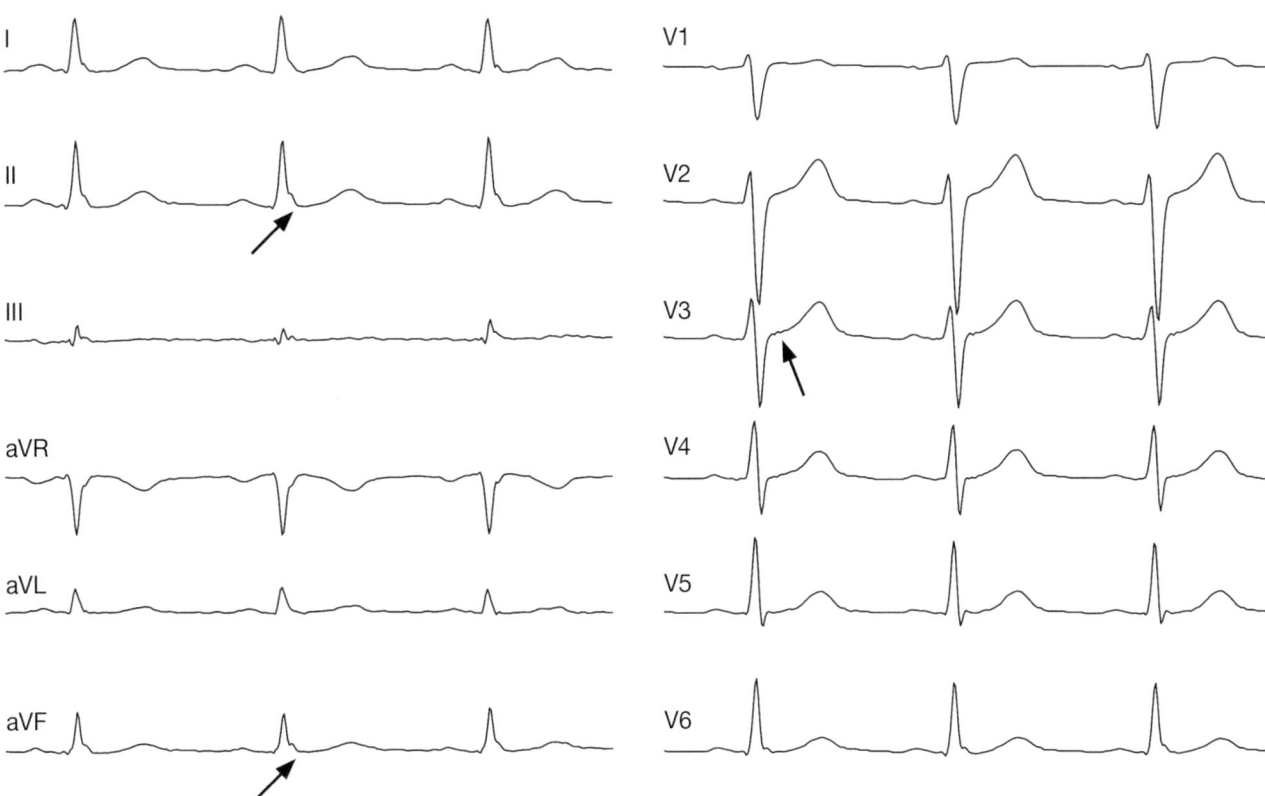

Abb. 1 EKG mit auffälligem Befund

© Der/die Autor(en), exklusiv lizenziert durch Springer-Verlag GmbH, DE, ein Teil von Springer Nature 2022
C. Schmitt, A. Radzewitz, *Akuter Thoraxschmerz*, https://doi.org/10.1007/978-3-662-62403-6_130

EKG-Gesamtbeurteilung

Sinusrhythmus, 84 HF/min. Indifferenztyp. Terminal verbreiteter QRS-Komplex in II und aVF (Pfeile links), erhöhter ST-Streckenabgang in V2 und V3 (Pfeil rechts) im Sinne einer vorzeitigen Repolarisation.

Notfallmäßig durchgeführte Thorax-CT

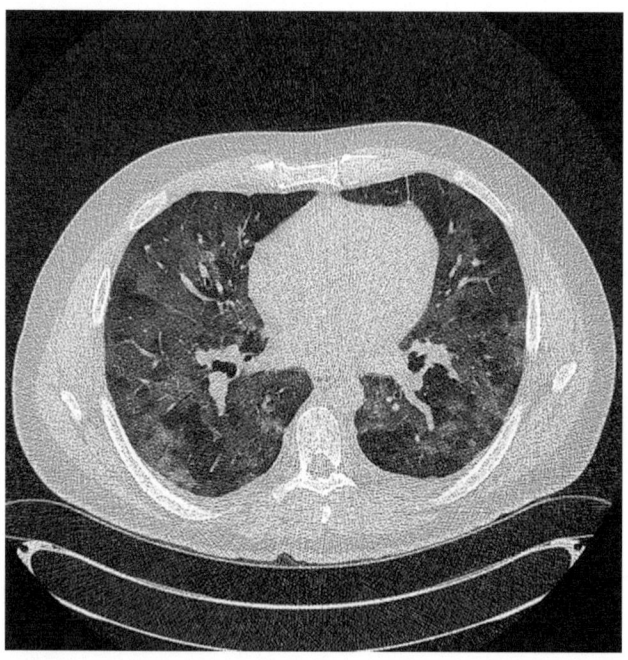

Abb. 2 Ausgeprägte atypische Pneumonie bipulmonal, vereinbar mit COVID-19 Pneumonie. Bildrechte mit freundlicher Genehmigung des Institutes für diagnostische und interventionelle Radiologie

Diagnose und Intervention

COVID-19 Pneumonie mit Ausbildung eines ARDS (Acute Respiratory Distress Syndrome).

Ein Rachenabstrich bei dem Patienten war positiv auf das Coronavirus SARS-CoV-2. Aufgrund einer progredienten Verschlechterung der respiratorischen Situation endotracheale Intubation noch am Aufnahmetag. Gutes Outcome nach zehntägiger Beatmung.

Kommentar: Das EKG bei COVID-19 Erkrankungen ist bei Patienten ohne kardiale Vorerkrankung in der Regel nicht auffällig. Neu aufgetretene T-Negativierungen können für eine kardiale Mitbeteiligung in Form einer Myokarditis sprechen. Eine Perikarditis/Myokarditis ist in seltenen Fällen nach einer Impfung mit m-RNA-Impfstoffen zu verzeichnen, aus unbekannten Gründen insbesondere bei männlichen Jugendlichen. Die Inzidenz von akutem Vorhofflimmern erscheint eher gering. Im vorliegenden Fall ist der leicht erhöhte ST-Streckenabgang in den Brustwandableitungen nicht pathologisch und eher im Sinne einer vorzeitigen Repolarisation zu werten. Auch die leicht erhöhten hs Troponin Werte sind eher im Rahmen der Grunderkrankung zu sehen.

Stichwortverzeichnis

MIX
Papier aus verantwortungsvollen Quellen
Paper from responsible sources
FSC® C105338

If you have any concerns about our products,
you can contact us on
ProductSafety@springernature.com

In case Publisher is established outside the EU,
the EU authorized representative is:
Springer Nature Customer Service Center GmbH
Europaplatz 3, 69115 Heidelberg, Germany

Printed by Libri Plureos GmbH
in Hamburg, Germany